"十二五"职业教育国家规划教材

经全国职业教育教材审定委员会审定

供高等职业教育护理、助产、临床医学、口腔医学、医学检验技术、医学影像技术、康复治疗技术等医学相关专业使用

药 理 学

（第5版）

主　编　徐　红

副主编　武彩霞　梁建梅

编　者　（按姓氏汉语拼音排序）

　　　　崔素华（安徽中医药高等专科学校）

　　　　李志伟（开封大学医学部）

　　　　梁建梅（商丘医学高等专科学校）

　　　　武彩霞（山东医学高等专科学校）

　　　　徐　红（滨州职业学院）

　　　　袁　超（山东医学高等专科学校）

　　　　曾　慧（长沙卫生职业学院）

　　　　张　骋（滨州职业学院）

　　　　张晓丹（江西卫生职业学院）

　　　　朱宁红（山东药品食品职业学院）

科学出版社

北　京

内 容 简 介

本教材依据高等职业教育特点和岗位需求,融入课程思政,注重培养学生职业素养,在上一版和编写组对药理学再调研、再论证的基础上组织编写而成。

本教材理论部分共 20 章,系统地介绍了药理学的基本理论、基本知识和基本技能,重点介绍药物的作用、临床应用、不良反应、用药注意事项、禁忌证及药物相互作用等方面的内容;实训指导包括药物、处方、医嘱的一般知识和 22 个药理学实训。教材采用文字叙述与图表相结合,内容简练,主次分明,深浅适宜。正文中插入了链接、案例和医者仁心模块,还设置了目标检测,可为学生学习和参加执业资格考试提供帮助。

本教材供高等职业教育护理、助产、临床医学、口腔医学、医学检验技术、医学影像技术、康复治疗技术等医学相关专业人员使用,也可作为国家护士执业资格考试的参考书。

图书在版编目(CIP)数据

药理学 / 徐红主编. —5 版. —北京:科学出版社,2022.12
"十二五"职业教育国家规划教材
ISBN 978-7-03-070704-8

Ⅰ.①药… Ⅱ.①徐… Ⅲ.①药理学–高等职业教育–教材 Ⅳ.①R96

中国版本图书馆 CIP 数据核字(2022)第 217721 号

责任编辑:王昊敏 / 责任校对:何艳萍
责任印制:李 彤 / 封面设计:涿州锦晖

科学出版社 出版
北京东黄城根北街 16 号
邮政编码:100717
http://www.sciencep.com

北京盛通数码印刷有限公司 印刷
科学出版社发行 各地新华书店经销
*

2003 年 8 月第 一 版 开本:850×1168 1/16
2022 年 12 月第 五 版 印张:16 1/4
2023 年 8 月第三十八次印刷 字数:492 000

定价:54.80 元
(如有印装质量问题,我社负责调换)

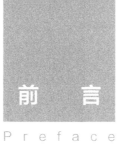

前 言

Preface

党的二十大报告指出："人民健康是民族昌盛和国家强盛的重要标志。把保障人民健康放在优先发展的战略位置，完善人民健康促进政策。"贯彻落实党的二十大决策部署，积极推动健康事业发展，离不开人才队伍建设。党的二十大报告指出："培养造就大批德才兼备的高素质人才，是国家和民族长远发展大计。"教材是教学内容的重要载体，是教学的重要依据、培养人才的重要保障。本次教材修订旨在贯彻党的二十大报告精神和党的教育方针，落实立德树人根本任务，坚持为党育人、为国育才。

本教材自 2003 年出版以来，分别于 2008 年、2012 年、2016 年进行了 3 次修订，本次按照科学出版社要求，我们对教材进行第 4 次修订。本教材出版使用以来，得到了全国高等职业教育院校师生的充分肯定，2005 年被评为普通高等教育"十一五"国家级规划教材，2013 年被评为"十二五"职业教育国家规划教材。

我们根据高等职业教育的特点和岗位需求，坚持不忘立德树人的初心，牢记为党育人、为国育才的使命，坚持正确的政治方向和价值取向，将课程思政和职业素养融入教材；并借鉴近年来的教学改革成果，对课程定位和课程目标进行了再调研和再论证，组建了新一届编写团队，对教学内容和教材编写形式进行了改革和创新。

在修订过程中，本教材始终坚持体现"三基"（基本理论、基本知识、基本技能）、"五性"（思想性、科学性、先进性、启发性、适用性）、"三特定"（特定对象、特定要求、特定限制）的原则；坚持"学生易学、教师易教"和"终身学习、能力本位、岗位需要"的教材编写理念，使教材内容更贴近高等职业教育人才培养目标、更贴近职业岗位需求、更贴近学生现状、更贴近执业资格考试内容，融入了新技术、新理念、新规范，强化专业技能、劳动精神和敬业精神的培养，增强教材的职业性和知识的针对性；力求在特色上下功夫，以编写出 "学生好学、教师好教、临床好用"的三好教材。

本教材在第 4 版的基础上做了精心修改，重点介绍药物的作用、临床应用、不良反应及用药注意事项；删略了临床已经少用或基本不用的药物，以及较为陈旧的理论，酌予介绍临床应用广泛且安全有效的新药；更新了实训内容，增设临床实践技能训练项目，使教材更具有实用性、针对性；全书框架也有较大的变动。正文中设置链接、案例、医者仁心模块，以便更好地帮助教师教学；章末还设置了目标检测，以更好地帮助学生学习和考试。

本教材收录的药物剂量和用法仅供临床用药参考，不具备法律效力，特此声明。

在编写过程中，我们参考了国内外最新药理学教材及药理学工具书中的有关内容，同时还得到了编者所在学校（院）的大力支持，在此表示诚挚的感谢。由于水平所限，教材可能存在疏漏之处，敬请各位读者予以指正。

徐 红

2023 年 8 月

配 套 资 源

欢迎登录"中科云教育"平台，**免费** 数字化课程等你来！

"中科云教育"平台数字化课程登录路径

电脑端

- 第一步：打开网址 http://www.coursegate.cn/short/SEEMJ.action
- 第二步：注册、登录
- 第三步：点击上方导航栏"课程"，在右侧搜索栏搜索对应课程，开始学习

手机端

- 第一步：打开微信"扫一扫"，扫描下方二维码

- 第二步：注册、登录
- 第三步：用微信扫描上方二维码，进入课程，开始学习

PPT课件，请在数字化课程中各章节里下载！

目 录

Contents

第1章
总 论

第1节 绪 言

一、药物和药理学的概念

药物（drug）是指作用于机体，用于预防、诊断、治疗疾病或用于计划生育的物质。根据来源可分为天然药物、合成药物和基因工程药物三类。药物和毒物之间并无严格界限，用药不当不仅对机体无利，甚至会引起毒性反应。

药理学（pharmacology）是研究药物与机体之间相互作用及其规律的一门学科，包括药物效应动力学（pharmacodynamics，简称药效学）和药物代谢动力学（pharmacokinetics，简称药动学）两个方面，前者阐明药物对机体的作用和作用原理，后者阐明药物在机体内吸收、分布、生物转化和排泄等过程，以及药物效应和血药浓度随时间变化的规律。

药理学是在生理学、病理学、生物化学、免疫学和分子生物学等基础医学的基础上研究药物作用的学科，可为临床学科的发展提供理论依据，所以，药理学是基础医学与临床医学之间的桥梁学科。

药理学的主要任务在于阐明药物与机体相互作用的基本规律和作用机制，为临床合理用药提供理论依据；为研究、开发新药提供线索；为阐明生物机体的生物化学和生物物理学现象、推动生命科学发展提供重要资料。

二、药理学发展简史

从远古时代起，人类就在生活和生产实践中积累了丰富的药物方面的知识和防病治病的经验，其中有不少流传至今，如大黄导泻等，但对药物治疗疾病还缺乏科学的认识。药理学的建立和发展与现代科学技术的发展密切相关，大致分为传统本草学、近代药理学和现代药理学三个阶段。

1. 传统本草学阶段　古代的药物学著作称为本草学，我国最早的药物学著作是《神农本草经》，约成书于东汉时期，共收载药物365种，这也是世界最早的药物学著作之一。至唐代，标明专门本草的著作有20余种，其中《新修本草》是我国第一部由政府颁发的药物法典，也是世界上最早由国家颁布的药典。16世纪末，明代医药学家李时珍所著的《本草纲目》是一部闻名世界的药物学巨著，该书已被译成日、法、朝、德、英、俄、拉丁等多种文本，成为世界性经典药物学文献。

2. 近代药理学阶段　化学和生理学的迅速发展为药理学的发展奠定了科学基础。19世纪初，实验药理学的创立标志着近代药理学阶段的开始。化学的发展把植物药从古老的、成分复杂的粗制剂发展为化学纯品。1803年，德国科学家F.W.Sertürner首先从罂粟中分离提纯了吗啡。生理学的发展在药理学的发展中发挥了重要作用，19世纪以来，生理学家建立了许多实验生理学的方法，并用来观察植物药和合成药对生理功能的影响。1819年，F. Magendie用青蛙实验确定了士的宁的作用部位在脊髓；1878年，英国生理学家J.N.Langley提出了药物作用的受体（receptor）概念，为现代受体学说奠定了基础。这些工作为药理学创造了实验方法，并被系统地用于药物筛选。此后，如镇静催眠药、解热镇痛药和局部麻醉药等被广泛应用于临床。在这期间，德国科学家R.Buchheim建立了第一个药理实验室，使药理学真正成为一门独立的学科。

3. 现代药理学阶段　大约从 20 世纪初开始，以人工合成的化合物及改造天然有效成分的分子结构作为新的药物来源，发展新的、更有效的药物成为药物研究的突出特点。

1909 年，德国 P. Ehrlich 发现砷凡纳明可以治疗梅毒，由此开创了应用化学药物治疗传染病的新纪元；1940 年，英国 H.W.Florey 在弗莱明研究的基础上提取出青霉素，使化学治疗进入抗生素时代；20 世纪中叶以后，自然科学技术的蓬勃发展为新药研究与开发提供了理论、技术和方法，使药理学的研究从原来的系统、器官水平发展到细胞、亚细胞及分子水平，对药物作用机制的研究也逐步深入。近几十年来，随着其他学科的发展，尤其是分子生物学技术的应用，药理学的发展更加迅速，现已形成许多各具特色的分支学科，以及与其他学科相互渗透而形成的边缘交叉学科，如分子药理学、临床药理学、行为药理学、精神药理学、免疫药理学、遗传药理学、生化药理学、量子药理学等。药理学已由过去的经典药理学逐步发展成为与基础医学和临床医学等多学科密切相关的综合学科。

我国科学家对世界药学的发展做出了很大贡献。我国大力加强新药研究开发及药物生产技术工艺的创新，在新药研制及发掘祖国医药宝库等方面取得了举世瞩目的成就。

1958 年，我国科学家研制的首创药物二巯丁二钠可用于解救金属和类金属中毒，疗效好、毒性低，至今仍在临床广泛应用。1965 年，我国科学家人工合成了结晶牛胰岛素，这是世界上第一次人工合成的多肽类生物活性物质，引起世界轰动。1972 年，我国科学家从中药黄花蒿中分离提取出抗疟原虫的有效单体成分——青蒿素，此后又研制出青蒿素衍生物双氢青蒿素，两药分别于 1986 年和 1992 年获得国家一类新药证书，不但满足了国内需求，而且出口到世界多个国家，拯救了全球数百万疟疾患者的生命。2015 年，青蒿素的第一发明人——中国中医科学院屠呦呦研究员获得诺贝尔生理学或医学奖。

链接

屠呦呦获得诺贝尔生理学或医学奖

屠呦呦，中国中医科学院终身研究员、首席研究员，中国中医科学院青蒿素研究中心主任，博士生导师。1971 年，她首先从药用植物黄花蒿中发现抗疟有效物质。1972 年，她分离提取出有效成分青蒿素，进一步研究开发出双氢青蒿素，为抗疟药青蒿素的第一发明人。屠呦呦及其团队因研制青蒿素获得多项国内外重大奖励。1978 年，这一成果受到全国科学大会表彰；1979 年，该成果获得国家发明奖二等奖；2011 年，获美国拉斯克临床医学研究奖；2015 年 10 月，屠呦呦获得诺贝尔生理学或医学奖，成为我国第一位获得诺贝尔生理学或医学奖的科学家。2017 年 1 月，屠呦呦获得 2016 年度国家最高科学技术奖。

此外，许多国产药物的生产技术、生产工艺等已达到国际领先水平，药品质量得到国际认可，满足了国际市场的需求。已有数百个品种中成药制剂，如复方丹参滴丸、速效救心丸等，在临床广泛应用，并且出口到世界 120 多个国家和地区。我国新药研究开发的诸多重大成果及祖国传统医药研究开发的卓越成就为世界药学发展做出了巨大贡献，享誉全球。

三、新药开发与研究

新药是指未曾在境内上市销售的药品，已上市药品改变剂型、改变给药途径、增加新适应证的药品，亦属新药范畴。新药研究和开发是非常严格而复杂的过程，是不断发现和提供安全、高效和适应疾病谱的新药的源泉，对保障人民健康和发展国民经济具有十分重要的意义。现代科学技术的进步推动了医药工业的发展，提高了新药研制水平，加快了新药开发速度。

新药研究可分为临床前研究、临床研究和售后研究。临床前研究除药学研究外，还要进行系统的动物实验研究及急、慢性毒性观察，同时要测定药物在动物体内的药动学动态变化，并经药物管理部门的初步审批后才能进行临床研究。新药的临床研究可在正常的和患病的人体内进行，以研究药物对人体的作用和作用规律，从而对新药的有效性及安全性做出初步评价，并推荐临床给药剂量。新药在经过临床试验后，方可批准生产、上市。

链接

临床药理学和临床药学

　　临床药理学和临床药学是20世纪60年代崛起的药理学的分支学科。临床药理学是研究药物与人体相互作用规律的一门学科，它以药理学和临床医学为基础，阐述药动学、药效学、药物毒副反应的性质和机制，以及药物相互作用规律等；以促进医药结合、基础与临床结合，指导临床合理用药，提高临床治疗水平，推动医学与药理学发展。临床药学是研究药物防病治病的合理性、有效性的学科，主要探索药物在人体内代谢过程中发挥最高疗效的理论与方法。临床药学侧重于药物和人的关系，直接涉及药物本身、用药对象和给药方法，因此也直接涉及医疗质量。

第2节　药物效应动力学

　　药物效应动力学是研究药物对机体作用规律及其机制的学科。

一、药 物 作 用

　　药物作用（drug action）是指药物与机体大分子之间的相互作用，是药物所致效应的初始反应；药物效应（drug effect）是指继发于药物作用之后的生理、生化功能或形态的变化和机体反应。药物作用是动因，药物效应是结果，但由于二者意义相近，常相互通用。

（一）药物的基本作用

　　1. 兴奋作用（excitation action）　凡能使机体生理生化功能增强的作用称为兴奋作用，如心率加快、酶活性增强、胃酸分泌增加等。

　　2. 抑制作用（inhibition action）　凡能使机体生理生化功能减弱的作用称为抑制作用，如肌肉松弛、腺体分泌减少、酶活性降低等。

　　在一定条件下，药物的兴奋和抑制作用可相互转化，如中枢神经兴奋过度时，可出现惊厥，长时间的惊厥又会转为衰竭性抑制（超限抑制），甚至死亡。有些药物的兴奋和抑制作用并不是单一出现的，在同一机体内药物对不同的器官可以产生不同的作用，如肾上腺素对心脏呈现兴奋作用；而对支气管平滑肌呈现的舒张作用，则属于抑制作用。

（二）药物作用的主要类型

　　1. 局部作用与吸收作用　局部作用（local action）是指药物被吸收入血之前，在用药局部所产生的作用，如碘酊和乙醇的皮肤消毒作用、局部麻醉药的局部麻醉作用。吸收作用（absorption action）也称全身作用（systemic action），是指药物进入血液循环后，随血流分布到全身各组织器官所呈现的作用，如卡托普利的降血压作用、阿司匹林的解热镇痛作用。

　　2. 药物作用的选择性　多数药物在一定剂量下，可对某组织或器官产生明显的作用，而对其他组织或器官的作用不明显或无作用，此称为药物作用的选择性（selectivity），如治疗量的地高辛对心脏的作用。

　　药物作用的选择性是临床选择用药的基础，大多数药物都有各自的选择作用，在临床选择用药时，尽可能选用选择性高的药物。但药物选择性一般是相对的，与药物剂量有关。随着给药剂量的增加，其作用范围逐渐扩大，选择性则逐渐降低。例如，尼克刹米在治疗剂量时可选择性兴奋延髓呼吸中枢；剂量过大时则可广泛兴奋中枢神经系统，甚至引起惊厥。所以，临床用药时，既要考虑药物作用的选择性，又要考虑用药剂量。

　　3. 直接作用与间接作用　药物直接作用于组织或器官引起的效应称为直接作用（direct action），也称原发作用（primary action）；而由直接作用引发的其他作用称为间接作用（indirect action），又称继发作用（secondary action）。例如，强心苷能选择性地作用于心肌，使心肌收缩力增强，增加衰竭心脏的心排血量，此作用为强心苷的直接作用。在增强心肌收缩力、增加心排血量的同时，可反射性提高迷走神经的兴奋性，使心率减慢，此作用为强心苷的间接作用。

（三）药物作用的两重性

药物既有防治疾病的作用，又可能给患者带来不适和危害，故药物作用具有两重性。

1. 防治作用　凡符合用药目的或能达到防治疾病效果的作用称为防治作用，包括预防作用和治疗作用。

（1）预防作用（preventive action）　用药目的在于预防疾病的发生，如接种疫苗预防疾病的发生，使用维生素 D 预防佝偻病等。

（2）治疗作用（therapeutic effect）　指药物引起的符合用药目的的作用，是有利于防病、治病的作用。

1）对因治疗（etiological treatment）：用药目的在于消除原发致病因子，也称治本。例如，抗生素可抑制或杀灭体内致病微生物，消除病因，起到治疗疾病的作用。

2）对症治疗（symptomatic treatment）：用药目的在于改善疾病症状或减轻患者痛苦，也称治标。例如，应用解热镇痛药可使高热的患者体温降至正常，起到缓解症状的作用。

一般来说，对因治疗比对症治疗更为重要，但在某些情况下对症治疗也是必不可少的，如对于病因未阐明、暂时无法根治的疾病，或治疗某些诊断未明的危重急症（如休克、高热、疼痛、惊厥、心力衰竭）时，对症治疗比对因治疗更为迫切，这对维持重要的生命指征、为对因治疗赢得时间非常重要。因此，临床药物治疗时，应根据患者的具体情况，遵循"急则治其标，缓则治其本，标本兼治"的原则。

2. 不良反应（adverse reaction）　是指在按正常用法、用量应用药物预防、诊断或治疗疾病的过程中，发生与治疗目的无关的有害反应。少数较严重的不良反应较难恢复，称为药源性疾病（drug-induced disease）。例如，注射庆大霉素引起神经性耳聋、肼屈嗪引起红斑狼疮等。多数不良反应是药物固有的效应，且与药物剂量有关，因此是可以预知的。

（1）副作用（side effect）　是指药物在治疗剂量时产生的与治疗目的无关的作用。药物产生副作用的药理基础是药物作用的选择性低，作用范围广。例如，麻黄碱在解除支气管哮喘的同时，也兴奋中枢神经系统，并引起失眠。为了减轻或避免药物副作用的发生，可同时应用与其副作用相反的药物，如麻黄碱和镇静催眠药物配伍。副作用是在治疗剂量下发生的，是药物自身固有的作用，多数较轻微且可预知。

治疗作用和副作用是可以互相转化的，如阿托品有松弛平滑肌和抑制腺体分泌的作用，用于胃肠绞痛时，松弛平滑肌的作用为治疗作用，而抑制唾液腺分泌引起口干则为副作用；反之，用其做麻醉前给药时，其抑制腺体分泌的作用为治疗作用，松弛平滑肌的作用为副作用。

（2）毒性反应（toxic reaction）　是指用药剂量过大、用药时间过长或机体对药物敏感性过高而引起的不良反应。一般是可以预知的，也是可以避免的。例如，应用肝素过量引起自发性出血、组织渗血，可用鱼精蛋白对抗。

毒性反应还可根据中毒症状发生的快慢分为急性毒性和慢性毒性，前者是指应用药物后短时间内发生的毒性作用（14 天内），如强心苷过量致心脏中毒，严重时可以致死；后者是因长期用药而逐渐发生的毒性作用，如应用药物引起的肝、肾损害。致癌、致畸胎、致突变（又称三致反应）也属于慢性毒性范畴。

> **链接**
>
> #### 药物性耳聋
>
> 药物性耳聋是指使用某些药物治疗疾病或人体接触某些化学制剂时所引起的耳聋。在我国，药物致聋已成为我国聋哑儿童的主要发病原因。我国的聋哑儿童中有 60% 是由用药导致的，人数多达 100 多万，而且还在以每年 2 万～4 万人的速度递增。能诱发药物性耳聋的药物称为耳毒性药物。药物性耳聋主要是抗生素致聋，其中氨基糖苷类抗生素（常见药物有链霉素、卡那霉素、庆大霉素、阿米卡星等）致聋占 80%。

沙利度胺事件

沙利度胺最早由德国格伦南苏制药厂开发，1957 年首次被用作处方药。该药可缓解妇女妊娠期精神紧张，防止孕妇恶心，并且有助眠作用，因此又被称为"反应停"。因疗效显著，不良反应少，20 世纪 60 年代前后，欧美多个国家广泛将其用于治疗妇女妊娠反应。但随之而来的是，许多出生的婴儿都有短肢畸形，形同海豹，被称为"海豹肢畸形"。1961 年，这种症状终于被证实是孕妇服用沙利度胺所导致的。于是，该药被禁用。这一严重的药害事件被称为沙利度胺事件。

（3）变态反应（allergy）　是少数人对药物的一种特殊反应，是免疫反应的一种特殊表现，也称过敏反应。药物作为抗原或半抗原初次进入体内后，刺激机体产生抗体。当机体再次接受相同抗原刺激时，发生的以机体生理功能紊乱或组织细胞损伤为主的特异性免疫应答称为变态反应。各药临床表现不同，个体差异很大，且反应与用药剂量无关，不易预知。常见的变态反应有皮疹、发热、血管神经性水肿、支气管平滑肌痉挛、肠痉挛、血管扩张、血压下降。严重的可引起过敏性休克。要预防药物变态反应，应询问患者是否有过敏史，有些药物应用前要做皮肤过敏试验。

（4）特异质反应（idiosyncrasy reaction）　少数特异体质患者服用药物后出现和一般人群不同的异常敏感或不敏感的反应，反应严重程度与剂量成正比，用药理性拮抗药救治可能有效。这种反应不是免疫反应，故不需预先敏化。现已知其是一类由先天性遗传异常所致的反应，如先天性缺乏葡萄糖-6-磷酸脱氢酶者应用伯氨喹引起的溶血反应等。

（5）后遗效应（residual effect）　指停药后血药浓度已降至阈浓度以下时残存的药理效应。例如，服用长效类巴比妥药物后，次晨出现乏力、困倦现象；长期应用肾上腺皮质激素，停药后引起肾上腺皮质功能低下等。

（6）继发反应（secondary reaction）　是指药物治疗作用之后出现的不良反应，是治疗剂量下由治疗作用本身带来的后果，如长期应用广谱抗生素时，体内敏感细菌被抑制、不敏感细菌大量繁殖，可致白假丝酵母菌或耐药葡萄球菌等继发感染。

（7）停药反应（withdrawal reaction）　是指突然停药后原有疾病加剧，又称回跃反应。例如，长期应用可乐定降压，停药次日血压将明显回升。

（8）药物依赖性（drug dependence）　又分为精神依赖性和生理依赖性。①精神依赖性：又称为心理依赖性或习惯性，是指连续用药突然停药时，产生继续用药的强烈欲望，并产生强迫性用药行为，以求获得满足或避免不适。易产生精神依赖性的药物被称为精神药品，如镇静催眠药等。②生理依赖性：又称为身体依赖性或成瘾性，是指用药者渴求定期使用某种药物，以得到欣快感，在连续使用中有加大剂量的趋势，一旦停止使用会产生严重的戒断反应。反复用药后，一旦停药就会出现戒断症状，表现为烦躁不安、流泪、出汗、疼痛、恶心、呕吐、惊厥等，甚至危及生命。易产生生理依赖性的药物称为麻醉药品，如吗啡、哌替啶等。药物依赖者为求得继续用药，可能不择手段，甚至丧失道德人格。2016 年 2 月 6 日开始实施的《麻醉药品和精神药品管理条例》对麻醉药品和精神药品的管理和使用等均有严格的规定，医、护、药工作者应严格遵守。药物依赖性产生后，不但影响用药者的身体健康，还可带来社会危害，临床应用药物时需特别慎重。

二、药物的剂量-效应关系

药物的剂量-效应关系（简称量效关系）是指在一定范围内，药物剂量或血药浓度与效应之间的规律性变化。通过量效关系的研究，可定量分析和阐明药物剂量与效应之间的规律，有助于了解药物作用的性质，并为临床用药提供参考。

（一）药物的剂量与效应

剂量是指一次给药后产生药物治疗作用的药物用量。单位重量以千克（kg）、克（g）、毫克（mg）、微克（μg）4 级重量计量单位表示；容量以升（L）或毫升（ml）表示。剂量的大小决定血药浓度的高低，血药浓度又决定药理效应。因此，药物剂量决定药理效应，在一定剂量范围内，药物剂量越大，药理效应也随之增强。

根据剂量与效应的关系（图 1-1），剂量可分为以下几种。①无效量：即药物剂量过小，在体内达不到有效浓度，不能产生明显药理效应的剂量。②最小有效量：即刚能引起药理效应的剂量，又称为阈剂量。③治疗量：即介于最小有效量和极量之间的量，又称有效量。在治疗量中，大于最小有效量而小于极量、疗效显著而安全的剂量，为常用量。④极量：即能引起最大效应而不至于中毒的剂量，又称最大治疗量。极量是《中华人民共和国药典》（简称《中国药典》）明确规定允许使用的最大剂量，即安全剂量的极限，超过极量有中毒的危险。除非特殊需要时，一般不采用极量。⑤最小中毒量和中毒量：药物引起毒性反应的最小剂量为最小中毒量。介于最小中毒量和最小致死量之间的剂量为中毒量。一般将最小有效量与最小中毒量之间的剂量范围称为安全范围（治疗作用宽度），此范围越大，该药越安全。⑥最小致死量和致死量：药物引起死亡的最小剂量为最小致死量，用量大于最小致死量即为致死量。

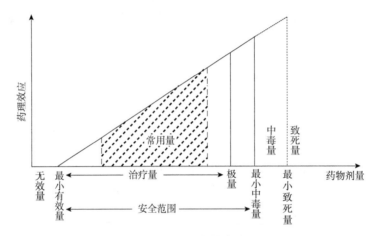

图 1-1　药物剂量与效应的关系

（二）量效曲线

以药理效应指标为纵坐标，药物剂量或血药浓度为横坐标，绘制的曲线称为量效曲线。根据观察指标的不同，可将量效曲线分为两种。

1. 量反应量效曲线　药理效应的强弱呈连续增减的变化，可用具体的数量或最大效应的百分率表示者，称为量反应，如心率快慢、血压升降等。以药物剂量或血药浓度为横坐标，以药理效应强度（E）为纵坐标，可获得直方双曲线（图 1-2A）；如将药物剂量（或血药浓度）改用对数值做图，则曲线呈典型的对称 "S" 形（图 1-2B）。

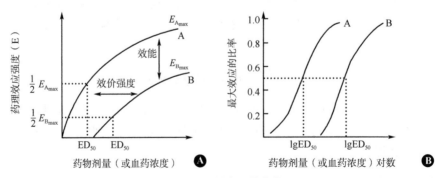

图 1-2　量反应量效曲线

2. 质反应量效曲线 药理效应以阴性或阳性（如有效或无效、生存或死亡等）表示的变化称为质反应。质反应量效曲线以阳性反应发生频数为纵坐标,对数药物剂量（或血药浓度）为横坐标做图,则为正态分布曲线。当纵坐标采用累加阳性反应发生频率时,其曲线也呈典型对称的"S"形曲线（图1-3）。

3. 量效曲线的意义 量效曲线在药理学上有重要意义,根据量效曲线可以得出如下概念。

（1）效能和效价强度 药物所能产生的最大效应称为效能。效能反映药物内在活性的大小。高效能药物所产生的最大效应是低效能药物无论多大剂量也无法产生的。能引起等效反应的剂量称为效价强度。药效性质相同的两种药物的效价强度进行比较称为效价比。效价强度与效能之间无相关性,两者反映药物的不同性质,在药效学评价中具有重要意义。例如,利尿药以每日排钠量为效应指标进行比较,氢氯噻嗪的效价强度大于呋塞米,但呋塞米的效能远远大于氢氯噻嗪（图 1-4）。在临床治疗时,药物的效能与效价强度可作为选择药物和确定药物剂量的依据。

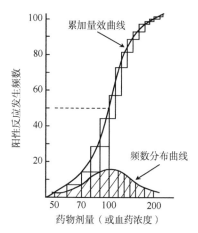

图1-3 质反应量效曲线

（2）半数有效量（ED_{50}） 在量反应中是指能引起50%最大反应强度的药物剂量；在质反应中是指引起50%实验动物出现阳性反应时的药物剂量。半数有效量常以效应指标命名,如果效应指标为死亡,则称为半数致死量（LD_{50}）。量效曲线在50%效应处的斜率最大,故常用半数有效量（ED_{50}）计算药物的效价强度。

（3）治疗指数（TI） 即药物的半数致死量（LD_{50}）与半数有效量（ED_{50}）的比值。治疗指数可用来评价药物的安全性,治疗指数大的药物较治疗指数小的药物安全性大,但这仅适用于治疗效应和致死效应的量效曲线相平行的药物。对于治疗效应和致死效应的量效曲线不平行的药物,还应适当参考1%致死量（LD_1）和99%有效量（ED_{99}）的比值,或5%致死量（LD_5）和95%有效量（ED_{95}）的比值来衡量药物的安全性。

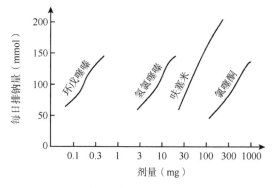

图1-4 几种利尿药的效价强度和效能比较

三、药物作用机制

药物作用机制（mechanism of drug action）又称作用原理（principle of action）,是阐明药物为什么起作用、如何起作用及作用部位等问题的有关理论。药物的种类繁多,化学结构和理化性质各异,因此,其作用机制多种多样,大体可归纳如下。

1. 改变理化性质 某些药物通过改变细胞周围环境的理化性质而发挥作用,如使用抗酸药中和胃酸治疗消化性溃疡,静脉滴注甘露醇提高血浆渗透压用于消除脑水肿、降低颅内压。

2. 影响酶的活性 某些药物通过增强或抑制体内某些酶的活性而发挥作用,如新斯的明可抑制胆碱酯酶的活性,使骨骼肌的兴奋作用增强；奥美拉唑不可逆地抑制胃黏膜 H^+-K^+-ATP 酶,抑制胃酸的分泌。

3. 参与或干扰机体的代谢过程 有些药物如维生素、激素等,其本身就是机体生化过程所必需的物质,应用后可参与机体的代谢过程而防治相应物质的缺乏症。某些药物由于其化学结构与机体的代谢物质相似,可掺入代谢过程中,但不能产生正常代谢物质的生理效应,从而干扰机体的某些生化代谢过程而产生作用,如甲氨蝶呤可干扰叶酸代谢而呈现抗癌作用。

4. 影响递质的释放或激素的分泌 有的药物通过改变机体生理递质的释放或激素的分泌而产生作

用，如麻黄碱可促进交感神经释放递质去甲肾上腺素而产生平喘作用，大剂量碘可抑制甲状腺激素的释放（用于甲状腺危象）。

5. 影响细胞膜离子通道 细胞膜具有选择性转运物质的功能，特别是对 Na^+、K^+、Ca^{2+}、Cl^-通道的控制，有的药物能影响细胞膜对上述离子的转运功能而发挥作用。例如，硝苯地平可阻滞血管平滑肌的钙通道，松弛血管平滑肌，使血压下降。

6. 影响核酸的代谢 许多抗癌药通过影响 DNA 和 RNA 的代谢产生抗癌作用，某些抗生素可作用于细菌的核酸代谢过程而产生抑菌或杀菌效应。

7. 影响免疫功能 糖皮质激素能抑制机体的免疫功能，可用于器官移植时的排斥反应。

8. 非特异性作用 有些药物并无特异性作用机制，如消毒防腐药对蛋白质的变性作用，因此只能用于体外杀菌或防腐，不能内用。

9. 作用于受体 分子生物学研究发现，许多药物是通过与受体结合而呈现作用的。

（1）受体与配体结合 受体是细胞的一类特殊蛋白质，能识别、结合特异性配体并产生特定效应的大分子物质。能与受体特异性结合的物质称为配体，如神经递质、激素、自体活性物质和化学结构与之相似的药物等。配体与受体结合形成复合物而引起生物效应。

（2）药物与受体结合 药物能否与受体结合，可否发生生物效应，取决于药物与受体的亲和力和内在活性。亲和力是指药物与受体结合的能力，内在活性是指药物与受体结合后产生效应的能力。药物与受体的结合具有特异性，结合是可逆的，且具有饱和性和竞争抑制现象。根据药物与受体结合后呈现作用的不同，将与受体结合的药物分为以下三类。

1）受体激动药：又称受体兴奋药。此类药物与受体既有较强的亲和力又具有内在活性，从而可兴奋受体产生明显效应。例如，β 受体激动药异丙肾上腺素可激动 β 受体而呈现兴奋心脏和扩张支气管的作用。

2）受体拮抗药：又称受体阻断药。此类药物与受体只有亲和力而无内在活性，其与受体结合后不产生效应，但可阻碍激动药与受体的结合，因而呈现对抗激动药的作用。例如，β 受体阻断药普萘洛尔可与异丙肾上腺素竞争与 β 受体的结合，呈现对抗肾上腺素的作用，使心率减慢、支气管收缩等。

3）受体部分激动药：是指药物与受体虽具有亲和力，但仅有较弱的内在活性，其产生的效应介于激动药和拮抗药之间。当与激动药合用时，则呈现对抗激动药的作用，即减弱激动药的效应；单独应用时仅产生较弱的效应。例如，喷他佐辛与吗啡合用时，可减弱吗啡的镇痛作用，单独应用时有较弱的镇痛作用。

（3）受体的调节 在生理、病理、药物等因素的影响下，受体的数量、分布、亲和力和效应力会有所变化，称为受体的调节。包括①向上调节：受体的数目增多、亲和力增加或效应力增强称为向上调节。受体向上调节后对配体非常敏感，效应增强，此现象称为受体超敏性。例如，长期应用 β 受体阻断药可使 β 受体向上调节；一旦突然停药，因 β 受体数目增多而对体内的递质去甲肾上腺素产生强烈反应，可引起心动过速、心律失常或心肌梗死。②向下调节：受体的数目减少、亲和力减低或效应力减弱称为向下调节。受体向下调节后对配体反应迟钝，药物效应减弱，此现象称为受体脱敏。受体脱敏可因多次使用受体激动药引起，是产生耐受性的原因之一。例如，长期服用三环类抗抑郁药，患者中枢去甲肾上腺素及 5-羟色胺（5-HT）浓度升高，易导致 β 受体数目和 5-HT 受体减少，一旦突然停药，会产生抑郁及自杀倾向。

第 3 节 药物代谢动力学

药物代谢动力学是研究机体对药物的作用，即阐明药物的体内过程及药物在体内随时间变化的动态规律的学科。药物的体内过程包括吸收、分布、代谢、排泄四个环节。

一、药物的跨膜转运

药物在体内转运必须通过各种生物膜（包括细胞膜和各种细胞器膜，如溶酶体膜、线粒体膜等），又称药物的跨膜转运。药物在体内的跨膜转运方式主要有以下几种。

1. 被动转运（passive transport） 是指药物由高浓度（或电位高）一侧向低浓度（低电位）一侧转运，其转运的动力来自细胞膜两侧的浓度梯度，浓度差越大，转运速度越快。大多数药物在体内的转运为被动转运。被动转运的特点：①药物从浓度高的一侧向浓度低的一侧扩散。②不需要载体。③不消耗能量。④分子量小的、脂溶性大的、极性小的、非解离型药物易被转运，反之不易被转运。

2. 主动转运（active transport） 是指药物从浓度低的一侧向浓度高的一侧转运。主动转运的特点：①逆浓度差转运；②需要载体，且载体对药物具有特异性和选择性；③消耗能量；④存在竞争性抑制现象；⑤具有饱和现象。例如，青霉素和丙磺舒均由肾小管同一载体转运排泄，两药同时应用时，因丙磺舒占据了大量载体而使青霉素的主动转运被竞争性抑制，从而使青霉素的排泄减少，血药浓度维持时间延长，从而增强了青霉素的抗感染效果。

3. 其他转运方式 除上述转运方式外，体内的药物转运还可通过易化扩散、胞吞、胞吐等方式进行。

二、药物的体内过程

（一）吸收

吸收（absorption）是指药物自给药部位进入血液循环的过程，药物吸收的速度和多少直接影响着血药浓度、药物起效快慢和作用强度。影响药物吸收的因素很多，主要如下。

1. 给药途径 除静脉注射和静脉滴注药物直接进入血液循环外，其他给药途径均存在吸收过程。药物的吸收速度和程度受给药途径的影响，一般情况下不同途径给药的吸收速度由快到慢依次为：吸入＞肌内注射＞皮下注射＞舌下及直肠＞口服＞黏膜＞皮肤。吸收程度以吸入、肌内注射、皮下注射、舌下、直肠较完全，口服次之。少数脂溶性大的药物可通过皮肤吸收（透皮吸收）。

皮下注射或肌内注射给药是通过毛细血管壁吸收的，快速而完全；口服给药主要经小肠吸收，这是由于小肠吸收面积大、血流丰富，少数弱酸性药物可在胃中吸收，胃肠吸收药物需通过毛细血管经肝门静脉再到体循环。某些药物在通过肠黏膜及肝脏时，经过灭活代谢使进入体循环的药量减少，药效随之减弱，这种现象称为首过消除（first pass elimination），也称首过效应或首关消除。舌下和直肠给药可不同程度地避免首过消除，首过消除较口服轻，如舌下含服硝酸甘油。直肠给药主要适用于少数刺激性强的药物（如水合氯醛）或不能口服药物的患者（如小儿、严重呕吐或昏迷患者）。

2. 药物的理化性质 药物的分子越小、脂溶性越大或极性越小，越易吸收。不溶于水又不溶于脂类的药物（如活性炭等）不易吸收，口服后只能在肠道中发挥局部作用。

3. 药物的剂型 药物可制成多种剂型，如溶液剂、糖浆剂、片剂、胶囊剂、颗粒剂、注射剂、气雾剂、栓剂等。剂型不同、给药途径不同，药物吸收速度也不同，如片剂的崩解、胶囊剂的溶解等均可影响口服给药的吸收速度；油剂和混悬剂注射液可在给药局部滞留，使药物吸收缓慢而持久。近年来，随着药动学的发展，生物药剂学为临床提供了许多新的剂型。缓释制剂（sustained-release preparation）即利用无药理活性的基质或包衣阻止药物迅速溶出以达到非恒速缓慢释放的效果。控释制剂（controlled-release preparation）可以控制药物按零级动力学恒速或近恒速释放，以保持恒速吸收，既保证疗效的持久性，又方便使用。

4. 吸收环境 药物局部吸收面积、血液循环情况、局部环境 pH、胃排空速度、肠蠕动速度等均可影响药物的吸收。空腹服药吸收快，餐后服药吸收较平稳。

（二）分布

药物吸收后随血液循环分配到各组织器官的过程称为分布，药物在体内的分布有明显的选择性，多数是不均匀的。一般来说，药物的分布与药物作用呈相关性，分布浓度高者，药物在此部位的作用强，如碘及碘化物在甲状腺的浓度较高，对该部位的作用较强。但有的药物并非如此，如强心苷作用于心脏，却主要分布于骨骼肌和肝脏。多数药物的分布过程属被动转运，少数药物为主动转运。影响药物分布的因素主要包括如下几个方面。

1. 药物与血浆蛋白的结合率　常用血液中的药物与血浆蛋白结合的百分率表示药物与血浆蛋白结合的程度。多数药物进入血液循环后能不同程度地与血浆蛋白呈可逆性结合，结合后呈现以下特点：①结合型药物分子量大，不能跨膜转运，暂时失去药理活性，也不能被代谢或排泄，故血浆蛋白结合率高的药物在体内消除较慢，作用维持时间较长；当血浆中游离型药物浓度降低时，部分结合型药物解离为游离型药物，两者始终处于动态平衡状态。②血浆蛋白结合点有限，故结合具有饱和性，当血药浓度过高，结合达饱和时，血浆内游离型药物浓度可骤升，作用增强或毒性增大。③存在竞争现象。药物与血浆蛋白结合特异性低，与相同蛋白结合的两个药物可在结合部位发生竞争性置换现象，可使游离型药物增加。例如，抗凝血药双香豆素、解热镇痛药保泰松的血浆蛋白结合率分别为 99% 和 98%，当两药同时应用时，因竞争置换而使双香豆素的血浆蛋白结合率下降 1%，则游离型药物浓度在理论上将增加 1 倍，可致抗凝血作用增强甚至引起自发性出血。

2. 药物与组织的亲和力　大多数药物在体内分布是不均匀的，药物与组织的亲和力和药物分布的多少有关。当连续给药，血药浓度与组织中的药物浓度达到动态平衡时，各组织中药物浓度并不均等，血药浓度与组织内浓度也不相等，这是由于药物与各组织亲和力不同，如碘剂主要分布到甲状腺，氯喹在肝内的浓度高。药物在靶器官的浓度决定药物效应的强弱。

3. 体液的 pH　生理状态下，细胞外液 pH 为 7.4，细胞内液 pH 为 7.0，弱酸性药物在细胞外液中易解离，不易进入细胞内液，弱碱性药物则相反。如果改变体液 pH，则可改变药物的分布，如弱酸性药巴比妥类中毒时，用碳酸氢钠碱化血液及尿液，可促使巴比妥类药物从脑组织向血浆转移并加速药物自尿排出。

4. 器官的血流量　药物由血液向组织器官的分布速度主要取决于该组织器官的血流量，如药物在肝、肾、脑、肺等血流丰富的器官中分布较快，而在皮肤、脂肪等中的分布较慢。组织器官的血流量并不能决定药物的最终分布浓度。例如，静脉麻醉药硫喷妥钠，首先分布到血流量大的脑组织发挥作用，随后向血流量小的脂肪组织转移，以致患者苏醒，此过程称为药物在体内的再分布。

5. 体内屏障

（1）血脑屏障（blood brain barrier，BBB）　是血-脑、血-脑脊液及脑脊液-脑组织三种屏障的总称。许多药物较难穿透血脑屏障，而脂溶性高、非解离型、分子量小的药物易透过血脑屏障进入脑组织。另外，在脑部炎症时，血脑屏障的通透性可增加，药物易进入脑组织。

（2）胎盘屏障（placental barrier）　胎盘绒毛与子宫血窦间的屏障称为胎盘屏障。该屏障由数层生物膜构成，其通透性与生物膜相似，几乎所有能通过生物膜的药物都能穿透胎盘屏障。只是到达胎盘的母体血流量少，药物进入胎儿循环相对较慢。妊娠期间用药应谨慎，禁用对胎儿发育有影响的药物。

（3）血眼屏障（blood eye barrier）　是血-视网膜、血-房水、血-玻璃体屏障的总称。全身给药时，药物在房水、晶状体和玻璃体等组织难以达到有效浓度，采取局部滴眼或眼周边给药如结膜下注射、球后注射及结膜囊给药等，可提高眼内药物浓度，减少全身不良反应。

（三）代谢

药物的代谢是指药物在体内发生的化学结构和药理活性的变化，也称药物的生物转化。代谢可改变药物的药理活性,由活性药物转化为无活性的代谢物称为灭活,如苯巴比妥被氧化灭活,氯霉素被还原灭活,普鲁卡因被水解灭活;由无活性或活性较低的药物转化为有活性或活性强的药物称为活化,如环磷酰胺转化成磷酰胺氮芥才具有抗癌作用。

肝脏是药物代谢的主要器官,其次是肠、肾、肺和血浆等。药物在肝脏代谢时受肝功能影响,肝功能不全时药物代谢减慢,使药物在体内蓄积。代谢与排泄统称为药物的消除过程。

1. 药物的代谢方式 体内药物的代谢在酶的催化下进行,有氧化、还原、水解、结合4种方式,可分为两个时相。Ⅰ相反应为氧化、还原或水解反应,其过程是在药物分子结构中加入或使之暴露出极性基团,产物多数是灭活的代谢物,少数转化成活性或毒性代谢物。Ⅱ相反应为结合反应,其过程是药物分子结构中的极性基团与体内的葡萄糖醛酸、乙酰基、硫酸基、甲基等结合,使药物活性减弱或消失,水溶性和极性增加,易于排出。

2. 药物代谢酶系

(1)专一性酶 是针对特定的化学结构基团进行代谢的特异性酶,可存在于肝、肾、肺、肠、神经组织及血浆中,如胆碱酯酶、单胺氧化酶等。

(2)非专一性酶 属非特异性酶,为肝脏微粒体混合功能氧化酶系统,又称肝药酶或药酶。其主要的氧化酶为细胞色素P450酶系,是肝内促进药物代谢的主要酶系统。其特点如下:①选择性低,能对多种药物进行代谢;②变异性较大,常因遗传、年龄、机体状态等因素的影响而产生明显的个体差异;③酶活性易受药物等因素的影响而出现增强或减弱现象。

3. 肝药酶的诱导与抑制 某些药物可使肝药酶的活性增强或减弱,从而影响该药本身及其他经肝药酶代谢的药物的作用(表1-1)。

(1)肝药酶诱导剂 能增强肝药酶活性或增加肝药酶生成的药物称为肝药酶诱导剂。例如,巴比妥类、苯妥英钠等有肝药酶诱导作用,能加速药物的消除而使药效减弱,若与抗凝血药双香豆素合用,可加速双香豆素的肝代谢,降低其血药浓度,使药效减弱。有些经肝药酶代谢的药物本身也是肝药酶诱导剂,因而也可加速药物自身的代谢。

(2)肝药酶抑制剂 能减弱肝药酶活性或减少肝药酶生成的药物称为肝药酶抑制剂。例如,异烟肼等有肝药酶抑制作用,能减慢在肝脏代谢药物的消除而使药效增强,若与双香豆素合用可减慢后者的代谢,使血药浓度升高,甚至引起自发性出血。

表 1-1 常见的肝药酶诱导剂和肝药酶抑制剂及其相互作用

药物种类		受影响的药物
肝药酶诱导剂	苯巴比妥	苯妥英钠、甲苯磺丁脲、香豆素类、氢化可的松、地高辛、口服避孕药、氯丙嗪、氨茶碱、多西环素
	水合氯醛	双香豆素
	卡马西平	苯妥英钠
	苯妥英钠	可的松、口服避孕药、甲苯磺丁脲
	利福平	华法林、口服避孕药、甲苯磺丁脲
	乙醇	苯巴比妥、苯妥英钠、甲苯磺丁脲、氨茶碱、华法林
肝药酶抑制剂	氯霉素	苯妥英钠、甲苯磺丁脲、香豆素类
	泼尼松龙	环磷酰胺
	甲硝唑	乙醇、华法林
	红霉素	氨茶碱
	阿司匹林、保泰松	华法林、甲苯磺丁脲
	吩噻嗪类、异烟肼、对氨基水杨酸	华法林

肝 药 酶

肝微粒体细胞色素 P450 酶系统是促进药物生物转化的主要酶系统，故又简称为肝药酶。现已分离出 70 余种肝药酶。此酶的基本作用是从辅酶Ⅱ及细胞色素 b5 中获得两个 H^+，另外接受一个氧分子，其中一个氧原子使药物羟化，另一个氧原子与两个 H^+ 结合成水，没有相应的还原产物，故又名单加氧酶，能与数百种药物起反应。此酶系统活性有限，个体差异大，除先天性差异外，年龄、营养状态、疾病等均可影响其活性，而且易受药物的诱导或抑制。

（四）排泄

药物及其代谢产物自体内排出体外的过程称为排泄（excretion）。肾脏是重要的排泄器官，其次是胆道、呼吸道、乳腺、汗腺等。口服未被吸收的药物经肠道随粪便排出。多数药物经过代谢后被灭活，在排泄过程中不呈现作用，但未经转化或转化后作用增强的药物在排泄过程中可呈现作用或毒性。

1. 肾排泄

（1）肾排泄药物的方式　①肾小球滤过。由于肾小球膜孔较大，血流丰富，滤过压高，大多数游离型药物及其代谢物均易通过肾小球滤过，但与血浆蛋白结合的药物不易滤过。因此血浆蛋白结合率高的药物排泄较慢。②肾小管分泌。有少数药物在近曲小管经载体主动转运自血浆泌入肾小管排泄，药物可分为弱酸性和弱碱性两大类，分别由弱酸性载体或弱碱性载体转运。

（2）肾排泄药物的特点　①肾小管重吸收。药物及其代谢物自肾小球滤过到达肾小管后，极性低、脂溶性高、非解离型的药物及其代谢物可重吸收到血液，使之排泄延缓。②竞争抑制现象。经同一类载体转运的两种药物同时应用时，两者存在竞争抑制现象。例如，丙磺舒与青霉素合用时，两者相互竞争同一载体，丙磺舒可抑制青霉素的主动分泌，使后者血药浓度增高，排泄减慢，作用时间延长，药效增强。

（3）影响肾排泄的因素　①肾功能。药物经肾排泄受肾功能状态的影响，肾清除率与肾小球滤过率成正比，而肾小球滤过率又与肾血流量成正比。肾功能不全时，主要自肾排泄的药物消除减慢，可致药物蓄积中毒，宜相应减少药物的剂量或延长给药间隔时间。尤应注意肾排泄较慢的药物，如强心苷等。②尿液 pH。改变肾小管内尿液的 pH，可使弱酸性或弱碱性药物的排泄加速或延缓。尿液呈酸性时，弱碱性药物在肾小管中大部分解离，因而重吸收减少而排泄增多。反之，当尿液呈碱性时，弱酸性药物重吸收少而排出多，临床上可利用改变尿液 pH 的方法加速药物的排泄，以治疗药物中毒，如苯巴比妥中毒时可碱化尿液以促使药物排泄。

2. 胆汁排泄　有的药物及其代谢产物可经胆汁排泄进入肠道。有的抗菌药物在胆道内浓度高，有利于胆道感染的治疗。有的药物经胆汁排泄后再经肠黏膜上皮细胞吸收，由肝门静脉重新进入全身循环，这种在小肠、肝脏、胆汁间的循环称为肝肠循环（hepato-enteral circulation），可使药物作用时间延长。

3. 肠道排泄　经肠道排泄的药物主要是口服后肠道中未吸收的药物，以及由肠黏膜分泌到肠道的药物。

4. 其他途径排泄　药物还可自乳汁、唾液、泪液、汗液及肺排泄，这些途径的排泄受药物脂溶性、解离度、所处环境的 pH 等因素影响。例如，乳汁 pH 略低于血浆，又富含脂质，脂溶性强或弱碱性药物（如阿托品、吗啡等）易由乳汁排泄而影响乳儿，哺乳期妇女用药应予注意。有些药物（如苯妥英钠）经唾液排出时，唾液中药物的排出量与血药浓度有良好的相关性，由于唾液标本易于采集，且无创伤性，临床上常用其代替血标本进行血药浓度监测。某些药物（如利福平等）可由汗液排泄。肺是挥发性药物的主要排泄途径，如检测呼气中的乙醇含量，以判定是否酒后驾车等。

三、血浆药物浓度的动态变化

（一）时量关系与时效关系

药物在体内的浓度随时间而变化的动态过程，称为动力学过程，其研究方法是在给药后的不同时间采集不同部位的生物标本，并测定其药物含量或浓度。以时间为横坐标，以血药浓度为纵坐标，可绘得时量曲线，从而了解时间和血药浓度的关系。药物作用强度随时间变化的动态过程可用时效关系来表示（图 1-5）。

时量（效）关系曲线可分为以下 3 期。

1. 潜伏期 是指从用药后到开始出现治疗作用的时间。此期主要反映药物的吸收、分布过程。静脉注射一般无此期。

2. 持续期 是指药物维持有效浓度的时间。此期

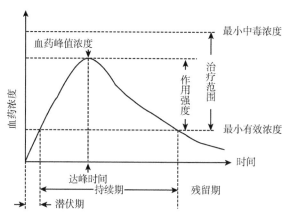

图 1-5 非静脉给药的时量（效）关系曲线

与药物的吸收和消除速度有关。此期的血药峰值浓度（峰值）是给药后达到的最高浓度，与药物剂量有关。达峰时间是指用药后达到最高血药浓度的时间，此时药物的吸收速度与消除速度相等。

3. 残留期 是指药物浓度已降至最低有效浓度以下，虽无疗效，但尚未从体内完全消除的时间。为了更好地发挥药物的疗效，防止蓄积性中毒，应测定患者的血药浓度，以便确定合理的剂量和给药间隔时间。

（二）药物消除与蓄积

1. 药物的消除 药物经吸收、分布、生物转化和排泄等过程使药理活性消失称为药物的消除。按照动力学过程，药物的消除可分为两类。

（1）恒比消除 又称一级动力学消除，是指单位时间内药物按恒定的比例（百分比）进行消除，即血药浓度高，单位时间内消除的药量多。当药物浓度降低后，药物消除也按比例下降。当机体消除功能正常，用药量又未超过机体的最大消除能力时，大多数药物的消除属于这一类型。

（2）恒量消除 又称零级动力学消除，是指单位时间内药物按恒定数量进行消除，表明药物消除速率与血药浓度高低无关。当机体消除功能下降或药量超过最大消除能力时，机体只能以恒定的最大速度消除药物，待血药浓度下降到较低浓度时则按恒比消除。

2. 药物的蓄积 反复多次用药，药物进入体内的速度大于消除的速度，血药浓度不断升高，称为药物的蓄积。临床用药时有计划地使药物在体内适当蓄积，以达到和维持有效的血药浓度，如强心苷的给药方法即属如此。但若药物蓄积过多，则会引起蓄积中毒。故使用药物时应注意药物剂量、给药速度、给药时间间隔、疗程长短、患者的肝肾功能等。

（三）药动学的基本参数及临床意义

1. 半衰期（half-life time，$t_{1/2}$） 一般是指血浆半衰期，即血浆药物浓度下降一半所需要的时间。其反映了药物在体内消除的速度，对于符合恒比消除的药物来说，其半衰期是恒定的，不随血药浓度的高低和给药途径的变化而改变。但肝、肾功能不全时，药物的半衰期可能延长，患者易发生蓄积中毒，用药时应予注意。

在临床用药中，半衰期具有重要意义：①药物分类的依据。根据药物的半衰期将药物分为短效类、中效类和长效类。②可确定给药间隔时间。半衰期长，给药间隔时间长；半衰期短，给药间隔时间短。③可预测药物基本消除的时间。停药 4～5 个半衰期，即可认为药物基本消除（表 1-2）。④可预测药物达稳态血药浓度的时间。以半衰期为给药间隔时间，分次恒量给药，经 4～5 个半衰期可达稳态血药浓度。

半衰期数	一次给药		连续恒速恒量给药后体内的蓄积药量（%）
	消除药量（%）	体存药量（%）	
1	50	50	50
2	75	25	75
3	87.5	12.5	87.5
4	93.8	6.2	93.8
5	96.9	3.1	96.9
6	98.4	1.6	98.4
7	99.2	0.8	99.2

表 1-2　药物按半衰期给药的消除量和蓄积量关系表

2. 稳态血药浓度（steady state concentration，C_{ss}）　以半衰期为给药间隔时间，连续恒量给药后，体内药量逐渐累积，给药 4~5 次后，血药浓度基本达稳态水平，此称为稳态血药浓度或坪值。达坪值时药物吸收量和消除量基本相等（图 1-6），药物在体内不再蓄积。稳态浓度的高低取决于恒量给药时每次给药的剂量，剂量大则稳态浓度高，剂量小则稳态浓度低。若口服给药，为使血药浓度迅速达到坪值，可首次剂量给予加倍剂量，然后再给予维持量，此种首剂加倍的给药方法在 1 个半衰期内即能达坪值，首次剂量称为负荷剂量。

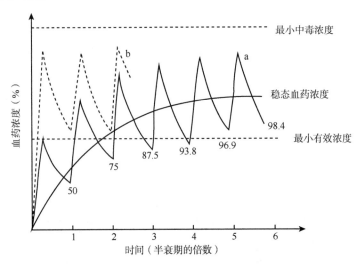

图 1-6　多次间歇给药的血药浓度时间曲线示意图
a. 多次间隔给药的血药浓度；b. 首次剂量加倍的血药浓度

3. 生物利用度（bioavailability）　是指非血管给药时，药物制剂实际吸收进入血液循环的药量占所给总药量的百分率，用 F 表示。

$$F=A/D\times100\%$$

式中，A 为进入血液循环的药量；D 为实际给药总量，通常用血管内给药所得药时曲线下面积（AUC）表示。药物静脉注射全部进入血液循环，F 值为 100%。以口服药物为例，其绝对和相对生物利用度计算公式为

$$绝对生物利用度(\%)=\frac{口服等量药物后的AUC}{静脉滴注等量药物后的AUC}\times100\%$$

$$相对生物利用度(\%)=\frac{待测制剂的AUC}{标准制剂的AUC}\times100\%$$

生物利用度是评价药物吸收率、药物制剂质量或生物等效性的一个重要指标；绝对生物利用度可用

于评价同一药物不同途径给药的吸收程度；相对生物利用度可用于评价药物剂型对吸收率的影响，可以反映不同厂家同一种制剂或同一厂家不同批号药品的吸收情况；生物利用度还可反映药物吸收速度对药效的影响，同一药物不同制剂的 AUC 相等时，吸收快的血药浓度达峰时间短且峰值高。

4. 表观分布容积（apparent volume of distribution，V_d） 指药物在吸收达到平衡或稳态时应占有的体液容积，这是理论上或计算所得的数值，并非药物在体内真正占有的体液容积。计算公式为

$$V_d=A/C$$

式中，A 为体内总药量，单位为 mg；C 为血浆药物浓度，单位为 mg/L。

V_d 仅反映所测药物在组织中分布的范围、结合程度的高低。V_d 的大小取决于药物脂溶性和药物与组织的亲和力。根据 V_d 可推测药物分布范围，对一个体重 70kg 的正常人，如 V_d 为 5L 左右时，相当于血浆的容量，表示药物主要分布于血浆；如 V_d 为 10~20L，相当于细胞外液的容量，表示药物分布于细胞外液；如 V_d 为 40L，相当于细胞内、外液容量，表示药物分布于全身体液；如 V_d 为 100~200L，则表示药物可能在特定组织器官中蓄积，即体内有"贮库"，对肌肉或脂肪组织有较高亲和力的药物即属此类。根据 V_d 还可推算体内药物总量、血药浓度、达到某血药浓度所需药物剂量，以及排泄速度。V_d 小的药物排泄快，V_d 越大，药物排泄越慢。

5. 清除率（clearance，CL） 是指单位时间内多少容积血浆中的药物被清除，通常指总清除率。CL 与消除速率常数（k）及表观分布容积成正比。

$$CL=k \cdot V_d$$

多数药物是通过肝生物转化和肾排泄从体内清除的，因此，CL 主要反映肝、肾的功能，不受血药浓度的影响。对于肝、肾功能不全的患者，应适当调整剂量或延长给药间隔时间，以免过量蓄积中毒。

第4节 影响药物作用的因素

药物的作用受到多种因素的影响，这些因素可使药物作用增强或减弱，甚至发生质的改变，除前述的影响因素外，还与以下几个方面的因素有关。

一、药物方面的因素

（一）药物化学结构

药物的化学结构是决定药物特异性的基础，它与药物作用关系密切。一般地说，结构相似的药物，其作用相似，如儿茶酚胺类药物的化学结构相似，都具有拟肾上腺素的作用，都可引起血管收缩，使血压升高。也有些药物化学结构相似，但作用却相反，如对氨基苯甲酸是某些细菌的必需生长因子，由于化学结构与磺胺类相似，可与其发生竞争性对抗，减弱磺胺类的抗菌作用。另外，化学结构相同的光学异构体也会影响药物的作用，多数药物的左旋体比右旋体作用强，也有的药物左旋体与右旋体的作用可能完全不同，如左旋体奎宁有抗疟作用，而右旋体奎尼丁则为抗心律失常药。

（二）给药途径

给药途径也可影响药物作用产生的速度和维持时间。不同的给药途径也可以产生不同的药物作用，如口服硫酸镁溶液可产生导泻作用，而肌内注射硫酸镁注射液可致骨骼肌松弛，呈现抗惊厥作用，外用则可消肿止痛；利多卡因局部给药可产生局部麻醉作用，而静脉注射给药则可产生抗心律失常作用，临床用于治疗室性心律失常。临床医师应掌握各种给药途径对药物作用的影响，以便根据病情需要正确选择。常用的给药途径如下。

1. 口服 为最常用的给药途径，简便安全，适用于大多数药物和患者。口服给药的缺点是药物吸收较慢且不规则，易受胃肠功能、消化酶和胃肠内容物的影响，不适用于急救、昏迷和呕吐等患者。

2. 注射给药　用量准确，显效较快，适用于危急和不能口服药物的患者及不能口服的药物，但技术性操作要求较高。常用的注射方法有皮下注射、肌内注射（肌注）、静脉注射（静注）、静脉滴注（静滴）。此外尚有皮内注射、穴位注射、动脉注射、胸膜腔注射和鞘内注射等。

注射用药物制剂的质量要求较高，且必须严格灭菌，用药前需仔细进行外观检查，并核对其批号和有效期等。由于药物作用或制剂等原因，有的药物如链霉素等，只能肌内注射而不能静注或静滴；相反，有的药物只能静注或静滴而不能肌内注射，如去甲肾上腺素等，临床注射给药时应予注意。

3. 吸入给药　气体或易挥发的药物可经呼吸道吸入，药物吸入后迅速产生作用。不易挥发的药物可配成溶液以气雾形式吸入或制成细粉吸入，以产生局部治疗或吸收作用。

4. 舌下、直肠给药　舌下黏膜血管丰富、吸收力较强，起效迅速，但只适用于少数用量较小的药物。例如，硝酸甘油舌下含服，用于心绞痛的治疗；直肠内给药常用栓剂或灌肠，从肛门进入直肠或结肠，此法可避免首过消除。

5. 皮肤、黏膜给药法　是将药物用于皮肤、黏膜表面，如滴耳剂、滴眼剂、滴鼻剂及用于皮肤的洗剂、擦剂、贴皮剂等。此类药物多发挥局部治疗作用，有的药物可发挥吸收作用。

（三）给药时间和次数

给药时间有时可影响药物疗效，临床用药时，需视具体药物和病情而定，如催眠药应在睡前服；助消化药需在饭前或饭时服用；驱肠虫药宜空腹或半空腹服用；有的药物如利福平等，因食物影响其吸收，也应特别注明空腹服用；对胃肠道有刺激性的药物宜饭后服等。

人体的生理功能活动表现为昼夜节律性变化，机体在昼夜24小时内的不同时间对某些药物的敏感性不同。按照生物周期节律性变化设计临床给药方案，以顺应人体生物节律变化，能更好地发挥药物疗效，减少不良反应，如肾上腺糖皮质激素的分泌高峰在上午8时左右，然后逐渐降低，夜间0时达低谷，临床需长期应用糖皮质激素类药物治疗时，可依据此节律在上午8时一次顿服，既能达到治疗效果，又可减轻对肾上腺皮质的负反馈抑制作用。

每日用药的次数，除根据病情需要外，药物半衰期是给药间隔的基本参考依据，一般情况下，半衰期较短的药物，每日3~4次给药，半衰期较长的药物，每日1~2次给药，这样可较好地维持有效血药浓度，且不会导致蓄积中毒。

链接

时辰药理学

人体的各种生理活动具有某些节律性，这些生物节律是由人体生物钟调控的。时辰药理学是研究药物与生物节律性相互作用的一门学科，即研究机体的昼夜节律对药物作用和体内过程的影响，以及药物对机体昼夜节律的效应。①时辰效应性：是指机体对药物的反应（包括作用和副作用等）呈现时辰周期性改变，如洋地黄类药物的敏感性以凌晨4时为最高，约为其他时间的40倍；胰岛素的降血糖作用在上午10时最强。②时辰药动学：许多药物在体内的吸收、分布、代谢和排泄具有时辰节律性，这种节律性直接影响血药浓度的高低，如吲哚美辛在早晨7时给药血中浓度最高，口服铁剂在下午7时比上午7时的吸收率高1倍。③时辰药物毒性：如下午2时注射苯巴比妥可使实验小鼠全部死亡，而晚上8时至凌晨1时注射则实验小鼠全部存活；阿糖胞苷治疗白血病时，上午8时、11时给最大剂量，下午8时、11时给最低剂量，此法与常规等量给药比较，其实验动物的存活率可提高50%。因此，在临床用药时，要考虑时辰因素的影响，以使药物发挥更大的作用，呈现最小的不良反应。

（四）联合用药及药物的相互作用

两种或多种药物合用或先后序贯应用称为联合用药或配伍用药。联合用药是为了提高疗效、减少不良反应或防止耐受性、耐药性的发生。但不合理的多药联用也常导致药物间不良的相互作用而降低疗效、加重不良反应，甚至产生药源性疾病。因此，在多药联用时，应注意可能发生的药物不良相互作用。

两种或多种药物合用或先后序贯使用所引起的药物作用和效应的变化称为药物的相互作用。药物的相互作用可使药效加强，也可使药效降低或不良反应加重。

1. 药物在体外的相互作用　是指药物在体外配伍时所发生的物理性或化学性的相互作用，并有可能使疗效降低或毒性增大的现象称为药物配伍禁忌。例如，氢化可的松注射液（乙醇溶液）与氯化钾注射液（水溶性）混合时，由于溶剂性质的改变，可析出氢化可的松沉淀；酸性药物和碱性药物混合，可产生中和反应。在药物静脉滴注时尤应注意配伍禁忌（表 1-3）。

表 1-3　常用抗菌药注射剂配伍禁忌表

抗菌药	并用的药物（注射剂）	结果
两性霉素 B	青霉素、四环素、氨基糖苷类抗生素	沉淀
先锋霉素类	葡萄糖酸钙、氯化钙、多黏菌素 B	沉淀
庆大霉素	羧苄青霉素	庆大霉素失活
甲氧西林	四环素类、其他酸性注射液	6 小时内失活
萘夫西林	复合维生素 B、酸性注射液	12 小时内失活
青霉素	氯霉素、四环素、万古霉素、间羟胺	沉淀
苯唑西林	复合维生素 B、酸性注射液	12 小时失活
异烟肼	青霉素钠、放线菌素 D、叶酸、依他尼酸钠、山梨醇	失活或沉淀
克林霉素	硫酸庆大霉素、头孢噻吩、青霉素钠、维生素 B_6、山梨醇	活性降低
阿米卡星	羧苄西林、呋塞米、右旋糖酐 40、盐酸普鲁卡因	疗效降低
多西环素	复方氨基酸、维生素 B_6、山梨醇	活性降低

2. 药动学方面的相互作用　是指药物在吸收、分布、生物转化和排泄过程中被其他药物干扰，使作用部位的药物浓度发生改变，导致药物效应增强或减弱。

联合用药后，胃肠的蠕动、胃的排空、消化液的分泌及 pH 的改变、药物的络合及吸附作用等均可影响药物吸收。例如，抗酸药可使胃肠道 pH 升高，若与弱酸性药物阿司匹林合用，则可增加后者的解离而影响吸收；四环素与含 Al^{3+}、Fe^{2+}、Ca^{2+}、Mg^{2+}的药物合用，可因形成不溶性络合物而影响吸收；促进胃排空的药物如甲氧氯普胺可加速药物吸收，而抑制胃排空和减慢肠蠕动的抗胆碱药等则可减慢药物的吸收。

3. 药效学方面的相互作用　联合应用作用于同一代谢过程的不同环节的药物，可使药物作用增强或减弱。例如，磺胺类药物可阻断二氢叶酸合成酶，甲氧苄啶可阻断二氢叶酸还原酶，二者合用，可在同一叶酸代谢过程的不同环节起双重阻断作用，使抗菌作用增强数倍至数十倍。

（五）药物剂量

见本章第 2 节药物的剂量与效应相关内容。

二、机体方面的因素

1. 年龄　机体的某些生理功能如肝肾功能、体液与体重的比例、药物与血浆蛋白的结合量等可因年龄而异，年龄对药物作用的影响在小儿和老年人群体中体现得尤为突出。一般所说的剂量是指 18～60 岁成年人的药物平均剂量。

老年人由于各器官功能逐渐减退，特别是肝、肾功能逐渐减退，对药物的代谢和排泄能力降低，对药物的耐受性较差，用药剂量一般为成人的 3/4。在敏感性方面，老年人与成年人也有不同。老年人对中枢神经系统药、心血管系统药、非甾体抗炎药等反应更敏感，易致不良反应发生，用药时应注意。

小儿正处于生长发育期，尤其幼儿各器官的生理功能尚未发育完善，对药物的代谢、排泄能力较差且敏感性高，对经肝灭活的药物和经肾脏排泄的药物消除较慢，药效维持时间延长，甚至发生中毒。对中枢神经系统抑制药吗啡、乙醚的反应较成人敏感，因而小儿用药量应减少。小儿用药剂量可按体重、年龄或体表面积计算，也可依据年龄按成人剂量折算。

2. 性别　除性激素外，不同性别的人群对药物反应一般无明显差别，但妇女在月经期、妊娠期、哺乳期等特殊时期对药物的反应可能与一般情况下不同，用药时应予注意。月经期应避免使用作用剧烈的泻药和抗凝血药，以免月经过多。妊娠期特别是妊娠早期，应避免使用可能引起胎儿畸形或流产的药物。哺乳期妇女应注意药物是否进入乳汁，避免对胎儿产生影响。

3. 个体差异　在年龄、性别、体重相同的情况下，大多数人对药物的反应是相似的，但少数人存在质和量的差异，其中量的差异表现为高敏性和耐受性。例如，某些患者对某些药物特别敏感，应用较小剂量即可产生较强的作用，称为高敏性。与此相反，某些患者对药物的敏感性较低，必须应用较大剂量方可呈现应有的治疗作用，称为耐受性。有的药物长期反复应用后，也可出现耐受性，但停药一段时间后，其敏感性可以恢复，此称为后天耐受。质的差异有变态反应和特异质反应，前已述及。

4. 病理状态　机体状态可使药物的反应性或药物在体内的代谢发生改变，从而影响药物的作用。例如，阿司匹林只能使发热患者的体温降低，而对正常人的体温无影响；有机磷农药中毒患者对阿托品的耐受性增强，用量增大；肝、肾功能不全者服用经肝代谢药物时可使其作用和半衰期发生改变等。此外，一些药物可诱发或加重疾病，如糖皮质激素可诱发或加重溃疡病和糖尿病等。

5. 心理精神因素　患者的心理精神因素与药物的疗效关系密切。患者情绪乐观有利于提高机体的抗病能力。对于头痛、高血压、神经官能症等疾病，安慰剂能获得30%～50%甚至更高比率的"疗效"，这是心理因素起作用的结果。医护人员的任何医疗或护理活动，包括言谈举止都可以发挥安慰剂作用，因此可以适当利用这一效应进行心理治疗或心理护理。

6. 遗传因素　多数药物的异常反应与遗传因素有关，遗传因素是影响药物反应个体差异的决定性因素之一。遗传变异可使部分药物的药效学、药动学发生变化，如患者体内缺乏葡萄糖-6-磷酸脱氢酶，当其接触某些具有氧化作用的药物（阿司匹林、伯氨喹、磺胺类、维生素K）时，可发生溶血反应。当患者肝内维生素K环氧化物还原酶发生变异时，其与香豆素类抗凝血药的亲和力降低，使抗凝血药的药效下降而产生耐受性。异烟肼等在体内的乙酰化代谢呈多态性，根据乙酰化表型实验将人群分为三类：慢乙酰化代谢型、快乙酰化代谢型和中间乙酰化代谢型。慢乙酰化代谢型患者用药后药效维持时间长，易发生外周神经炎；而快乙酰化代谢型患者用药后药效下降，维持时间短，肝损害较严重。由此可见，遗传因素对药物的影响是不容忽视的。

目标检测

A₁/A₂型题

1. 研究机体对药物作用的学科称为
   - A. 药物学
   - B. 药效学
   - C. 药物化学
   - D. 药动学
   - E. 配伍禁忌

2. 可作用于机体，用于预防、诊断、治疗疾病或用于计划生育的化学物质称为
   - A. 药物
   - B. 制剂
   - C. 剂型
   - D. 生物制品
   - E. 生药

3. 药理学研究的是
   - A. 药物效应动力学
   - B. 药物代谢动力学
   - C. 药物
   - D. 药物与机体相互作用的规律与原理
   - E. 与药物有关的生理科学

4. 研究药物与机体之间相互作用及其规律的学科称为
   - A. 用药护理
   - B. 药理学
   - C. 药剂学
   - D. 药动学
   - E. 药效学

5. 受体激动剂
   - A. 只具有内在活性

B. 只具有亲和力

C. 既有亲和力又有内在活性

D. 既无亲和力又无内在活性

E. 以上都不是

6. 下列对选择性的叙述,哪项是错误的

 A. 选择性是相对的   B. 与药物剂量大小无关

 C. 是药物分类的依据   D. 是临床选药的基础

 E. 大多数药物均有各自的选择性

7. 增强机体器官功能的药物作用称为

 A. 苏醒作用   B. 兴奋作用

 C. 预防作用   D. 治疗作用

 E. 防治作用

8. 药物副作用是在下述哪种剂量时产生的不良反应

 A. 治疗量   B. 无效量

 C. 极量   D. LD_{50}

 E. 中毒量

9. 弱酸性药物在胃中

 A. 不吸收   B. 大量吸收

 C. 少量吸收   D. 全部吸收

 E. 全部灭活

10. 酸化尿液可使弱碱性药物经肾排泄时

 A. 解离增加,再吸收增加,排除减少

 B. 解离减少,再吸收增加,排除减少

 C. 解离减少,再吸收减少,排除增加

 D. 解离增加,再吸收减少,排除增加

 E. 解离增加,再吸收减少,排除减少

11. 药物的肝肠循环可影响

 A. 药物作用发生的快慢   B. 药物的药理活性

 C. 药物作用的持续时间   D. 药物的分布

 E. 药物的代谢

12. 一般常说的药物半衰期是指

 A. 药物被吸收一半所需的时间

 B. 药物在血浆中浓度下降一半所需的时间

 C. 药物被破坏一半所需的时间

 D. 药物排出一半所需的时间

 E. 药物毒性减弱一半所需的时间

13. 有些人对药物敏感性较低,必须用较大的剂量方可呈现应有的治疗作用,此称为

 A. 耐受性   B. 耐药性

 C. 高敏性   D. 特异质

 E. 成瘾性

14. 反映药物被机体吸收利用的程度的指标是

 A. 半数有效量   B. 治疗指数

 C. 半衰期   D. 生物利用度

 E. 安全范围

15. 治疗指数是

 A. LD_{50} B. ED_{50}

 C. $t_{1/2}$ D. LD_{50}/ED_{50}

 E. ED_{50}/LD_{50}

16. 注射用混悬剂适于采用的给药方法是

 A. 静脉注射   B. 静脉点滴

 C. 动脉注射   D. 肌内注射

 E. 椎管注射

17. 葡萄糖-6-磷酸脱氢酶缺乏的患者使用磺胺甲噁唑后发生溶血反应,此反应与下列何种因素有关

 A. 病理因素   B. 遗传

 C. 年龄   D. 过敏体质

 E. 毒性反应

18. 某患者因伤寒高热,医生给予阿司匹林退热,此药物作用为

 A. 对症治疗   B. 对因治疗

 C. 局部作用   D. 预防作用

 E. 副作用

19. 患者,男性,18 岁,因流行性脑脊髓膜炎入院。医生给予磺胺嘧啶+甲氧苄啶(TMP)等药物治疗,嘱其服用磺胺嘧啶时首剂加倍,此目的是

 A. 在一个半衰期内即能达到坪值

 B. 减少副作用

 C. 防止过敏反应

 D. 降低毒性反应

 E. 缩短半衰期

20. 30 岁女性患者,因服药过量中毒,抢救时发现其应用碳酸氢钠时尿中药物浓度增加,应用氯化铵时尿中药物浓度减少,该药为

 A. 弱酸性药   B. 弱碱性药

 C. 中性药   D. 强碱性药

 E. 高脂溶性药

(徐　红)

第2章
传出神经系统药

第1节 概 述

传出神经是传递来自中枢神经冲动以支配效应器官活动的神经。传出神经系统药是指能直接或间接影响传出神经的化学传递而改变效应器官活动的药物。

一、传出神经系统的分类与递质

（一）传出神经系统的解剖学分类

传出神经系统包括自主神经系统和运动神经系统。自主神经系统分为交感神经系统和副交感神经系统，主要支配心脏、平滑肌和腺体；运动神经直接支配骨骼肌（图2-1）。

1. 自主神经　从中枢发出后均在神经节内更换神经元，再到达所支配的效应器，故有节前纤维和节后纤维之分。

2. 运动神经　从中枢发出后，直接到达所支配的骨骼肌，无节前纤维和节后纤维之分。

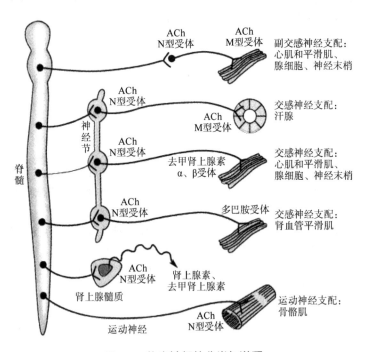

图2-1　传出神经的分类与递质

（二）传出神经系统的递质

神经元与效应器细胞之间或神经元与神经元之间的相互交界处称突触。突触由突触前膜、突触间隙、突触后膜三部分构成。当神经冲动到达神经末梢时，突触前膜释放出的化学传递物质称为递质，递质与突触后膜上的受体结合并产生效应，从而完成神经冲动的传递。传出神经的递质主要有乙酰胆碱

（acetylcholine，ACh）和去甲肾上腺素（noradrenaline，NA；norepinephrine，NE）。

（三）传出神经按递质分类

传出神经按其兴奋时所释放的递质不同，可分为胆碱能神经（cholinergic nerve）和去甲肾上腺素能神经（noradrenergic nerve）。

1. 胆碱能神经　兴奋时末梢释放的递质为ACh。包括：①交感神经和副交感神经的节前纤维；②副交感神经的节后纤维；③极少数交感神经节后纤维（支配汗腺的神经和骨骼肌的舒血管神经）；④运动神经。

2. 去甲肾上腺素能神经　兴奋时末梢释放的递质为NA，绝大部分交感神经节后纤维属于此类。

（四）传出神经递质的体内过程

1. 乙酰胆碱

（1）合成　在胆碱能神经末梢内，胆碱和乙酰辅酶A在胆碱乙酰化酶的作用下合成ACh。

（2）贮存　合成的ACh进入囊泡，并与ATP和囊泡蛋白共同储存于囊泡内。

（3）释放　当神经冲动到达神经末梢时，突触前膜去极化，Ca^{2+}内流，囊泡膜与突触前膜融合并形成裂孔，将ACh排出，经突触间隙，与突触后膜的受体结合，产生效应。

（4）代谢　释放出的ACh在数毫秒内即被突触间隙中的胆碱酯酶（AChE）水解为胆碱和乙酸。部分胆碱被突触前膜再摄取，供再合成之用（图2-2）。

2. 去甲肾上腺素

（1）合成　在去甲肾上腺素能神经末梢内，酪氨酸在酪氨酸羟化酶的作用下生成多巴（dopa），多巴在多巴脱羧酶的作用下生成多巴胺（dopamine，DA），后者进入囊泡中，经多巴胺β-羟化酶催化生成NA。在NA的生物合成过程中，酪氨酸羟化酶是限速酶。当胞质中DA和游离的NA增加时，对此酶有负反馈作用。

（2）贮存　合成的NA与ATP及嗜铬颗粒蛋白结合，贮存于囊泡中。

（3）释放　当神经冲动到达神经末梢时，以胞裂外排的方式将NA释放至突触间隙。

（4）消除　释放到突触间隙的NA，75%～95%被突触前膜重摄取，这是NA消除的主要方式，进入神经末梢的NA大部分进一步转运入囊泡中贮存，以供再次释放用。少部分未进入囊泡的NA可被胞质液中线粒体膜上的单胺氧化酶（MAO）破坏。此外，还有小部分NA释放后从突触间隙扩散到血液中，最后被肝、肾等组织中的儿茶酚氧位甲基转移酶（COMT）和MAO所破坏（图2-3）。

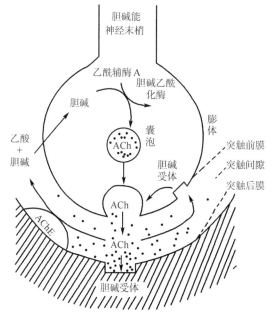

图2-2　乙酰胆碱的体内过程

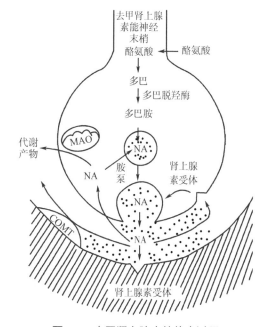

图2-3　去甲肾上腺素的体内过程

二、传出神经系统的受体、类型和效应

根据与受体选择性结合的递质不同，可将传出神经系统的受体分为胆碱受体和肾上腺素受体。

（一）胆碱受体与效应

能选择性地与 ACh 相结合的受体为胆碱受体，又可分为以下两类。

1. 毒蕈碱型（乙酰胆碱）受体（muscarinic acetylcholine receptor，简称 M 受体）　是指能选择性地与毒蕈碱（muscarine）结合的胆碱受体，分布在节后胆碱能纤维所支配的效应器细胞膜上。

M 受体又分为 M_1、M_2、M_3、M_4 四种亚型。M_1 受体主要分布于神经节、胃壁细胞及中枢神经等处，激动时可引起 NA 分泌减少，胃酸分泌增加，中枢兴奋；M_2 受体主要分布于心脏，激动时可引起心脏抑制；M_3 受体主要分布于胃肠、膀胱和支气管平滑肌，胃肠、膀胱括约肌、瞳孔括约肌和腺体激动时可引起平滑肌收缩、胃肠及膀胱括约肌舒张、瞳孔缩小、腺体分泌增加等；M_4 亚型结构尚未阐明。M 受体兴奋时引起的效应称为 M 样作用。

2. 烟碱型受体（nicotinic receptor，简称 N 受体）　是指能选择性地与烟碱（nicotine）结合的胆碱受体，分为 N_N 受体及 N_M 受体两个亚型。N_N 受体主要分布于自主神经节突触后膜和肾上腺髓质，激动时可引起神经节兴奋和肾上腺髓质分泌；N_M 受体主要分布于骨骼肌，激动时可引起骨骼肌收缩。N 受体兴奋时引起的效应称为 N 样作用。

（二）肾上腺素受体与效应

能选择性与去甲肾上腺素或肾上腺素结合的受体为肾上腺素受体，可分为 α 肾上腺素受体（α 受体）和 β 肾上腺素受体（β 受体）。

1. α 受体　分为 α_1 受体及 α_2 受体两个亚型。α_1 受体主要分布于血管平滑肌、瞳孔开大肌、胃肠括约肌和膀胱括约肌等部位，激动时可引起血管收缩、瞳孔扩大、胃肠括约肌和膀胱括约肌收缩；α_2 受体主要分布于去甲肾上腺素能神经末梢突触前膜、胰岛 β 细胞、血小板、血管平滑肌等部位，激动时可引起 NA 分泌减少、胰岛素分泌减少、血小板聚集、血管收缩。α 受体激动时的效应称为 α 型作用。

2. β 受体　分为 β_1 受体、β_2 受体和 β_3 受体三个亚型。β_1 受体主要分布于心脏，激动时可引起心脏兴奋（心肌收缩力增强、心率加快、传导加快、心排血量增加、心耗氧量增加）；β_2 受体主要分布于支气管平滑肌、骨骼肌血管、冠状血管和肝脏，激动时可引起支气管平滑肌松弛、血管平滑肌舒张、糖原分解、血糖升高等；β_3 受体分布于脂肪组织，激动时可引起脂肪分解。β 受体激动时的效应称为 β 型作用。

> **链接**
>
> **多巴胺受体及效应**
>
> 能选择性地与多巴胺结合的受体称为多巴胺受体（简称 DA 受体或 D 受体）。D 受体至少存在 5 种亚型——D_1、D_2、D_3、D_4、D_5，其中 D_1、D_5 为 D_1 样受体，激活后可升高细胞内环磷酸腺苷（cAMP）水平；D_2、D_3、D_4 为 D_2 样受体，激活后可降低细胞内 cAMP 水平。D_1 受体主要存在于肾、肠系膜血管，这些部位的受体被激动时，可引起肾、肠系膜血管扩张；D_2 受体主要分布在去甲肾上腺素能神经末梢和胃肠平滑肌等处，这些部位的受体被激动时，可引起 NA 分泌减少、胃肠平滑肌舒张。

三、传出神经的生理功能

机体大多数组织器官受去甲肾上腺素能神经和胆碱能神经的双重支配，在多数情况下，两类神经兴奋所产生的效应相反。通常情况下，心脏和血管以去甲肾上腺素能神经支配为主（占优势），胃肠道、

膀胱和平滑肌等以胆碱能神经支配为主（占优势）。但在中枢神经系统的调节下，它们的功能又是统一的，共同维持了器官活动的协调一致（表 2-1）。

表 2-1　传出神经系统的受体及效应

效应器			胆碱能神经兴奋		去甲肾上腺素能神经	
			受体	效应	受体	效应
心脏	心肌		M_2	收缩力减弱	β_1	收缩力加强
	窦房结		M_2	心率减慢	β_1	心率加快
	传导系统		M_2	传导减慢	β_1	传导加快
平滑肌	血管平滑肌	皮肤、黏膜	M	扩张（交感神经）	α	收缩
		内脏			β_2	收缩
		骨骼肌			β_2、α	舒张
		冠状动脉			β_2	舒张
	支气管平滑肌		M_3	收缩	β_2	舒张
	胃肠壁平滑肌		M_3	收缩	β_2	舒张
	膀胱逼尿肌		M_3	收缩	β_2	舒张
	胃肠、膀胱括约肌		M_3	舒张	—	收缩
	胆囊与胆道平滑肌		M_3	收缩	β_2	舒张
	眼内肌	瞳孔括约肌	M_3	收缩	—	—
		瞳孔开大肌	—	—	α_1	收缩
		睫状肌	M_3	收缩（近视）	β_2	舒张（远视）
腺体	汗腺		M	分泌（交感神经）	α	手心、脚心分泌
	唾液腺		M	分泌	α	分泌
	胃肠及呼吸道腺体		M	分泌	—	—
代谢	肝脏		—	—	β_2、α	肝糖原分解
	肾脏				β_1	肾素释放
	骨骼肌				β_2	肌糖原分解
	脂肪组织				β_3	脂肪分解
其他	自主神经节		N_N	兴奋	—	—
	肾上腺髓质			分泌（交感神经节前纤维）	—	—
	骨骼肌		N_M	收缩	β_2	收缩（运动神经）

四、传出神经系统药物的作用方式

1. 直接作用于受体　许多传出神经系统药物能直接与胆碱受体或去甲肾上腺素受体结合而产生效应。结合后能激动受体，产生与递质相似作用的药物，称为受体激动药，如胆碱受体激动药和肾上腺素受体激动药；结合后能阻断受体，并阻碍递质或激动药与受体结合，产生与递质相反作用的药物，称为受体阻断药或受体拮抗药，如胆碱受体阻断药和肾上腺素受体阻断药。

2. 影响递质的体内过程　某些药物（如新斯的明）通过影响递质生物转化而产生效应，如胆碱酯酶抑制药通过抑制胆碱酯酶而阻碍 ACh 水解，使突触间隙的 ACh 含量增加，激动胆碱受体而发挥拟胆碱作用。某些药物通过影响递质的合成、贮存、释放或摄取而产生效应，如麻黄碱和间羟胺可促进 NA 的释放而发挥拟肾上腺素作用。

五、传出神经系统药物的分类

根据药物作用性质及对不同受体的选择性对神经系统药物进行分类，见表2-2。

表 2-2　传出神经系统药物的分类

分类		代表药物	分类		代表药物
激动药	胆碱受体激动药	M、N受体激动药（卡巴胆碱） M受体激动药（毛果芸香碱） N受体激动药（烟碱）	阻断药	胆碱受体阻断药	M受体阻断药 　非选择性M受体阻断药（阿托品） 　M$_1$受体阻断药（哌仑西平） N受体阻断药 　N$_N$受体阻断药（美卡拉明） 　N$_M$受体阻断药（琥珀胆碱）
	胆碱酯酶抑制药	新斯的明		胆碱酯酶复活药	碘解磷定
	肾上腺素受体激动药	α、β受体激动药（肾上腺素） α受体激动药 　α$_1$、α$_2$受体激动药（去甲肾上腺素） 　α$_1$受体激动药（去氧肾上腺素） 　α$_2$受体激动药（可乐定） β受体激动药 　β$_1$、β$_2$受体激动药（异丙肾上腺素） 　β$_1$受体激动药（多巴酚丁胺） 　β$_2$受体激动药（沙丁胺醇）		肾上腺素受体阻断药	α受体阻断药 　α$_1$、α$_2$受体阻断药（酚妥拉明） 　α$_1$受体阻断药（哌唑嗪） 　α$_2$受体阻断药（育亨宾） β受体阻断药 　β$_1$、β$_2$受体阻断药（普萘洛尔） 　β$_1$受体阻断药（美托洛尔） α、β受体阻断药（拉贝洛尔）

第2节　拟胆碱药

拟胆碱药（cholinomimetics）是一类与胆碱能神经递质乙酰胆碱作用相似的药物。根据其作用机制可分为胆碱受体激动药和胆碱酯酶抑制药两大类。

一、胆碱受体激动药

（一）M、N受体激动药

乙 酰 胆 碱

乙酰胆碱（acetylcholine，ACh）为胆碱能神经递质，能直接激动M、N受体，呈现M样和N样作用。其性质不稳定，极易被胆碱酯酶（AChE）水解，作用时间短，故无临床价值。

卡 巴 胆 碱

卡巴胆碱（carbachol，氨甲酰胆碱）为人工合成的拟胆碱药，其作用和ACh相似，化学性质较稳定，不易被胆碱酯酶水解，作用时间较长。直接激动M、N受体，也可促进胆碱能神经末梢释放ACh而间接发挥作用。因不良反应较多，阿托品对其解毒作用差，限制了其在全身的应用。

本药主要用于青光眼的治疗，还可用于白内障晶状体置换术、角膜移植等需要缩瞳的眼科手术，以及术后或排尿障碍造成的尿潴留。

（二）M受体激动药

毛 果 芸 香 碱

毛果芸香碱（pilocarpine，匹鲁卡品）是从毛果芸香属植物中提取的生物碱，现已可人工合成。

【**作用**】 本药能直接激动 M 受体，产生 M 样作用，对眼和腺体的作用最明显。

1. 对眼睛的作用 毛果芸香碱溶液滴眼后可产生缩瞳、降低眼内压和调节痉挛等作用。

（1）缩瞳 虹膜上有两种平滑肌，一种是瞳孔括约肌，兴奋时瞳孔括约肌向中心方向收缩，瞳孔缩小；另一种是瞳孔开大肌，兴奋时向外周方向收缩，瞳孔扩大。毛果芸香碱激动瞳孔括约肌上的 M 受体，使瞳孔括约肌收缩，导致瞳孔缩小。

（2）降低眼内压 房水是由睫状体上皮细胞分泌及虹膜后房血管渗出而产生的，经瞳孔流入前房，到达前房角间隙，经小梁网流入巩膜静脉窦而进入血液循环。毛果芸香碱通过缩瞳作用使虹膜向中心拉紧，虹膜根部变薄，使前房角间隙扩大，有利于房水回流，从而使眼压下降。

（3）调节痉挛 眼睛的调节主要取决于晶状体。毛果芸香碱能激动睫状肌环状纤维上的 M 受体，使睫状肌向眼中心方向收缩，悬韧带松弛，晶状体变凸，屈光度增加，视近物清楚。这一作用称为调节痉挛（图 2-4）。

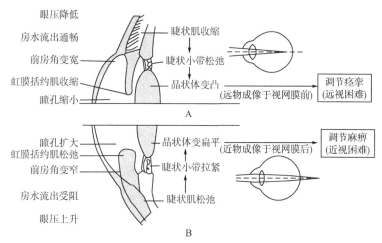

图 2-4 M 受体激动药和阻断药对眼睛的作用
A. 调节痉挛；B. 调节麻痹

2. 对腺体的作用 毛果芸香碱能激动腺体的 M 受体，使腺体分泌增加，以汗腺和唾液腺分泌增加最为明显。

【**临床应用**】

1. 青光眼 是因房水回流受阻而使眼内压升高的眼科常见疾病。临床分为开角型青光眼和闭角型青光眼。表现为头痛、眼痛、视力减退等症状，严重时可致失明。毛果芸香碱可缩瞳、降低眼内压，对闭角型青光眼疗效较佳；对早期开角型青光眼也有一定疗效。常用其 1%～2%溶液滴眼，同时压迫内眦，防止药液通过鼻泪管吸收产生副作用。注意用药间隔时间，避免频繁用药。

2. 虹膜炎 与扩瞳药交替使用，以防止虹膜与晶状体粘连。

3. 解救 M 受体阻断药中毒 以 1～2mg 皮下注射，可用于阿托品等 M 受体阻断药中毒的解救。

 案例 2-1

患者，女，62 岁。因窦性心动过缓常服阿托品治疗，近来感觉头痛、眼痛，并有畏光、流泪现象，视力明显下降。检查：瞳孔中等散大，对光反射迟钝，眼底视网膜血管阻塞，眼压 65mmHg[1]。诊断：急性闭角型青光眼。

问题：你认为用何药治疗效果最佳？为什么？应用时应注意哪些问题？

----

1 1mmHg=0.133kPa

【不良反应和注意事项】　吸收过量可出现 M 受体过度兴奋症状，如流涎、多汗、恶心、呕吐、腹痛、腹泻、支气管痉挛等，可用阿托品对抗。滴眼液应避光、密闭，在凉暗处保存，有条件者可置于 4℃冰箱中保存。

案例 2-2

患者，男，28 岁。近 2 周来自觉四肢无力、易疲劳，有咀嚼及吞咽困难，休息后上述症状减轻，活动后加重。检查：双眼睑下垂，声音嘶哑，肌疲劳试验及新斯的明试验均为阳性，血清中抗乙酰胆碱受体抗体（抗 AChRAb）明显增高。诊断：重症肌无力。

问题： 该患者应该用何药治疗？应注意哪些事项？

二、胆碱酯酶抑制药

胆碱酯酶抑制药又称抗胆碱酯酶药，能与胆碱酯酶结合，抑制其活性，导致 ACh 在局部蓄积，产生 M 样作用和 N 样作用。胆碱酯酶抑制药可分为两类：一类是易逆性胆碱酯酶抑制药，如新斯的明；另一类是难逆性胆碱酯酶抑制药，如农业杀虫剂——有机磷酸酯类，使酶的活性难以恢复，毒性很强（见第 19 章第 1 节）。

新 斯 的 明

新斯的明（neostigmine）为人工合成的季铵类化合物，口服吸收少而不规则，不易透过血脑屏障。用其溶液滴眼时，不易透过角膜进入前房，对眼的作用弱。

【作用】　新斯的明可逆性抑制胆碱酯酶活性，ACh 不能水解，使 ACh 堆积，激动 M 受体和 N 受体，表现为 M 样和 N 样作用。本药对骨骼肌的兴奋作用最强；对胃肠道和膀胱平滑肌的兴奋作用较强；对心血管、腺体、眼和支气管平滑肌的作用较弱。

【临床应用】

1. 重症肌无力　新斯的明可兴奋骨骼肌，作用机制是抑制胆碱酯酶、直接激动骨骼肌运动终板上的 N_M 受体和促进运动神经末梢释放乙酰胆碱，从而改善肌无力症状。一般采用口服给药，严重者可皮下注射或肌内注射。

2. 腹气胀和尿潴留　新斯的明能兴奋胃肠道平滑肌及膀胱逼尿肌，促进排气和排尿，适用于术后腹气胀和尿潴留。

3. 阵发性室上性心动过速　可利用新斯的明的拟胆碱作用减慢心率。

4. 肌肉松弛药中毒的解救　适用于非去极化型骨骼肌松弛药如筒箭毒碱过量中毒的解救。

【不良反应和注意事项】　治疗量时副作用较少，应监测患者的心率、呼吸、吞咽功能及握力等。过量可产生恶心、呕吐、腹痛、心动过缓。对重症肌无力患者，药物过量反而会加重症状，还可伴有大汗淋漓、大小便失禁等，严重者可发生呼吸肌麻痹，称为胆碱能危象。此时应停用新斯的明，改用 M 受体阻断药阿托品和胆碱酯酶复活药解磷定等缓解症状。必要时安装辅助呼吸装置改善患者的呼吸状况。

机械性肠梗阻、尿路梗阻和支气管哮喘患者禁用。

毒 扁 豆 碱

毒扁豆碱（physostigmine）又称依色林（eserine），是从毒扁豆种子中提取出的生物碱，亦可人工合成。

【作用和临床应用】　本药脂溶性较高，易透过血脑屏障。对眼的作用类似于毛果芸香碱，作用强而持久。缩瞳作用和降低眼内压作用可维持 1～2 天。吸收后的外周作用与新斯的明相似，中枢作用表现为先兴奋后抑制。本药主要用于治疗青光眼，但疗效不如毛果芸香碱。还可用于阿托品等抗胆碱药中毒及三环类抗抑郁药、抗组胺药、吩噻嗪类抗精神失常药的中毒。

【不良反应和注意事项】　本药滴眼液应置于棕色瓶内避光保存，滴眼后可致睫状肌收缩而引起调节痉挛，导致视物模糊，并可引起头痛、眼痛等。因本药选择性低、毒性大，很少全身用药。

吡斯的明

吡斯的明（pyridostigmine）口服吸收好，作用与新斯的明相似，起效慢，作用弱，维持时间长。主要用于重症肌无力，也可用于术后腹气胀、尿潴留。不良反应与新斯的明相似，禁忌证同新斯的明。

加兰他敏

加兰他敏（galanthamine）口服吸收良好，属竞争性、可逆性的胆碱酯酶抑制药，还可直接激动N受体，并调节中枢与学习有关区域的N受体构象，增加该区域N受体数目，增强ACh的作用。阿尔茨海默病患者中枢的N受体变构导致ACh的作用减弱，所以本药可用于轻、中度阿尔茨海默病的治疗。

安贝氯铵

安贝氯铵（ambenonium）作用与新斯的明相似，维持时间较长。临床主要用于不能耐受新斯的明或吡斯的明的重症肌无力患者。过量可引起胆碱能危象。

地美溴铵

地美溴铵（demecarium bromide）属易逆性抗AChE药，滴眼15～60分钟后瞳孔缩小，作用时间较长，适于治疗青光眼。

第3节 抗胆碱药

抗胆碱药是一类能与胆碱受体结合而不激动或轻微激动胆碱受体，并因此阻碍乙酰胆碱及胆碱受体激动药与胆碱受体的结合，从而产生抗胆碱作用的药物。按其对胆碱受体选择性的不同，可分为M受体阻断药和N受体阻断药。

一、M受体阻断药

（一）阿托品类生物碱

阿托品类生物碱包括阿托品、东莨菪碱、山莨菪碱、樟柳碱等，多从颠茄、莨菪或曼陀罗、洋金花等天然植物中提取，现也可人工合成。

阿托品

【体内过程】 阿托品（atropine）口服吸收迅速，1小时血药浓度达峰值，可持续3～4小时，肌内注射后15～20分钟血药浓度达峰值。吸收后广泛分布于全身组织，可通过胎盘及血脑屏障。$t_{1/2}$为2～4小时，约60%以原形经肾排出。

【作用】 阿托品为竞争性M受体阻断药，作用广泛，对M受体有较高选择性，但对各种M受体亚型的选择性较低。能阻断ACh或胆碱受体激动药与M受体的结合，拮抗M样作用。

1. 抑制腺体分泌 本药对唾液腺和汗腺最为敏感，小剂量即可引起口干和皮肤干燥；其次为泪腺和呼吸道腺体，较大剂量也能减少胃液的分泌；但对胃酸分泌的影响较小，因为胃酸分泌还受到体液等因素的调节。

2. 对眼睛的作用 局部给药和全身用药时均可出现。

（1）扩瞳 本药能阻断瞳孔括约肌上的M受体，瞳孔括约肌松弛，使瞳孔开大肌的功能占优势，从而使瞳孔扩大。

（2）升高眼压 由于瞳孔扩大，虹膜退向边缘，虹膜根部变厚，前房角间隙变窄，房水回流受阻，导致眼内压升高。

（3）调节麻痹 本药能阻断睫状肌上的M受体，睫状肌松弛而退向外缘，使悬韧带拉紧，晶状体变扁平，屈光度降低，视近物模糊，视远物清楚，这一作用称为调节麻痹（图2-4）。

3. 松弛内脏平滑肌　阿托品对正常状态的平滑肌影响较小，但对处于痉挛状态的平滑肌则呈显著的松弛作用；对胃肠平滑肌作用较好，可缓解胃肠绞痛；可降低尿道和膀胱逼尿肌的张力及收缩幅度，但对胆道、支气管、输尿管和子宫平滑肌影响较小。

4. 对心血管系统的作用

（1）心脏　较大剂量（1～2mg）阿托品因阻断窦房结的 M_2 受体，可解除迷走神经对心脏的抑制作用，使心率加快；也能拮抗迷走神经过度兴奋所致的窦房结及房室的传导阻滞。对迷走神经张力较高的青壮年作用较明显，对幼儿及老年人则影响较小。

（2）血管和血压　大剂量阿托品可引起血管扩张，对处于痉挛状态的微血管作用明显，可改善微循环，恢复重要脏器组织的血供，缓解组织缺氧状态。阿托品的扩血管作用机制可能与机体对其体温升高（汗腺分泌减少）的代偿性散热反应有关，也可能是大剂量的阿托品直接扩张血管的结果。

5. 对中枢神经系统的作用　治疗量阿托品可兴奋延髓和大脑，产生轻度兴奋作用，随着剂量增加，出现烦躁不安、多言等表现。中毒剂量常产生运动失调、惊厥、定向障碍、幻觉和谵妄等。最终由兴奋转为抑制，出现昏迷和呼吸麻痹而死亡。阿托品还可增加癫痫的发作频率。

【临床应用】

1. 解除平滑肌痉挛　本药适用于各种内脏绞痛，对胃肠绞痛及膀胱刺激症状如尿频、尿急等的疗效较好；对胆绞痛和肾绞痛疗效较差，常与镇痛药哌替啶合用。此外，由于阿托品有松弛膀胱逼尿肌的作用，可用于遗尿症。

2. 全身麻醉前给药　本药可抑制呼吸道腺体和唾液腺的分泌，防止分泌物阻塞呼吸道及吸入性肺炎的发生；也可用于严重盗汗和流涎症（如重金属中毒和帕金森病）等。对胃酸影响小，因其可以解除胃肠道平滑肌痉挛，可作为溃疡病的辅助用药。

3. 眼科应用

（1）虹膜睫状体炎　用0.5%～1.0%阿托品溶液滴眼，使瞳孔括约肌和睫状肌松弛，有利于炎症的消退，故可用于治疗虹膜睫状体炎和角膜炎；本药还可预防虹膜和晶状体的粘连，常与缩瞳药交替使用。

（2）验光配镜　滴眼后使睫状肌松弛，产生调节麻痹作用，可准确测定晶状体的屈光度。阿托品的扩瞳作用可持续1～2天，调节麻痹作用也可维持2～3天，视力恢复较慢，故在临床上常被作用时间较短的后马托品取代。阿托品仅在小儿验光时使用，因为儿童的睫状肌调节功能较强。

4. 抗心律失常　用于因迷走神经过度兴奋所致窦性心动过缓、窦房传导阻滞和房室传导阻滞等缓慢型心律失常。

5. 抗休克　大剂量阿托品用于暴发型流行性脑脊髓膜炎、中毒性菌痢、中毒性肺炎等所致的多种感染性休克，以解除小血管痉挛，改善微循环。但对休克伴有高热或心率过快者，不宜用阿托品，目前多用山莨菪碱取代。

🩺 案例 2-3

患者，男，44岁。患有甲状腺功能减退症，因突发晕厥就诊。检查：心电图提示窦性心动过缓，心率38次/分。诊断：窦性心动过缓（甲状腺功能减退所致）。

问题：1. 该患者除应积极治疗甲状腺功能减退症外，还应用何药对症治疗？

　　　2. 此药还有哪些临床应用？主要不良反应有哪些？

6. 解救有机磷酸酯类中毒　本药可迅速缓解有机磷中毒的M样症状，也可解除部分中枢神经症状（详见第19章"解毒药"）。

【不良反应和注意事项】　阿托品作用广泛，副作用较多。治疗量时常见口干、视物模糊、心悸、皮肤干燥潮红、排尿困难等。停药后可自行消失。过量中毒时，出现高热、呼吸加快、烦躁不安、惊厥、幻觉、谵妄、呼吸麻痹等。解救阿托品中毒主要是对症处理，外周症状可用毛果芸香碱或毒扁豆碱对抗，中枢兴奋症状可用镇静药或抗惊厥药对抗。对呼吸抑制者可采用人工呼吸和给氧的处理方式。

患者用药期间应避免驾驶、机械操作或高空作业。青光眼、前列腺肥大及幽门梗阻等患者禁用阿托品。

山莨菪碱

山莨菪碱（anisodamine）是从茄科植物唐古特莨菪中提取的生物碱，简称654，人工合成品称654-2。

山莨菪碱的作用与阿托品相似，解痉作用的选择性相对较高，能解除内脏平滑肌痉挛和血管痉挛，抑制唾液分泌和扩瞳的作用较弱。不易透过血脑屏障，故很少产生中枢作用。

主要用于治疗感染性休克和内脏绞痛。不良反应与阿托品相似，毒性较低。

 案例 2-4

患者，男，50 岁。因左腰部突发性腰痛就诊。诊断为左肾结石。予静脉滴注山莨菪碱10mg，患者疼痛有所好转，但膀胱区胀满隆起，未见排小便。次日上午再次给予山莨菪碱，滴药 2 小时后，上述症状再现，经导尿排出 800ml 尿液。

问题：使用山莨菪碱导致患者哪些症状？原因是什么？

东莨菪碱

东莨菪碱（scopolamine）是从洋金花、颠茄或莨菪等植物中提出的生物碱。与阿托品相比，其作用特点如下：①对中枢神经系统产生抑制作用，随剂量增加可依次产生镇静、催眠、麻醉作用，但能兴奋呼吸中枢；②抑制腺体分泌的作用较强，扩瞳和调节麻痹的作用较阿托品稍弱，对心血管系统作用弱。此外，还具有抗晕、止吐和抗震颤麻痹的作用。

本药主要在麻醉前给药，优于阿托品。与苯海拉明合用，还可用于预防晕动病。与左旋多巴交替或联合应用于帕金森病。不良反应与阿托品相似。

（二）阿托品的合成代用品

阿托品作用广泛，不良反应多，故合成了一些副作用较少的代用品，包括扩瞳药（如后马托品）、解痉药（如溴丙胺太林、异丙托溴铵、贝那替秦）和选择性 M 受体阻断药（如哌仑西平）。

后马托品

后马托品（homatropine）为阿托品扩瞳代用品，其扩瞳作用和调节麻痹作用较阿托品弱，可持续 1～2 天，视力恢复较快，适用于检查眼底及验光。其调节麻痹作用较弱，故小儿验光仍须用阿托品。

托吡卡胺

托吡卡胺（tropicamide）作用与后马托品相似，但其扩瞳和调节麻痹作用起效快，持续时间更短。

溴丙胺太林

溴丙胺太林（propantheline bromide，普鲁本辛）为人工合成的季铵类解痉药，口服吸收不完全，食物可妨碍其吸收，故宜在饭前 0.5～1.0 小时服用。对胃肠道平滑肌上的 M 受体选择性高，解除胃肠道平滑肌痉挛的作用强而持久。主要用于胃、十二指肠溃疡，胃肠痉挛，遗尿症及妊娠呕吐。大剂量对神经节具有阻滞作用。

异丙托溴铵

异丙托溴铵（ipratropium bromide）为非选择性 M 受体阻断药，可减少下呼吸道分泌物积聚，主要用于慢性阻塞性肺疾病及预防支气管哮喘发作，还可与 β 受体激动药合用控制哮喘发作。

贝那替秦

贝那替秦（benactyzine，胃复康）口服易吸收，有胃肠解痉、抑制胃酸分泌及镇静作用，适用于伴有焦虑症的消化性溃疡、胃酸过多、胃肠绞痛及膀胱刺激征患者。

哌仑西平

哌仑西平（pirenzepine）能选择性阻断胃壁细胞上的 M_1 受体，抑制胃酸和胃蛋白酶的分泌，用于治疗消化性溃疡（详见第 8 章第 1 节抗消化性溃疡药）。

二、N_N 受体阻断药

N_N 受体阻断药又称神经节阻滞药，可阻断交感神经节，使血管扩张、血压下降，曾作为抗高血压药，但因其同时阻断副交感神经节，不良反应较多，现已少用。

三、N_M 受体阻断药

N_M 受体阻断药又称肌肉松弛药，简称肌松药，是一类通过阻断神经肌肉接头后膜的 N_M 受体，从而阻滞神经肌肉传导，导致骨骼肌松弛的药物，主要作为外科麻醉的辅助用药。按其作用机制的不同，可分为除极化型肌松药和非除极化型肌松药。

（一）除极化型肌松药

除极化型肌松药可结合并激动骨骼肌运动终板膜上的 N_M 受体，使终板膜及邻近的肌细胞膜持久除极，失去对乙酰胆碱的反应性，从而导致骨骼肌松弛。特点如下：①用药后常先出现短暂的肌束颤动；②连续用药可产生快速耐受性；③胆碱酯酶抑制药可增强此类药物的骨骼肌松弛作用，中毒时不可用新斯的明类药物解救；④治疗量无神经节阻滞作用。

琥 珀 胆 碱

琥珀胆碱（suxamethonium，司可林）的肌松作用快而短暂，静脉注射后，先出现短暂的肌束颤动，尤以颈部、四肢最明显，舌、咽喉和咀嚼肌次之，1 分钟内见效，维持 5 分钟。静脉滴注可延长其作用时间。

临床主要用于气管内插管及气管镜、食管镜和胃镜等检查，也可辅助用于外科麻醉。给药时剂量和给药速度需个体化。

过量可引起呼吸肌麻痹，严重者可导致窒息，用时须备有人工呼吸机。常见肩胛部及胸腹部肌肉疼痛，3～5 天可自愈；肌肉持久去极化还可导致血钾升高。还有致心律失常、低血压、腺体分泌增加及促进组胺释放等副作用。

青光眼、大面积软组织损伤、电解质紊乱、偏瘫、脑血管意外、遗传性血浆假性胆碱酯酶活性低下、肝肾损害者禁用。

本药可在碱性溶液中分解，故不宜与硫喷妥钠混合使用，也不宜与氨基糖苷类抗生素合用；胆碱酯酶抑制药、酯类局部麻醉药、环磷酰胺、氮芥等可降低假性胆碱酯酶的活性，使其作用加强。本药需冷藏贮存。

（二）非除极化型肌松药

非除极化型肌松药能竞争性拮抗 ACh 对 N_M 受体的作用，使骨骼肌松弛。特点如下：①肌肉松弛前无肌束颤动；②胆碱酯酶抑制药可对抗其肌肉松弛作用，故药物过量中毒可用新斯的明解救；③有不同程度的神经节阻断作用和促组胺释放作用。

筒 箭 毒 碱

筒箭毒碱（tubocurarine）是从南美洲防己科植物箭毒中提取的生物碱，是临床应用最早的典型非除极化型肌松药，可作为外科麻醉辅助用药。因毒性较大，现已少用。

第4节 拟肾上腺素药

拟肾上腺素药（adrenergics）能与肾上腺素受体结合并激动受体，产生肾上腺素样作用，又称为肾上腺素受体激动药。根据药物对肾上腺素受体选择性的不同，肾上腺素受体激动药分为 α、β 受体激动药，α 受体激动药和 β 受体激动药 3 类。

一、α、β 受体激动药

肾 上 腺 素

肾上腺素（adrenaline，AD，epinephrine）是肾上腺髓质分泌的主要激素。药用肾上腺素是从家畜肾上腺中提取或人工合成的。本药口服无效，皮下注射吸收缓慢，作用维持 1 小时左右，肌内注射吸收较快，作用维持 10～30 分钟。静脉注射立即起效，作用仅维持数分钟。AD 在体内迅速被突触前膜再摄取或被 COMT 或 MAO 代谢失活，其代谢产物经肾排泄。

【作用】 直接激动 α 受体和 β 受体，产生较强的 α 样作用和 β 样作用。

1. 心脏 本药可激动心肌、窦房结、传导系统的 β₁ 受体，使心肌收缩力加强，心率加快，传导加快，心排血量增加，同时心肌耗氧量也增加。剂量过大或静脉给药过快可引起心律失常甚至心室颤动。

2. 血管 肾上腺素对血管的作用取决于各部位血管平滑肌上 α、β 受体的种类和分布密度。肾上腺素能激动血管平滑肌上的 α₁、β₂ 受体，使 α 受体占优势的皮肤黏膜和内脏的血管收缩，而使 β₂ 受体占优势的骨骼肌血管和冠状动脉舒张。

3. 血压 肾上腺素对血压的影响与用药剂量有关。①皮下注射治疗量（0.5～1.0mg）或低浓度静脉滴注（10μg）能兴奋心脏，增加心排血量，使收缩压增高；由于骨骼肌血管的扩张作用抵消或超过了皮肤黏膜及肾血管等的收缩作用，舒张压不变或稍降，脉压增大。②较大剂量肾上腺素除可强烈兴奋心脏外，还可使血管平滑肌的 α 受体兴奋占优势，血管收缩效应超过血管舒张效应，外周阻力增加，收缩压和舒张压均升高。

若先给予 α 受体阻断药（如酚妥拉明等），再用肾上腺素，可因取消了肾上腺素的 α 样缩血管作用，保留了其 β 样舒血管作用，而使肾上腺素的升压效应转变为降压效应，称为肾上腺素升压作用的翻转（图 2-5）。故 α 受体阻断药引起的低血压不能用肾上腺素治疗，以免使血压更低。

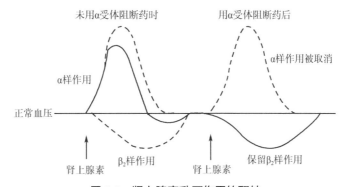

图 2-5 肾上腺素升压作用的翻转

4. 支气管 本药可激动支气管平滑肌 β₂ 受体，使支气管平滑肌舒张；并能抑制肥大细胞释放致敏物质（如组胺）等；还可激动支气管黏膜血管 α₁ 受体，使血管收缩，有利于减轻支气管黏膜水肿。

5. 代谢 肾上腺素能提高机体基础代谢率，增加细胞耗氧量；激动 α 受体和 β₂ 受体，抑制胰岛素分泌，促进肝糖原分解，并抑制外周组织对葡萄糖的摄取，使血糖增高；激活三酰甘油脂肪酶，使脂肪分解增加，血中游离脂肪酸升高。

【临床应用】

1. 心搏骤停 由麻醉、手术意外、溺水、药物中毒、急性传染病及心脏传导阻滞等多种原因所致的心搏骤停，在采用各种心肺复苏措施的同时，使用肾上腺素对改善心排血量和血压有重要的作用。对电击引起的心搏骤停，应配合电除颤等措施进行抢救；也可应用心肺复苏新三联针（肾上腺素和阿托品各 1mg、利多卡因 100mg ）。阿托品能解除迷走神经对心脏的抑制，利多卡因可消除心室颤动，与肾上腺素合用可提高疗效。

2. 过敏性休克 肾上腺素是抢救过敏性休克的首选药物。过敏性休克患者因为体内过敏性介质的释放，导致小血管扩张和毛细血管通透性升高，血压下降；同时支气管平滑肌痉挛，引发呼吸困难。肾上腺素能激动 α、β 受体，故可产生收缩血管、降低血管通透性、兴奋心脏、舒张支气管、抑制过敏性介质释放的作用，能升高血压、迅速缓解过敏性休克的各种症状。常采用肌内注射或皮下注射给药，严重者也可用 0.9%氯化钠溶液（生理盐水）稀释后缓慢静脉注射。

> **链接**
>
> ### 休克及其分类
>
> 休克是由各种原因引起急性循环功能障碍，使组织血液灌流量严重不足，导致细胞损伤、重要器官功能代谢紊乱和结构损害的全身性病理过程。根据休克的病因，可将休克大致分为以下几类：①低血容量性休克；②创伤性休克；③感染性休克；④心源性休克；⑤过敏性休克；⑥神经源性休克等。尽管休克的病因不同，但有效灌流量减少使微循环发生障碍，是休克发生的共同病理基础。主要表现为血压下降、面色苍白、皮肤湿冷、脉搏细速、神志淡漠，甚至昏迷等。

3. 支气管哮喘 肾上腺素能缓解支气管哮喘急性发作，皮下注射或肌内注射后数分钟内奏效，作用强，维持时间短。

4. 与局麻药配伍 在局部麻醉药中加入少量肾上腺素（1：200 000），可收缩血管，延缓局麻药的吸收，减少中毒并延长局部麻醉作用时间。但进行手指、足趾、阴茎等处的手术时则不宜加肾上腺素，以免引起局部组织缺血坏死。

5. 局部止血 当鼻黏膜和牙龈出血时，可将浸有 0.1%盐酸肾上腺素溶液的纱布填塞在出血处止血。

【不良反应和注意事项】 治疗量可见心悸、烦躁不安、面色苍白、恐慌、焦虑和搏动性头痛等。休息、静卧可缓解上述症状。剂量过大或静脉注射速度过快可致心动过速、血压骤升，有发生脑出血、心律失常甚至心室颤动的危险。

老年人慎用。高血压、器质性心脏病、糖尿病和甲状腺功能亢进患者禁用。

案例 2-5

患者，女，38 岁。因急性胆囊炎入院，既往无药物过敏史。青霉素皮肤试验阴性，给予青霉素静脉滴注，1 分钟后患者诉手足麻木，继而面色苍白、呼吸困难，脉搏不能扪及，神志不清。诊断：过敏性休克（青霉素过敏所致）。

问题： 应采取哪些措施抢救该患者？首选什么药？为什么？

多 巴 胺

多巴胺（dopamine，DA）是体内去甲肾上腺素生物合成的前体物质，药用的为人工合成品。口服无效，常采用静脉滴注给药，在体内迅速被 MAO 和 COMT 代谢失效，故作用时间短，不易透过血脑屏障，无明显中枢作用。

【作用】 多巴胺可直接激动 α 受体、β 受体和外周多巴胺受体（D_1 受体），并可促进神经末梢释放去甲肾上腺素。

1. **心脏**　多巴胺激动心脏 β_1 受体，使心肌收缩力加强，心排血量增加，一般剂量对心率影响不明显，大剂量可使心率加快。但较少引起心悸和心律失常。

2. **血管**　治疗量多巴胺能激动肾、肠系膜和冠状血管上的多巴胺受体（D_1 受体），使肾、肠系膜和冠状血管舒张；激动 α 受体，使皮肤、黏膜血管收缩，大剂量时激动 α 受体的作用占优势，皮肤、黏膜、肾及肠系膜血管均收缩。

3. **血压**　治疗量多巴胺使收缩压升高，舒张压不变或略升，脉压加大。大剂量则使收缩压、舒张压均增高。

4. **肾**　治疗量多巴胺使肾血管扩张，增加肾血流量及肾小球滤过率；还能直接抑制肾小管对 Na^+ 的重吸收，产生排钠利尿作用。大剂量多巴胺可使肾血管收缩，肾血流量和尿量减少。

【临床应用】　本药主要用于治疗各种休克，如感染性休克、心源性休克、低血容量性休克等，尤其适合于伴有心肌收缩力减弱、尿量减少而血容量已补足的休克；也可用于嗜铬细胞瘤术后的低血压，与利尿药合用治疗急性肾衰竭；还可用于急性心功能不全。

【不良反应和注意事项】　一般剂量下不良反应较轻，偶见恶心、呕吐。剂量过大或静脉滴注速度过快可引起心动过速、心律失常和肾功能下降等。一般减慢滴速或停药后症状可很快消失。偶尔需要用 α 受体阻断药酚妥拉明对抗。

室性心律失常、闭塞性血管病、心肌梗死、动脉硬化、高血压等患者慎用。

案例 2-6

患者，男，53 岁。3 周前患上呼吸道感染，近日出现心悸、胸闷、乏力、气急等，当日上午突发晕厥、口唇发绀、大汗淋漓，急诊入院。诊断：急性弥漫性心肌炎并发心源性休克。

问题：该患者主要选用什么药物治疗？用药时应注意什么问题？

麻黄碱

麻黄碱（ephedrine）是从中药麻黄中提取的生物碱，也可人工合成。口服易吸收，也易透过血脑屏障。吸收后大部分以原形经肾排泄，一次给药可维持 3～6 小时。麻黄碱能直接激动 α 受体及 β 受体，又能促进去甲肾上腺素能神经末梢释放去甲肾上腺素。与肾上腺素相比，其特点如下：①性质稳定，口服有效。②兴奋心脏、收缩血管、升高血压和舒张支气管的作用弱而持久。③中枢兴奋作用显著，可致失眠。④连续用药可产生快速耐受性，主要用于防治硬膜外和蛛网膜下腔麻醉所引起的低血压、预防支气管哮喘和治疗轻症哮喘。常用 0.5%～1.0% 的本品溶液滴鼻，以缓解鼻黏膜充血所致的鼻塞等症状。

【不良反应和注意事项】　主要引起中枢兴奋，出现不安、焦虑、失眠等，尽量避免晚间服药，如需晚间服用，宜加用镇静催眠药。

禁忌证同肾上腺素。

二、α 受体激动药

去甲肾上腺素

去甲肾上腺素（noradrenaline，NA）是去甲肾上腺素能神经末梢释放的主要递质，也可由肾上腺髓质少量分泌。药用的为人工合成品。本药口服无吸收，皮下注射和肌内注射因强烈收缩血管，吸收很少，且易导致局部组织坏死，常采用静脉滴注给药。在体内迅速被去甲肾上腺素能神经末梢摄取或被 COMT 和 MAO 破坏，作用时间短，仅维持 1～2 分钟。本药在碱性溶液中迅速氧化变为粉红色乃至棕色而失效，因此禁与碱性药物混合使用。

【作用】　主要激动 α 受体，对 β_1 受体作用较弱，对 β_2 受体几乎无作用。

1. **血管**　本药可激动血管 α_1 受体，使全身小动脉和小静脉收缩，以皮肤、黏膜血管收缩最为明显，其次为肾血管。此外，脑、肝、肠系膜及骨骼肌血管也呈收缩反应。但因心脏兴奋，代谢产物（腺苷）增多，可致冠状动脉舒张，由于血压升高，提高了冠状动脉的灌注压，冠状动脉流量增加。

2. 心脏 本药可激动心脏 β_1 受体，使心肌收缩力增加，心率加快，传导加快，心排血量增加。作用较肾上腺素弱。但在整体情况下，由于血压升高，心率可反射性减慢。剂量过大也能引起心律失常，但较肾上腺素少见。

3. 血压 小剂量静脉滴注时兴奋心脏，使收缩压升高；外周血管收缩作用不明显，舒张压略上升，脉压增大。较大剂量时因血管强烈收缩，外周阻力明显增高，收缩压、舒张压均明显升高。

【临床应用】

1. 休克和低血压 目前 NA 类血管收缩药在休克治疗中已不占重要地位，主要是在各种休克（但低血容量性休克禁用）早期血压骤降时，用小剂量 NA 短时间静脉滴注，以保证心、脑等重要器官的血液供应；还可以用于休克经补足血容量后血压仍不能回升者或外周阻力明显降低及心排血量减少者。休克时微循环血液灌注不足和有效血容量下降，故其治疗关键应是改善微循环和补充血容量。NA 的应用仅是暂时措施，如长时间或大剂量应用使动脉血压增加过高时，心排血量的增加反而不明显甚至下降，可加重微循环障碍。在抢救心搏骤停时，静脉给予 NA 可作为辅助用药，仅限短期使用。

2. 上消化道出血 用 1～3mg 稀释后口服，可使食管或胃黏膜血管收缩而产生止血效果。

【不良反应和注意事项】

1. 局部组织缺血坏死 静脉滴注时间过长、药物浓度过高或药液外漏可使局部血管强烈收缩，局部组织缺血坏死。若发现注射部位皮肤苍白或药液外漏，应立即更换注射部位，进行局部热敷，并用普鲁卡因或 α 受体阻断药酚妥拉明做局部浸润注射，以扩张血管。

2. 急性肾衰竭 静脉滴注时间过长或剂量过大可使肾血管强烈收缩，产生少尿、无尿和肾实质损伤，引起急性肾衰竭。应密切观察尿量和局部反应，尿量至少保持在 25ml/h 以上。

3. 禁用 高血压、动脉粥样硬化、冠状动脉粥样硬化性心脏病（冠心病）、器质性心脏病、少尿或无尿休克患者禁用。

间 羟 胺

间羟胺（metaraminol，阿拉明）性质稳定，在体内不易被 MAO 破坏，故作用维持时间较长。主要激动 α 受体，对 β_1 受体作用较弱；还可促进去甲肾上腺素能神经末梢释放 NA。短期连续用药可因囊泡内递质减少、作用逐渐减弱而产生耐受性。与 NA 相比，间羟胺的主要特点是：①收缩血管、升高血压作用较弱而持久；②对心率影响不明显，不易引起心律失常，有时可因血压升高，反射性地使心率减慢；③收缩肾血管的作用较弱，较少引起急性肾衰竭；④给药方便，除静脉给药外，也可肌内注射。常作为NA 的良好代用品，用于各种休克早期或其他类型的低血压。

去氧肾上腺素

去氧肾上腺素（phenylephrine，新福林，苯肾上腺素）作用与间羟胺相似，主要激动 α_1 受体，使血管收缩、血压升高，反射性减慢心率。既可静脉滴注，亦可肌内注射，作用维持时间较长，可用于麻醉、药物引起的低血压；还可用于治疗阵发性室上性心动过速。因对肾血管的收缩作用比 NA 强大，易引起肾衰竭，现已少用于抗休克。本药可激动瞳孔开大肌的 α 受体，扩瞳作用弱、起效快而维持时间短，且无升高眼压和调节麻痹作用，临床常用其 2%～5% 的溶液滴眼做眼底检查前的扩瞳。

羟 甲 唑 啉

羟甲唑啉（oxymetazoline）为外周突触后膜 α_2 受体激动药，为鼻部黏膜血管的收缩药。可用于减轻感冒、鼻炎、花粉症或其他呼吸道过敏所致的鼻黏膜充血症状。由于其可导致小儿中枢神经系统症状，禁用于 2 岁以下小儿。

三、β 受体激动药

（一）β₁、β₂受体激动药

异丙肾上腺素

异丙肾上腺素（isoprenaline）为人工合成品，口服无效，气雾吸入或舌下含服吸收较快，亦可静脉滴注。吸收后主要在肝及其他组织中被 COMT 代谢灭活，作用维持时间较肾上腺素略长。

【作用】 本药对 β₁、β₂ 受体均有强大的激动作用，对 α 受体几乎无作用。

1. 心脏 异丙肾上腺素可激动心脏 β₁ 受体，增强心肌收缩力、加快心率、加速传导、增加心排血量。与肾上腺素相比，作用较强，虽可引起心律失常，但较少产生心室颤动。

2. 血管 本药可激动 β₂ 受体，舒张骨骼肌血管、冠状动脉；对肾血管和肠系膜血管有较弱的舒张作用。

3. 血压 本药可使心脏兴奋、心排血量增加，从而使收缩压升高；还可激动 β₂ 受体，使骨骼肌血管扩张，外周阻力下降，故而舒张压下降，脉压增大，平均动脉压下降。

4. 支气管 本药对各种平滑肌均有舒张作用，尤其是当张力增大时，松弛作用更加明显。通过激动 β₂ 受体，松弛支气管平滑肌，还能抑制支气管黏膜的肥大细胞释放炎性介质。对支气管黏膜血管无收缩作用，故消除黏膜水肿的效果不如肾上腺素。

5. 代谢 本药能促进糖原和脂肪分解，增加组织耗氧量。升高血糖作用较肾上腺素弱。

【临床应用】

1. 支气管哮喘 用于控制支气管哮喘急性发作，舌下含服或气雾剂吸入，作用快而强。

2. 房室传导阻滞 用于治疗 II、III 度房室传导阻滞，可采用舌下含化给药；对完全性房室传导阻滞，须在心电监护下缓慢静脉滴注。

3. 心搏骤停 可用于置入人工心脏起搏器时出现心动过缓或心脏阻滞等紧急情况。常与 NA 或间羟胺合用，心室内注射。

4. 休克 适用于治疗心排血量较低、外周阻力大的感染性休克。应注意补足血容量。

【不良反应和注意事项】 常见心悸、头痛、头晕等。长期应用易产生耐受性。当支气管哮喘患者已明显缺氧时，剂量过大易引起心律失常甚至心室颤动，继而引起猝死，用药过程应密切注意心率变化。冠心病、心肌炎和甲状腺功能亢进患者禁用。

主要拟肾上腺素药的作用比较见图 2-6。

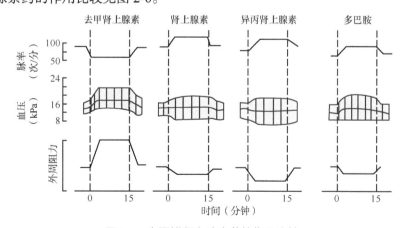

图 2-6 主要拟肾上腺素药的作用比较

（二）β₁受体激动药

多巴酚丁胺

多巴酚丁胺（dobutamine）为人工合成品，其化学结构和体内过程与多巴胺相似，为 β₁ 受体激动药。

口服无效，仅用于静脉注射。治疗量可增强心肌收缩力，增加心排血量，对心率影响不明显。较少引起心律失常。临床主要用于充血性心力衰竭、急性心肌梗死时并发的心功能不全。用于休克时，疗效较异丙肾上腺素更优。连续用药可产生快速耐受性。

（三）β₂ 受体激动药

沙丁胺醇和克仑特罗

沙丁胺醇（salbutamol）和克仑特罗（clenbuterol）能选择性激动 β₂ 受体，舒张支气管平滑肌，对 β₁ 受体影响较弱，主要用于支气管哮喘（见第 7 章第 3 节）。

第 5 节　抗肾上腺素药

抗肾上腺素药又称肾上腺素受体阻断药，是一类能与肾上腺素受体结合，本身不产生或较少产生拟肾上腺素作用，从而阻断去甲肾上腺素能神经递质或肾上腺素受体激动药作用的药物。根据其对受体选择性的不同，可分为 α 受体阻断药、β 受体阻断药及 α、β 受体阻断药三类。

一、α 受体阻断药

α 受体阻断药能选择性地与 α 受体结合，通过阻断去甲肾上腺素能神经递质及肾上腺素受体激动药与 α 受体结合而发挥作用，它们能将肾上腺素的升压作用翻转为降压作用。根据药物对受体的选择性又分为 α₁、α₂ 受体阻断药，α₁ 受体阻断药和 α₂ 受体阻断药。

（一）α₁、α₂ 受体阻断药

酚 妥 拉 明

酚妥拉明（phentolamine，利其丁）口服吸收差，生物利用度低。常采用肌内注射或静脉给药，肌内注射作用可维持 30～45 分钟，静脉注射 2～5 分钟起效，大部分以无活性产物形式经肾排泄。

【作用】　酚妥拉明与受体结合力弱，易解离，维持时间短，为短效 α 受体阻断药。

1. 舒张血管　本药能阻断血管平滑肌 α₁ 受体，并且产生直接松弛血管平滑肌的作用，使血管舒张，肺动脉压和外周阻力降低，血压下降。

2. 兴奋心脏　因血管舒张，血压下降，反射性地兴奋交感神经；又因本药可阻断去甲肾上腺素能神经末梢突触前膜上的 α₂ 受体，取消负反馈，可促进去甲肾上腺素释放，使心脏兴奋，心肌收缩力增强，心率加快，心排血量增加。

3. 其他　酚妥拉明还有拟胆碱作用、组胺样作用，可使胃肠平滑肌兴奋、胃酸分泌增加、皮肤潮红等。

【临床应用】

1. 外周血管痉挛性疾病　治疗外周血管痉挛性疾病，如肢体动脉痉挛症（雷诺病）、血栓闭塞性脉管炎等。

2. 肾上腺嗜铬细胞瘤　用于嗜铬细胞瘤的鉴别诊断、嗜铬细胞瘤所致的高血压危象及术前准备。用于鉴别诊断时，有致严重低血压的危险，应特别慎重。

3. 去甲肾上腺素静脉滴注外漏　局部浸润注射可拮抗去甲肾上腺素外漏引起的血管收缩，防止局部组织缺血坏死。

4. 抗休克　适用于感染性、心源性和神经性等休克。可扩张血管，降低外周阻力，增加心排血量。在补足血容量的基础上，可明显改善重要脏器血液灌注和解除微循环障碍，尤其可降低肺血管阻力，特别适用于肺水肿。

5. 顽固性充血性心力衰竭　酚妥拉明能扩张外周血管，降低外周血管阻力，减轻心脏前、后负荷，使左心室舒张末期压和肺动脉压下降，心排血量增加，心力衰竭得以减轻。

6. 其他　酚妥拉明还可用于治疗男性勃起功能障碍。

> **链接**
>
> ### 雷诺病
>
> 　　雷诺病（Raynaud disease）是指肢体动脉，特别是小动脉受寒或情绪波动后出现的发作性痉挛症，常在寒冷刺激或情绪激动等因素影响下发病，表现为肢端皮肤颜色间歇性苍白、发绀和潮红的改变。一般上肢症状较重，偶见于下肢。由苍白转至正常的时间为 15～30 分钟，该病的病因目前仍不完全明确，与寒冷刺激、交感神经异常兴奋、内分泌紊乱、遗传等因素有直接关系。许多免疫结缔组织疾病（如皮肌炎、硬皮病、类风湿关节炎、动脉硬化症等）常伴有雷诺病，因此认为雷诺病与机体免疫功能异常也有关。

【不良反应和注意事项】

1. 心血管反应　常见低血压，静脉给药可引起心率加快、心律失常和心绞痛，故冠心病患者慎用。

2. 胃肠反应　常见恶心、腹痛、腹泻、乏力、呕吐等，可诱发或加剧溃疡病，故胃、十二指肠溃疡患者慎用。

妥 拉 唑 林

妥拉唑林（tolazoline）作用与酚妥拉明相似，但对 α 受体的阻断作用较弱，而拟胆碱作用和组胺样作用较强。主要用于治疗外周血管痉挛性疾病及对抗去甲肾上腺素静脉滴注药液外漏。不良反应与酚妥拉明相同，发生率较高。

酚 苄 明

酚苄明（phenoxybenzamine）为长效 α 受体阻断药，局部刺激性强，口服仅 20%～30% 吸收，起效缓慢，需数小时才发挥作用。一般不做肌内或皮下注射，仅采用静脉给药，约 1 小时达血药浓度峰值，经肝代谢，由肾和胆汁排泄。

【作用和临床应用】　本药能阻断血管平滑肌上的 α 受体，作用与酚妥拉明相似，但起效缓慢，作用强大而持久。可用于治疗外周血管痉挛性疾病、感染性休克，以及肾上腺嗜铬细胞瘤的术前准备等，也用于改善前列腺增生引起的排尿困难，这可能与其阻断前列腺、膀胱部位的 α1 受体有关。

【不良反应和注意事项】　常见的不良反应有直立性低血压，一旦出现应让患者平卧，采用头低足高位，必要时给予去甲肾上腺素解救，禁用肾上腺素；也可出现心悸、鼻塞等。尚有胃肠刺激症状（如恶心、呕吐）和中枢神经抑制症状（如嗜睡、疲乏）等。静脉给药必须缓慢并严格监测血压、心率的变化，嘱患者用药后卧床休息 30 分钟。

（二）α1 受体阻断药

哌 唑 嗪

哌唑嗪（prazosin）能选择性阻断小动脉及小静脉 α1 受体，使血管扩张，外周阻力下降，回心血量减少，从而发挥降压作用（详见第 5 章第 1 节 "抗高血压药"），治疗量对心率影响小。同时可松弛膀胱颈部、前列腺囊、前列腺尿道平滑肌，这可能与阻断前列腺、膀胱部位的 α1 受体有关。主要用于治疗高血压、前列腺增生引起的排尿困难，还可用于抗慢性心功能不全。目前用于临床的此类药物还有特拉唑嗪（terazosin）、多沙唑嗪（doxazosin）等。

（三）α2 受体阻断药

育 亨 宾

育亨宾（yohimbine）为选择性 α2 受体阻断药。本药易进入中枢神经系统，阻断突触前膜 α2 受体，促进递质去甲肾上腺素释放，使血压升高，心率加快，产生与 α₂ 受体激动药可乐定相反的作用，也属 5-HT 受体阻断药。本药还可用于治疗男性性功能障碍。

 案例 2-7

患者，男，40 岁。既往有胃溃疡病史，近日左足及左小腿时有疼痛、发冷、怕冷、麻木感，严重时肌肉抽搐，不能行走，休息后症状减轻或消失。诊断为左足及下肢血栓闭塞性脉管炎。处方如下，试分析处方是否合理。

酚妥拉明注射液　5mg×20 支
用法：10mg　肌内注射　立即　需要时可重复给药
氢麦角碱 0.25g×20 片
用法：0.5g/次　3 次/天

二、β 受体阻断药

β 受体阻断药能阻断 β 受体，拮抗去甲肾上腺素能神经递质或肾上腺素受体激动药的 β 型效应。根据药物对受体选择性的不同，可分为 β₁、β₂ 受体阻断药（非选择性 β 受体阻断药），选择性 β₁ 受体阻断药和 α、β 受体阻断药 3 类（表 2-3）。

表 2-3　β 受体阻断药分类及药理学特性

药物分类	药物名称	内在拟交感活性	膜稳定作用	口服生物利用度（%）	血浆半衰期（h）
β₁、β₂ 受体阻断药	普萘洛尔	−	++	0～30	3～5
	噻吗洛尔	−	−	30～70	3～5
	吲哚洛尔	++	+	0～75	3～4
	纳多洛尔	−	−	0～35	10～20
选择性 β₁ 受体阻断药	阿替洛尔	−	−	0～40	3～4
	美托洛尔	−	−	0～50	5～8
	醋丁洛尔	+	+	0～40	2～4
α、β 受体阻断药	拉贝洛尔	±	±	20～40	4～6

注：++，作用较强；+，作用较弱；±，作用弱或无作用；−，无作用。

【作用】

1. β 受体阻断作用

（1）对心血管系统的作用　本药可阻断心脏 β₁ 受体，使心率减慢，心肌收缩力减弱，心房及房室结的传导减慢，心排血量减少，心肌耗氧量下降，血压降低。非选择性 β 受体阻断药（如普萘洛尔）对血管 β₂ 受体也有阻滞作用，加上其抑制心脏的作用，可反射性兴奋交感神经，使血管收缩，外周阻力增加，导致肝、肾、骨骼肌及冠状动脉血流量减少。

（2）收缩支气管平滑肌　本药可阻断支气管平滑肌 β₂ 受体，使支气管平滑肌收缩而增加气道阻力。此作用对正常人的肺功能影响较小，而对支气管哮喘或慢性阻塞性肺疾病患者则可诱发或加重哮喘的急性发作。

（3）影响代谢　本药可抑制交感神经兴奋所致的脂肪、糖原分解。普萘洛尔不影响正常人的血糖水平，也不影响胰岛素的降血糖作用，但能延缓用胰岛素后血糖水平的恢复，这可能是由于其抑制了低血糖引起儿茶酚胺释放所致的糖原分解。β 受体阻断药可掩盖低血糖时交感神经的兴奋症状，使低血糖不易被察觉。同时，β 受体阻断药还可减少游离脂肪酸从脂肪组织释放，轻度升高血三酰甘油水平，降低高密度脂蛋白水平，而低密度脂蛋白水平基本不变。

（4）减少肾素分泌　本药可阻断肾小球旁器细胞 β_1 受体，抑制肾素分泌，因而抑制肾素-血管紧张素-醛固酮系统对机体的调节作用，这可能是其抗高血压的主要原因之一。

2. 内在拟交感活性　有些 β 受体阻断药（如吲哚洛尔）在阻断 β 受体的同时，还具有微弱的 β 受体激动作用，称为内在拟交感活性。由于这种作用较弱，一般被其 β 受体阻断作用所掩盖。具有内在拟交感活性的药物在临床应用时，其抑制心肌收缩力、减慢心率和收缩支气管的作用表现较弱。

3. 膜稳定作用　有些 β 受体阻断药具有局部麻醉作用和奎尼丁样作用，这两种作用均与其降低细胞膜对离子的通透性有关，故称为膜稳定作用。由于这一作用在高浓度时产生，在常用剂量下意义不大。

4. 其他　部分 β 受体阻断药可减少儿茶酚胺引起的震颤，还有抗血小板聚集作用，还可通过减少房水的形成来降低眼压。

【临床应用】

1. 心律失常　主要用于多种原因引起的快速型心律失常。对交感神经兴奋性过高、甲状腺功能亢进症等引起的窦性心动过速疗效好，可减少肥厚型心肌病所致的心律失常，还可用于运动或情绪激动所致的室性心律失常。

2. 心绞痛和心肌梗死　对心绞痛有良好的疗效。能使心绞痛的发作减少，运动耐量增加，长期应用可降低复发率和猝死率。

3. 高血压　本药为常用抗高血压药，能降低高血压患者的血压，并减慢心率。可单独使用，也可与其他抗高血压药合用。

4. 充血性心力衰竭　小剂量 β 受体阻断药对扩张型心肌病心力衰竭的治疗作用明显，现认为与以下几方面因素有关：①改善心脏舒张功能；②缓解由儿茶酚胺引起的心脏损害；③抑制前列腺素或肾素所致的缩血管作用；④使 β 受体上调，恢复心肌对内源性儿茶酚胺的敏感性。在心肌状态严重恶化之前早期应用，能缓解某些慢性心功能不全的症状，改善其预后。

5. 其他　用于甲状腺功能亢进症的辅助治疗，可降低基础代谢率，减慢心率，控制激动不安等症状，能迅速控制甲状腺危象的症状。普萘洛尔还可用于预防偏头痛、心动过速、肌肉震颤；噻吗洛尔滴眼液可用于治疗青光眼。

【不良反应和注意事项】

1. 一般不良反应　有恶心、呕吐、轻度腹泻等，偶见过敏反应，如皮疹、血小板减少等。

2. 心血管系统反应　本药可阻断心脏 β_1 受体，引起心脏抑制，加重窦性心动过缓、房室传导阻滞、心功能不全等患者的病情，甚至出现严重心功能不全、肺水肿、房室传导完全阻滞或心搏骤停等严重后果。阻断血管平滑肌 β_2 受体，可使外周血管收缩和痉挛，导致四肢发冷、皮肤苍白或发绀，引起雷诺病、间歇性跛行，甚至出现脚趾溃疡和坏死。

3. 诱发或加重支气管哮喘　本药可阻断支气管平滑肌的 β_2 受体，导致支气管平滑肌收缩，增加呼吸道阻力，诱发或加重哮喘。选择性 β_1 受体阻断药及具有内在拟交感活性的药物一般不引起此不良反应，但对哮喘患者仍应避免使用。

4. 反跳现象　长期应用 β 受体阻断药者突然停药，可使疾病原有症状加重，如血压上升、严重心律失常、心绞痛加重等，应逐渐减量直至停药。这种现象与 β 受体向上调节有关。因此，长期用药者应逐渐减量直至停药。

5. 中枢神经系统　出现疲劳、失眠、抑郁等。严重心功能不全、窦性心动过缓、重度房室传导阻滞和支气管哮喘患者禁用。心肌梗死及肝功能不全者慎用。

【药物相互作用】　糖尿病患者在使用降血糖药期间，不宜合用 β 受体阻断药，以免掩盖低血糖症状，如心动过速、出汗等。β 受体阻断药与钙通道阻滞药合用可进一步抑制心肌收缩导致的房室传导阻滞。氢氧化铝、考来烯胺等可降低 β 受体阻断药的吸收，吲哚美辛等抗炎药可减弱普萘洛尔的降压作用，而西咪替丁则可增加普萘洛尔的生物利用度。

巴比妥类、利血平可加速 β 受体阻断药的代谢。

案例 2-8

患者，女，42 岁。近来失眠、心悸、消瘦，食欲增加。检查发现甲状腺肿大、眼球突出，心率 130 次/分。心电图提示窦性心动过速。T₃、T₄ 高于正常。诊断：甲状腺功能亢进。医嘱用甲巯咪唑、普萘洛尔治疗。患者用药当晚出现呼吸困难，喘息，不能平卧。

问题： 试分析用药后患者为什么会出现哮喘？使用普萘洛尔应注意什么问题？

三、α、β 受体阻断药

拉 贝 洛 尔

拉贝洛尔（labetalol）可选择性阻断 α₁ 受体，同时阻断 β₁ 和 β₂ 受体，但对 β₂ 受体有部分激动作用，对 β 受体的阻断作用是对 α 受体的 5～10 倍。阻断 α₁ 受体可引起血管扩张、血压下降，阻断 β₁ 受体也可产生降压作用，激动 β₂ 受体可扩张肾血管、增加肾血流量。口服给药用于中、重度高血压的治疗，高血压危象可采取静脉给药。本类药物还有阿罗洛尔（arotinolol），主要用于高血压、心绞痛、室上性心动过速和特发性震颤，尤其对高血压合并冠心病者疗效较好。

目标检测

A₁/A₂ 型题

1. M 受体兴奋时，产生的反应不包括下列哪项
   A. 胃肠平滑肌收缩　　B. 血管扩张
   C. 腺体分泌减少　　D. 瞳孔缩小
   E. 心率减慢

2. 激动突触前膜的 α 受体可引起
   A. 瞳孔扩大
   B. 血压升高
   C. 肾上腺素释放增加
   D. 去甲肾上腺素释放减少
   E. 支气管平滑肌收缩

3. 毛果芸香碱滴眼可产生下列哪种作用
   A. 近视、扩瞳　　B. 近视、缩瞳
   C. 远视、扩瞳　　D. 远视、缩瞳
   E. 以上都不对

4. 治疗重症肌无力最好选用
   A. 毛果芸香碱　　B. 毒扁豆碱
   C. 新斯的明　　D. 阿托品
   E. 加兰他敏

5. 阿托品的禁忌证是
   A. 胃溃疡　　B. 胆绞痛
   C. 青光眼　　D. 支气管哮喘
   E. 麻醉前给药

6. 全身麻醉前给予阿托品的目的是
   A. 抑制呼吸道腺体分泌
   B. 防止术中排尿
   C. 防止术后呕吐
   D. 松弛内脏平滑肌以便于手术
   E. 兴奋中枢

7. 能够舒张肾血管、增加肾血流量，治疗急性肾衰竭的药物是
   A. 肾上腺素　　B. 去甲肾上腺素
   C. 异丙肾上腺素　　D. 多巴胺
   E. 间羟胺

8. 麻黄碱的特点有
   A. 可产生快速耐受性　　B. 中枢抑制
   C. 作用强而短暂　　D. 扩张皮肤黏膜血管
   E. 性质不稳定，口服无效

9. 麻黄碱不宜用于治疗
   A. 鼻黏膜充血
   B. 失眠
   C. 蛛网膜下腔麻醉后低血压
   D. 荨麻疹
   E. 支气管哮喘

10. 因可致局部组织缺血坏死而禁用于皮下和肌内注射的药物是
    A. 肾上腺素　　B. 麻黄碱
    C. 去甲肾上腺素　　D. 间羟胺
    E. 去氧肾上腺素

11. 肾上腺素的升压作用可被哪类药物翻转
    A. M 受体阻断药　　B. N 受体阻断药
    C. α 受体阻断药　　D. β 受体阻断药
    E. H₁ 受体拮抗药

12. 患者，男，60 岁。因剧烈眼痛、头痛被诊断为青光眼，

应用下列何药治疗

A. 普萘洛尔   B. 吲哚洛尔

C. 噻吗洛尔   D. 阿替洛尔

E. 美托洛尔

13. 患者，女，68 岁，青光眼。用 1% 毛果芸香碱滴眼液治疗，该患者不会出现

A. 缩瞳   B. 降低眼压

C. 调节痉挛   D. 导致远视

E. 导致近视

14. 患者，男，28 岁。近来自觉四肢无力，活动后加重，经检查后诊断为重症肌无力，可用下列何药治疗

A. 新斯的明   B. 毛果芸香碱

C. 乙酰胆碱   D. 毒扁豆碱

E. 以上均不对

15. 患者，女，40 岁。近半年来常感到突发心慌、气短、头痛、眩晕。心电图检查为阵发性室上性心动过速。应选用的药物是

A. 吡斯的明   B. 毛果芸香碱

C. 安贝氯铵   D. 乙酰胆碱

E. 新斯的明

16. 患者，女，45 岁。诊断为有机磷农药中毒，应用阿托品治疗不能缓解的症状是

A. 多汗流涎   B. 平滑肌痉挛

C. 气管分泌物增多   D. 头痛、头晕

E. 肌纤维颤动

17. 患者，女，6 岁。因溺水而致呼吸、心搏停止。此时，除立即进行人工呼吸、心脏按压外，还应选用下列何种措施抢救

A. 异丙肾上腺素静脉滴注

B. 肾上腺素心肌内注射

C. 去甲肾上腺素静脉滴注

D. 间羟胺肌内注射

E. 麻黄碱肌内注射

18. 患者，男，50 岁。在给予去甲肾上腺素治疗早期神经性休克的过程中发现，滴注部位皮肤苍白，患者诉局部疼痛。此时，除应更换注射部位、局部热敷之外，还应给予下列何药局部皮下浸润注射

A. 酚妥拉明   B. 多巴胺

C. 阿托品   D. 普萘洛尔

E. 拉贝洛尔

19. 患者，女，43 岁有上呼吸道感染病史，近日出现心悸、乏力、眩晕等症状，休息时心率 110 次/分。心电图提示：窦性心动过速。可用下列哪种药物治疗

A. 阿托品   B. 异丙肾上腺素

C. 酚妥拉明   D. 普萘洛尔

E. 间羟胺

（徐　红　武彩霞）

第**3**章
麻 醉 药

第1节　局部麻醉药

局部麻醉药（local anesthetic）简称局麻药，是一类可局部应用在神经末梢或者神经干周围，能可逆性阻断局部神经冲动的产生和传导的药物，其能使机体处在意识清醒的状态下，但浅感觉（尤其是痛觉）又短暂消失，便于接受无痛手术。

一、局麻药的给药方法

1. 表面麻醉（topical anesthesia）　也称黏膜麻醉，其方法是将局麻药通过涂、喷、滴等方式用于黏膜表面，利用药物穿透性使黏膜下的神经末梢麻醉。常用于口、眼、鼻、咽喉、气管、食管等浅表部位的手术或检查。临床常用药物为利多卡因、丁卡因等。

2. 浸润麻醉（infiltration anesthesia）　其方法是将局麻药液注射于皮下或手术野附近组织，使用药部位的神经末梢麻醉。用于浅表小手术，临床常用药物为利多卡因、普鲁卡因等。

3. 传导麻醉（conduction anesthesia）　也称神经阻滞，其方法是将局麻药液注射于神经干或神经丛附近，阻断该部位的感觉神经冲动传导，使该神经分布区域被麻醉。适用于四肢、面部等处的手术。临床常用药物为利多卡因、普鲁卡因或丁卡因等。

4. 蛛网膜下腔麻醉（subarachnoid anesthesia）　又称脊椎麻醉（spinal anesthesia）或腰麻，其方法是将局麻药液经低位腰椎间隙注射到蛛网膜下腔，从而麻醉该部位的脊神经根。适用于下腹部及下肢的手术。临床常用药物为普鲁卡因、利多卡因等。腰麻时因交感神经被麻醉，常出现血压下降，可应用麻黄碱预防及治疗。腰麻时，还需注意患者的体位，避免药液扩散至颅腔而危及生命。

5. 硬脊膜外腔麻醉（epidural anesthesia）　也称硬膜外麻醉，其方法是将局麻药液注射到硬脊膜外腔，使经此穿出椎间孔的神经根麻醉。适用于胸腹部手术。临床常用药物为利多卡因、普鲁卡因及罗哌卡因等。硬膜外麻醉对硬脊膜无损伤，不会引起麻醉后头痛。硬脊膜外腔不与颅腔相通，注药水平可达颈椎，不会麻痹呼吸中枢。同时，此种麻醉也能麻醉交感神经，引起外周血管扩张和心脏抑制，导致血压下降，可以用麻黄碱预防及治疗。

二、局麻药的作用

1. 局部麻醉作用　局麻药可作用于神经细胞膜钠通道，阻止钠离子内流，从而抑制神经冲动的产生与传导，呈现局部麻醉作用。

低浓度时，局麻药能阻断感觉神经冲动的产生和传导；较高浓度时，局麻药对中枢神经、周围神经、运动神经和自主神经均有阻断作用。在局麻药作用下，痛觉、温度觉、触觉、压觉依次消失。而冲动传导的恢复则是按相反的顺序进行。

2. 吸收作用　是指局麻药剂量过大时，从给药部位吸收进入血液或意外注入血管内导致的全身作用，这实际上是局麻药的毒性反应。

（1）中枢神经系统　受局麻药的影响为先兴奋后抑制。首先表现为烦躁不安、头痛、眩晕、肌肉震颤等，继而进展为神志错乱、惊厥；接着转为昏迷、呼吸麻痹，最终可因呼吸衰竭而死亡。

（2）心血管系统　局麻药直接抑制心血管系统，可降低心肌兴奋性、减慢传导、减弱心肌收缩力、扩张血管等，从而引起血压下降、传导阻滞，严重者心搏骤停。

三、常用局麻药

（一）酯类局麻药

普 鲁 卡 因

普鲁卡因（procaine，奴佛卡因）属短效局麻药，注射给药后 1～3 分钟起效，可维持 30～60 分钟，合用肾上腺素可使作用延长 1～2 小时。被吸收入血后，可迅速被血浆中的假性 AChE 水解为对氨基苯甲酸（PABA）及二乙氨基乙醇，前者可对抗磺胺类药物的抗菌作用，后者能增加强心苷类药物的毒性，因此应避免与上述药物同时应用。

【作用和临床应用】

1. 局麻作用　对组织无刺激，毒性小，因不易穿透黏膜，一般不用于表面麻醉。常用于浸润麻醉、传导麻醉、蛛网膜下腔麻醉及硬膜外麻醉。

2. 局部封闭　把 0.25%～0.50% 的普鲁卡因溶液注射到病灶周围，可减轻炎症或病灶的损伤症状。

【不良反应和注意事项】

1. 过敏反应　极少出现，可表现为皮疹、药物热、哮喘，甚至过敏性休克，因此用药前应询问过敏史，须做皮肤过敏试验。

2. 毒性反应　剂量过大或大量吸收可出现毒性反应，表现为中枢神经系统先兴奋后抑制，也可导致心脏抑制、血管扩张，从而使血压下降，用麻黄碱可防治。

丁 卡 因

丁卡因（tetracaine，地卡因）属长效局麻药，具有作用快（用药后 1～3 分钟起效）、麻醉效力强（约为普鲁卡因的 10 倍）、维持时间持久（可 2～3 小时）、毒性大的特点。丁卡因黏膜穿透快，故不用于浸润麻醉。

（二）酰胺类局麻药

利 多 卡 因

利多卡因（lidocaine，昔罗卡因）属酰胺类化合物，常用其盐酸盐。

【作用和临床应用】

1. 局麻作用　本药属中效局麻药。具有作用快、麻醉效力强且持久、穿透力强、安全范围大的特点。适用于各种局麻方式，被称为全能麻醉药。但扩散力强，麻醉平面难以控制，因此慎用于蛛网膜下腔麻醉。利多卡因吸收快，易通过胎盘屏障，故产科慎用。同时，利多卡因与普鲁卡因无交叉过敏，故对普鲁卡因过敏患者可用利多卡因替代。

2. 抗心律失常　临床用于治疗室性心律失常（详见第 5 章第 2 节）。

【不良反应和注意事项】　利多卡因较普鲁卡因毒性略强，剂量过大可致惊厥、心搏骤停，因此切勿过量。严重房室传导阻滞、严重肝功能不全及有癫痫大发作史的患者禁用。

布 比 卡 因

布比卡因（bupivacaine，麻卡因）属长效局麻药。局麻效力强，为利多卡因的 4～5 倍，持续时间长，可维持 5～10 小时，且有效血药浓度较低，安全范围较大。适用于浸润麻醉、传导麻醉、硬膜外麻醉。但本药对组织穿透力弱，故不作表面麻醉用。

第2节　全身麻醉药

全身麻醉药（general anesthetic）简称全麻药，能可逆性地抑制中枢神经系统，导致意识、感觉（尤其是痛觉）和反射丧失，骨骼肌松弛，进而利于手术进行。依据给药途径的不同，全麻药可分为吸入性麻醉药和静脉麻醉药两类。另外，临床常用两种或两种以上麻醉药物或麻醉技术的复合麻醉方法。

一、吸入性麻醉药

吸入性麻醉药是指经气道吸入而产生麻醉效果的药物。此类药物为挥发性的液体或气体，常用药有麻醉乙醚、氟烷、恩氟烷和异氟烷、氧化亚氮等。药物吸入肺内后，可穿过肺泡膜入血，再分布到中枢神经组织内呈现全麻作用，麻醉深度可通过调节吸入气体中的药物浓度（分压）来控制，并能连续维持。

> **链接**
>
> ### 麻醉分期
>
> 吸入性麻醉药的麻醉深度可依据作用特点分为 4 个时期。①第一期（镇痛期）：指从应用吸入性麻醉药开始到意识完全丧失的时间。此期适用于小手术的麻醉和分娩镇痛。②第二期（兴奋期）：指从意识丧失开始到出现有规律呼吸的外科麻醉期的时间。此期中的患者较危险，不适宜做任何手术或者医疗检查。③第三期（外科麻醉期）：指从兴奋转为安静且呼吸由不规则变为规则的时间。此期适用于大多数外科手术的麻醉。④第四期（麻醉中毒期）：指超过外科麻醉期，从呼吸肌麻痹到循环衰竭，直至心搏停止的时间。

麻醉乙醚

麻醉乙醚（anesthetic ether）是无色、澄明、易挥发，且有特殊臭味的液体。此药麻醉分期明显、镇痛且肌肉松弛效果好。麻醉浓度时对血压及呼吸功能的影响小，对心脏、肝脏、肾脏的毒性小。但因其易燃、易爆、诱导期和苏醒期较长，现已很少使用。

氟　　烷

氟烷（halothane）是无色、透明、有香味的挥发性液体。此药对呼吸道刺激小，诱导期短，苏醒期短。但镇痛和肌肉松弛作用较弱，适用于浅麻醉、麻醉诱导。安全性较小，浅麻醉即可加强儿茶酚胺类的心脏毒性，故禁与肾上腺素合用；反复使用可致肝损害；因其可使子宫平滑肌松弛，常致产后出血、难产、剖宫产者禁用。

恩氟烷和异氟烷

恩氟烷（enflurane，安氟醚）和异氟烷（isoflurane，异氟醚）为同分异构体，比氟烷麻醉诱导平稳、迅速且舒适，苏醒期短，肌肉松弛效果好，且不加强心肌对儿茶酚胺类的敏感性。但对呼吸稍有抑制，术后可出现恶心、呕吐；麻醉时脑电图偶见癫痫样波。恩氟烷和异氟烷是目前较常用的吸入性麻醉药，尤适用于颅脑手术。

氧化亚氮

氧化亚氮（nitrous oxide，N_2O）为无色无刺激的甜味气体。其诱导期短，苏醒期短，镇痛作用强，患者感觉舒适，对肝、肾和呼吸功能影响极小。但麻醉效果及骨骼肌松弛作用差，且对心肌略有抑制。仅用于麻醉诱导或复合麻醉，现已少用。

二、静脉麻醉药

静脉麻醉药是经静脉给药透过血脑屏障，影响中枢神经系统，引起全麻效果的药物。此类药用法简单、作用快，消除较慢，麻醉分期不明显，麻醉深度不易控制，常作为辅助麻醉药来辅助其他麻醉药应用。

氯 胺 酮

氯胺酮（ketamine，ketalar）经静脉给药后，能阻断痛觉冲动向丘脑和新皮质传导，且能使脑干及边缘系统兴奋，可致意识模糊、记忆短暂缺失，从而达到满意的镇痛效果。但是，患者意识并未完全消失，因此常伴多梦、肌张力增高、血压上升、心率加快等表现。这时兴奋与抑制并存，称为分离麻醉（dissociative anesthesia）。在静脉麻醉药中，氯胺酮是唯一具有明显镇痛作用的药物，其体表镇痛作用明显，内脏镇痛作用较差，但诱导迅速，故虽有一系列副作用（如狂躁、谵妄、呼吸抑制等），但因其较强的镇痛作用和较轻的呼吸、循环抑制作用，仍不失为一种较好的静脉麻醉药。其适用于短时体表小手术，如烧伤清创、植皮、切痂等；也能与其他全麻药合用于长时手术。

> **链接**
>
> ### 何为"K粉"
>
> 毒品"K粉"的化学名称为氯胺酮，其外观为纯白色细结晶体，在临床上一般作为麻醉剂使用。中华人民共和国公安部于2003年明确将其列入毒品范畴。K粉的吸食方式为鼻吸或溶于饮料中饮用，可兴奋心血管，过量可致死亡，具有一定的精神依赖性。K粉成瘾后，在其作用下吸食者会疯狂摇头，易致颈椎折断。同时，疯狂的摇晃还会导致心力衰竭及呼吸衰竭。吸食过量或者长期吸食可对心、肺、神经均造成致命损伤，其对中枢神经的损伤比冰毒更为严重。吸食的危害不仅表现为对吸食者身心的摧残，在过量吸食后，吸食者往往无法控制自己的行为，从而易引发一系列恶性的刑事案件。

依 托 咪 酯

依托咪酯（etomidate）是非巴比妥类静脉麻醉药，静脉给药后20秒左右即产生麻醉效应，可持续3~5分钟，随剂量增加，作用时间可相应延长。此药与硫喷妥钠相比，对呼吸、循环系统的抑制较弱，麻醉作用较强，无明显镇痛、肌肉松弛作用，无组胺释放作用。可发生注射部位疼痛、阵挛性肌肉收缩、抑制肾上腺皮质功能等副作用。适用于短时小手术、外科处置及麻醉诱导。

三、复 合 麻 醉

 案例 3-1

患者，女，70岁。因吞咽困难两个月就诊，诊断为食管癌，拟手术治疗。既往有高血压病史20年，血压波动范围在（152/96）~（166/108）mmHg，长期口服硝苯地平降压。2年前因心绞痛入院，经查为冠心病。心电图提示冠状动脉供血不足，心肌缺血，左心室肥厚，心率106次/分。充分术前准备后拟在静脉-吸入复合麻醉+硬膜外麻醉下行剖胸探查及食管癌根治术，并于术前30分钟肌内注射东莨菪碱和苯巴比妥，进入手术室后常规心电监护。

问题： 术前30分钟肌内注射东莨菪碱的目的是什么？对此患者采取硬膜外麻醉有何好处？

理想的全麻效果应该是患者意识消失、无痛、必要的肌肉松弛及反射抑制，为达到此种效果，临床常在麻醉前或麻醉中同时或先后联合用药。同时或先后应用两种或两种以上的全身麻醉药物或麻醉技术，以达到镇痛、遗忘、肌肉松弛、抑制自主反射的方法称为复合麻醉。常用的复合麻醉如下。

1. 麻醉前给药（premedication） 是指患者术前应用药物，以消除紧张、稳定情绪、增强镇痛效果、减少呼吸道分泌物，从而预防窒息和吸入性肺炎的麻醉方法（表3-1）。例如，麻醉前应用地西泮、苯巴比妥等镇静催眠药物，吗啡、哌替啶等中枢性镇痛药，阿托品、东莨菪碱等M受体阻断药。

表 3-1 麻醉前给药的常用药

药物种类	给药目的	给药时间	常用药
镇静催眠药	消除患者的紧张、焦虑情绪	手术前夜	地西泮、苯巴比妥等
中枢性镇痛药	增强麻醉药镇痛效果	手术前	吗啡、哌替啶等
M受体阻断药	抑制唾液和呼吸道腺体的分泌，解除平滑肌痉挛和迷走神经兴奋	手术前	阿托品、东莨菪碱等

2. 基础麻醉（basal anesthesia） 是指麻醉前给予较大剂量催眠药（巴比妥类等），使患者处于深睡眠状态，然后进行麻醉，以减少麻醉药用量并可使麻醉过程平稳。适用于不能合作的小儿或精神高度紧张的患者。常用药有硫喷妥钠、羟丁酸钠、氯胺酮等。

3. 麻醉诱导（induction of anesthesia） 是指首先应用几乎无诱导期的硫喷妥钠、氧化亚氮等，使患者快速进入外科麻醉期，避免诱导期的不良反应，之后改用其他麻醉药维持麻醉。

4. 合用肌松药 在麻醉的同时应用琥珀胆碱、筒箭毒碱等肌松药，以达到手术所需的肌肉松弛要求。

5. 低温麻醉（hypothermal anesthesia） 是指在物理降温的基础上合用氯丙嗪，使患者体温下降至28～30℃，以降低心脏等重要器官的耗氧量，从而利于进行心脏直视手术。

6. 控制性降压（controlled hypotension） 是指加用短效的血管扩张药硝普钠或钙通道阻滞药使血压适度下降，并且抬高手术部位以减少出血。适用于止血较困难的颅脑手术。

7. 神经安定镇痛术（neuroleptanalgesia） 是指将芬太尼与氟哌利多合用，使患者处于意识模糊、痛觉丧失、安静但未入睡的特殊麻醉状态，常用于外科小手术。若同时合用氧化亚氮和肌松药，则能达到良好的外科麻醉效果，又称神经安定麻醉。

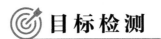 目标检测

A₁ 型题

1. 局麻药的作用机制为
   A. 阻滞 Na^+ 内流   B. 阻滞 K^+ 外流
   C. 阻滞 Cl^- 内流   D. 阻滞 Ca^{2+} 内流
   E. 降低静息电位

2. 为延长局麻药的作用时间并减少吸收，宜采用的方法是
   A. 增加局麻药的用量
   B. 加大局麻药的浓度
   C. 加入少量去甲肾上腺素
   D. 加入少量肾上腺素
   E. 调节药物的 pH 至弱酸性

3. 蛛网膜下腔麻醉前注射麻黄碱的意义是
   A. 可预防呼吸抑制
   B. 可预防心律失常

C. 可预防血压下降
D. 可减少局麻药在作用部位的吸收
E. 可延长局麻药的作用时间

4. 普鲁卡因不可用于哪种局麻
   A. 表面麻醉   B. 浸润麻醉
   C. 传导麻醉   D. 腰麻
   E. 硬膜外麻醉

5. 关于利多卡因具有的特征，下列哪项是错误的
   A. 能穿透黏膜，作用比普鲁卡因快、强、持久
   B. 安全范围大
   C. 可引起过敏反应
   D. 有抗心律失常作用
   E. 可用于各种局麻方法

（张 骋）

第4章
中枢神经系统药

第1节　镇静催眠药和抗惊厥药

镇静催眠药是一类能选择性抑制中枢神经系统，产生镇静和维持近似生理睡眠的药物。镇静催眠药对中枢神经系统的抑制作用有明显的剂量依赖性。小剂量能缓和激动、消除躁动、恢复安静情绪，称为镇静作用；较大剂量时能诱导入睡、促进和维持近似生理睡眠，称为催眠作用。随着剂量的加大，还可产生抗惊厥、抗癫痫等作用。临床主要用于治疗焦虑、失眠和惊厥。

镇静催眠药长期使用可产生依赖性，突然停药可出现戒断综合征，大多数属于第二类精神药品，为处方药，严禁滥用。按精神药品的相关管理规定，每次处方量不应超过1周。

一、镇静催眠药

镇静催眠药的种类很多，根据其化学结构的不同可分为苯二氮䓬类、巴比妥类和其他类。其中，苯二氮䓬类有较好的抗焦虑和镇静催眠作用，不产生广泛的中枢抑制，安全范围大，目前临床常用。

链接

生 理 睡 眠

生理睡眠可分为非快速眼动睡眠（non-rapid eye movement sleep，NREM SLEEP，又称慢波睡眠）和快速眼动睡眠（rapid eye movement sleep，REM SLEEP，又称快波睡眠）两个时相，睡眠时两个时相交替发生，保持适当的比例。目前认为，非快速眼动睡眠与体力的休整有关，夜惊、夜游症常发生在这个时相；快速眼动睡眠与神经发育、精神活动有关，梦境多发生在这个时相。某些镇静催眠药可缩短快速眼动睡眠时相，长期应用后突然停药可致该时相反跳性延长，出现多梦和焦虑现象。理想的催眠药应具备快速诱导睡眠、维持时间适当、对精神运动无影响、无记忆损害、无依赖性和呼吸抑制等特点。

（一）苯二氮䓬类

苯二氮䓬类药（benzodiazepine，BZ）根据半衰期长短可分为3类。①长效类：地西泮（安定）、氟西泮（氟安定）、夸西泮；②中效类：氯硝西泮、奥沙西泮（去甲羟基安定）、劳拉西泮、艾司唑仑（舒乐安定）、阿普唑仑等；③短效类：三唑仑、咪达唑仑等。

地西泮为苯二氮䓬类的代表药，广泛用于临床。常用苯二氮䓬类药物的分类、作用特点见表4-1。

表4-1　常用苯二氮䓬类药物的作用比较

药物		达峰时间（h）	$t_{1/2}$（h）	作用特点
长效类	地西泮	1	20～60	抗焦虑、镇静催眠、抗惊厥、抗癫痫
	氟西泮	1～2	30～100	催眠作用强而持久，缩短快速眼动睡眠的作用弱
	夸西泮	2	30～100	同地西泮

续表

	药物	达峰时间（h）	$t_{1/2}$（h）	作用特点
中效类	氯硝西泮	1	2～43	抗惊厥、抗癫痫较佳
	奥沙西泮	2～4	5～10	抗焦虑及抗惊厥作用较强
	劳拉西泮	2	11～16	作用为地西泮的5～10倍
	艾司唑仑	2	10～30	起效快、作用强、宿醉反应少
	阿普唑仑	1～2	12～15	同地西泮，抗焦虑作用比地西泮强10倍
短效类	三唑仑	1	2～4	催眠作用强而短、宿醉反应少、依赖性较强
	咪达唑仑	0.33	1.5～2.5	同地西泮、起效快、作用强、无耐受性、反跳和戒断症状

案例 4-1

患者，女，43岁。近2个月晚上睡眠不好，入睡困难，夜里易醒，一夜醒来4～6次，有时很难再入睡，多梦、噩梦。白天精神不振、头昏脑涨、困倦、疲乏无力、烦躁、情绪失调、注意力不集中、记忆力差。诊断：失眠症。药物治疗：艾司唑仑 3mg，睡前口服。

问题： 艾司唑仑为什么可以治疗失眠症？为什么苯二氮䓬类是目前治疗失眠最常用的药物？

地　西　泮

【体内过程】 地西泮（diazepam，安定）口服吸收迅速、完全，生物利用度约76%，约1小时血药浓度达峰值，肌内注射吸收慢而不规则。血浆蛋白结合率99%，脑组织浓度较高，易蓄积于肌肉、脂肪等组织，可通过胎盘屏障。主要在肝代谢为去甲地西泮、奥沙西泮等，仍具有生物活性。原形药物及其代谢产物最终与葡萄糖醛酸结合而失活。主要经肾排泄，也可自胆汁中排出形成肝肠循环。连续使用应注意药物及代谢产物在体内的蓄积。

【作用和临床应用】

1. 抗焦虑　焦虑是多种精神失常的常见症状，患者多有恐惧、紧张、忧虑、失眠，并伴有心悸、出汗、震颤等症状。地西泮主要作用于大脑边缘系统，选择性高，在小于镇静剂量时即可明显改善上述症状，对各种原因引起的焦虑均有显著疗效。地西泮多用于持续性焦虑症，间断性焦虑症则宜选用中、短效类药物。

2. 镇静催眠　随着剂量增大，可产生镇静及催眠作用，能明显缩短入睡潜伏期，延长睡眠持续时间，减少觉醒次数。其特点如下：①治疗指数高，对呼吸、循环抑制轻，不引起麻醉。②对快速眼动睡眠影响小，连续应用停药后反跳现象轻，但能缩短非快速眼动睡眠第4期，减少夜惊或梦游症的发生。③对肝药酶无诱导作用，联合用药相互干扰小。该类药物已取代巴比妥类药物成为临床最常用的镇静催眠药，主要用于麻醉前给药、各种失眠、心脏电击复律或内镜检查前给药。

3. 抗惊厥及抗癫痫　抗惊厥作用较强，可用于辅助治疗破伤风、子痫、小儿高热及药物中毒等引起的惊厥。地西泮（静脉注射）是治疗癫痫持续状态的首选药。

4. 中枢性肌肉松弛　地西泮有较强的中枢性肌肉松弛作用，可缓解动物的去大脑僵直，也可缓解人类大脑损伤所致的肌肉僵直。发挥肌肉松弛作用时一般不影响正常活动。临床上主要用于治疗脑血管意外、脊髓损伤等中枢神经病变所引起的肌肉僵直，也可缓解腰肌劳损等局部病变引起的肌肉痉挛。

5. 其他　较大剂量可引起暂时性记忆缺失。用于麻醉、心脏电击复律、内镜检查前给药，可缓解患者对手术的恐惧、减少麻醉药用量，并使手术中的不良刺激在术后不复记忆。

【作用机制】 苯二氮䓬类药物对中枢神经系统具有较高的选择性，能激动中枢神经系统特定部位的苯二氮䓬（BZ）受体，促进中枢抑制性递质 γ-氨基丁酸（GABA）与 $GABA_A$ 受体的结合，使 Cl^- 通道开放的频率增加（不是延长 Cl^- 通道开放时间或增大 Cl^- 流），更多的 Cl^- 流入神经细胞而产生超极化，引起神经细胞兴奋性降低，产生中枢抑制作用。

【不良反应和注意事项】

1. 后遗效应　亦称宿醉反应，表现为头晕、嗜睡、乏力及记忆力下降等，大剂量可导致共济失调。

2. 耐受性和依赖性　长期服用可产生耐受性和依赖性，尤其是与乙醇合用时容易发生，突然停药可出现反跳和戒断症状，如失眠、焦虑、激动、震颤，甚至惊厥，故不宜长期应用。

3. 呼吸及循环抑制　静脉注射速度过快时对呼吸、心血管有抑制作用，同时应用其他中枢抑制药和乙醇等时毒性显著增强。过量时急性中毒可致昏迷及呼吸、循环抑制。一旦出现急性中毒，除采取加速药物排出、阻止吸收及对症治疗等措施外，还可应用选择性苯二氮䓬受体阻断药氟马西尼（flumazenil，安易醒）解救。

4. 其他　偶见过敏反应，表现为皮疹、白细胞减少等。本药能通过胎盘屏障并可随乳汁分泌，长期用药可致畸，妊娠早期禁用。分娩前应用大量地西泮可使新生儿肌张力降低、体温下降及呼吸被轻度抑制，产前和哺乳期妇女慎用。

（二）巴比妥类

巴比妥类（barbiturates）是巴比妥酸的衍生物，为传统的镇静催眠药。根据巴比妥类药物起效快慢和作用维持时间长短将分类如下（表 4-2）。

表 4-2　常用巴比妥类药物的作用时间与主要临床应用

类别	药物	显效时间	维持时间	主要临床应用
长效类	苯巴比妥	0.5～1.0h	6～8h	抗惊厥、抗癫痫
中效类	异戊巴比妥	15～30min	3～6h	抗惊厥
短效类	司可巴比妥	10～15min	2～3h	抗惊厥、镇静催眠

巴比妥类药物口服或肌内注射均易吸收，分布广泛，易透过胎盘，进入脑组织的速度与其脂溶性成正比。苯巴比妥脂溶性低，静脉注射需 30 分钟才显效，代谢物及原形经肾排出，排出缓慢，维持时间较长；硫喷妥钠脂溶性高，极易透过血脑屏障，故静脉注射后立即起效，后因迅速从脑组织转移至肌肉与脂肪组织中（再分布），作用维持短暂。尿液 pH 影响巴比妥类的排出，中毒时可用碳酸氢钠碱化尿液，以促进其排出。

【作用和临床应用】　巴比妥类药物能促进 GABA 与 GABA$_A$ 受体的结合，延长 Cl$^-$通道开放的时间，选择性抑制脑干网状结构上行激活系统，产生中枢抑制作用。随着剂量的增加，依次出现镇静、催眠、抗惊厥和麻醉作用，过量则麻痹延髓呼吸中枢和血管运动中枢而导致死亡。

本类药物的安全性不及苯二氮䓬类药物，且较易产生依赖性，目前已很少用于镇静催眠，已被苯二氮䓬类取代。但苯巴比妥仍用于抗惊厥、治疗强直-阵挛发作（癫痫大发作）和癫痫持续状态；硫喷妥钠仍用作静脉麻醉或麻醉诱导等。

【不良反应和注意事项】

1. 后遗效应　用药次晨可出现头晕、困倦、精神不振及精细运动不协调。

2. 耐受性　长期反复应用可产生耐受性，其原因可能是药物诱导肝药酶加速自身代谢及神经组织对巴比妥类产生适应性。

3. 依赖性　长期应用巴比妥类可使患者产生精神依赖性和生理依赖性，突然停药易发生反跳现象，迫使患者继续用药，终致成瘾。

4. 急性中毒　大剂量误服或静脉注射过量、过速，可引起急性中毒，表现为昏迷、呼吸抑制、血压下降、体温降低、休克及肾衰竭等，深度呼吸抑制是致死的主要原因。中毒解救除吸氧、保温及对症治疗以维持呼吸和循环功能外，还应同时应用高锰酸钾溶液洗胃、硫酸钠导泻（禁用硫酸镁）、碳酸氢钠碱化血液和尿液，促使巴比妥类药物由神经组织向血液转移，并可减少药物在肾小管的重吸收，加速药物从肾排出。

5. 过敏反应 少数人可出现皮疹、血管神经性水肿，偶见过敏性皮炎和剥脱性皮炎等严重反应。

（三）其他镇静催眠药

水 合 氯 醛

水合氯醛（chloral hydrate）治疗量催眠作用强而可靠，不缩短快速眼动睡眠，无后遗效应。可用于治疗失眠症，尤其是其他催眠药无效的失眠。大剂量有抗惊厥作用，可用于子痫、破伤风、小儿高热惊厥的治疗。水合氯醛对胃刺激性强，可引起恶心、呕吐、胃炎等，须稀释后口服或灌肠。久服可产生耐受性、依赖性。胃炎、溃疡病和严重心、肝、肾疾病患者禁用。

唑 吡 坦

唑吡坦（zolpidem）为咪唑吡啶类镇静催眠药，作用类似苯二氮䓬类，可选择性激动 BZ$_1$ 受体，调节 Cl$^-$ 通道，产生中枢抑制作用。镇静催眠作用强，但抗焦虑、肌肉松弛和抗惊厥作用较弱。唑吡坦可缩短入睡时间、减少觉醒次数、不影响快速眼动睡眠，后遗效应、耐受性、依赖性和成瘾性均较轻，对认知、记忆的影响也较苯二氮䓬类小。主要用于短暂性、偶发性失眠症或慢性失眠的治疗。中毒时可用氟马西尼解救。小儿、孕妇禁用。

佐 匹 克 隆

佐匹克隆（zopiclone，唑比酮）为环吡咯酮类的第三代镇静催眠药物，与苯二氮䓬类有相同的受体结合部位，但作用于不同区域，有相似的抗焦虑、镇静、催眠、抗惊厥和肌肉松弛作用。与其他镇静催眠药比较，具有起效快、维持时间长、对快速眼动睡眠影响小等特点。能减少梦境，提高睡眠质量，后遗效应轻，无明显的耐受性和依赖性。主要用于各种原因引起的失眠症。不良反应可见口苦、口干、肌无力、头痛等，长期服药后突然停药可出现戒断症状。

链接

按需用药的治疗原则

世界卫生组织提出了按需治疗和小剂量间断使用催眠药物的治疗原则。对于需要长期药物治疗的慢性失眠患者，提倡间断性用药，可推荐按需用药。有临床证据的按需使用镇静催眠药物的具体策略：①预期入睡困难时，于上床前 15 分钟服用；②根据夜间睡眠的需求，于上床 30 分钟后仍不能入睡时，或比通常起床时间早 5 小时醒来，无法再次入睡时服用；③根据白天活动的需求，即当次日白天有重要工作或事情时服用。

案例 4-2

患者，男，75 岁。主诉：失眠。医生所开处方如下，请分析是否合理。

地西泮 5mg×30 片

用法：5mg 口服 睡前服

二、抗 惊 厥 药

惊厥是由疾病或药物等多种原因引起的中枢神经过度兴奋而致全身骨骼肌不自主地强直性收缩。多见于高热、子痫、破伤风、强直-阵挛发作和中枢兴奋药中毒等。常用抗惊厥药有苯二氮䓬类、巴比妥类和水合氯醛等药物。此外，硫酸镁注射给药具有抗惊厥作用。

硫 酸 镁

硫酸镁（magnesium sulfate）口服吸收少，只有泻下和利胆作用；静脉注射或肌内注射可产生中枢抑制、抗惊厥和降压作用。神经化学传递和骨骼肌收缩均需 Ca^{2+} 参与，Mg^{2+} 与 Ca^{2+} 化学性质相似，可

以特异性地竞争 Ca^{2+} 结合位点,拮抗 Ca^{2+} 的作用,如运动神经末梢乙酰胆碱释放减少致骨骼肌松弛,拮抗作用于血管平滑肌的 Ca^{2+} 致血管扩张血压下降。硫酸镁注射给药可用于各种惊厥,尤其对子痫有较好的作用;也可用于高血压危象的治疗。

Mg^{2+} 浓度过高则可抑制延髓呼吸中枢和血管运动中枢,引起呼吸抑制、血压剧降、心搏骤停而导致死亡。腱反射消失常为呼吸停止的先兆,故在用药过程中应经常检查,以防用药过量。若用药不当引起急性 Mg^{2+} 中毒,应立即进行心肺复苏,静脉缓慢注射钙剂对抗。

第2节 抗癫痫药

癫痫是由于大脑局部神经元异常高频率放电,并向周围正常组织扩散而出现的大脑功能失调综合征,具有突发性、短暂性和反复发作的特点。按病因可分为原发性癫痫和继发性癫痫两种。前者与遗传等因素有一定关系,后者常由脑部外伤、肿瘤、感染、发育异常、脑血管疾病或某种代谢异常引起。

抗癫痫药能抑制脑细胞异常放电的产生或扩散,从而阻止运动、感觉、意识的异常或精神失常发生。临床常用的抗癫痫药有苯妥英钠、卡马西平、苯巴比妥、乙琥胺、丙戊酸钠等。

> **链接**
>
> **癫痫的分类**
>
> 2017 年 3 月,国际抗癫痫联盟(ILAE)发布了最新的癫痫发作及癫痫分类修订指南,将癫痫发作分为局灶性起源、全面性起源和不能明确的发作三大类。全面性起源包括强直-阵挛发作(又称大发作)、失神发作(又称小发作)、肌阵挛发作、阵挛发作、强直发作、失张力发作。既往的"简单部分性发作"现被推荐称为"意识清楚的局灶发作","复杂部分性发作(精神运动性发作)"则被推荐称为"伴意识障碍的局灶发作","部分继发全面发作"更新为局灶性进展性双侧强直-阵挛。依据 ILAE 最新癫痫发作及癫痫分类指南,新局灶性起源的癫痫包括自动症、行为终止发作、过度运动发作、自主神经发作及情绪发作;新全面性起源的癫痫包括眼睑肌阵挛伴失神、肌阵挛发作、肌阵挛-失张力发作、肌阵挛强直-阵挛发作。另外,失张力发作、阵挛发作、癫痫性痉挛、肌阵挛及强直性发作既可能为局灶性起源也可能为全面性起源。癫痫持续状态是一种以持续的癫痫发作为特征的病理状态,在此状态下,癫痫发作持续足够长的时间或在足够短的时间间隔内反复出现,从而造成不变而持久的癫痫状态。

一、常用抗癫痫药

苯 妥 英 钠

【体内过程】 苯妥英钠(phenytoin sodium,大仑丁)口服吸收缓慢且不规则,连续服药 6~10 日才能达到有效血浓度。因其钠盐呈强碱性(pH=10.4),刺激性大,不宜肌内注射,可缓慢静脉注射。血浆蛋白结合率约 90%,易通过血脑屏障。主要在肝内代谢,由肾排出。由于代谢能力受遗传因素的影响,其血药浓度个体差异较大,临床用药应注意剂量的个体化。

【作用和临床应用】 苯妥英钠对多种组织的可兴奋性细胞膜(神经元和心肌细胞膜等)均有膜稳定作用。对高频异常放电神经元的 Na^+、Ca^{2+} 通道阻滞作用明显,抑制其高频反复放电,对正常低频放电的神经元无明显影响。

1. 抗癫痫 对强直-阵挛发作(大发作)、简单部分性发作疗效最佳,具有疗效高、无催眠作用等优点;其次是癫痫持续状态和精神运动性发作(复杂部分性发作);对失神发作(小发作)和肌阵挛发作无效,有时甚至会使病情恶化。在临床上是治疗大发作和部分性发作的首选药。

2. 抗外周神经痛 包括三叉神经痛、舌咽神经痛和坐骨神经痛等。此作用也与其可稳定神经细胞膜有关。

3. 抗心律失常 主要用于室性心律失常，是强心苷中毒引起室性心律失常的首选药物。

【不良反应和注意事项】

1. 局部刺激 最常见的是胃肠道反应，如恶心、呕吐、上腹部疼痛等，宜饭后服用。静脉注射可致静脉炎，不可与其他药品混合，推注速度宜慢，应防止药液外溢。

2. 牙龈增生 长期用药可致牙龈增生，此反应与部分药物从唾液排出，继而刺激胶原组织增生有关。青少年多见，发生率约20%。该反应多见于青少年，注意口腔卫生、经常按摩牙龈可防止或减轻。一般停药3～6个月可恢复。

3. 神经系统反应 用药量过大或用药时间过长，可致眩晕、头痛、共济失调、眼球震颤等，严重者可引起中毒性脑病，出现精神错乱、甚至昏睡或昏迷等。

4. 造血系统反应 因本药可抑制二氢叶酸还原酶，久服可致巨幼细胞贫血，宜补充甲酰四氢叶酸。还可见粒细胞缺乏、血小板减少、再生障碍性贫血等，应定期检查血常规。

5. 过敏反应 可见药物热、皮疹、粒细胞减少、血小板减少、再生障碍性贫血等，偶见肝损害。

6. 其他 本药为肝药酶诱导剂，可加速维生素 D 代谢，可致低钙血症、佝偻病或软骨病，必要时用维生素 D 防治。久服骤停可使癫痫加重，甚至诱发癫痫持续状态。有致畸作用。

【药物相互作用】

1. 苯妥英钠为肝药酶诱导剂，可加速皮质类固醇、避孕药等多种药物的代谢，降低其疗效。联合应用时，应注意调整后者的剂量。

2. 乙酰水杨酸、苯二氮䓬类可与苯妥英钠竞争血浆蛋白结合部位，使苯妥英钠血药浓度增加；氯霉素、异烟肼可抑制肝药酶活性，从而提高苯妥英钠的血药浓度。

 案例 4-3

患者，女，30岁。患癫痫病已5～6年，每月发作5～6次，常于夜间发作，发作时四肢抽搐，口吐白沫，口中发出猪羊叫声，属典型的癫痫大发作。一直服用苯妥英钠进行治疗，近来，患者出现乏力、头晕、活动后气短、心悸等症状。诊断：巨幼细胞贫血。

问题： 该患者应用何药治疗？为什么？

卡 马 西 平

卡马西平（carbamazepine，酰胺咪嗪）口服吸收缓慢且不规则，2～4 小时血药浓度达高峰。经肝代谢生成的环氧化物仍有抗癫痫活性，其强度近似卡马西平，进一步代谢后由肾排出。

【作用和临床应用】

1. 抗癫痫 卡马西平是一种安全、有效、广谱的抗癫痫药，对复杂部分性发作有良好疗效，可作为首选药。对大发作和简单部分性发作也有效，对复杂部分性发作疗效优于其他抗癫痫药，尤其适用于伴有精神症状的癫痫，对失神发作效果差。

2. 治疗外周神经痛 本药对三叉神经痛和舌咽神经痛的疗效优于苯妥英钠；也可用于糖尿病性、外伤性及疱疹后外周神经痛。

3. 抗躁狂抑郁症 本药对使用锂盐无效的躁狂、抑郁症有效；尚能减轻或消除精神分裂症的躁狂和妄想症状；还可改善癫痫患者的精神症状。

【不良反应和注意事项】 用药初期可见头晕、眩晕、恶心、呕吐和共济失调等，亦可见皮疹和心血管反应，一般不需中断治疗，一周左右逐渐消失。治疗浓度与中毒浓度接近，稍大剂量可致甲状腺功能减退、房室传导阻滞，应注意控制剂量，少数人可有骨髓造血功能抑制、肝损害、幻觉、抽搐、系统性红斑狼疮样综合征等。

青光眼、心血管严重疾患和老年患者慎用。心、肝、肾功能不全者，以及妊娠初期和哺乳期妇女禁用。

苯 巴 比 妥

苯巴比妥（phenobarbital，鲁米那）可用于治疗大发作和癫痫持续状态，对精神运动性发作及小发作的效果不如卡马西平。因本药起效快、毒性低、价廉而常用，但因中枢抑制作用明显，很少作为首选药。

扑 米 酮

扑米酮（primidone，扑痫酮）口服吸收较快，在体内经肝代谢为苯巴比妥和苯乙基丙二酰胺，两者均有抗癫痫作用。原形或代谢产物主要经肾排泄，可通过胎盘，也可经乳汁分泌。主要用于大发作及部分性发作，对精神运动性发作也有效。不良反应与苯巴比妥相似。

乙 琥 胺

乙琥胺（ethosuximide）口服吸收良好，大部分在肝内代谢灭活，主要经肾排泄。仅对失神性小发作有效，对其他类型无效，可作为治疗失神发作的首选药。

常见不良反应有食欲缺乏、恶心、呕吐、嗜睡、眩晕等，偶见粒细胞减少、血小板减少及再生障碍性贫血，长期用药应注意检查血常规。

丙 戊 酸 钠

丙戊酸钠（sodium valproate）为广谱抗癫痫药。口服吸收快而完全，主要经肝脏代谢，经肾排泄。可用于各型癫痫，对大发作的疗效不及苯妥英钠和苯巴比妥，但对使用苯妥英钠和苯巴比妥无效者仍有效；对小发作的疗效优于乙琥胺，但因其肝毒性不作为首选药；对非典型失神发作的疗效不及氯硝西泮；对精神运动性发作的疗效近似卡马西平。可作为大发作合并小发作的首选药，对其他药物未能控制的顽固性癫痫可能有效。

常见不良反应有食欲缺乏、恶心、呕吐、嗜睡、乏力、精神不集中、震颤及共济失调等，与血药浓度相关。每日最大用量不宜超过 1800mg，并应进行血药浓度监测。本药也可致肝损害，常见于用药后半年左右，严重者可出现肝衰竭。用药者应定期检查肝功能。

氟 桂 利 嗪

氟桂利嗪（flunarizine，西比灵）为选择性钙通道阻滞药，近年来发现它具有较强的抗惊厥作用，对多种动物癫痫模型均有不同程度的治疗作用。适用于各型癫痫，尤其对部分性发作、大发作疗效好。不良反应有嗜睡、乏力，长期用药有锥体外系症状等。

托 吡 酯

托吡酯（topiramate）为广谱抗癫痫药，对各类癫痫发作均有效。其中对大发作及部分性发作疗效好，可作为辅助药物治疗难治性癫痫。常见的不良反应有共济失调、注意力受损、意识模糊、头晕、疲劳、感觉异常、嗜睡和思维异常等。

二、抗癫痫药应用原则

1. 合理选择药物　不同发作类型的患者应选择不同的抗癫痫药（表 4-3）。发作类型诊断不准、选药不当是治疗失败的重要原因。

2. 症状性癫痫应去除病因　如治疗脑寄生虫病、切除脑瘤等时，残余病灶和术后瘢痕形成仍可引起癫痫发作，亦需药物治疗。

3. 治疗方案个体化　不同患者对药物反应的个体差异较大。一般尽量采用单一药物治疗，宜从小剂量开始，逐渐增加剂量，以可控制发作且不引起严重不良反应为宜。更换药物时采取逐渐过渡的方式，即在原用药物的基础上逐渐加用新药，待新药发挥疗效后，再逐渐减量至停用原药。

4. 长期用药　癫痫症状完全控制后应至少维持 2～3 年再逐渐停药。一般大发作患者减药过程至少需一年，小发作至少需 6 个月。有些患者需终生用药。

5. 定期检查　用药期间应密切注意药物的不良反应。要定期进行血、尿、肝功能等检查，必要时进行血药浓度监测。

表 4-3　抗癫痫药物的选择

癫痫发作类型	临床常用药物
强直-阵挛发作（大发作）	苯妥英钠、苯巴比妥、卡马西平、丙戊酸钠、扑米酮
癫痫持续状态	地西泮、苯巴比妥、苯妥英钠、劳拉西泮
失神发作（小发作）	乙琥胺、丙戊酸钠、氯硝西泮、扑米酮
复杂部分性发作（精神运动性发作）	卡马西平、苯妥英钠、丙戊酸钠、苯巴比妥、扑米酮
部分性发作	苯妥英钠、卡马西平、苯巴比妥、丙戊酸钠
肌阵挛发作	氯硝西泮、硝西泮、丙戊酸钠、糖皮质激素

第 3 节　抗精神失常药

精神失常是一类由多种原因引起的情感、思维和行为异常的精神活动障碍性疾病。根据临床症状的不同，可分为精神分裂症、躁狂症、抑郁症和焦虑症等。治疗这些疾病的药物统称为抗精神失常药，根据临床应用又可分为抗精神病药、抗躁狂症药、抗抑郁症药及抗焦虑药。

一、抗精神病药

精神分裂症是以思维、情感、行为不协调，精神活动与现实脱离为主要特征的一类常见精神病。根据临床症状将精神分裂症分为Ⅰ型和Ⅱ型。Ⅰ型以幻觉和妄想等阳性症状为主，Ⅱ型以情感淡漠、主动性缺乏等阴性症状为主。本节述及的药物主要对精神分裂症阳性症状效果好，部分药物对阴性症状效果差甚至无效。

精神分裂症的病因尚未完全阐明。目前认为是由中枢多巴胺能神经功能亢进所致。抗精神病药通过阻断中枢多巴胺受体来治疗精神分裂症，对其他精神病的躁狂症状也有效，故称抗精神病药。根据化学结构可分为吩噻嗪类、硫杂蒽类、丁酰苯类及其他抗精神病药物。

案例 4-4

患者，男，23 岁。言行怪异、出现幻觉妄想 1 年入院。1 年前因父亲病故和失恋，出现失眠、行为呆滞，逐渐对社交、工作、劳动、生活和学习失去兴趣，不易近人。近日又出现失眠、多疑、自言自语、幻听幻视、有时无故发笑等现象。诊断为精神分裂症偏执型，给予氯丙嗪治疗 3 个月，病情好转。但逐渐出现肌张力增高、面容呆板、肌肉震颤、流涎等症状。

问题：该患者为什么可以用氯丙嗪治疗？患者用药一段时间后出现肌张力增高、面容呆板、肌肉震颤、流涎等症状的原因是什么？应如何治疗？

（一）吩噻嗪类

氯　丙　嗪

氯丙嗪（chlorpromazine，冬眠灵）是第一个问世的吩噻嗪类抗精神病药，其应用始于 1952 年，在法国首次使用其治疗兴奋性躁动患者获得成功，不仅控制了患者的兴奋、躁动等症状，而且对其他精神症状也有效。由此精神分裂症的药物治疗有了重大突破，至今氯丙嗪仍广泛应用。

【体内过程】　口服吸收慢而不规则，2～4 小时血药浓度达峰值，胃内食物或同服胆碱受体阻断药可显著延缓其吸收。肌内注射吸收迅速，15 分钟起效，生物利用度比口服高 3～4 倍，但局部刺激性强，应深部肌内注射。氯丙嗪的血药浓度个体差异大，不同个体口服相同剂量氯丙嗪后血药浓度可相差 10 倍以上，故用药剂量应个体化。本药易通过血脑屏障，脑内浓度可达血浆浓度的 10 倍。主要由肝代谢，经肾排出。本药脂溶性高，可蓄积于脂肪组织，因此排泄较慢，停药数周甚至半年，尿中仍可检出其代谢物，故维持时间长。

【作用】　氯丙嗪主要阻断脑内多巴胺受体，此为其为抗精神病作用的主要机制，同时也是长期应用产生不良反应的基础。此外，还可阻断 α 受体、M 受体，因此作用广泛而复杂。

1. 对中枢神经系统的作用

（1）镇静安定和抗精神病作用　氯丙嗪对中枢神经系统有较强的抑制作用。①能明显减少动物的自发活动和攻击行为，使之驯服而易于接近；②正常人口服 100mg 氯丙嗪后，表现为镇静、安定、活动减少、情感淡漠、对周围事物不关心，在安静环境下易诱导入睡，但易唤醒，醒后神志清醒，且加大剂量不引起麻醉；③精神分裂症患者用药后，在不引起明显镇静的情况下，可迅速控制兴奋躁动状态，继续用药（6 周至 6 个月）可使异常的精神活动和行为（如躁狂、幻觉、妄想等症状）逐渐消除，理智恢复、情绪安定、生活自理，此作用不产生耐受性。

氯丙嗪等吩噻嗪类药物的抗精神病作用主要是通过阻断中脑-皮质通路和中脑-边缘系统通路的多巴胺受体而产生的。

> **链接**
>
> ### 中枢多巴胺能神经通路
>
> 多巴胺是中枢的一种重要的神经递质，脑内的多巴胺神经通路主要有四条：①中脑-皮质通路。②中脑-边缘系统通路（以上两条通路均与精神、情绪及行为活动有关）。目前认为，精神分裂症主要与这两个通路的功能亢进有关。③黑质-纹状体通路（与锥体外系的运动功能有关）。④结节-漏斗通路（与内分泌活动、体温调节有关）。此外，延髓催吐化学感受区也有多巴胺受体分布。

（2）镇吐作用　氯丙嗪有强大的镇吐作用。小剂量可阻断延髓催吐化学感受区的多巴胺受体，大剂量能直接抑制呕吐中枢，产生镇吐作用。但对刺激前庭神经（晕车、晕船等）引起的呕吐无效。

（3）对体温调节的影响　氯丙嗪对下丘脑体温调节中枢有很强的抑制作用，使体温调节失灵。其特点如下：①对体温的影响随环境温度的变化而改变，环境温度越低，其降温作用越明显，如配合物理降温，可使体温降至正常水平以下（34℃），但在高温环境下则可使体温升高；②既能降低发热患者的体温，也能降低正常人的体温，与解热镇痛药显著不同。

（4）加强中枢抑制药的作用　氯丙嗪可加强镇痛药、镇静催眠药、麻醉药、抗组胺药和乙醇等药物的中枢抑制作用，与上述药物合用时，应适当减量，以免加深对中枢神经系统的抑制，特别是与吗啡、哌替啶等合用时应注意呼吸抑制和血压降低。

2. 对自主神经系统的作用

（1）阻断 α 受体　氯丙嗪可阻断 α 受体，使血管扩张，血压下降，翻转肾上腺素的升压作用，但连续用药可产生耐受性，且有较多副作用，不宜用于高血压的治疗。

（2）阻断 M 受体　氯丙嗪有较弱的阻断 M 受体作用，较大剂量可引起口干、便秘和视物模糊等副作用。

3. 对内分泌系统的影响　氯丙嗪可阻断结节-漏斗通路中的多巴胺受体，从而影响内分泌系统的功能。①减少下丘脑释放催乳素抑制因子，使催乳素分泌增加，引起乳房增大和泌乳等；②抑制促性腺激素的释放，使卵泡刺激素和黄体生成素分泌减少，因而抑制性周期，延迟排卵和引起停经；③抑制促肾上腺皮质激素的释放，使肾上腺皮质激素分泌减少；④抑制生长激素释放，可用于巨人症的治疗。

【临床应用】

1. 治疗精神分裂症　氯丙嗪主要用于治疗各型精神分裂症，对急性患者疗效较好，可消除患者的兴奋、躁狂、幻觉、妄想等症状，使患者的思维、情感和行为趋向一致，恢复理智和生活自理能力，但不能根治，需长期用药维持疗效。由于疗效确切、安全和价廉，氯丙嗪仍是治疗精神分裂症的常用药物。也可用于治疗躁狂症及其他伴有兴奋、紧张、妄想及幻觉等症状的精神病。

2. 呕吐和顽固性呃逆　对各种疾病（癌症、尿毒症、胃肠炎、放射病）及某些药物（吗啡、强心苷类等）引起的呕吐有效，对顽固性呃逆具有显著疗效。但对晕动病所致的呕吐无效。

3. 人工冬眠和低温麻醉　氯丙嗪与哌替啶、异丙嗪组成冬眠合剂，配合物理降温，可使体温降至正常水平以下，使患者处于类似动物的冬眠状态，称为人工冬眠。此时患者深睡，基础代谢、体温、组织耗氧量均降低，机体对缺氧、缺血的耐受力增强，对各种病理性刺激的反应性降低，并可使血管扩张，改善微循环，保护心、脑、肾等重要器官，有利于机体度过危险的缺氧、缺能阶段。人工冬眠疗法用于严重感染、中毒性高热、高热惊厥、甲状腺危象、中暑等病症的辅助治疗。将物理降温与氯丙嗪配伍应用，使患者体温降至 34℃ 或更低，称为低温麻醉，机制与人工冬眠相似，以利于进行心脏和大血管的直视手术。

🧰 案例 4-5

患者，男，25 岁，精神分裂症急性期治疗，所开处方如下，请分析处方是否合理。

盐酸氯丙嗪注射液　　10mg×5

用法：50mg　　静脉注射

盐酸异丙嗪注射液　　25mg×2

用法：50mg　　静脉注射

【不良反应和注意事项】

1. 一般不良反应　常见中枢抑制症状（嗜睡、淡漠、乏力），M 受体阻断症状（视物模糊、口干、便秘、眼压升高），α 受体阻断症状（心动过速、血压下降）。肌内注射时，局部刺激性较强，宜深部肌内注射。静脉注射可引起血栓性静脉炎，应以 0.9% 氯化钠溶液或葡萄糖溶液稀释后缓慢注射。

2. 锥体外系反应　是长期大剂量应用氯丙嗪最常见而特有的不良反应。

（1）帕金森综合征　多在用药后数周或数月发生，发生率为 30%。出现肌张力增高、面容呆板（面具脸）、动作迟缓、肌肉震颤、流涎等，多见于中老年人。

（2）静坐不能　表现为坐立不安、反复徘徊，以中年患者多见。

（3）急性肌张力障碍　多发生于用药 1～5 天内，青少年多见。由于舌、面、颈部及背部肌肉痉挛，患者会出现强迫性张口、伸舌、斜颈、呼吸运动障碍及吞咽困难。

以上三种症状是氯丙嗪阻断黑质-纹状体通路的多巴胺受体后，纹状体中多巴胺功能减弱，胆碱能神经功能占优势所致。其发生率与给药剂量、疗程和个体因素有关。一般减量或停药后症状即可消失，严重时可用中枢抗胆碱药苯海索缓解。

（4）迟发性运动障碍　较少见，多在长期服用氯丙嗪后出现，停药后持久存在。表现为不自主的刻板运动，出现吸吮、舔舌、咀嚼的口-舌-颊三联征，可伴有躯干或肢体的舞蹈样动作。可能是由氯丙嗪长期阻断多巴胺受体，使该受体上调所致。一旦发生先兆症状如唇肌、眼肌抽搐，应及时停药，部分患者停药后在 3 个月内症状减轻，但许多患者的症状难以消失，用抗胆碱药反而使症状加重。目前尚无特效治疗方法，长期用药时采用小剂量维持给药可减少该症状的发生。

3. 过敏反应　常见有皮疹、光敏性皮炎，少数患者出现肝细胞内微胆管阻塞性黄疸及粒细胞缺乏，应立即停药，及时应用粒细胞集落刺激因子进行治疗，并积极预防感染。

4. 急性中毒　一次使用大剂量氯丙嗪可致急性中毒，患者出现嗜睡、血压下降甚至休克，并出现心肌损害，如心动过速、心电图异常，应立即停药，采取对症治疗。升压药物可用去甲肾上腺素，禁用肾上腺素。

5. 内分泌系统反应　长期用药可引起内分泌紊乱，如乳房肿大及溢乳、月经不调等；儿童使用可致生长缓慢。

本药禁用于有癫痫病史者、昏迷、青光眼、严重肝损害、乳腺增生及乳腺癌患者。伴有心血管疾病的老年人慎用。冠心病患者使用本药易致猝死，应加以注意。

其他吩噻嗪类药物

奋乃静（perphenazine）、氟奋乃静（fluphenazine）及三氟拉嗪（trifluoperazine）是吩噻嗪类中的哌嗪衍生物，它们的共同特点如下：①抗精神病作用较氯丙嗪强；②镇静作用弱；③锥体外系反应明显。以氟奋乃静、三氟拉嗪疗效较好，最为常用；但锥体外系不良反应显著，镇静作用弱。硫利达嗪（thioridazine）为吩噻嗪类中的哌啶衍生物，其抗精神病作用不如氯丙嗪，但镇静作用强、锥体外系反应小、作用缓和，适用于门诊患者及年老体弱者。各药特点见表4-4。

表4-4　吩噻嗪类抗精神病药作用比较

药物	抗精神病剂量（mg/d）	抗精神病疗效	镇静作用	锥体外系反应	降压作用
氯丙嗪	300～800	+	+++	++	++
氟奋乃静	1～20	++	+	+++	+
三氟拉嗪	6～20	++	+	+++	+
奋乃静	8～32	++	++	+++	+
硫利达嗪	200～600	+/-	+++	+	+++

注：+++，强；++，中等；+，弱；+/-，弱或无。

（二）硫杂蒽类

氯普噻吨

氯普噻吨（chlorprothixene，泰尔登）是本类药的代表药物，与氯丙嗪比较，具有以下特点：镇静作用强，调整情绪、控制焦虑抑郁的作用较强，而抗幻觉、妄想的作用较弱。常用于伴有焦虑、抑郁症状的精神分裂症、焦虑性神经官能症及更年期抑郁症。不良反应与氯丙嗪相似，但锥体外系反应轻。

氟哌噻吨

氟哌噻吨（flupentixol，三氟噻吨）的抗精神病作用与氯丙嗪相似，还可抑制神经末梢对 NA 和 5-HT 的再摄取，兼有抗抑郁作用。适用于伴有情感淡漠、幻觉、焦虑及抑郁的急、慢性精神分裂患者。本药可抑制 NA 及 5-HT 的再摄取，故禁用于躁狂症患者。不良反应同氯丙嗪，锥体外系反应较常见。偶有猝死现象。

（三）丁酰苯类

氟哌啶醇

氟哌啶醇（haloperidol，氟哌丁苯）的作用和应用与吩噻嗪类相似，虽化学结构与氯丙嗪完全不同，却能选择性阻断多巴胺 D_2 样受体，具有很强的抗精神病作用。常用于 I 型精神分裂症、躁狂症及多种原因引起的呕吐和顽固性呃逆。锥体外系反应发生率高达80%，以急性肌张力障碍和静坐不能较多见，长期大剂量应用可致心肌损伤。曾有致畸报道，并可从乳汁中排出，孕妇、哺乳期妇女禁用。

氟哌利多

氟哌利多（droperidol，氟哌啶）作用同氟哌啶醇，其在体内代谢快，故作用更快、更强、更短。临床常作为一种强安定药与镇痛药芬太尼合用，使患者处于一种特殊的麻醉状态，即痛觉消失、精神恍惚、活动减少、对周围环境淡漠。该方法被称为神经阻滞镇痛术，可用于小手术（如清创）、内镜检查、造影等，也可用于麻醉前给药、呕吐及控制精神患者的攻击行为等。

（四）其他抗精神病药物

氯 氮 平

氯氮平（clozapine，氯扎平）为广谱神经安定剂。疗效与氯丙嗪相当，但作用更迅速，多在 1 周内见效。能较快控制患者的兴奋躁动、焦虑不安及幻觉、妄想症状。常用于其他抗精神病药无效或锥体外系反应明显的精神分裂症患者。本药几乎无锥体外系反应，久用也不会引起迟发性运动障碍，但可引起粒细胞减少甚至缺乏。用药期间应定期检查血常规。

利 培 酮

利培酮（risperidone，利司培酮）为新一代抗精神病药，对 I 型精神分裂症（如幻觉、妄想、思维障碍等）和 II 型精神分裂症均有效，常用于治疗首发急性或慢性患者。该药对精神分裂症患者的认知功能障碍和继发性抑郁也有治疗作用。因利培酮有效剂量小、用药方便、见效快，锥体外系反应轻且抗胆碱样作用和镇静作用弱，易被患者接受，自 20 世纪 90 年代推广应用于临床以来，已成为治疗精神分裂症的一线药物。

舒 必 利

舒必利（sulpiride，硫苯酰胺）能选择性阻断中脑-边缘系统通路的多巴胺 D_2 受体，有一定的抗抑郁作用。常用于紧张型精神分裂症，可改善患者与周围的接触，减轻幻觉和妄想；可使情绪低落、抑郁等症状的患者情绪活跃；也可用于长期应用其他药物治疗无效的精神分裂症患者；对顽固性恶心呕吐有效。锥体外系反应较轻。

二、抗躁狂抑郁症药

躁狂抑郁症又称情感性精神障碍，分躁狂和抑郁两种症状，可单独一种症状反复发作，也可两种症状交替出现。其发病机制与脑内单胺类神经递质改变有关，脑内 5-HT 含量降低是两者发病的共同基础。在此基础上，如去甲肾上腺素功能亢进，则表现为躁狂症，反之则表现为抑郁症。抗躁狂抑郁症药通过调节脑 5-HT、NA 及多巴胺能神经递质的含量与受体功能而发挥治疗作用。

（一）抗躁狂症药

碳 酸 锂

碳酸锂（lithium carbonate）口服吸收快，但透过血脑屏障进入脑组织较慢，故显效慢，连续用药 2～3 周方可充分显效。在体内不被代谢，主要经肾排泄。

【作用和临床应用】 治疗量对躁狂症和精神分裂症的躁狂症状有显著疗效，可使患者的言语、行为恢复正常，尤其对急性躁狂和轻度躁狂效果明显。主要用于躁狂症，但有时对抑郁也有效，故有情绪稳定药之称。

【不良反应和注意事项】 锂盐安全范围窄，血药浓度超过 2mmol/L 即可中毒。随着血药浓度的增加，轻者出现头晕、口干、恶心、呕吐、腹痛、腹泻、多尿，严重者可出现精神紊乱、视物不清、意识模糊、反射亢进、肌肉震颤、癫痫发作等综合征，甚至昏迷、休克、急性肾衰竭、死亡。故有条件的医院应开展血药浓度监测，发现血锂浓度过高时立即减量或停药，并适当补充 0.9%氯化钠注射液以促进锂盐的排泄。

（二）抗抑郁症药

抗抑郁症药主要指通过调节脑内 5-羟色胺能神经和（或）去甲肾上腺素能神经功能而改善情绪、振奋精神的药物。临床应用的药物包括三环类抗抑郁药、5-HT 再摄取抑制药、NA 再摄取抑制药和多巴胺再摄取抑制药。

案例 4-6

患者，女，26 岁。近 1 个月晨起感觉不适，头晕、乏力、无食欲。上班无精神，注意力不集中，记忆力减退，大脑反应迟钝，整日感觉空虚，心情抑郁，常出纰漏。自认有"抑郁症"，怕同事看出来，内心苦闷，还要强装无事。头脑中不时会闪出"死了算了，早晚要被这个世道淘汰出局"的想法。后医院就诊确诊为抑郁症，开始服用丙米嗪，由于视物模糊、头晕、失眠等不良反应，改为氟西汀治疗，结合心理治疗 3 个月后自觉全身不适、头晕、乏力等症状明显改善，精神振奋，情绪明显好转。

问题：氟西汀为什么能够治疗抑郁症？三环类抗抑郁症药的作用和不良反应有哪些？

丙 米 嗪

丙米嗪（imipramine，米帕明）口服吸收良好，血浆 $t_{1/2}$ 为 10～20 小时。经肝代谢，经肾排出。

【作用和临床应用】

1. 对中枢神经系统的作用　丙米嗪可阻断 NA 及 5-HT 在神经末梢的再摄取，使突触间隙中两种递质的浓度增高，促进突触传递功能，发挥抗抑郁作用。丙米嗪对内源性及更年期抑郁症的疗效较好，对反应性抑郁症次之，对精神病的抑郁症状效果较差；还可用于强迫症的治疗；对伴有焦虑的抑郁症效果明显，也可用于恐惧症。

2. 对自主神经系统的作用　治疗量的丙米嗪有明显阻断 M 受体的作用。患者有时出现阿托品样反应，与其副作用有关。

3. 对心血管系统的作用　治疗量的丙米嗪通过阻断支配心肌组织的神经突触间隙 NA 的再摄取，使心肌中 NA 的含量增高，从而引起心动过速甚至心律失常。此外，本药对心肌尚有奎尼丁样作用。

【不良反应和注意事项】

1. 一般不良反应　如口干、视物模糊、眼压升高、便秘及尿潴留等，是药物阻断 M 受体所致。

2. 中枢神经反应　包括乏力、震颤、反射亢进、共济失调、精神紊乱、癫痫样发作等。

3. 心脏毒性　过量应用可致心动过速、直立性低血压、心律失常、心电图异常等。

4. 过敏反应　极少数患者用药后可出现皮疹、粒细胞减少及黄疸，故长期服药应定期复查血常规和肝功能。

心血管病患者、5 岁以下小儿慎用。肝及肾功能不全、前列腺肥大、青光眼、孕妇、甲状腺功能亢进者禁用。

其他三环类抗抑郁药有阿米替林、多塞平（多虑平）、氯米帕明等。三环类抗抑郁药的作用特点见表 4-5。

表 4-5　三环类抗抑郁药作用比较

药物	$t_{1/2}$（h）	抑制单胺类递质再摄取		镇静作用	抗胆碱作用
		5-HT	NA		
丙米嗪	6～20	+++	++	++	++
阿米替林	32～40	+++	+	+++	+++
多塞平	8～24	+	+	+++	+++
氯米帕明	21～31	+++	+	+++	++

注：+++，较强；++，中等；+，较弱。

马 普 替 林

马普替林（maprotiline）为近年来合成的广谱抗抑郁药，能选择性抑制 NA 的再摄取，对 5-HT 再摄取几乎无影响。作用与丙米嗪相似，有以下特点：①起效快，3～4 天见效；②对心肌损害小，患者易耐受；③尚有抗焦虑作用，抗胆碱作用远比氯米帕明弱。适用于各种抑郁症的治疗，尤其是老年患者和伴有心脏病的抑郁症患者。不良反应少。

选择性 5-羟色胺再摄取抑制剂

选择性 5-羟色胺再摄取抑制剂（SSRI）是 20 世纪 80 年代研发并试用于临床的一类新型抗抑郁药物，现正逐渐取代三环类抗抑郁药，成为治疗抑郁症的首选药物。目前常用的有氟西汀、帕罗西汀、舍曲林、氟伏沙明及西酞普兰。选择性 5-羟色胺再摄取抑制剂治疗抑郁症，副作用少而轻，很少引起镇静作用，对心脏没有毒性作用，对心血管和抗胆碱的副作用轻微，安全性较高。前列腺肥大和青光眼患者可用。

氟西汀（fluoxetine，氟苯氧丙胺）是一种强效选择性 5-HT 再摄取抑制剂，对抑郁症的疗效与三环类抗抑郁药相当，还具有抗焦虑作用。常用于各型抑郁症、焦虑症、强迫症及神经性贪食症。本药安全范围较大，不良反应轻。偶可发生恶心、呕吐、头痛、失眠、易激动、乏力、震颤及惊厥等。肝功能不全者服药后半衰期延长，应注意调整给药间隔。孕妇、哺乳期妇女、同时服用单胺氧化酶抑制剂的患者及对本药过敏者禁用。

帕罗西汀（paroxetine，赛乐特）为选择性中枢神经 5-HT 再摄取抑制剂，可使突触间隙 5-HT 递质浓度增高，从而发挥治疗抑郁症的作用。对其他递质作用较弱，对自主神经系统和心血管系统的影响较小。可用于各种类型的抑郁症。常见不良反应为口干、便秘、视物模糊、恶心、头痛、震颤等。

曲 唑 酮

曲唑酮（trazodone）抗胆碱作用及对心血管的影响较轻，是较安全的抗抑郁药，适用于老年性抑郁症及伴有心血管疾病的抑郁症患者。不良反应较小，用药较安全。

三、抗 焦 虑 药

焦虑症是一种以广泛和持续性情绪焦虑为特征的神经官能症，主要表现是反复发作性惊恐不安或持续性精神紧张，常伴有自主神经功能紊乱。其症状包括紧张、忧虑、恐惧、心悸、头痛、失眠、多梦、消化不良等，临床将其分为广泛性焦虑障碍和惊恐障碍两种类型。常用的抗焦虑药除苯二氮䓬类、巴比妥类、三环类抗抑郁药外，尚有新型抗焦虑药丁螺环酮。

丁 螺 环 酮

丁螺环酮（buspirone，布斯哌隆）为 5-HT$_{1A}$ 受体部分激动剂，本药能与 5-HT$_{1A}$ 受体结合，同时还可增加蓝斑区去甲肾上腺素细胞的放电，从而产生抗焦虑作用；还能降低 5-HT 受体的敏感性，从而具有抗抑郁作用。无明显镇静、抗惊厥及肌肉松弛作用，反复使用也无生理依赖性。本药可用于各型焦虑症。常见不良反应有头晕、头痛、恶心、烦躁、失眠等。

第 4 节 抗帕金森病药和治疗阿尔茨海默病药

帕金森病（Parkinson disease，PD）和阿尔茨海默病（Alzheimer disease，AD）均属中枢神经系统退行性疾病。这是一组由慢性进行性中枢神经组织退行性变性而产生的疾病的总称。虽然本组疾病的病因和发病机制尚不清楚，但神经细胞发生退行性病理学改变是其共同的特征，在众多有关假说中，兴奋毒性、细胞凋亡和氧化应激等假说受到广泛重视。PD 和 AD 主要发生于中老年人。随着社会发展和人口老龄化的出现，该类疾病已成为继肿瘤和心血管疾病之后严重影响人类健康的第 3 位因素。

一、抗帕金森病药

帕金森病又称震颤麻痹，是一种进行性锥体外系功能障碍的中枢神经系统退行性疾病。常见症状为静止震颤、肌肉僵直和运动迟缓。本病是由于黑质-纹状体通路多巴胺能神经功能减弱，胆碱能神经功能相对占优势，从而出现帕金森病的肌张力增高等临床症状。若由脑动脉硬化、脑炎后遗症及化学药物（抗精神病药、氰化物、一氧化碳、锰）中毒等病因所致，出现类似帕金森病的症状，则称为帕金森综合征（Parkinsonism）。

抗帕金森病药是指能够增强中枢多巴胺能神经功能或降低中枢胆碱能神经功能的药物。目前临床常用治疗帕金森病的药物包括中枢多巴胺能神经功能增强药（如拟多巴胺药、左旋多巴增效剂、多巴胺能神经递质促释药、多巴胺受体激动药）和中枢胆碱受体阻断药。

（一）拟多巴胺药

左 旋 多 巴

左旋多巴（levodopa，L-dopa）是由酪氨酸形成的多巴胺前体，现可人工合成。左旋多巴口服后主要从小肠迅速吸收，0.5～2.0 小时达血浆峰浓度，半衰期为 1～3 小时。吸收程度与胃排空时间、胃液 pH 有关。胃排空延缓和酸度增加均可降低其生物利用度。吸收后迅速在外周被多巴脱羧酶脱羧成多巴胺，仅约 1% 的左旋多巴进入中枢而发挥作用。在外周脱羧形成的多巴胺易引起不良反应。同时服用外周多巴脱羧酶抑制剂（如卡比多巴和苄丝肼），可使进入脑内的左旋多巴增加，不良反应减少。左旋多巴主要经肝代谢，迅速由肾排泄。

【作用】 进入脑组织的左旋多巴在中枢多巴脱羧酶的作用下转变为多巴胺，补充纹状体中多巴胺的不足，使黑质-纹状体通路中的多巴胺和乙酰胆碱两种神经递质重新达到平衡，从而使增高的肌张力降低。

【临床应用】

1. 帕金森病 左旋多巴可用于治疗各种类型的帕金森病，但对吩噻嗪类抗精神病药引起的锥体外系症状无效。治疗初期疗效尤其显著，约 75% 的帕金森病患者症状有明显改善。作用特点如下：①显效慢，用药 2～3 周后才开始起效；②疗效与疗程有关，用药 1～6 个月后 50% 的患者获得较好疗效；③一般对轻症及年轻患者疗效较好，对重症及老年患者疗效较差；④对肌肉僵直及运动困难者疗效较好，对肌肉震颤者疗效较差。

2. 肝性脑病 可用于急性肝衰竭所致的肝性脑病，使患者由昏迷转为苏醒。

【不良反应和注意事项】 左旋多巴的不良反应多，主要由左旋多巴在外周生成的 DA 所致。

1. 胃肠道反应 治疗早期可出现厌食、恶心、呕吐或上腹部不适，这是由 DA 刺激延髓催吐化学感受区（CTZ）所致，多潘立酮可消除之。偶见胃溃疡、出血和穿孔。

2. 心血管反应 部分患者（约 1/3）早期会出现轻度直立性低血压。继续用药可产生耐受性。因本药兴奋 β 受体，可引起心律失常。

3. 异常不随意运动 长期用药有约 50% 的患者可出现异常不随意运动，表现为面舌抽搐、怪相、头颈扭动、肢体或躯干肌群摇摆运动，偶见喘息样呼吸或过度呼气。还可出现开-关现象（on-off phenomenon），表现为患者突然出现多动不安（开），而后又出现肌强直性运动不能（关），两种现象交替出现，严重影响患者的正常活动。

4. 精神障碍 部分患者可出现焦虑、失眠、噩梦、幻觉、妄想、抑郁及轻度躁狂等。严重者需减量或完全停药。

【药物相互作用】 维生素 B_6 为多巴脱羧酶的辅基，可增加左旋多巴的外周不良反应，所以禁与左旋多巴同用。利血平能耗竭黑质-纹状体通路中多巴胺神经元的递质，抗精神病药能阻断中枢多巴胺受体，两者均能对抗左旋多巴的作用。

 **案例 4-7**

患者，女，80 岁。因双上肢震颤伴动作迟缓，运动困难半年余就诊。诊断为帕金森病。医生处方如下，请分析是否合理。

左旋多巴　0.25g×84 片
用法：1g　口服　一日 3 次
维生素 B₆　10mg×42 片
用法：20mg　口服　一日 3 次

（二）左旋多巴增效剂

卡 比 多 巴

卡比多巴（carbidopa）可抑制外周多巴脱羧酶的活性，从而减少多巴胺在外周组织的生成，同时提高脑内多巴胺的浓度。其既能提高左旋多巴的疗效，又能减轻其外周的副作用，所以是左旋多巴的重要辅助药。卡比多巴单独应用基本无作用。将卡比多巴与左旋多巴按 1∶10 的剂量比例合用，可使左旋多巴的有效剂量减少 75%。

苄 丝 肼

苄丝肼（benserazide）的作用与卡比多巴相似，常与左旋多巴按 1∶4 的比例可制成复方制剂美多巴（medopar）。

司 来 吉 兰

司来吉兰（selegiline）是选择性较高的中枢神经系统单胺氧化酶 B（MAO-B）抑制药，在脑内抑制纹状体中的 DA 代谢，使纹状体中 DA 增多，是治疗 PD 的辅助药，与左旋多巴合用可减少后者剂量和副作用，使左旋多巴的开-关现象消失。近来发现司来吉兰作为神经保护剂，能优先抑制黑质-纹状体中的超氧阴离子（$O_2^-\cdot$）和羟自由基（·OH）的形成，延迟神经元变性和 PD 的发展。

硝替卡朋和托卡朋

硝替卡朋（nitecapone）和托卡朋（tolcapone）为新型儿茶酚氧位甲基转移酶（COMT）抑制药。其中，硝替卡朋只抑制外周 COMT，可增加左旋多巴生物利用度，从而使纹状体中左旋多巴和 DA 增加来发挥抗帕金森病作用。托卡朋则能延长左旋多巴半衰期，稳定血药浓度，使更多的左旋多巴进入脑组织，同时也能抑制中枢 COMT，减少 DA 降解，可明显改善病情，尤其适用于伴有症状波动的患者。托卡朋的主要不良反应为肝损伤，甚至会引起暴发性肝衰竭，仅用于其他抗 PD 药无效的患者，且要严密监测肝功能。

（三）多巴胺能神经递质促释药

金 刚 烷 胺

金刚烷胺（amantadine）为抗病毒药，后发现其也有抗帕金森病的作用，疗效不及左旋多巴，但优于胆碱受体阻断药。见效快而持续时间短，用药数天即可获最大疗效，但连用 6～8 周后疗效逐渐减弱。与左旋多巴合用有协同作用。其抗帕金森病的机制可能在于促使纹状体中残存的完整多巴胺能神经元释放多巴胺；并能抑制多巴胺的再摄取；且有直接激动多巴胺受体的作用及较弱的抗胆碱作用。不良反应主要是长期用药后常见下肢皮肤出现网状青斑，可能是由儿茶酚胺释放引起的外周血管收缩所致。偶致惊厥，故癫痫患者禁用。每日剂量超过 300mg 可致失眠、精神不安及运动失调等。

（四）多巴胺受体激动药

溴 隐 亭

溴隐亭（bromocriptine）为半合成的麦角生物碱。口服大剂量对黑质-纹状体通路多巴胺受体有较强的激动作用，其疗效与左旋多巴相似。小剂量可激动结节漏斗部的多巴胺受体，因此可减少催乳素和生长激素的释放。用于回乳、治疗催乳素分泌过多症和肢端肥大症等。

案例 4-8

患者，男，78 岁。因四肢不自主抖动伴行动迟缓 1 年入院。患者 1 年前出现双手不自主抖动，静止时明显，持物、活动时减轻，情绪激动或紧张时加重，入睡后消失。随之右下肢及左侧肢体也出现抖动，并渐进性出现行动迟缓，走路启动困难，慌张步态。辅助检查：颅脑 CT 示脑萎缩、脑白质脱髓鞘改变。当地医院诊断为帕金森病，予多巴丝肼片（美多巴）口服治疗。因药师未交代用药剂量，患者首次即以 2 片/次，一日 3 次服用，晚上患者在热水淋浴时突然发生晕厥，脸色苍白，口唇发紫。

问题： 为什么会发生上述现象？应如何避免？

（五）中枢胆碱受体阻断药

苯 海 索

苯海索（trihexyphenidyl；安坦，artane）可阻断中枢胆碱受体，减弱纹状体中乙酰胆碱的作用。对抗肌肉震颤的效果好，改善强直和运动障碍的疗效较差；外周抗胆碱作用较弱，仅为阿托品的 1/10～1/2，但可减少流涎。主要用于：①帕金森病轻症患者；②不能耐受左旋多巴或禁用左旋多巴的患者；③与左旋多巴合用，可使 50%的患者症状得到进一步改善；④治疗抗精神病药引起的帕金森综合征有效；⑤脑炎、脑动脉硬化引起的帕金森病。不良反应与阿托品相似，但较轻。闭角型青光眼、前列腺增生者慎用。因可能影响记忆力，不宜用于记忆力减退及 70 岁以上老年患者。

二、治疗阿尔茨海默病药

随着人口老龄化，痴呆已成为老年人的常见病，其中阿尔茨海默病（AD）痴呆占 60%～80%，是老年人失能和死亡的主要原因。AD 是一种与年龄高度相关的、以进行性认知障碍和记忆力损害为主的中枢神经系统退行性疾病，表现为记忆力、判断力、抽象思维等一般智力的丧失，但视力、运动能力等则不受影响。AD 迄今尚无十分有效的治疗方法，现有的药物治疗策略是增强中枢胆碱能神经功能，主要治疗药物有胆碱酯酶抑制药和 M 受体激动药等。

（一）胆碱酯酶抑制药

他 克 林

他克林（tacrine）属第一代可逆性胆碱酯酶（AChE）抑制药，通过抑制血浆和组织中的 AChE 而增加 ACh 的含量；可直接激动 M、N 受体，促进 ACh 释放；还可促进脑组织对葡萄糖的利用。本药对轻、中度 AD 患者的疗效较为肯定，但因有严重不良反应，特别是肝毒性，现已很少应用。

多 奈 哌 齐

多奈哌齐（donepezil）为第二代可逆性 AChE 抑制药。与他克林相比本药有如下特点：①对中枢 AChE 有更高的选择性，能改善轻度至中度 AD 患者的认知能力和临床综合功能。②具有剂量小、毒性低和价格相对较低的优点，患者耐受性较好。常见不良反应有流感样胸痛、牙痛；高血压、血管扩张、低血压、心房颤动等心血管反应；大小便失禁、胃肠道出血、腹痛等；亦可出现谵妄、震颤和感觉异常等。

加 兰 他 敏

加兰他敏（galantamine）属于第二代 AChE 抑制药。疗效与他克林相当，肝毒性小。主要用于轻、中度 AD，可能成为 AD 治疗的首选药。主要不良反应为用药初期（2～3 周）的恶心、呕吐及腹泻等胃肠道反应。

利 斯 的 明

利斯的明（rivastigmine，卡巴拉汀）是第二代 AChE 抑制药。对中枢 AChE 的抑制作用明显强于对外周 AChE 的作用，能选择性地抑制大脑皮质、海马中的 AChE 活性。适用于轻、中度 AD 患者，可改善患者的记忆和认知功能，改善日常生活能力，减轻精神症状，对伴有心、肝、肾疾病的 AD 患者具有独特的疗效。不良反应轻，常有恶心、呕吐、眩晕等。

石 杉 碱 甲

石杉碱甲（huperzine A）是我国学者从植物千层塔中分离得到的一种强效、可逆性 AChE 抑制药。对改善衰老性记忆障碍及老年痴呆患者的记忆功能有良好作用，在改善认知功能方面比高压氧治疗的效果显著。可提高记忆和认知功能，用于治疗老年性记忆功能减退。不良反应有胃肠道反应和头晕、多汗等。

（二）M 受体激动药

占 诺 美 林

占诺美林（xanomeline）是选择性 M_1 受体激动药，为目前选择性最高的 M_1 受体激动药之一。口服易吸收，大剂量可明显改善 AD 患者的认知功能和行为能力，但易引起胃肠道和心血管方面的不良反应。新研制的透皮吸收贴剂可避免消化道不良反应。

（三）其他治疗阿尔茨海默病药

美 金 刚

美金刚（memantine）是用于治疗中、重度 AD 的药物。其机制可能与干扰谷氨酸兴奋毒性反应、抗氧化应激有关，是第一个用于治疗晚期 AD 的 NMDA 受体非竞争性拮抗药，与 AChE 抑制药合用效果更好。用药后不良反应有轻微眩晕、不安、头重、口干等。

茴 拉 西 坦

茴拉西坦（aniracetam）是新一代脑代谢增强药。对 AD 患者记忆和认知功能有明显改善作用，亦能改善行为障碍等症状。不良反应发生率低且不严重，常见的不良反应有激动、失眠、头痛、眩晕、腹泻、皮疹等，一般无需停药。

第 5 节 镇 痛 药

镇痛药是指作用于中枢神经系统特定部位，在不影响患者意识和其他感觉的情况下，能选择性地消除或缓解疼痛，并缓解疼痛引起的不愉快情绪（如恐惧、紧张、焦虑等）的药物。其镇痛作用与激动阿片受体有关，且反复应用易致成瘾，故又称阿片类镇痛药或麻醉性镇痛药。本类药物中的绝大多数被列入麻醉药品管理范畴，应按照《麻醉药品和精神药品管理条例》严格控制使用。

疼痛是许多临床疾病的常见症状。剧烈疼痛不仅使患者感受痛苦，还可引起生理功能紊乱，甚至休克，危及生命。因此，适当应用镇痛药缓解剧痛并预防休克是非常必要的。但应注意，疼痛的性质与部位往往是医生诊断疾病的重要依据，因此，在疾病未明确诊断之前，应慎用镇痛药，以免掩盖病情，贻误诊治。此外，此类药反复使用易产生依赖性，故即使有用药指征，亦应尽量减少用药次数和剂量。

一、阿片生物碱类镇痛药

阿片（opium）为罂粟科植物罂粟未成熟蒴果浆汁的干燥物，含有 20 余种生物碱，其中仅菲类的吗啡、可待因和异喹啉类的罂粟碱具有临床药用价值。前者有镇痛、止咳等作用；后者具有平滑肌松弛作用。

案例 4-9

患者，男，54 岁。急诊入院，有剑突下绞痛，并向右背部放射，墨菲征阳性，伴有恶心、呕吐，经 B 超检查，诊断为胆结石引起的胆绞痛，予以皮下注射吗啡 10mg 和肌内注射阿托品 1mg 治疗后疼痛缓解。
问题：吗啡为什么可以镇痛？吗啡治疗胆绞痛时为何与阿托品合用？

吗 啡

吗啡（morphine）是阿片中的主要生物碱，含量约为10%。口服吸收快，首过消除明显，生物利用度低（约25%），多采用皮下注射或肌内注射给药。吸收后约1/3与血浆蛋白结合，游离型吗啡迅速分布于肝、肾、肺、脾及肌肉等组织器官。吗啡脂溶性较低，仅有少量通过血脑屏障进入脑组织发挥作用。亦可通过胎盘屏障到达胎儿体内。主要在肝内与葡萄糖醛酸结合而失去作用，吗啡及其代谢物主要经肾排泄，少量经乳汁及胆汁排出。血浆半衰期为2~3小时。一次给药，镇痛作用持续4~6小时。

【作用】 吗啡通过激动阿片受体对中枢神经系统、内脏平滑肌、心血管系统及免疫系统等产生广泛的作用。

1. 中枢神经系统

（1）镇痛作用 吗啡有强大的选择性镇痛作用，对各种伤害性疼痛均有效。皮下注射5~10mg能显著减轻或消除各种锐痛和钝痛，其中对持续性慢性钝痛的效力大于间断性锐痛及内脏绞痛，对神经性疼痛的效果较差。一次给药可维持4~6小时。与全身麻醉药引起的镇痛不同，吗啡在镇痛的同时不影响意识、运动和其他感觉（如触觉、听觉、视觉等）。

（2）镇静、致欣快作用 吗啡有明显的镇静作用，并能改善由疼痛所引起的焦虑、紧张、恐惧等情绪反应，提高患者对疼痛的耐受力。给药后，患者常出现嗜睡、意识模糊等，在安静环境下易诱导入睡，但容易被唤醒。吗啡还可致欣快感，是造成渴求继续用药、促成药物滥用或成瘾的重要原因。

（3）抑制呼吸 治疗量吗啡即可抑制呼吸中枢，表现为呼吸频率变慢，肺通气量和潮气量降低，且作用较持久。对呼吸抑制的程度与使用吗啡的剂量成正比，剂量增加，对呼吸中枢的抑制程度加深，剂量过大可致死亡。呼吸抑制是吗啡中毒致死的主要原因。

（4）镇咳 吗啡直接抑制延髓咳嗽中枢，产生强大的镇咳作用。对多种原因引起的咳嗽均有效，但因其易产生依赖性，临床常用依赖性较小的可待因替代。

（5）其他 ①兴奋支配瞳孔的副交感神经，引起瞳孔括约肌收缩，使瞳孔极度缩小，中毒时可产生针尖样瞳孔；②兴奋延髓催吐化学感受区，引起恶心、呕吐。

2. 内脏平滑肌

（1）胃肠道 吗啡兴奋胃肠道平滑肌和括约肌，使其张力增加，蠕动抑制，胃肠内容物通过延缓，加之吗啡使消化液分泌减少、提高肛门括约肌张力及中枢抑制致便意迟钝，因而有止泻作用，但也易引起便秘副作用。

（2）胆道 治疗量的吗啡可引起胆道平滑肌和奥迪（Oddi）括约肌收缩，阻止胆道排空，使胆囊内压力明显升高，可引起上腹部不适，严重者可引起胆绞痛。

（3）其他 ①吗啡能提高输尿管平滑肌和膀胱括约肌张力，可引起排尿困难、尿潴留；②对妊娠末期子宫，可对抗催产素对子宫平滑肌的兴奋作用而延长产程；③较大剂量的吗啡可促使组胺释放而致支气管平滑肌收缩，诱发或加重哮喘。

3. 心血管系统 较大剂量的吗啡可抑制血管平滑肌，扩张动脉和静脉血管，使外周阻力降低，并抑制压力感受性反射，引起直立性低血压、心动过缓。此外，吗啡可扩张皮肤血管，使面、颈和胸前皮肤发红。吗啡对脑循环影响较小，但因抑制呼吸致使 CO_2 潴留，继发性引起脑血管扩张，导致颅内压增高。

4. 免疫系统 吗啡对免疫系统有抑制作用，包括抑制淋巴细胞增殖、减少细胞因子的分泌、减弱自然杀伤细胞的细胞毒性作用；还可抑制人类免疫缺陷病毒（HIV）蛋白诱导的免疫反应，这可能是吗啡吸食者易感染HIV病毒的主要原因。

【临床应用】

1. 镇痛 吗啡对各种疼痛均有效，但由于其依赖性大，临床上仅用于其他镇痛药无效的急性锐痛，如严重创伤、烧伤、晚期癌症及手术等引起的剧烈疼痛；对内脏平滑肌痉挛引起的绞痛，如胆绞痛、肾绞痛，应与阿托品类解痉药合用；对于心肌梗死引起的剧痛，血压正常者方可使用，除能缓解患者疼痛和消除恐惧、焦虑不安等情绪外，其扩张血管作用可减轻心脏负担，降低心肌耗氧量，有利于治疗。

2. 心源性哮喘　对于左心衰竭突发急性肺水肿所致的心源性哮喘，除应注射强心苷、氨茶碱及吸氧外，配合静脉注射吗啡可迅速获得良好的效果，能缓解患者的气促、窒息感及呼吸困难。其作用机制可能如下：①扩张外周血管，降低外周血管阻力，减少回心血量，降低心脏前、后负荷，改善心功能，有利于消除肺水肿；②抑制呼吸中枢，降低呼吸中枢对 CO_2 的敏感性，减弱代偿性呼吸过度兴奋，使急促浅表的呼吸得以缓解；③镇静作用可消除患者的焦虑、恐惧情绪，减少心肌耗氧量，有利于改善心功能。

3. 止泻　可用于非细菌性、消耗性腹泻，以减轻症状。

【不良反应和注意事项】

1. 副作用　治疗量吗啡可引起恶心、呕吐、眩晕、嗜睡、便秘、排尿困难、呼吸抑制、胆道压力升高甚至胆绞痛，亦可见直立性低血压和颅内压增高等。

2. 耐受性和依赖性　连续反复应用可产生耐受性和依赖性。前者表现为吗啡使用剂量逐渐增大和用药时间缩短；后者停药后产生戒断症状，如烦躁不安、失眠、出汗、流泪、流涕、打哈欠、呕吐、腹泻、虚脱和意识丧失等。产生依赖性者为获得欣快感，减轻戒断症状带来的痛苦，常不择手段去获取吗啡（强迫性觅药行为），由此导致药物滥用，给社会带来极大的危害，应严格控制使用。

3. 急性中毒　吗啡用量过大可致急性中毒。表现为昏迷、呼吸深度抑制、针尖样瞳孔三大特征，常伴有体温下降、发绀、血压降低甚至休克。中毒致死的主要原因是呼吸麻痹。抢救措施：适量吸氧、人工呼吸、注射呼吸兴奋药尼可刹米及阿片受体阻断药纳洛酮等。

【禁忌证】　吗啡能通过胎盘和乳汁，抑制胎儿和新生儿的呼吸，故禁用于分娩镇痛和哺乳期妇女镇痛。支气管哮喘、肺心病、颅内压增高、新生儿、婴儿及肝功能严重减退患者禁用。

可 待 因

可待因（codeine，甲基吗啡）在阿片中含量较低（约 0.5%），口服易吸收。作用与吗啡相似，但较吗啡弱，镇痛作用仅为吗啡的 1/12～1/10，镇咳作用为吗啡的 1/4，对呼吸中枢抑制作用较轻，镇静作用不明显，欣快感及依赖性弱于吗啡，但仍属限制性应用的麻醉药品。

临床主要用于中等程度疼痛和剧烈干咳，特别适于胸膜炎干咳伴胸痛者。与解热镇痛药合用可增强镇痛效果，如氨酚待因片。注意，痰多的咳嗽患者不宜应用本药。

二、人工合成镇痛药

吗啡镇痛作用强，但易产生依赖性和呼吸抑制作用限制了其临床应用。因此，目前人工合成了许多依赖性较吗啡轻的药品，此类药物能激动或部分激动阿片受体，产生与吗啡相似的作用。

（一）阿片受体激动药

哌 替 啶

哌替啶（pethidine，度冷丁）为人工合成的阿片受体激动药，是临床常用的吗啡代用品。口服易吸收，但生物利用度低，一般皮下注射或肌内注射。血浆蛋白结合率为 60%。本药能透过胎盘屏障，进入胎儿体内。药物经肝代谢后由肾排泄，血浆半衰期为 3 小时。哌替啶肝内代谢为哌替啶酸及去甲哌替啶，后者有中枢兴奋作用，中毒时发生惊厥可能与此有关。

【作用】　哌替啶通过激动脑内阿片受体产生作用，其作用与吗啡相似，但较弱。

1. 中枢神经系统　与吗啡相似。其特点如下：①镇痛、镇静作用持续时间较吗啡短，仅 2～4 小时，镇痛强度为吗啡的 1/10～1/8，镇静、致欣快作用较吗啡弱；②对呼吸抑制作用程度与吗啡相似，但持续时间短；也兴奋延脑催吐化学感受区，引起恶心、呕吐；③无明显镇咳、缩瞳作用，过量可致瞳孔散大；④药物依赖性较吗啡轻，发生较慢。

2. 心血管系统　治疗量可致直立性低血压及颅内压增高，原因与吗啡相似。

3. 内脏平滑肌　①哌替啶对胃肠平滑肌、胆道、泌尿道、支气管平滑肌的作用均较吗啡弱，对胃肠平滑肌的作用持续时间短，一般不引起便秘，亦无止泻作用；②不影响缩宫素对子宫平滑肌的兴奋作用，不延长产程。

【临床应用】

1. 镇痛　作用虽比吗啡弱，但成瘾性较吗啡轻，产生也较慢，现已取代吗啡用于各种剧痛，如创伤、术后、晚期癌症等。缓解内脏剧烈绞痛（胆绞痛、肾绞痛）时需与阿托品合用。用于产前镇痛时，需注意新生儿对哌替啶抑制呼吸的作用非常敏感，故临产前2～4小时内不宜使用，以免引起呼吸抑制。

2. 心源性哮喘　替代吗啡治疗心源性哮喘，但效果较差。其机制与吗啡相同。

3. 麻醉前给药及人工冬眠　利用其镇静作用可消除患者术前紧张、恐惧情绪，减少麻醉药用量。与异丙嗪、氯丙嗪等组成冬眠合剂用于人工冬眠疗法。但对老年人、婴幼儿、呼吸功能不全者，冬眠合剂中不宜联合哌替啶，以免引起呼吸抑制。

【不良反应和注意事项】

1. 副作用　治疗量引起的不良反应与吗啡相似，如眩晕、出汗、口干、恶心、呕吐、心悸和直立性低血压、晕厥等。

2. 耐受性和依赖性　较吗啡弱，但仍需控制使用。

3. 急性中毒　过量中毒时可出现昏迷、呼吸抑制、瞳孔散大、震颤、肌肉痉挛、反射亢进甚至惊厥。纳洛酮不能消除中枢兴奋作用，可配合使用抗惊厥药。

【禁忌证】　与吗啡相似。

芬太尼及其同系物

芬太尼（fentanyl）作用与吗啡相似，为强效麻醉性镇痛药，其镇痛效力约为吗啡的100倍，约为哌替啶的650倍，作用迅速，但维持时间短，为短效镇痛药。静脉注射后1～2分钟达高峰，可维持10分钟；肌内注射15分钟起效，可维持1～2小时。芬太尼的衍生物有舒芬太尼（sufentanil）、阿芬太尼（alfentanil）和瑞芬太尼（remifentanil），作用比芬太尼更强。

芬太尼及其衍生物均可用于各种剧烈疼痛；与全身麻醉药或局部麻醉药合用可减少麻醉药用量；芬太尼与氟哌利多配伍制成神经安定镇痛合剂，用于神经安定镇痛术（如大面积烧伤换药）及小手术。芬太尼现有透皮贴膜可用于镇痛，贴一次疗效可维持5日。

不良反应有眩晕、恶心、呕吐及胆道括约肌痉挛等；大剂量使用会产生明显的肌肉抽搐和强直现象，静脉注射过快可产生呼吸抑制。反复用药可产生依赖性，但弱于吗啡和哌替啶。支气管哮喘、脑损伤或脑肿瘤、重症肌无力患者及2岁以下小儿禁用。

美 沙 酮

美沙酮（methadone，美散痛）为人工合成的镇痛药，亦是阿片受体激动剂。其镇痛作用强度与吗啡相似或略强。优点是口服与注射给药效果相似，耐受性和生理依赖性发生较慢，戒断症状较轻，且易于治疗。抑制呼吸、缩瞳、引起便秘及升高胆囊内压的作用均较吗啡弱。主要用于创伤、术后、晚期癌症等所致的剧痛；也可作为戒除吗啡或海洛因依赖性的替代药物。

不良反应多见眩晕、恶心、呕吐、口干、嗜睡、便秘及直立性低血压等；皮下注射有局部刺激作用，可致疼痛硬结。本药禁用于分娩镇痛，以免影响产程和抑制胎儿呼吸。

曲 马 多

曲马多（tramadol）口服、注射均易吸收，且镇痛功效相同。镇痛强度为吗啡的1/10～1/8，镇咳强度为可待因的 1/2，无明显呼吸抑制及致平滑肌收缩作用，不产生便秘，也不影响心血管功能。

临床用于中重度急慢性疼痛、术后痛、创伤痛、癌性痛、心脏病突发性痛等。药物依赖性小，但长期用药亦可产生药物依赖性，并且有成瘾性报道。

布 桂 嗪

布桂嗪（bucinnazine，强痛定）镇痛强度约为吗啡的 1/3。起效快，一般皮下注射 10 分钟后起效，作用持续 3～6 小时。本药有安定、镇咳作用，但呼吸抑制和内脏平滑肌作用较轻。临床多用于偏头痛、三叉神经痛、炎性痛、外伤疼痛、关节痛、痛经、癌症等疼痛，但对内脏绞痛效果较差。不良反应偶有恶心、头晕、困倦等。有一定的药物依赖性，已被列入精神药品管理范畴。

（二）阿片受体部分激动药

喷 他 佐 辛

喷他佐辛（pentazocine，镇痛新）口服、注射均易吸收，主要在肝代谢，经肾排泄。

【作用和临床应用】　喷他佐辛的镇痛作用为吗啡的 1/3，呼吸抑制作用为吗啡的 1/2，且抑制程度不随剂量而增强，故相对较为安全。镇静、兴奋平滑肌作用亦较吗啡弱。当用量增大至 60～90mg 时，可产生焦虑不安、幻觉等精神症状，可用纳洛酮对抗。依赖性小为其优点，已不再列入麻醉药品。临床适用于各种慢性钝痛。

【不良反应】

1. 一般反应　常见嗜睡、眩晕、恶心、呕吐、出汗等。

2. 神经精神症状　大剂量可引起烦躁、幻觉、噩梦、思维障碍和发音障碍，甚至出现惊厥，故剂量不宜过大。

3. 心血管反应　大剂量可致血压升高、心动过速、外周阻力增加。因能增加心脏负担，不宜用于急性心肌梗死患者。

4. 抑制呼吸　剂量增大能引起呼吸抑制，纳洛酮能对抗其呼吸抑制作用。

丁 丙 诺 啡

丁丙诺啡（buprenorphine，布诺啡）是阿片受体部分激动药。镇痛作用强，为吗啡的 30 倍。起效慢，但维持时间长（6～8 小时）。药物依赖性类似吗啡，对呼吸有抑制作用。主要用于各种术后痛、癌性痛及心肌梗死等的镇痛，亦可作为吗啡或海洛因成瘾的脱毒治疗。常见不良反应有头晕、嗜睡、恶心、呕吐等。

三、阿片受体阻断药

纳洛酮和纳曲酮

纳洛酮（naloxone）的化学结构与吗啡相似，与阿片受体的亲和力比吗啡强，但无内在活性。对各型阿片受体都有竞争性拮抗作用。口服易吸收，首过消除明显，故常静脉给药。纳洛酮对吗啡产生依赖性者，可迅速诱发戒断症状（催瘾）。临床适用于阿片类镇痛药急性中毒，解救呼吸抑制及其他中枢抑制症状，可使昏迷患者迅速复苏；也可用于阿片类药物成瘾者的鉴别诊断，以及急性酒精中毒、休克、脑卒中、脑外伤等的解救。

纳曲酮（naltrexone）作用与纳洛酮相似，但生物利用度较高，临床应用同纳洛酮。

四、其他类镇痛药

罗 通 定

罗通定（rotundine）是从防己科植物华千金藤中提取的主要生物碱左旋四氢帕马丁，现也可人工合成。其特点如下：①镇痛作用强度比哌替啶弱，较解热镇痛药强，对慢性钝痛及内脏绞痛效果好，对创伤或术后疼痛、晚期癌症镇痛的效果较差；②有镇静催眠作用；③久用无依赖性，大剂量仍可抑制呼吸。主要用于胃肠及肝胆系统疾病引起的慢性钝痛、脑震荡后头痛及一般性头痛，也可用于痛经、分娩镇痛（对产程及胎儿均无不良影响）等；对疼痛引起的失眠更为适宜。偶见乏力、眩晕及胃肠反应。

第6节　解热镇痛药

一、概　　述

解热镇痛药是一类具有解热、镇痛作用，大多数还具有抗炎、抗风湿作用的药物。由于其化学结构及抗炎机制与甾体类抗炎药糖皮质激素不同，故又称为非甾体抗炎药（nonsteroidal anti-inflammatory drug，NSAID）。本类药物在化学结构上虽属不同类别，但作用机制相同，通过抑制体内前列腺素（prostaglandin，PG）的合成而发挥作用。

（一）作用及其作用机制

1. 解热作用　人的正常体温保持在相对恒定水平（37℃左右），是由下丘脑体温调节中枢通过对产热、散热两个过程的精细调节来维持的。发热时，发热激活物（外源性致热原如病原体及其毒素，某些体内产物如免疫复合物、坏死组织等）刺激内源性致热原细胞（如中性粒细胞）释放内源性致热原（又称内生致热原、内致热原，EP），EP 作用于下丘脑体温调节中枢，使该处的 PG 合成与释放增加，尤其是前列腺素 E_2（PGE_2）对体温调节中枢的作用最强，使体温调定点升高（37℃以上），机体产热增加，散热减少，引起体温升高。解热镇痛药通过抑制下丘脑前列腺素合成酶，使前列腺素合成减少，通过增加散热而使体温降至正常。

本类药物只能降低发热患者的体温，而对正常体温无影响，不能使发热者的体温降至正常温度以下，这与氯丙嗪对体温的影响不同。

发热是机体的一种防御反应，不同热型是诊断疾病的重要依据。因此，应先明确诊断，再根据病情使用解热镇痛药。但高热或持续低热待查可引起中枢神经系统功能紊乱，出现头痛、失眠、谵妄，甚至引起惊厥和昏迷，严重者可危及生命，此时适当应用本类药物以缓解症状。对幼儿、年老体弱患者应严格掌握剂量，以免用量过大，出汗过多，体温骤降引起虚脱。另外，解热镇痛药只是对症治疗，须同时注意对因治疗。

2. 镇痛作用　组织损伤或炎症时，局部能产生和释放某些致痛、致炎的活性物质（如缓激肽、组胺、5-HT、PG 等）。缓激肽等刺激末梢痛觉感受器，引起疼痛；PG 除本身有致痛作用外，还可使痛觉感受器对缓激肽等的致痛作用敏感性提高。

本类药物可抑制外周组织及炎症部位前列腺素的合成和释放，对慢性钝痛有较好的镇痛效果。目前认为镇痛作用部位主要在外周。

解热镇痛药具有中等程度的镇痛作用，镇痛强度弱于吗啡类镇痛药，对慢性钝痛如头痛、牙痛、神经痛、肌肉痛、关节痛及月经痛等有良好的镇痛作用，对轻度癌性疼痛也有较好的镇痛作用，是 WHO 推荐的癌痛三阶梯治疗方案中治疗轻度疼痛的主要药物。但对各种锐痛疗效差，对内脏平滑肌绞痛无效。本药不抑制呼吸，临床应用较广。

3. 抗炎抗风湿的作用　炎症是机体对外界伤害性刺激产生保护性病理反应的一种复杂的过程。目前认为，前列腺素是参与炎症反应的主要活性物质，能使血管扩张、通透性增加，引起局部组织充血、水肿和疼痛，同时还能增强其他致痛、致炎物质（如缓激肽、5-HT、白三烯等）的作用。解热镇痛药能抑制炎症反应时局部前列腺素的合成和释放，发挥抗炎抗风湿的作用。

本类药物除苯胺类外，大多数都具有抗炎抗风湿作用，能有效缓解风湿、类风湿性炎症的渗出，减轻炎症引起的红、肿、热、痛等症状。但无病因治疗作用，也不能完全阻止炎症的发展及并发症的发生。

现已知前列腺素合成酶（COX）可分为 COX-1 和 COX-2 两型，前者是固有的，存在于胃、血管及肾等大多数正常组织，具有重要的生理学意义，如由 COX-1 催化产生的 PGE_2、TXA_2 和前列环素（PGI_2）具有保护胃肠、调节血小板聚集和外周血管阻力的功能等；COX-2 是经诱导而产生的，只存在于受损组织，具有病理学意义，如由 COX-2 催化产生的 PGE_2 和 PGI_2 具有致炎、致痛作用等（图 4-1）。对 COX-1 的抑制构成了 NSAID 不良反应的毒理学基础，而对 COX-2 的抑制被认为是此类药物治疗作用的基础，抑制 COX-2 是治疗炎症的新途径。

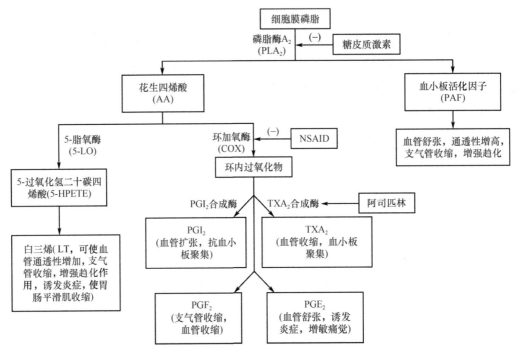

图 4-1 膜磷脂生成物质的生物活性及解热镇痛药的作用部位示意图

（二）常见不良反应

1. 消化道的反应　是最常见的不良反应，可见上腹部疼痛、恶心、呕吐、气胀及腹部痉挛等，严重者还伴有消化性溃疡及胃肠道出血。发生的主要原因是 COX-1 被抑制。

2. 皮肤反应　是第二大常见的不良反应，包括皮疹、荨麻疹、瘙痒、光敏、剥脱性皮炎等皮肤损害。以舒林酸、萘普生、甲氯芬酸、吡罗昔康多见。

3. 肾损害　可见低钠血症、高钾血症、水肿、氮质血症、肾乳头坏死、少尿、慢性肾炎、肾病综合征、肾衰竭等。长期大剂量服用对乙酰氨基酚可增加患肾病的概率，特别是肾功能低下者，可出现肾绞痛或急性肾衰竭或慢性肾衰竭（镇痛药性肾病），而小剂量的日常服用未见肾损害。

4. 心血管反应　长期大量应用可能引起心血管系统不良反应，包括血压升高、心悸、心律不齐等。几乎所有的解热镇痛药均有潜在的心血管风险，如不注意合理使用，则有可能发生心血管系统并发症。

5. 其他　尚可见肝损害、粒细胞缺乏症、再生障碍性贫血等血液系统反应，以及头痛、头晕、耳鸣、耳聋等中枢神经系统反应等。

二、常用解热镇痛药

根据解热镇痛药对 COX 选择性的不同，分为非选择性 COX 抑制药和选择性 COX-2 抑制药。另外，解热镇痛药在临床常组成复方制剂应用。

案例 4-10

患者，女，58 岁。8 年前无明显诱因出现低热、乏力、全身不适，起病缓慢，2 个月后出现膝关节、髋关节肿胀和疼痛，时轻时重，反复发作。近 2 个月症状加重，晨起关节僵硬，需要家人帮助照料日常生活。体查：体温 37.5℃，双侧腕关节、掌指关节、膝关节肿胀、压痛（+），活动受限，双侧肘鹰嘴突附近触及大小不一结节，质硬，无压痛。实验室检查：红细胞沉降率 120mm/h，类风湿因子（+），免疫复合物和抗体均升高。X 线检查：双侧髋关节出现虫蚀样改变，双侧膝关节间隙狭窄。诊断为风湿性关节炎。

医嘱给予阿司匹林一次 1g，每日 3 次，饭后服。患者服用 5 天后，出现上腹部不适、胃痛、恶心、呕吐、食欲减退，关节肿胀、疼痛症状减轻。

问题：1. 该患者为什么会出现上腹部不适、胃痛、恶心、呕吐、食欲减退等症状？

2. 此时应如何处理？应用阿司匹林期间应注意什么？

（一）非选择性环氧合酶抑制药

非选择性环氧合酶抑制药既可抑制 COX-2，产生解热、镇痛、抗炎作用，又能抑制 COX-1，引起胃肠道等不良反应。按其化学结构不同又分为水杨酸类（阿司匹林）、苯胺类（对乙酰氨基酚）、吡唑酮类（保泰松、非普拉宗）及其他有机酸类（吲哚美辛、布洛芬、舒林酸、吡罗昔康）等。

阿 司 匹 林

【体内过程】　阿司匹林（aspirin，乙酰水杨酸）口服后在胃和小肠上部吸收，1～2 小时血药浓度达高峰，在吸收过程中与吸收后能被胃肠黏膜、肝脏和红细胞中的酯酶迅速水解成水杨酸，以水杨酸盐的形式分布到全身组织和细胞间液，可进入关节腔、脑脊液及乳汁中，亦可通过胎盘进入胎儿体内。本药主要经肝代谢，由肾排泄，尿液 pH 可影响其排泄速度，尿液呈碱性时，本药解离增多，重吸收减少，排出量增加（可达 85%）；尿液呈酸性时则相反，排出量仅 5% 左右。因此，碱化尿液可用于阿司匹林中毒时的解救。

【作用和临床应用】

1. 解热、镇痛，抗炎、抗风湿　本药解热、镇痛作用较强，常用于感冒发热及头痛、牙痛、神经痛、月经痛、肌肉痛等慢性钝痛。抗炎、抗风湿作用亦很强，应用较大剂量（3～5g/d）可使急性风湿热患者的关节肿胀于 1～2 天内缓解，发热减轻，脉搏和红细胞沉降率降低，全身感觉好转。因疗效快而确实，可用于急性风湿热的鉴别诊断。对类风湿关节炎也能迅速控制症状，目前仍为治疗风湿和类风湿关节炎的首选药。

2. 抗血栓形成　血栓素 A_2（TXA_2）是血小板聚集的诱导剂，而 PGI_2 能抑制血小板聚集，是 TXA_2 的生理对抗剂。小剂量阿司匹林可选择性抑制血小板膜上的 COX-1，阻碍 TXA_2 生成，影响血小板聚集和对抗血栓形成；较大剂量可抑制血管内膜 COX-1，使 PGI_2 合成减少，促进凝血及血栓形成，但作用短暂。临床常用小剂量阿司匹林（50～100mg/d）防治血栓形成，用于防治心肌梗死、脑血栓、动脉硬化、缺血性心脏病、血管成形术及旁路移植术后的血栓形成。

3. 其他作用　阿司匹林能降低胆管内 pH，故可用于治疗胆道蛔虫病；大剂量阿司匹林能抑制尿酸自肾小管的重吸收，促进尿酸的排泄，可用于治疗痛风。

链接

百年阿司匹林长盛不衰

阿司匹林是历史悠久的解热镇痛药。早在 1853 年，夏尔·弗雷德里克·热拉尔就用水杨酸与醋酐合成了乙酰水杨酸，但没能引起人们的重视；1898 年德国化学家霍夫曼将合成的乙酰水杨酸用于治疗他父亲的风湿性关节炎，疗效极好；1899 年乙酰水杨酸被应用于临床，并被取名为阿司匹林（aspirin）。到目前为止，阿司匹林已应用 100 多年，成为医药史上三大经典药物之一，至今它仍是世界上应用最广的解热镇痛药，也可作为比较和评价其他药物的标准制剂。100 多年来，这种价格低廉、并不起眼的小小药片依旧百年常青，长盛不衰。

【不良反应和注意事项】　短期小剂量应用时，不良反应较轻，长期大剂量应用可产生较多、较严重的不良反应。

1. 胃肠反应　最为常见，口服引起上腹部不适、恶心、呕吐等，较大剂量可诱发胃溃疡及不易察觉的无症状胃出血等。其原因可能如下：①药物直接刺激胃黏膜及延髓催吐化学感受区；②与抑制 PG 的合成有关（内源性 PG 有保护胃黏膜作用）。餐后服药、同服抗酸药或用肠溶片，可减轻或避免胃肠反应。饮酒前后不可服本药，因可损伤胃黏膜屏障而致出血。

2. 凝血障碍　一般剂量可抑制血小板聚集而延长出血时间。大剂量（5g/d 以上）或长期服用还可抑制凝血酶原的形成，引起凝血障碍，加重出血倾向，可用维生素 K 防治。术前一周应停用阿司匹林，以防出血。

3. 过敏反应　少数患者可出现荨麻疹、皮疹、血管神经性水肿和过敏性休克。某些哮喘患者服用阿司匹林后可诱发支气管哮喘，称为阿司匹林哮喘，严重者可致死亡。原因是其可抑制 PG 合成，而由花生四烯酸生成的白三烯及其他脂氧酶代谢产物增多，内源性支气管收缩物质居于优势，导致支气管痉挛而诱发哮喘。该型哮喘用肾上腺素治疗效果不佳，糖皮质激素雾化吸入有效。

4. 水杨酸反应　大剂量（＞5g/d）服用时可出现头晕、头痛、恶心、呕吐、耳鸣、视力和听力减退等中毒反应，称水杨酸反应，严重者可出现谵妄、过度呼吸、酸碱平衡失调、精神错乱、昏迷，甚至危及生命，应立即停药，静脉滴注碳酸氢钠溶液以碱化尿液，促进排泄。

5. 瑞氏综合征（Reye syndrome）　又称脑病合并肝脂肪变性综合征，病毒感染（如流感、水痘、麻疹等）伴发热的小儿或青少年应用阿司匹林退热时，偶可引起严重肝损害、急性脑水肿，虽少见，但严重者可致死。其表现为短暂发热、惊厥、频繁呕吐、颅内压增高、昏迷及严重肝功能异常等。

6. 禁忌证　消化性溃疡、支气管哮喘、严重肝损害、低凝血酶原血症、维生素 K 缺乏、血小板减少、血友病、病毒感染小儿禁用。

【药物相互作用】　阿司匹林通过竞争与血浆蛋白的结合来提高游离血药浓度，引起药物相互作用。与香豆素类口服抗凝药合用易引起出血，与磺酰脲类降血糖药合用易引起低血糖反应，与糖皮质激素合用易诱发溃疡和胃肠出血。阿司匹林可影响呋塞米、青霉素、甲氨蝶呤从肾小管分泌，增加各自的血药浓度。

对乙酰氨基酚

对乙酰氨基酚（acetaminophen，扑热息痛）口服吸收快而完全，30～60 分钟血药浓度达高峰。大部分（95%）在肝中与葡萄糖醛酸或硫酸结合而失活，5%经羟化转化为对肝脏有毒性的代谢物，均从尿中排出。

【作用和临床应用】　该药抑制中枢 PG 合成的作用强度与阿司匹林相似，但抑制外周 PG 合成的作用弱，因此，其解热作用强而持久，镇痛作用弱，几乎无抗炎、抗风湿作用。主要用于发热、头痛、肌肉痛、关节痛、神经痛等慢性钝痛，尤其适用于对阿司匹林不能耐受或过敏的患者。

【不良反应和注意事项】　常用剂量安全可靠，偶见药物热、皮疹等过敏反应；大剂量或长期使用可致肾损害，如肾乳头坏死和慢性间质性肾炎。过量可致急性中毒性肝坏死。

保 泰 松

保泰松（phenylbutazone）抗炎、抗风湿作用强，解热、镇痛作用较弱，目前仅用于治疗风湿性及类风湿关节炎、强直性脊柱炎，尤以急性进展期疗效较好。由于不良反应多且严重，只有在其他药物无效时才短期使用。较大剂量的保泰松有促进尿酸排泄的作用，可用于急性痛风的治疗。

不良反应多且严重，主要有胃肠反应、水钠潴留、过敏反应等，大剂量可引起肝肾损害。因毒性大，现已少用。消化性溃疡、高血压、心功能不全、肝肾功能不全者禁用。

非 普 拉 宗

非普拉宗（feprazone）为保泰松的衍生物，抗炎、镇痛作用强，临床用于治疗风湿性关节炎、类风湿关节炎，疗效优于阿司匹林、保泰松、布洛芬等，对坐骨神经痛、肩周炎等有较好疗效。不良反应较保泰松少，主要表现为食欲减退、恶心、呕吐、头痛、面部水肿等。

吲 哚 美 辛

【作用和临床应用】　吲哚美辛（indomethacin，消炎痛）口服易吸收，具有强大的抗炎、镇痛和解热作用。其抗炎、镇痛作用明显强于阿司匹林，对炎性疼痛有明显的镇痛作用。因不良反应多，仅用于：①对其他药物不能耐受或疗效差的急性风湿、类风湿关节炎、强直性脊柱炎、骨关节炎、滑囊炎及腱鞘炎等；②癌性发热及其他不易控制的发热；③急性痛风性关节炎。

【不良反应和注意事项】　不良反应发生率高且严重，故不作为首选药。常见不良反应如下所示。

1. 胃肠反应　恶心、呕吐、腹痛、腹泻、诱发或加重消化性溃疡、出血，偶见胃肠穿孔，还可引起急性胰腺炎。

2. 中枢神经系统反应　头痛、眩晕，偶见精神失常等。

3. 造血系统反应　可引起粒细胞减少、血小板减少和再生障碍性贫血。

4. 过敏反应　常见皮疹、支气管哮喘，与阿司匹林有交叉过敏反应。

5. 禁忌证　支气管哮喘、精神失常、活动性胃和十二指肠溃疡、癫痫患者，从事危险及精细工作的人员、妊娠期妇女及小儿禁用。

舒 林 酸

舒林酸（sulindac）的作用及临床应用类似于吲哚美辛，作用强度不及吲哚美辛的1/2，但强于阿司匹林，其特点为作用持续时间长、不良反应少。

布 洛 芬

布洛芬（ibuprofen，异丁苯丙酸）口服易吸收，血浆 $t_{1/2}$ 为 2 小时。本药可缓慢进入滑膜腔，并在此保持较高浓度。主要经肝代谢，代谢物自肾排出。布洛芬具有较强的抗炎、解热及镇痛作用，其效力与阿司匹林相似，但不良反应较少。由于其分布的特点，本药主要用于风湿性关节炎及类风湿关节炎的治疗，也可用于发热及慢性钝痛的治疗。胃肠反应较轻，但长期服用仍应注意胃肠溃疡和出血。偶见视物模糊及中毒性弱视，出现后应立即停药。

同类药物还有萘普生（naproxen）和酮洛芬（ketoprofen），其作用及临床应用与布洛芬相似，两者的 $t_{1/2}$ 分别为 12～15 小时和 2 小时。

吡 罗 昔 康

吡罗昔康（piroxicam，炎痛喜康）为强效、长效抗炎镇痛药。其特点如下：①用量小，$t_{1/2}$ 长（36～45 小时），每日服药一次即可；②不良反应轻，但对胃肠道仍有刺激作用，大剂量服用或长期服用亦可致消化性溃疡及消化道出血，故不宜长期服用；③主要用于风湿性关节炎、类风湿关节炎、强直性脊柱炎等，也可用于痛经、痛风的治疗。

（二）选择性环氧合酶-2 抑制药

由于非选择性 COX 抑制药不良反应多，近年来选择性 COX-2 抑制药相继问世。常用药物有塞来昔布、尼美舒利等。

塞 来 昔 布

塞来昔布（celecoxib，西乐葆）是全球第一个选择性 COX-2 抑制药，口服吸收快而完全，具有解热、镇痛和抗炎作用，但不抑制血小板聚集。临床用于急、慢性骨关节炎，风湿性关节炎和类风湿关节炎的治疗。其胃肠道不良反应较非选择性 COX 抑制药发生率低，但长期使用塞来昔布时，心血管疾病发生的危险性增高。18 岁以下患者和哺乳期妇女不宜使用；禁用于对阿司匹林和磺胺类药过敏的患者。

尼 美 舒 利

尼美舒利（nimesulide，美舒宁）是一种新型非甾体抗炎药，具有抗炎、解热、镇痛作用，能选择性抑制 COX-2，而且能抑制炎症过程中的所有介质，因而抗炎作用强，副作用较少。主要用于风湿性关节炎、类风湿关节炎、骨关节炎、腰腿痛、牙痛、痛经的治疗。偶见轻微而短暂的胃肠反应。有严重肝损害，尼美舒利口服制剂禁用于 12 岁以下小儿。

（三）解热镇痛药的配伍应用

为了增强解热镇痛效果，减少不良反应，常将解热镇痛药配伍制成复方制剂。常以巴比妥类、咖啡因、对乙酰氨基酚、伪麻黄碱、右美沙芬、抗组胺药、金刚烷胺等组成复方制剂。其中对乙酰氨基酚具有解热镇痛作用；伪麻黄碱可使上呼吸道血管收缩，减轻充血水肿，缓解感冒症状；右美沙芬为中枢镇咳药，可缓解干咳症状；咖啡因能收缩脑血管，有助于缓解头痛；抗组胺药氯苯那敏、苯海拉明有抗过敏、镇静作用；金刚烷胺具有抗病毒作用。由于不同复方制剂所含成分不同，应根据临床症状选用。

复方制剂中所含的阿司匹林、布洛芬、氯苯那敏、苯海拉明、右美沙芬、金刚烷胺等对胎儿可能产生不良影响，所以孕妇及哺乳期妇女用药时应注意。

近年来，据临床观察，某些复方制剂并不优于单方制剂，而且本类药物大多具有胃肠道不良反应，配伍用药后，可使胃肠道反应增加。且在某些复方制剂中含有非那西丁和氨基比林，久用后前者可产生严重肾损害（致肾乳头坏死，甚至引起肾盂癌）和药物依赖性，后者能引起粒细胞减少，而且均为已淘汰的药物，所以须慎用解热镇痛药的复方制剂。常用的解热镇痛药复方制剂见表 4-6。

表 4-6　常用解热镇痛药复方制剂

药名	所含药物（毫克/片）								
	氯苯那敏	阿司匹林	对乙酰氨基酚	咖啡因	非那西丁	右美沙芬	伪麻黄碱	苯丙醇胺	氨基比林
泰诺	2	—	325	—	—	15	30	—	—
康泰克	4	—	—	—	—	—	—	50	—
克感敏	2	—	126	30	—	—	—	—	100
去痛片	—	—	126	50	—	—	—	—	150
感冒灵	3	—	250	30	—	—	—	—	—
扑尔感冒片	2	220	—	32.4	160	—	—	—	—

（四）缓解疼痛药物的合理应用

1. 根据疼痛的性质合理用药　①慢性钝痛，如头痛、牙痛、肌肉痛、关节痛等，可选用解热镇痛药，以阿司匹林、对乙酰氨基酚最为常用；②内脏平滑肌痉挛引起的内脏绞痛，如胃肠绞痛、胆绞痛、肾绞痛等，可选用解痉药，以阿托品、山莨菪碱较为常用，胆绞痛、肾绞痛可加用哌替啶；③其他镇痛药无效的急性锐痛，如严重创伤、术后刀口疼痛，可选用镇痛作用较强的中枢性镇痛药，如哌替啶、布桂嗪等，这类药物易产生依赖性，使用时应严格掌握适应证，尽量减少反复用药。

2. 癌性疼痛的合理用药　对癌症患者推荐三级镇痛阶梯治疗，其重点如下：①按时给药（3～6 小时），不要在疼痛时才给药；②按量给药（增加镇痛剂量直至患者疼痛消失）；③按阶梯给药，即癌症患者三级镇痛阶梯治疗方案。其具体内容是根据癌症患者疼痛程度将疼痛分为轻度、中度及重度疼痛。轻度疼痛可选用解热镇痛药（如阿司匹林、对乙酰氨基酚等）；中度疼痛选用弱效阿片类药物（如氨酚待因、可待因等）；重度疼痛选用强效阿片类药物（如吗啡、哌替啶等）。如一种药物无效，不能换用同一阶梯镇痛药，而应选镇痛作用更强的药物。必要时可加用辅助药物，如解痉药。对癌症患者给予充分的镇痛治疗，可提高患者的生活质量。

 案例 4-11

患者，女，55 岁，患高血压、心肌缺血、腰腿痛，医生处方如下，请分析是否合理。

酒石酸美托洛尔片　25mg×6 片
用法：25mg　口服　一日 3 次
阿司匹林片　100mg×6 片
用法：100mg　口服　一日 1 次
布洛芬缓释胶囊　300mg×6 粒
用法：300mg　口服　一日 2 次

三、抗痛风药

痛风是体内嘌呤代谢紊乱，尿酸生成过多所引起的一种代谢性疾病，表现为血中尿酸增高，导致尿酸盐在关节、结缔组织及肾组织中析出结晶，引起局部粒细胞浸润及炎症反应，导致痛风性关节炎和肾结石等。

抗痛风药是一类抑制尿酸生成或促进尿酸排出，减轻痛风炎症的药物。常用药物可分为以下三类。

（一）抑制尿酸生成药

别 嘌 醇

别嘌醇（allopurinol）是体内次黄嘌呤的异构体，在体内，次黄嘌呤与黄嘌呤可被黄嘌呤氧化酶催化生成尿酸。别嘌醇能与次黄嘌呤竞争黄嘌呤氧化酶，从而使尿酸生成减少。临床主要用于治疗慢性高尿酸血症，以及预防噻嗪类利尿药、肿瘤化疗、放疗引起的高尿酸血症。不良反应少，偶见皮疹、转氨酶升高、粒细胞减少等，应定期检查血常规和肝功能。

（二）促进尿酸排泄药

丙 磺 舒

丙磺舒（probenecid）口服吸收完全，大部分通过肾近球小管主动分泌排出，其脂溶性大，易被重吸收，故可竞争性抑制尿酸从肾小管重吸收，促进尿酸排泄，降低血中尿酸浓度，缓解或防止尿酸盐结晶的生成，减少关节的损伤；亦可促进已形成尿酸盐的溶解。主要用于慢性痛风，是目前比较安全有效的药物。治疗期间，尿酸盐从关节移出可使症状加重，且本药无镇痛及抗炎作用，故不宜用于痛风急性期。

不良反应少，少数患者可有胃肠反应、皮疹、发热等。为防止大量尿酸排出时在泌尿道沉积形成结石，可加服碳酸氢钠，并大量饮水以促进尿酸排泄。因阿司匹林可减少尿酸排泄，不能与其合用。

苯 溴 马 隆

苯溴马隆（benzbromarone）的作用与丙磺舒相似。可抑制肾小管对尿酸的重吸收而促进其排泄。宜从小剂量开始逐渐递增，用于治疗痛风。少数患者出现粒细胞减少，应定期检查血常规。

（三）抑制痛风炎症药

秋 水 仙 碱

秋水仙碱（colchicine）对急性痛风性关节炎有选择性抗炎、镇痛作用，可迅速解除急性痛风发作症状，一般服药后数小时即可使关节的红、肿、热、痛症状消退。对一般性疼痛及其他类型关节炎无作用。本药不影响血中尿酸浓度及尿酸排泄。其作用机制是抑制急性发作时的粒细胞浸润。

不良反应较多，常见的有胃肠道反应及骨髓抑制、肾损害，中毒时出现水样腹泻及血便、脱水甚至休克。

第7节 中枢兴奋药和促大脑功能恢复药

一、中枢兴奋药

中枢兴奋药（central stimulant）是指能提高中枢神经系统功能活动的一类药物，主要用于抢救因疾病或药物引起的中枢性呼吸抑制或呼吸衰竭。

中枢兴奋药对整个中枢神经系统均有兴奋作用，但对中枢神经系统各部位的作用强度不同，随着用药剂量的增加，其作用强度和范围随之增大，过量可引起中枢神经系统广泛而强烈的兴奋，导致惊厥，严重可转为抑制，甚至死亡。因此，应用中枢兴奋药时，必须严格掌握剂量和适应证，密切观察患者用药后的反应。

根据中枢兴奋药的主要作用部位，可将其分为大脑皮质兴奋药和呼吸中枢兴奋药两类。

 案例 4-12

患者，女，20 岁。因天冷生煤炉取暖，室友发现后叫其没有反应，随即急送医院，患者意识轻度模糊、面色苍白、口唇樱红色、脉搏增快、瞳孔对光反射迟钝。诊断：一氧化碳中毒。

问题： 该患者应用何种中枢兴奋药治疗最合适？为什么？

（一）大脑皮质兴奋药

咖 啡 因

咖啡因（caffeine）为咖啡豆、茶叶中所含的生物碱，现已可人工合成。

【作用和临床应用】

1. 兴奋中枢神经系统 小剂量（50～200mg）即能选择性兴奋大脑皮质，使人精神振奋，减轻疲劳、消除睡意、改善思维并增强持久的智能活动能力，提高工作效率。较大剂量（250～500mg）可直接兴奋延脑呼吸中枢和血管运动中枢，并提高呼吸中枢对二氧化碳的敏感性，使呼吸加深加快，血压升高。此作用在中枢处于抑制状态时更为显著。主要用于严重传染病及中枢抑制药过量所致的呼吸抑制及循环衰竭。中毒剂量可引起中枢神经系统广泛兴奋，导致惊厥。

2. 收缩脑血管 对脑血管平滑肌有明显的收缩作用，可减少脑血管搏动的幅度，缓解头痛症状。常与解热镇痛药阿司匹林或对乙酰氨基酚配伍，用于治疗一般性头痛；与麦角胺配伍，治疗偏头痛。

3. 其他 具有舒张支气管和胆道平滑肌、利尿，以及刺激胃酸、胃蛋白酶分泌等作用。

【不良反应和注意事项】 治疗量的不良反应较少，较大剂量可引起激动、不安、失眠、心悸、头痛，甚至惊厥。久用可产生耐受性及依赖性。婴幼儿高热时易发生惊厥，故宜选用不含咖啡因的复方退热制剂。消化性溃疡患者禁用。

链接

过度使用咖啡因的危害

长期大剂量使用咖啡因可导致咖啡因中毒，表现为一系列身体与心理的不良反应，如神经过敏、易怒、焦虑、震颤、肌肉抽搐、失眠和心悸等。另外，由于咖啡因能促使胃酸分泌增多，持续的高剂量摄入会导致消化性溃疡、糜烂性食管炎和胃食管反流病。咖啡因引起的精神紊乱包括咖啡因过度兴奋、咖啡因焦虑症、咖啡因睡眠失调等。

哌 甲 酯

哌甲酯（methylphenidate，利他林）为苯丙胺类药物，具有较温和的中枢兴奋作用。治疗量可兴奋大脑皮质，改善精神活动，消除疲劳，解除抑制。较大剂量也可兴奋呼吸中枢，过量可致惊厥。其中枢兴奋作用可能与促进脑内儿茶酚胺释放有关。

临床用于巴比妥类及其他中枢抑制药中毒，也用于小儿遗尿症、注意缺陷多动障碍及发作性睡病。此外，对重症呼吸衰竭并需持续给药者，可采取呼吸三联针静脉滴注（哌甲酯 20mg、洛贝林 12mg、二甲弗林 16mg 溶于 5% 葡萄糖注射液 250ml 中）。

治疗量时不良反应较少，大剂量可引起血压升高、眩晕、头痛，甚至惊厥。久用可产生耐受性和药物依赖性。癫痫、高血压患者及 6 岁以下小儿禁用。

（二）呼吸中枢兴奋药

尼 可 刹 米

【作用】 尼可刹米（nikethamide，可拉明）治疗量可直接兴奋延髓呼吸中枢，同时也可通过刺激颈动脉体和主动脉体化学感受器，反射性兴奋呼吸中枢，并能提高呼吸中枢对二氧化碳的敏感性，使呼吸加深加快，呼吸功能得到改善，当呼吸中枢抑制时其作用更为明显。该药安全范围较大，作用较为温和，但作用时间短暂，一次静脉注射仅维持 5～10 分钟，故需反复、间歇给药。

【临床应用】 本药可用于各种原因引起的中枢性呼吸抑制。对吗啡中毒所致呼吸抑制及肺心病引起的呼吸衰竭疗效较好，对吸入性麻醉药中毒的效果次之，对巴比妥类药物中毒引起的呼吸抑制效果较差。

【不良反应和注意事项】 治疗量不良反应较少。大剂量可致血压升高、心动过速、肌震颤及僵直，中毒时可出现惊厥等。

二 甲 弗 林

二甲弗林（dimefline，回苏灵）对延髓呼吸中枢有较强的直接兴奋作用，其作用比尼可刹米强约 100 倍，作用出现快，维持时间短。本药能显著改善呼吸，使呼吸加深加快，增加肺换气量，使动脉氧分压升高，二氧化碳分压降低。临床用于治疗各种原因引起的中枢性呼吸抑制，对肺性脑病有较好的促苏醒作用。

二甲弗林安全范围较尼可刹米小，过量易引起惊厥，小儿尤易发生，须加注意。静脉给药时须稀释后缓慢注射，并密切观察。有惊厥史者及孕妇禁用。

不良反应有恶心、呕吐、头痛等。较大剂量可兴奋迷走神经中枢，引起心动过缓、房室传导阻滞；过量可兴奋交感神经节和肾上腺髓质而出现心动过速，严重者也可引起惊厥。

多 沙 普 仑

多沙普仑（doxapram）为人工合成的新型呼吸中枢兴奋药，其作用机制和维持时间与尼可刹米相似。具有安全范围大、作用强、起效快、疗效确切等特点，为目前较为理想的呼吸兴奋药。临床用于治疗麻醉药或中枢抑制药引起的呼吸抑制、急性肺通气不全。过量可致惊厥及心律失常等不良反应。

贝 美 格

贝美格（bemegride，美解眠）直接兴奋呼吸中枢及血管运动中枢，使呼吸加快，作用迅速而短暂。临床主要用于巴比妥类等中枢抑制药中毒的解救。安全范围较小，剂量过大或静脉注射速度过快易引起惊厥。

二、促大脑功能恢复药

胞 磷 胆 碱

胞磷胆碱（citicoline，胞二磷胆碱）能增加脑损伤部位对氧的摄入和利用，促进卵磷脂的合成而改善细胞代谢，增加脑组织血流量，促使脑功能恢复和苏醒。主要用于急性颅脑外伤和颅脑手术后的意识障碍等。

三、应用中枢兴奋药的注意事项

中枢兴奋药主要用于对抗某些严重感染性疾病引起的中枢性呼吸衰竭或中枢抑制药中毒所致的呼吸抑制。本类药物的选择性不高，安全范围小，而且作用时间较短，需要反复用药才能维持患者呼吸，因而很难避免惊厥的发生。因此，应用本类药物时，应严格控制给药剂量和给药间隔时间，并且密切观察病情变化，一旦发生惊厥，应立即停药，并注射地西泮等药物解救。对严重感染性疾病引起的呼吸衰竭，除针对病因治疗外，还应清除呼吸道阻塞，并采用人工呼吸、吸氧等措施；对中枢抑制药中毒引起的呼吸抑制，应采用人工呼吸、吸氧、利尿等综合治疗措施。

目标检测

A₁/A₂ 型题

1. 下列有关地西泮的叙述，有误的是
   A. 具有广谱的抗焦虑作用
   B. 具有催眠作用
   C. 具有抗抑郁作用
   D. 具有抗惊厥作用
   E. 可治疗癫痫持续状态

2. 巴比妥类中毒引起死亡的原因是
   A. 心搏骤停 　　　　B. 肾衰竭
   C. 呼吸中枢麻痹 　　D. 肺炎
   E. 惊厥

3. 在抗癫痫药物中，具有抗心律失常作用的药物是
   A. 苯妥英钠 　　　　B. 卡马西平
   C. 三唑仑 　　　　　D. 苯巴比妥
   E. 乙琥胺

4. 具有广谱抗癫痫作用的药物是
   A. 丙戊酸钠 　　　　B. 苯巴比妥
   C. 卡马西平 　　　　D. 苯妥英钠
   E. 乙琥胺

5. 具有中枢性肌肉松弛作用的药物是
   A. 苯妥英钠 　　　　B. 地西泮
   C. 苯巴比妥 　　　　D. 乙琥胺
   E. 卡马西平

6. 氯丙嗪抗精神病的作用机制是
   A. 阻断中枢的 α 受体
   B. 阻断中枢的 β 受体
   C. 阻断中枢的 M 受体
   D. 阻断黑质-纹状体通路的多巴胺受体
   E. 阻断中脑-边缘叶及中脑-皮质通路的多巴胺受体

7. 氯丙嗪不宜用于
   A. 精神分裂症 　　　B. 人工冬眠
   C. 顽固性呃逆 　　　D. 躁狂症

E. 晕动病呕吐

8. 氯丙嗪引起的低血压应用何药纠正
   A. 肾上腺素 　　　　B. 异丙肾上腺素
   C. 多巴胺 　　　　　D. 去甲肾上腺素
   E. 麻黄碱

9. 下述哪项作用不属于氯丙嗪的作用
   A. 抗精神病作用 　　B. 镇吐作用
   C. 阻断 α 受体 　　　D. 使体温调节失灵
   E. 激动多巴胺受体

10. 碳酸锂主要用于
    A. 精神分裂症 　　　B. 抑郁症
    C. 焦虑症 　　　　　D. 躁狂症
    E. 以上均不是

11. 左旋多巴对何种药物引起的锥体外系不良反应无效
    A. 地西泮 　　　　　B. 扑米酮
    C. 氯丙嗪 　　　　　D. 丙米嗪
    E. 尼可刹米

12. 吗啡的作用不包括
    A. 镇静 　　　　　　B. 镇痛
    C. 抑制呼吸 　　　　D. 镇吐
    E. 缩瞳

13. 吗啡不用于慢性钝痛的主要原因是
    A. 治疗量抑制呼吸
    B. 连续多次应用易产生依赖性
    C. 对钝痛效果差
    D. 引起直立性低血压
    E. 引起便秘和尿潴留

14. 吗啡的适应证是
    A. 心源性哮喘
    B. 支气管哮喘
    C. 诊断未明的急腹症
    D. 胃肠平滑肌痉挛引起的胃肠绞痛

E. 分娩镇痛

15. 治疗胆绞痛宜选用

A. 哌替啶+阿托品　　B. 氯丙嗪+阿托品

C. 哌替啶+氯丙嗪　　D. 罗通定+阿托品

E. 哌替啶+异丙嗪

16. 吗啡不宜用于下列哪种疼痛

A. 外伤性剧痛　　B. 心肌梗死疼痛

C. 术后疼痛　　D. 分娩疼痛

E. 癌症晚期疼痛

17. 下列哪种特征不是吗啡中毒的症状

A. 呼吸高度抑制　　B. 瞳孔散大

C. 发绀　　D. 昏迷

E. 血压降低

18. 哌替啶的作用特点是

A. 依赖性比吗啡小

B. 镇痛作用强于吗啡

C. 作用持续时间较吗啡长

D. 大剂量不引起支气管平滑肌收缩

E. 对呼吸的抑制作用程度较吗啡弱

19. 主要用于剧烈干咳的药物是

A. 阿司匹林　　B. 哌替啶

C. 可待因　　D. 山莨菪碱

E. 地西泮

20. 下列哪种药物几乎无抗炎作用

A. 吡罗昔康　　B. 吲哚美辛

C. 塞来昔布　　D. 阿司匹林

E. 对乙酰氨基酚

21. 阿司匹林预防血栓性疾病应采用

A. 小剂量短期使用　　B. 大剂量长期应用

C. 小剂量长期应用　　D. 大剂量突击使用

E. 大剂量短疗程

22. 对吗啡中毒引起的呼吸抑制可选用

A. 尼可刹米　　B. 小剂量咖啡因

C. 二甲弗林　　D. 胞磷胆碱

E. 哌甲酯

23. 治疗新生儿窒息宜选用

A. 咖啡因　　B. 洛贝林

C. 尼可刹米　　D. 二甲弗林

E. 哌甲酯

24. 中枢兴奋药过量都可导致

A. 心动过速　　B. 心动过缓

C. 血压升高　　D. 惊厥

E. 头痛、眩晕

25. 患者，女，33 岁。自服大量苯巴比妥，出现昏迷、呼吸抑制，抢救措施中错误的是

A. 给氧、人工呼吸　　B. 0.9%氯化钠溶液洗胃

C. 利尿　　D. 静滴碳酸氢钠

E. 硫酸镁导泻

26. 患者，男，16 岁。发病时突然意识丧失，精神恍惚，运动障碍，动作中断，手中持物掉落，不能发音。临床诊断为精神运动性发作，首选药物是

A. 苯妥英钠　　B. 水合氯醛

C. 苯巴比妥　　D. 乙琥胺

E. 卡马西平

27. 患者，女，45 岁。就诊时心境不良，情绪消沉，患者整日忧心忡忡，愁眉苦脸，常常感到疲乏，认为活着没有意义，经常出现想死的念头，并伴有失眠、食欲缺乏和体重明显减轻，诊断为抑郁症。应首选何药治疗

A. 氯丙嗪　　B. 丙米嗪

C. 碳酸锂　　D. 地西泮

E. 氟哌啶醇

28. 患者，女，75 岁。近来出现记忆力、判断力等一般智力丧失的现象，诊断为阿尔茨海默病，下列治疗药物中哪一药物没有治疗作用

A. 他克林　　B. 多奈哌齐

C. 卡比多巴　　D. 加兰他敏

E. 美金刚

29. 患者，女，43 岁。患风湿性关节炎 15 年，因关节疼痛来院就诊，下列哪种药物无效

A. 对乙酰氨基酚　　B. 阿司匹林

C. 吲哚美辛　　D. 布洛芬

E. 吡罗昔康

30. 患者，男，19 岁。呼吸抑制并有昏迷，皮肤黏膜为樱桃红色，诊断为一氧化碳中毒，为兴奋其呼吸，宜选用下列哪种呼吸中枢兴奋药

A. 咖啡因　　B. 多沙普仑

C. 洛贝林　　D. 二甲弗林

E. 哌甲酯

31. 患者，女，58 岁。因肝癌剧痛用大量吗啡镇痛后，出现昏迷、呼吸抑制，瞳孔为针尖大小，诊断为吗啡中毒。为解救其呼吸抑制，最好用下列哪种呼吸中枢兴奋药

A. 咖啡因　　B. 尼可刹米

C. 洛贝林　　D. 二甲弗林

E. 哌甲酯

（武彩霞）

第5章
心血管系统药

第1节 抗高血压药

高血压是严重危害人类健康的常见心血管系统疾病。在未使用抗高血压药的情况下，非同日3次测量诊室血压，收缩压（SBP）≥140mmHg（18.7kPa）和（或）舒张压（DBP）≥90mmHg（12.0kPa）即可诊断为高血压。临床根据血压的高低及对靶器官的损害程度，将高血压分为1、2、3级（表5-1）。

表5-1 高血压分类和分级定义

分类	收缩压（mmHg）		舒张压（mmHg）
正常血压	<120	和	<80
正常高值	120~139	和（或）	80~89
高血压	≥140	和（或）	≥90
1级高血压（轻度）	140~159	和（或）	90~99
2级高血压（中度）	160~179	和（或）	100~109
3级高血压（重度）	≥180	和（或）	≥110
单纯收缩期高血压	≥140	和	<90

注：当收缩压和舒张压属于不同分级时，以较高的级别作为标准。

高血压按其发病原因可分为原发性高血压（90%~95%）及继发性高血压。原发性高血压发病机制尚未阐明，是在遗传、环境等各种因素影响下，血压调节功能失调所致；继发性高血压是某些疾病的一种表现，如继发于肾动脉狭窄、肾实质病变、嗜铬细胞瘤、妊娠的高血压或由某些药物等所致。高血压的药物治疗在近几十年中有显著进展。现已肯定，合理应用抗高血压药不仅能控制血压，延缓动脉粥样硬化的形成和发展，还可减少或防止心、脑、肾等器官相关并发症的发生，降低病死率，延长寿命。若能配合非药物治疗，如低盐饮食、控制体重、改变生活方式等，则可取得更好的效果。

抗高血压药（antihypertensive drug）又称降压药（hypotensive drug），临床上主要用于治疗高血压和防止并发症如脑卒中、慢性心功能不全、肾衰竭等的发生。常用的抗高血压药包括钙通道阻滞药（CCB）、血管紧张素Ⅰ转化酶抑制药（ACEI）、血管紧张素Ⅱ受体（AT_1）阻断药（ARB）、利尿药和β受体阻断药五大类，以及由上述药物组成的固定配比复方制剂。五大类抗高血压药均可作为初始和维持用药的选择，应根据患者的危险因素、亚临床靶器官损害及合并临床疾病情况，合理使用药物。此外，α受体阻断药等其他种类抗高血压药亦可应用于某些高血压人群（表5-2）。

表 5-2 抗高血压药的分类及代表药物

抗高血压药		代表药物
利尿药		氢氯噻嗪、吲达帕胺
肾素-血管紧张素-醛固酮系统抑制药	血管紧张素转化酶抑制药	卡托普利、依那普利
	血管紧张素Ⅱ受体阻断药	氯沙坦
钙通道阻滞药		硝苯地平、氨氯地平
交感神经抑制药	中枢性交感神经药	可乐定
	神经节阻断药	美加明
	去甲肾上腺素能神经末梢抑制药	利血平、胍乙啶
肾上腺素受体阻断药	α_1 受体阻断药	哌唑嗪、特拉唑嗪
	β 受体阻断药	普萘洛尔
	α、β 受体阻断药	拉贝洛尔
血管扩张药	直接扩张血管药	肼屈嗪、硝普钠
	钾通道开放药	米诺地尔

一、常用抗高血压药

（一）利尿药

氢 氯 噻 嗪

【作用】 降压作用缓慢、温和、持久，对正常人无降压作用。长期应用不易产生耐受性，不引起直立性低血压，无水、钠潴留。降压作用机制如下：用药初期，排钠利尿引起钠-水负平衡，造成细胞外液和血容量减少，从而使心排血量降低、血压下降。长期用药（3～4 周后），因体内仍轻度缺 Na^+，使 Na^+-Ca^{2+} 交换减弱，因而降低了血管平滑肌细胞膜受体对去甲肾上腺素等收缩血管物质的反应性，维持降压作用。

【临床应用】 氢氯噻嗪为降压治疗的基础药物。单用治疗轻度高血压，与其他抗高血压药合用可治疗中、重度高血压。应注意控制用药剂量，以免不良反应增多。

【不良反应和注意事项】 可出现低血钾、高血糖、高血脂、高尿酸血症等，长期用药需合用保钾利尿药。

吲 达 帕 胺

口服吸收迅速完全，服药后 30 分钟血药浓度达峰值，在肝脏代谢。除有利尿作用外，还可舒张小动脉。用于轻、中度高血压，尤适用于伴有水肿者。不引起血脂改变。不良反应轻，可有上腹部不适、恶心、食欲减退、头晕、头痛、失眠等；可致血糖、血尿酸轻度升高；长期应用可使血钾降低。

（二）血管紧张素转化酶抑制药

肾素-血管紧张素-醛固酮系统（renin-angiotensin-aldosterone system，RAAS）在心血管功能调节及高血压发病中有重要作用。血管紧张素Ⅰ（AngⅠ）经血管紧张素转化酶作用，转化为血管紧张素Ⅱ（AngⅡ），AngⅡ通过激动 AngⅡ受体，可产生多种作用：①使血管收缩，促进醛固酮分泌，促进 NA 释放。②促生长作用，AngⅡ是一种细胞生长因子，可诱导并促进心肌肥大、心肌及血管胶原含量增加、心肌间质成纤维细胞及血管壁细胞增生而致心肌及血管的重构，参与高血压、缺血性心脏病、心力衰竭等心血管疾病的病理生理过程，加重疾病程度、加快疾病进程。血管紧张素的形成和肾素-血管紧张素-醛固酮系统抑制药的降压作用见图 5-1。

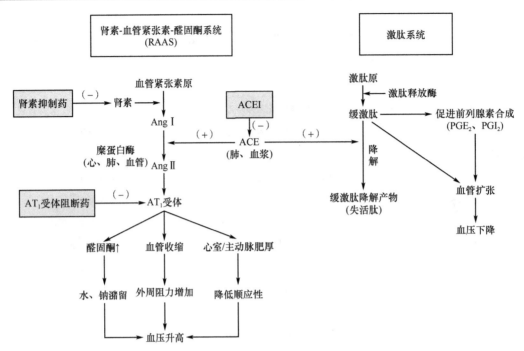

图 5-1 血管紧张素的形成和肾素-血管紧张素-醛固酮系统抑制药的降压作用示意图

血管紧张素转化酶抑制药（angiotensin converting enzyme inhibitor，ACEI）可抑制血管紧张素转化酶（ACE）的活性，从而减少血管紧张素Ⅱ的形成。本类药物有卡托普利（captopril）、依那普利（enalapril）、赖诺普利（lisinopril）、培哚普利（perindopril）、贝那普利（benazepril）、福辛普利（fosinopril）等。

卡 托 普 利

【作用】 卡托普利具有轻、中度的抗高血压作用，可降低外周血管阻力，增加肾血流量，不伴反射性心率增快、水钠潴留，无耐受性，疗效确切。长期应用能减轻或逆转心血管重构，保护靶器官。本药可改善糖耐量异常，增加胰岛素敏感性，改善糖尿病患者的神经系统病变；还可推迟糖尿病性肾病的进展。

【临床应用】 临床上可用于各型高血压。对肾素活性高的患者降压作用较强，对伴有慢性心功能不全、慢性肾功能不全、冠心病者有较好疗效，尤其适用于合并糖尿病及胰岛素抵抗、左心室肥厚、急性心肌梗死的高血压；与其他常用抗高血压药合用可提高疗效。本类药也是目前治疗慢性心功能不全的主要药物之一。

【不良反应和注意事项】 常见低血压，与开始剂量过大有关，应从小剂量开始使用。5%～20%的患者出现顽固性干咳，女性多见，需停药才能终止，是缓激肽、前列腺素及P物质在体内聚积所致。0.1%～2.0%的患者出现血管神经性水肿，严重者可危及生命，须用糖皮质激素、抗组胺药等药物抢救。必要时使用肾上腺素。可出现高血钾。其他可见青霉胺样反应，如皮疹、嗜酸性粒细胞增多、瘙痒、胃痛、口腔溃疡、味觉减退、白细胞减少、发热、淋巴结肿大、肝损害等。可致畸，孕妇禁用。

【药物相互作用】 合用利尿药可增强降压疗效，并减少锌的排泄；吲哚美辛可减弱卡托普利的降压效应，此与吲哚美辛抑制前列腺素的合成有关；与地高辛合用，可增高地高辛的血浆浓度。

依 那 普 利

依那普利（enalapril）为前药，需在肝内转化为依那普利拉才具有生物活性。依那普利的降压机制与卡托普利相似，但抑制ACE的作用较卡托普利强10倍。能降低总外周血管阻力，增加肾血流量，降压作用强而持久。临床主要用于高血压的治疗。不良反应与卡托普利相似，无明显青霉胺样反应。

（三）血管紧张素 II 受体阻断药

血管紧张素 II 受体（AT_1）阻断药（angiotensin II receptor blocker，ARB）能在受体水平阻断 RAAS，通过选择性阻断 AT_1 受体，抑制血管紧张素 II 收缩血管和促醛固酮分泌的效应，从而降低血压。与 ACEI 比较，ARB 作用更直接、专一，选择性更强，不影响 ACE 介导的激肽的降解；对血管紧张素 II 效应的拮抗作用更完全，因为体内除 ACE 外，还存在糜酶旁路等可产生血管紧张素 II。目前应用于临床的 ARB 有氯沙坦（losartan）、缬沙坦（valsartan）、替米沙坦（telmisartan）、厄贝沙坦（irbesartan）等。

氯 沙 坦

氯沙坦（losartan）为非肽类强效选择性竞争 AT_1 受体阻断药。口服易吸收，生物利用度为 33%，1 小时血药浓度达峰值，$t_{1/2}$ 为 2 小时。用于治疗高血压，剂量为 50mg/d，一次服用。本药不适用于左心室收缩功能不全及进行性肾损害患者。

本药除不引起咳嗽及血管神经性水肿外，其余不良反应与 ACEI 相似，亦可引起低血压、高钾血症并影响胎儿，妊娠期妇女和肾动脉狭窄者禁用。此外尚有胃肠不适、头痛、头晕的报道。

 案例 5-1

患者，男，57 岁。因间断头晕、头痛 2 年，加重 1 个月就诊。患者于 2 年前出现劳累或生气后常有头晕（非旋转性）、头痛，无恶心和呕吐，休息后可恢复正常，不影响日常工作和生活。1 年前体检时测血压 144/92mmHg。吸烟 30 余年，嗜酒，其母亲 50 岁时死于高血压脑出血。查体：血压 150/98mmHg。诊断：高血压，1 级，高危组。

问题：该患者适宜使用的药物有哪些？对该患者可采取的生活干预方式有哪些？

（四）β 受体阻断药

普 萘 洛 尔

【降压作用】　普萘洛尔（propranolol）为非选择性 β 受体阻断药，无内在活性，作用广泛。降压作用缓慢、温和、持久，口服用药 1～2 周内收缩压及舒张压逐渐下降，停药后仍维持降压 1～2 周。长期用药不易产生耐受性，不引起直立性低血压，无水钠潴留。目前认为其降压作用机制如下：①阻断肾小球旁器 $β_1$ 受体，减少肾素分泌，阻断肾素-血管紧张素-醛固酮系统，导致血管张力降低，血容量减少；②阻断心脏 $β_1$ 受体，心肌收缩力减弱，心排血量减少；③阻断对去甲肾上腺素能神经末梢突触前膜的 $β_2$ 受体，抑制其正反馈而减少去甲肾上腺素的释放；④抑制中枢具有 β 受体的兴奋性神经元，使外周交感神经活性降低；⑤促进前列环素（PGI_2）的生成。

【临床应用】　本药常用于轻、中度高血压治疗，适用于伴有心排血量增加及肾素活性偏高的高血压患者，对心率快的中青年高血压患者及伴有心绞痛的患者疗效较好。与利尿药或血管扩张药合用效果更明显。因药物剂量个体差异较大，用药应从小剂量开始，逐渐增至治疗量。

【不良反应和注意事项】　常见不良反应有心率减慢、房室传导减慢、心肌收缩力降低、诱发或加重哮喘。对长期服用此药者，应嘱其不能骤然停药、漏服，否则可能引起反跳现象致血压升高或心肌梗死，应逐渐减量停药。

美 托 洛 尔

美托洛尔（metoprolol，Betaloc，倍他乐克）为选择性 $β_1$ 受体阻断药，降压作用优于普萘洛尔，常与氢氯噻嗪合用治疗高血压。对 $β_2$ 受体影响小，对伴有阻塞性呼吸系统疾病的患者相对安全。偶见心动过缓，严重的窦性心动过缓及房室传导阻滞者禁用。

（五）钙通道阻滞药

钙通道阻滞药（calcium channel blocker，CCB）又称钙拮抗药（calcium antagonist），是指选择性地作用于电压依赖性钙通道，抑制钙离子从细胞外液经电压依赖性钙通道进入细胞内的药物。本类药物可使平滑肌细胞内钙离子缺乏，松弛小动脉，降低外周阻力而降压。常用药有硝苯地平、氨氯地平等。

硝 苯 地 平

【作用】 硝苯地平（nifedipine）对血管有高度选择性，能迅速扩张外周小动脉，使总外周阻力下降而降低血压。由于周围血管扩张，可引起交感神经活性反射性增强而引起心率加快。本药对糖、脂质代谢无不良影响。

【临床应用】 硝苯地平对各种类型高血压均有降压作用，目前多推荐使用缓释剂或控释剂以减轻迅速降压造成的反射性交感神经活性增强。

【不良反应和注意事项】 不良反应可见眩晕、低血压、心悸、踝部水肿等。此外，大剂量硝苯地平可导致血压骤降而增加心肌梗死患者的心律失常发生率及病死率，故不宜用于心肌梗死后的高血压患者。

氨 氯 地 平

氨氯地平（amlodipine）为二氢吡啶类长效钙通道阻滞药，选择性舒张血管平滑肌，起效缓和，降压作用平稳而持久，并能减轻或逆转左心室肥厚，对心率、房室结传导、心肌收缩力均无明显影响。口服给药吸收好，每天服药一次。常见不良反应有头痛、水肿、头晕、恶心等。

拉 西 地 平

拉西地平（lacidipine）为第三代钙通道阻滞药，血管选择性高，不易引起反射性心动过速和心排血量增加。用于轻中度高血压。降压作用起效慢，持续时间长；本药还具有抗动脉粥样硬化作用。不良反应有头痛、水肿、头晕、恶心等。

> **链接**
>
> **高血压的生活方式干预**
>
> 生活方式干预对所有高血压患者（包括正常高值者和需要药物治疗的高血压患者）都是合理、有效的治疗，其目的是降低血压、控制其他危险因素和临床情况。主要措施包括①减少钠盐摄入，每人每日食盐摄入量逐步降至<6g，增加钾摄入。②合理膳食，平衡膳食。③控制体重，使BMI<24；腰围：男性<90cm；女性<85cm。④不吸烟，彻底戒烟，避免被动吸烟。⑤不饮酒或限制饮酒。⑥增加运动，中等强度；每周4～7次；每次持续 30～60 分钟。⑦减轻精神压力，保持良好心态。

二、其他抗高血压药

（一）中枢性抗高血压药

可 乐 定

【作用】 可乐定（clonidine）的降压作用中等偏强。主要通过兴奋延髓背侧孤束核突触后膜的 α_2 受体，抑制交感神经中枢的传出冲动，使外周血管扩张，血压下降；又可作用于延髓腹外侧核吻侧端的咪唑啉 I_1 受体，使交感神经张力下降，外周血管阻力降低，产生降压作用。

【临床应用】 可乐定可治疗中度高血压，常用于其他抗高血压药无效时。一般口服用药，对高血压危象患者应静脉滴注给药。本药还能抑制胃肠道的分泌和运动，因此适用于兼患溃疡病的高血压患者。

【不良反应和注意事项】 常见的不良反应是口干和便秘。其他有嗜睡、抑郁、眩晕、血管神经性水肿、腮腺肿痛、恶心、食欲缺乏、心动过缓等。少数患者在突然停药后可出现短时的交感神经功能亢进现象，如心悸、出汗、血压突然升高等，可能是久用后突触前膜 α_2 受体敏感性降低，去甲肾上腺素释放过多所致，再使用可乐定或用 α 受体阻断药酚妥拉明能使之取消。可乐定不宜用于高空作业者或驾驶人员，以免因精力不集中、嗜睡而导致事故。

甲 基 多 巴

甲基多巴（methyldopa）与可乐定相似，降压作用中等偏强。本药能明显降低外周血管阻力，其中肾血管阻力降低尤为明显，但不减少肾血流量和肾小球滤过率。降压时也伴有心率减慢、心排血量减少。用于治疗中度高血压，尤适用于肾功能不良的高血压患者。

莫 索 尼 定

莫索尼定（moxonidine）为第二代中枢性抗高血压药，作用与可乐定相似，但对咪唑啉 I_1 受体的选择性比可乐定高。口服易吸收，可一日给药一次。适用于治疗轻、中度高血压。少数患者用药后出现眩晕、消化道不适症状。嗜睡、口干等不良反应较少见。

（二）神经节阻断药

神经节阻断药过去曾用于治疗高血压，但由于其作用过于广泛，副作用多，且降压作用过强过快，现已少用，主要作为麻醉辅助药以发挥控制性降压作用。临床应用的神经节阻断药有非季铵类的美加明（mecamylamine，美卡拉明）和樟磺咪芬（trimethaphan camsicate）等。

（三）抗去甲肾上腺素能神经末梢药

利血平（reserpine）与胍乙啶（guanethidine）为此类药的代表药，前者可抑制囊泡的摄取功能，使囊泡空虚作用缓慢而持久；后者可影响递质的释放功能，两者最终都导致去甲肾上腺素能神经末梢无法正常分泌递质。因不良反应较多，现已少用，仅在复方制剂中使用。

（四）其他肾上腺素受体阻断药

本类药物包括 α 受体阻断药（如哌唑嗪、特拉唑嗪）和 α、β 受体阻断药（如拉贝洛尔等）。

哌 唑 嗪

【作用】 哌唑嗪（prazosin）可选择性阻断突触后膜 α_1 受体，舒张小动脉及静脉血管平滑肌，使外周阻力降低而血压下降，对肾血流量无影响。它与酚妥拉明不同，降压时不加快心率，但会稍增加收缩力及血浆肾素活性。其还能降低血浆三酰甘油、总胆固醇、低密度脂蛋白胆固醇（LDL-C）和极低密度脂蛋白胆固醇（VLDL-C），增加高密度脂蛋白胆固醇（HDL-C），从而减轻冠脉病变。

【临床应用】 适用于治疗中度高血压及并发肾功能不全者，若与噻嗪类利尿药或 β 受体阻断药合用可增强降压效应。

【不良反应和注意事项】 常见不良反应有鼻塞、口干、嗜睡、头痛、腹泻等。部分患者首次给药有首剂效应，即出现直立性低血压，表现为晕厥、心悸、意识消失等，将首剂药量改为小剂量并于睡前服用，可避免发生首剂效应。

特 拉 唑 嗪

特拉唑嗪（terazosin）为选择性 α_1 受体阻断药，除降压作用外，尚能降低前列腺及膀胱出口平滑肌紧张度，改善尿流动力学，可用于前列腺肥大的治疗，特别是伴有高血压的患者。

拉 贝 洛 尔

拉贝洛尔（labetalol，柳胺苄心定）对 α_1、β 受体均有竞争性阻断作用，其中阻断 β 受体的作用较阻断 α_1 受体的作用强 5～10 倍。本药可减慢心率，减少心排血量，降压作用温和。适用于治疗各型高血压，静脉注射可治疗高血压危象。无严重不良反应。对心肌梗死早期患者，其可通过降低心室壁张力而产生有益的作用。

（五）血管扩张药

本类药物包括直接扩张血管药（如肼屈嗪、硝普钠）和钾通道开放药（如吡那地尔、米诺地尔）等。

肼屈嗪

肼屈嗪（hydralazine，肼苯达嗪）可直接松弛小动脉平滑肌，降低外周血管阻力而降压。对静脉影响小，由于血压下降快，反射性兴奋交感神经而增加心率和心排血量，增加心肌耗氧量。主要用于治疗中度高血压。很少单用，常与其他抗高血压药合用。长期大剂量使用可致全身性红斑狼疮综合征，故每天用药量应小于200mg。

硝普钠

【作用】　本药能松弛小动脉（阻力血管）和小静脉（容量血管）平滑肌，降低动脉血压，减少心脏前后负荷。具有起效快、作用强、维持时间短的特点。静脉滴注1分钟起效，迅速降压，停药3分钟内血压又可回升。降压机制为本药与血管内皮细胞或红细胞接触时可释放出一氧化氮（NO），NO能激活血管平滑肌细胞中的鸟苷酸环化酶（cGMP），使细胞内cGMP水平增高而致血管扩张，血压下降。

【临床应用】　主要用于高血压急症，如高血压危象、高血压脑病及恶性高血压的紧急救治；亦用于难治性心力衰竭。

【不良反应和注意事项】　静脉滴注速度过快可使血压过度下降，表现为呕吐、头痛、心悸、出汗等，停药后消失。大剂量或连续使用（特别是肝、肾功能不全者），可引起血浆氰化物或硫氰化物浓度升高而中毒，应用硫代硫酸钠抢救。肝、肾功能不全者禁用。本药对光敏感，易被破坏，滴注时应避光，药液宜新鲜配制。

吡那地尔

吡那地尔（pinacidil）为强血管扩张药，可降低外周阻力，使收缩压和舒张压均下降，但有反射性加快心率作用。降压作用强于哌唑嗪。临床主要用于轻、中度高血压，与利尿药、β受体阻断药合用可提高疗效，并能减轻水肿和心率加快等副作用。主要不良反应为水肿，发生率25%～50%，服用大剂量更易发生。其他常见不良反应有头痛、嗜睡、乏力、心悸、T波改变、直立性低血压、颜面潮红、鼻黏膜充血及多毛症等。

米诺地尔

米诺地尔（minoxidil）降压作用较强而持久。通过直接舒张小动脉，降低外周阻力而降压。并可引起心率加快，使心排血量增加3～4倍，造成血浆肾素增高和水钠潴留。主要用于治疗难治性的严重原发性或肾性高血压及其他抗高血压药无效的高血压，不宜单用，常与噻嗪类利尿药和β受体阻断药合用。主要不良反应有心悸、水钠潴留、心电图T波平坦或倒置。约80%的患者可出现多毛症，故可用于男性脱发。

🧰 案例 5-2

患者，男，54岁。高血压12年，近3个月常出现头痛、头晕和失眠。血压160/100mmHg，心脏超声示左心室肥厚，空腹血糖6.3mmol/L，尿常规蛋白（+），吸烟20年，20支/日。诊断为原发性高血压。给予处方如下，请分析处方是否合理，为什么？

厄贝沙坦片　150mg×30片

用法：150mg　口服　一日1次

氢氯噻嗪片　12.5mg×30片

用法：12.5mg　口服　一日1次

氨氯地平片　5mg×30片

用法：5mg　口服　一日1次

三、联 合 用 药

在目前常用的四类药物（利尿药、β受体阻断药、二氢吡啶类钙通道阻滞药和血管紧张转化酶抑制药）中，任何两类药物的联合都是可行的。其中，以β受体阻断药加二氢吡啶类钙通道阻滞药联合作用效果较好。不同作用机制的药物联合应用，多数能起协同作用，可使两种药物的用量均减少，同时也减少副作用。

四、抗高血压药的合理应用

1. 有效治疗和终生治疗　有效治疗即血压控制在140/90mmHg以下。高血压病因不明，无法根治，必须终身治疗。

2. 保护靶器官　高血压的靶器官损伤包括心肌肥厚、肾小球硬化和小动脉重构等。高血压的治疗必须考虑逆转或阻止靶器官损伤。目前认为保护把器官作用比较好的药物有长效钙通道阻滞药、血管紧张素转化酶抑制药和血管紧张素Ⅱ受体阻断药。

3. 平稳降压　血压不稳定可导致器官损伤，使用短效抗高血压药常使血压波动较大，而长效制剂的降压作用比较平稳。

4. 个体化治疗　根据患者的年龄、性别、种族、病情程度、并发症等情况制订治疗方案，使治疗个体化，让患者得到最佳的抗高血压治疗（表5-3）。

表5-3　合并其他疾病高血压患者的合理选药

	利尿药	β受体阻断药	α受体阻断药	钙通道阻滞药	ACEI/ARB
老年人	++	+/-	+	+	+
冠心病	+/-	++	+	++	+
心力衰竭	++	-	+	-	++
脑血管病	+	+	+	++	+
肾功能不全	++	+/-	+	++	++*
糖尿病	-	+	++	+	++
血脂异常	-	-	++	+	+
哮喘	+	-	+	+	+
外周血管病	+	-	+	++	+

*隐匿性肾血管病患者慎用。

注：++，推荐用药；+，适宜；+/-，一般不用；-，禁忌。

第2节　抗心律失常药

心律失常是心动频率和节律的异常，可分为两类，即缓慢型心律失常和快速型心律失常。前者常用阿托品及异丙肾上腺素治疗；后者包括房性期前收缩、房性心动过速、心房颤动、心房扑动、阵发性室上性心动过速、室性期前收缩、室性心动过速及心室颤动等。本章讨论的是治疗快速型心律失常的药物。

一、心律失常的电生理学基础

（一）正常心肌电生理学机制

1. 心肌细胞膜电位　正常心肌在静息时，膜内电压负于膜外电压约为-90mV，处于极化状态。此时钠通道处于关闭状态，Na^+不能进入胞内；而钾通道在静息时是开放的。当心肌细胞兴奋时，发生除极与复极而形成动作电位（action potential，AP）。AP 分为 5 个时相：0 相为快速除极期，由 Na^+ 内流所致。1 相为快速复极初期，由 K^+ 短暂外流所致。2 相平台期为缓慢复极期，由 Ca^{2+} 及少量 Na^+ 内流与 K^+ 外流所致。3 相为快速复极末期，由 K^+ 外流所致。0 相至 3 相的时程称动作电位时程（action potential duration，APD）。4 相为静息期，通过离子泵（Na^+-K^+-ATP 酶）主动转运，使细胞内外离子浓度回复到除极前状态（图 5-2）。

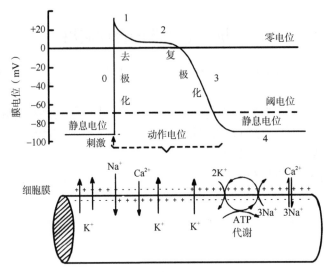

图 5-2　心肌细胞动作电位与离子转运示意图

2. 膜反应性和传导速度　膜反应性是指膜电位水平与其所激发的 0 相最大上升速率之间的关系。一般膜电位高，0 相上升速率快，动作电位振幅大，传导速度快。反之，则传导减慢。可见膜反应性是决定传导速度的重要因素。

3. 有效不应期　复极过程中当膜电位恢复到 -60～-55mV 时，细胞才对刺激产生可扩布的动作电位。从除极开始到这以前的一段时间即为有效不应期（effective refractory period，ERP），它反映快钠通道恢复有效开放所需的最短时间，其时间长短一般与 APD 的长短变化相对应，但程度可有不同。ERP 数值大，就意味着心肌不起反应的时间延长，不易发生快速型心律失常。

（二）心律失常发生的电生理学机制

心律失常的发生可由冲动形成障碍及冲动传导障碍或二者兼有所引起。

1. 冲动形成障碍

（1）自律性增高　正常时，由心脏受自律性较高的窦房结起搏细胞启动全心活动。自律细胞 4 相自发性除极速率加快或最大舒张电位变小（负值变小）或阈电位变大（负值变大）均可使冲动形成增多而引起快速性心律失常。

（2）后除极和触发活动　后除极是在一个动作电位中 0 相除极后所发生的除极，其频率较快，振幅较小，呈振荡性波动，膜电位不稳定，容易引起异常冲动发放，引起触发活动。根据后除极发生的时间不同，可将其分为早后除极和迟后除极。早后除极发生在完全复极之前的 2 相或 3 相中，主要由 Ca^{2+} 内流增多所引起；迟后除极发生在完全复极的 4 相中，由细胞内 Ca^{2+} 过多而诱发 Na^+ 短暂内流所致。

2. 冲动传导障碍

（1）单纯性传导障碍　包括传导减慢、传导阻滞及单向传导阻滞。后者的发生可能与邻近细胞不应期长短不一或病变引起的传导递减有关。

（2）折返激动　指一个冲动沿着曲折的环形通路返回其起源的部位，并可再次激动而继续向前传播的现象（图 5-3）。它也是引起心律失常的重要机制之一。如单次折返在心电图上表现为期前收缩，连续发生者可引起阵发性室上性或室性心动过速。

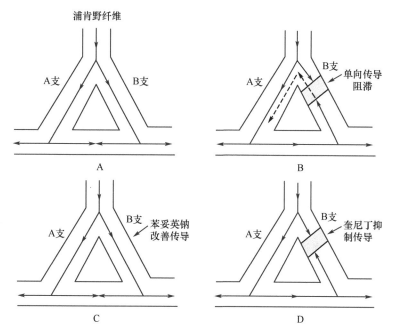

图 5-3　浦肯野纤维末梢正常冲动传导、单向传导阻滞、折返激动
A. 正常传导过程；B. B 支有一病变区发生单向传导阻滞；C. 消除单向阻滞；D. 变单向阻滞为双向阻滞

> **链接**
>
> **折 返 形 成**
>
> 　　正常人浦肯野纤维末梢的两个分支（A 支和 B 支）可与心室肌组成环路。正常冲动经浦肯野纤维 A 支和 B 支两支，同时传到心室肌，引起心室肌一致性地除极而兴奋收缩，而冲动传导则在心室肌内各自遇到对方的不应期即消失。若 B 支有病变则发生单向阻滞，不能下传冲动，则冲动只能沿 A 支下传到心室肌，引起兴奋收缩，此时该冲动可逆行至 B 支，并通过单向阻滞区而折回原处。由于逆行冲动传导速度慢，当折回 B 支时，该支不应期已过，所以返回的冲动可再一次沿 A 支下传，激动心室肌。单个折返只引起一次期前收缩，多次折返则可引起室性阵发性心动过速或心室颤动。

二、抗心律失常药的基本作用和分类

（一）抗心律失常药的基本作用

药物对心肌电生理的作用主要通过阻滞心肌细胞膜通道的离子流、改变心肌细胞的电生理特性而实现，其基本电生理作用归纳如下。

1. 降低自律性　可通过增加最大舒张电位、减慢 4 相自动除极速率、上移阈电位等方式降低自律性。此外，延长 APD 也可延长心动周期，从而减慢自动起搏，降低自律性。

2. 减少后除极和触发活动

（1）减少早后除极　可通过促进或加速复极来减少早后除极的发生，共 3 种方式：①抑制早后除极上升支的内向离子流；②提高其阈电位水平；③增加外向复极电流以增加最大舒张电位。

（2）减少迟后除极　主要是减少细胞内钙的蓄积，钙通道阻滞药能有效发挥这一作用；另外，能抑制一过性钠内流的药物也能减少迟后除极，如钠通道阻滞药利多卡因等。

3. 消除折返

（1）改善传导，消除折返　①增强膜反应性，加快传导，取消单向传导阻滞，终止折返激动。②降低膜反应性，减慢传导，变单向阻滞为双向阻滞，终止折返激动。

（2）改变有效不应期，消除折返　影响不应期的三种情况如下。

1）延长绝对不应期：延长 APD、ERP，以延长 ERP 更为显著，为绝对延长 ERP。

2）相对延长 ERP：缩短 APD、ERP，以缩短 APD 更为显著，为相对延长 ERP。

3）促进相邻细胞不均一的 ERP 趋向均一化。

以上三种情况均可取消折返，理想的抗心律失常药应该对 APD 的长短进行双向调节而发挥作用。

（二）抗心律失常药的分类

根据药物对心肌细胞膜离子通道的选择性不同，将治疗快速性心律失常的药物分成以下几类。

1. Ⅰ类药　钠通道阻滞药，根据阻滞钠通道程度的不同又可将其分为ⅠA、ⅠB、ⅠC 三个亚类。

（1）ⅠA 类　适度阻滞钠通道，可减慢传导，延长复极，显著延长有效不应期。代表药有奎尼丁、普鲁卡因胺。

（2）ⅠB 类　轻度阻滞钠通道，传导略减慢或不变，加速复极，缩短或不影响动作电位时程。代表药有利多卡因、苯妥英钠。

（3）ⅠC 类　重度阻滞钠通道，明显减慢传导，对复极影响小。代表药有普罗帕酮。

2. Ⅱ类药　肾上腺素受体阻断药：代表药有普萘洛尔、美托洛尔。

3. Ⅲ类药　延长动作电位时程：代表药有胺碘酮、索他洛尔。

4. Ⅳ类药　钙通道阻滞药：代表药有维拉帕米、地尔硫䓬。

三、常用抗心律失常药

（一）Ⅰ类药——钠通道阻滞药

奎 尼 丁

奎尼丁（quinidine）为金鸡纳树皮所含的生物碱，是奎宁的右旋体。

【作用】

1. 对心肌电生理特性的影响　①降低自律性：治疗量的奎尼丁能降低浦肯野纤维的自律性，对正常窦房结影响很小，但对病态窦房结综合征患者则可明显抑制窦房结自律性。②减慢传导：奎尼丁能抑制 Na^+ 内流，从而减慢心房、心室、浦肯野纤维等的 0 相上升速率，降低动作电位振幅，减慢传导速度，使单向传导阻滞变为双向传导阻滞，消除折返。③延长有效不应期：奎尼丁可抑制 K^+ 外流，使 3 相复极过程延长，使心房、心室、浦肯野纤维的 APD 和 ERP 延长，以 ERP 延长更为显著，从而有利于消除折返。

2. 对自主神经的作用　奎尼丁有阻断 α 受体及 M 受体的间接作用，因此在静脉注射时常可引起低血压和心动过速。

【临床应用】　本药为广谱抗心律失常药，可治疗各种快速型心律失常，包括心房颤动和心房扑动；转复和预防室上性和室性心动过速；治疗频发性室上性和室性期前收缩，是重要的治疗心律失常的药物之一。

【不良反应和注意事项】　本药安全系数小，约 1/3 的患者可发生不良反应，现已少用。最常见的不良反应为胃肠道反应、金鸡纳反应（轻者出现耳鸣、听力减退、视物模糊、胃肠不适等，重者出现复视、神志不清、谵妄、精神失常）等。心血管的毒性反应有低血压、传导阻滞、心脏抑制等。中毒量可引起奎尼丁晕厥，患者可出现意识丧失、四肢抽搐、呼吸停止，是阵发性室性心动过速和心室颤动所致，严重时可猝死。一旦发生，应立即进行人工呼吸、心肺复苏或电复律抢救。用于治疗心房颤动或心房扑动时，应先用强心苷，以免导致心率过快。心功能不全、低血压、肝功能不全和肾衰竭患者慎用；重度房室传导阻滞、严重心肌损害、强心苷中毒和高血钾者禁用。

普鲁卡因胺

普鲁卡因胺（procainamide）属于广谱抗心律失常药，与奎尼丁相比有下列特点：①抗心律失常作用与奎尼丁相似，但较弱；②抗胆碱作用也较奎尼丁弱；③对室性心律失常的疗效比奎尼丁好；④静脉注射可抢救危重病例；⑤久用可致红斑狼疮样症状，故本药不宜长期应用。禁忌证同奎尼丁。

利 多 卡 因

【作用】　利多卡因（lidocaine）主要作用于希氏-浦肯野系统，对心房几乎无作用。

1. 降低自律性　能降低浦肯野纤维的自律性，提高心室致颤阈。

2. 对传导的影响　治疗量对正常心肌细胞的传导速度无明显影响。但心肌缺血、细胞外 K^+ 转运浓度较高时能减慢传导，使单向阻滞变为双向阻滞。

3. 缩短浦肯野纤维及心室肌的 APD、ERP，且缩短 APD 更显著，相对延长 ERP。

【临床应用】　本药为窄谱抗心律失常药。对各种室性心律失常疗效显著，主要用于转复和预防室性快速性心律失常，如急性心肌梗死患者的室性期前收缩、室性心动过速及心室颤动，可作为首选药。此外，本药对各种器质性心脏病引起的室性心律失常，包括洋地黄、外科手术所引起的心律失常，均适用，特别适用于危急病例，能迅速达到有效血药浓度。

【不良反应和注意事项】　不良反应多在静脉注射时发生，主要有中枢神经系统症状，如嗜睡、眩晕，大剂量可引起语言障碍、惊厥，甚至呼吸抑制。本药是目前使用的抗心律失常药中心脏毒性最低的一种，但剂量过大仍可引起房室传导阻滞、心动过缓、血压下降甚至窦性停搏。眼球震颤是利多卡因中毒的早期信号。本药禁用于严重的传导阻滞及过敏患者。

苯 妥 英 钠

苯妥英钠（phenytoin sodium）原为抗癫痫药，于 20 世纪 50 年代开始用于治疗心律失常。作用与利多卡因相似，也能抑制 Na^+ 内流、促进 K^+ 外流，主要作用于浦肯野纤维，可降低其自律性。能与强心苷竞争 Na^+-K^+-ATP 酶，恢复因强心苷中毒而受抑制的传导。主要用于治疗室性心律失常，尤其是强心苷中毒所致的室性心律失常，常作为首选药物。静脉注射过快可引起窦性心动过缓、窦性停搏、低血压等。本药禁用于严重心功能不全、心动过缓、贫血、白细胞减少者。

美 西 律

美西律（mexiletine）的化学结构及对心脏电生理特性的影响与利多卡因相似，但可口服应用，故常用于维持利多卡因的疗效。治疗各种快速性心律失常，如期前收缩、心动过速，尤其是强心苷中毒、心肌梗死或心脏手术导致的心律失常。不良反应多见于静脉注射或口服剂量较大时，可有神经系统症状，口服者亦常见胃肠反应。静脉注射时还可出现低血压、心动过缓、传导阻滞等。本药禁用于重度心功能不全、心源性休克、缓慢型心律失常及室内传导阻滞者。

妥 卡 胺

妥卡胺（tocainide）是利多卡因的衍生物，但口服有效，其作用与临床应用均与利多卡因相似。口服吸收迅速而完全，生物利用度高，$t_{1/2}$ 为 10~28 小时。用于各种室性心律失常，尤其适用于强心苷中毒和心肌梗死所致的室性心律失常。不良反应以神经系统反应及胃肠反应为主，其发生率与血药浓度呈正相关。偶可引起粒细胞缺乏、致死性再生障碍性贫血及肺纤维化等。此外尚有致心律失常的报道。

普 罗 帕 酮

【作用】　普罗帕酮（propafenone）为一种具有局麻作用的ⅠC类抗心律失常药物，能降低浦肯野纤维及心室肌的自律性，明显减慢传导速度，延长 ERP 及 APD。此外，亦可阻断 β 受体及阻滞 L 型钙通道，具有轻度负性肌力作用。

【临床应用】　本药适用于室上性及室性期前收缩，室上性及室性心动过速，以及预激综合征伴发心动过速或心房颤动者。

【不良反应和注意事项】 常见恶心、呕吐、味觉改变、头痛、眩晕，一般不需停药，严重时可致心律失常，如传导阻滞、窦房结功能障碍、加重心力衰竭等。本药禁用于心源性休克、严重房室传导阻滞、双束支传导阻滞、窦房结功能障碍患者。对有病态窦房结综合征、心力衰竭及低血压者，应慎用或不用。与其他抗心律失常药合用时可能会加重其不良反应。

（二）Ⅱ类药——β受体阻断药

β受体阻断药主要通过阻断β受体而对心脏发挥作用，高浓度时尚有膜稳定作用。同时，还有阻滞钠通道、激活钾通道及抗心肌缺血等作用，可改善心肌病变，防止严重心律失常及猝死。

普 萘 洛 尔

【作用】 交感神经过度兴奋或儿茶酚胺释放增多时，可使心肌自律性增高，传导及心率加快，不应期缩短，易引起快速性心律失常。普萘洛尔则能抑制这些反应而发挥抗心律失常作用。它能抑制窦房结、心房、浦肯野纤维自律性，此作用在运动及情绪激动时尤为明显，也能降低儿茶酚胺所致的迟后除极而防止触发活动。在其阻断β受体时，并不影响传导速度；但当血药浓度超过 100ng/ml 时，有膜稳定作用，可降低 0 相上升速率，明显减慢房室结及浦肯野纤维的传导。对房室结 ERP 有明显的延长作用。

【临床应用】 本药用于室上性心律失常，包括窦性心动过速、心房颤动、心房扑动及阵发性室上性心动过速。对窦性心动过速，尤其是与交感神经过度兴奋有关的治疗效果较好。对由运动和情绪激动、甲状腺功能亢进和嗜铬细胞瘤等所诱发的室性心律失常亦有效。对折返性室上性心动过速的部分患者有效。对心房颤动、心房扑动者，多数仅减慢其心室率而不能转复，可单用或与强心苷合用以控制心室率。此外，本药还可用于预激综合征及长 Q-T 间期综合征引起的心律失常及梗阻性肥厚型心肌病。

【不良反应和注意事项】 本药可致窦性心动过缓、房室传导阻滞、低血压、心力衰竭等，病态窦房结综合征、房室传导阻滞、支气管哮喘或慢性肺部疾病患者禁用。长期使用后，对脂肪及糖代谢可产生不良影响。高脂血症及糖尿病患者慎用。

美 托 洛 尔

美托洛尔（metoprolol）为选择性 β₁ 受体阻断药，其作用类似普萘洛尔但较弱，对窦房结、房室结的自律性和传导性有明显抑制作用。对心律失常有一定效果，对儿茶酚胺诱发的室性、室上性心律失常疗效较好。禁用于病态窦房结综合征、严重心动过缓、房室传导阻滞、心力衰竭、低血压患者及妊娠期妇女。严重支气管哮喘及肝、肾功能不良者慎用。

> **案例 5-3**
>
> 患者，女，55 岁。经常因情绪波动出现胸闷、心慌等症状，稍事休息后可缓解。1 天前因与家人发生口角，再次出现心慌、呼吸困难、多汗等不适感。患者神志清楚，面色苍白，体型肥胖。体格检查：体温 37℃，脉搏 160 次/分，呼吸 22 次/分，血压 140/92mmHg，心率 160 次/分。心电图示窦性心律不齐、三联律。诊断：室上性心动过速。
>
> **问题**：该患者可选用何种药物治疗?用药基础是什么？应如何对该患者做用药指导?

（三）Ⅲ类药——延长动作电位时程药

胺 碘 酮

【作用】 胺碘酮（amiodarone）主要阻滞钾通道，也具有阻滞钠、钙通道及非竞争性阻滞 α、β 受体的作用。

1. 降低自律性 通过阻滞 4 期 Na^+ 和 Ca^{2+} 内流及 β 受体阻滞作用，可降低窦房结和浦肯野纤维的自律性。

2. 减慢传导速度 阻滞 0 期 Na^+ 和 Ca^{2+} 内流，减慢浦肯野纤维和房室结的传导速度。

3. 延长不应期 能阻滞 3 期 K^+ 外流，延长 APD 和 ERP，由于 ERP 的绝对延长而消除折返。

【临床应用】 本药为广谱抗心律失常药，可用于各种室上性及室性心律失常。能使阵发性室上性心动过速、心房颤动、心房扑动转复为窦性心律，但对持续性心房颤动的疗效不如电复律术和奎尼丁。静脉给药可用于室性心动过速和心室颤动的急救，口服给药能降低其复发率。

【不良反应和注意事项】 不良反应与剂量及用药时间长短有关。若在应用负荷量后改用较小剂量维持则可减少不良反应发生。①常见窦性心动过缓，静脉注射给药时，可加重心功能不全。②长期口服后主要有胃肠道反应及角膜黄染，如食欲减退、恶心、呕吐和便秘等；角膜黄染是因少量药物经泪腺排出而形成微结晶，可导致角膜黄褐色颗粒沉着，一般不影响视力，停药后可自行恢复。③少数人可发生甲状腺功能紊乱，因本药分子中的碘原子可致甲状腺功能亢进或减退。④最严重的不良反应是肺间质纤维化，一旦发现应立即停药，并用肾上腺皮质激素治疗，长期用药者应定期做胸部 X 线检查。

（四）Ⅳ类药——钙通道阻滞药

维 拉 帕 米

【作用】 维拉帕米（verapamil）可阻滞心肌细胞膜钙通道，使钙内流受阻，故能抑制慢反应细胞，如使窦房结及房室结 4 相舒张期除极速率减慢而降低自律性，并抑制动作电位 0 相最大上升速率和振幅，减慢房室结的传导速度，还能延长慢反应动作电位的不应期，此为其阻滞钙通道、延长恢复开放所需时间所致。此外，本药还有抗 α 受体及扩张冠状动脉、外周血管的作用。

【临床应用】 静脉注射治疗房室结折返所致的阵发性室上性心动过速，可使其在数分钟内停止发作。也可减少心房颤动和心房扑动者的心室率；本药对房性心动过速也有良效。

【不良反应和注意事项】 静脉注射时可出现短暂而轻度的降压作用，如注射速度过快，可引起心动过缓、房室传导阻滞、低血压，或可诱发心力衰竭，多见于与 β 受体阻断药合用或近期内用过此药的患者，除立即停药外，还可根据病情静脉注射阿托品、钙剂或异丙肾上腺素。对低血压及心力衰竭者，可用多巴胺或多巴酚丁胺治疗。禁用于病态窦房结综合征、二度房室传导阻滞、三度房室传导阻滞、心力衰竭及心源性休克者。对老年人，尤其是心、肾功能不良者，应慎用或减量使用。

地 尔 硫 䓬

地尔硫䓬（diltiazem）的电生理作用与维拉帕米相似，主要用于室上性心律失常，如阵发性室上性心动过速（静脉注射）及频发性房性期前收缩。对阵发性心房颤动亦有效。口服时不良反应较小，可见头晕、乏力及胃肠不适等，偶有过敏反应。禁用于窦房结功能不全及高度房室传导阻滞者。心功能不全者应避免与 β 受体阻断药合用。

> **链接**
>
> **心律失常的非药物治疗方法**
>
> 心律失常的非药物治疗方法主要包括压迫眼球、按摩颈动脉窦、用力捏鼻、呼气和屏气等反射性兴奋迷走神经的方法，电复律、电除颤心脏起搏器植入和消融术等电学治疗方法，以及手术治疗。①反射性兴奋迷走神经方法可以用于终止多数阵发性室上性心动过速，可在药物治疗前或同时采用电复律和电除颤，分别用于终止异位快速心律失常发作和心室扑动、心室颤动。②心脏起搏器多用于治疗窦房结功能障碍、房室传导阻滞等慢性心律失常。③导管消融术可以根治多种室上性心动过速，如预激综合征。④外科手术目前主要用于治疗心房颤动合并其他心脏病且需要开胸手术者。

四、抗心律失常药的临床应用原则

1. 合理选药 在选择药物时，应考虑原发病及心律失常类型，如窦性心动过速宜选择 β 受体阻断药；室上性心动过速宜选择维拉帕米；控制心房颤动的心室率可选择毛花苷丙或β受体阻断药，心房颤动转复窦性心律选择奎尼丁或普罗帕酮；室性心律失常宜选择利多卡因、胺碘酮、美西律；强心苷中毒所导致的室性心律失常宜选择苯妥英钠；心室颤动等严重心律失常应首先采用电击除颤。

2. 严格控制联合用药　一般不宜采用联合用药，因联合用药易产生毒性的叠加效应，从而导致严重的心脏毒性反应，但下列情况可考虑联合用药：①治疗心房颤动应先用强心苷，再合用小剂量维拉帕米或β受体阻断药；心房颤动复律后用奎尼丁维持窦性心律，若伴心功能不全，再合用小剂量强心苷。②胺碘酮用于治疗顽固性心律失常，若伴有心功能不全，应合用小剂量强心苷。

3. 严密观察不良反应　绝大多数本类药物均可抑制心脏、扩张血管，若用药不当，易导致心动过缓、房室传导阻滞、血压下降、窦性停搏或心力衰竭等严重反应。因此，用药期间必须密切观察患者的脉搏、血压等。一旦出现上述严重反应，应立即停药，并及时进行抢救。

第3节　抗慢性心功能不全药

慢性心功能不全又称充血性心力衰竭（congestive heart failure，CHF），是指由多种病因引起心肌损伤，导致心肌收缩力降低，心脏负荷加重，使心脏排血量绝对或相对减少，不能满足机体组织器官代谢需要的一种临床综合征。由于心肌收缩和舒张功能障碍，心脏泵血功能降低，造成组织器官血液灌注不足，同时出现体循环和（或）肺循环淤血的表现。心功能不全时，由于心排血量下降，可激活交感神经系统和肾素-血管紧张素-醛固酮系统（RAAS），使心脏负荷增加而进一步加重心功能不全。此外，RAAS的激活还可促进生长因子的产生，引起心肌重构。

链接

心功能不全的分级

纽约心脏病协会（NYHA）心功能分级按诱发心力衰竭症状的活动程度将心功能的受损状况分为4级。

分级	症状
Ⅰ级	活动不受限。日常体力活动不引起明显的气促、疲乏或心悸
Ⅱ级	活动轻度受限。休息时无症状，日常活动即引起明显的气促、疲乏或心悸
Ⅲ级	活动明显受限。休息时可无症状，轻于日常活动即引起显著的气促、疲乏、心悸
Ⅳ级	休息时也有症状，任何体力活动均会引起不适。如无需静脉给药，可在室内或床边活动者为Ⅳa级；不能下床并需静脉给药支持者为Ⅳb级

抗慢性心功能不全药是一类能加强心肌收缩性、减轻心脏负荷、改善心脏泵血功能、增加心排出量，从而缓解心功能不全症状的药物。

一、正性肌力作用药

（一）强心苷类

强心苷是一类选择性作用于心脏，具有正性肌力作用的苷类化合物。强心苷最早来源于植物，如毛花洋地黄和紫花洋地黄，故又称为洋地黄类药物。临床常用药物有洋地黄毒苷（digitoxin）、地高辛（digoxin）、毛花苷丙（lanatoside C，西地兰）、去乙酰毛花苷（deslanoside）等，在体内过程的特点如表5-4所示。

表5-4　各类强心苷制剂的体内过程特点

分类	药物	给药途径	显效时间	高峰时间（h）	主要消除方式	半衰期	全效剂量（g）	维持剂量（g）
长效	洋地黄毒苷	口服	2h	8～12	经肝	5～7天	0.8～1.2	0.05～0.30
中效	地高辛	口服	1～2h	4～8	经肾	36h	0.75～1.25	0.125～0.500
	毛花苷丙	静脉注射	10～30min	1～2	经肾	33h	1.0～1.2	—
速效	去乙酰毛花苷	静脉注射	10～20min	1～2	经肾	33h	1.0～1.6	—
	毒毛花苷K	静脉注射	5～10min	0.5～2.0	经肾	19h	0.25～0.50	—

【作用】

1. 正性肌力作用　治疗量的强心苷能选择性地作用于心脏，显著加强衰竭心脏心肌的收缩力。其作用有以下特点。

（1）加快心肌收缩速度　强心苷在加强心肌收缩力的同时可加快心肌收缩速度，使收缩期缩短，舒张期相对延长，这不仅有助于静脉血液的回流，也有利于冠状动脉血液灌流，从而使心肌的能量及氧的供应增加，改善心脏功能状态。同时，也使心脏获得较长时间的休息。

（2）降低衰竭心脏的耗氧量　强心苷的正性肌力作用可使衰竭心脏射血更加充分，心室内残余血量减少，室壁张力降低；同时心率减慢，外周血管阻力下降，致使心肌耗氧量明显下降，从而抵消由心肌收缩力增强所致的心肌耗氧量增加，故心肌总的耗氧量降低。这是强心苷治疗慢性心功能不全的重要依据，也是其区别于儿茶酚胺类药物的主要特点。但使用本类药物时正常心肌因收缩力增强可使耗氧量增加。

（3）增加衰竭心脏的心排血量　强心苷通过正性肌力作用，反射性兴奋迷走神经，使交感神经活性降低，外周血管扩张，心脏射血阻力减少；同时使舒张期延长，静脉血液回流增加，此时心脏泵血功能得到改善，因此心排血量明显增加。

强心苷正性肌力作用的机制如下：治疗量强心苷能轻度抑制心肌细胞膜上的 Na^+-K^+-ATP 酶（强心苷受体），阻止 Na^+-K^+ 交换，促进 Na^+-Ca^{2+} 交换，增加心肌细胞内游离的 Ca^{2+} 浓度，使心肌收缩力加强。

2. 负性频率作用　心功能不全时由于反射性引起交感神经活性增强，使心率加快。治疗量的强心苷通过加强心肌收缩力，使心排血量增加，增强了对主动脉弓和颈动脉窦压力感受器的刺激，从而提高了迷走神经的兴奋性，引起心率减慢。

3. 负性传导作用　强心苷因兴奋迷走神经而减慢房室传导，大剂量则可直接抑制房室传导，甚至引起不同程度的房室传导阻滞，严重者可致心脏停搏。

4. 利尿作用　强心苷通过改善心脏泵血功能，使心排血量增加；使肾血流和肾小球滤过率增加，从而产生利尿作用；还可通过直接抑制肾小管 Na^+-K^+-ATP 酶，减少肾小管对钠离子的重吸收而产生利尿作用。

【临床应用】

1. 慢性心功能不全　强心苷治疗心力衰竭的疗效随病因和心力衰竭程度不同而异。对心脏瓣膜病、先天性心脏病、高血压性心脏病等引起的低心排血量型心力衰竭疗效较好；对由甲状腺功能亢进、严重贫血、维生素 B 缺乏症所致的高心排血量型心力衰竭疗效较差；对肺源性心脏病、活动性心肌炎、严重心肌损伤者，不但疗效较差，而且易引起强心苷中毒；对缩窄性心包炎、严重二尖瓣狭窄等疾病所致的心力衰竭，强心苷难以改善心脏功能，故不宜使用。

2. 某些心律失常

（1）心房颤动　通过抑制房室传导，阻止过多的心房冲动传至心室，使心室率减慢，心排血量增加，消除了心房颤动的主要危害。对于心房颤动伴有心功能不全的患者，为控制心室率可首选洋地黄类药物。

（2）心房扑动 强心苷通过不均一地缩短心房不应期而引起折返激动，使心房扑动转为心房颤动，进而通过抑制房室传导，使心室率减慢，消除心房扑动的主要危害。部分患者停用强心苷后，可恢复窦性节律。

（3）阵发性室上性心动过速 强心苷通过兴奋迷走神经功能，抑制房室传导而发挥作用，是治疗阵发性室上性心动过速的常用药物之一。

📋 案例 5-4

患者，男，60 岁，农民。劳动后呼吸困难 5 年，伴下肢水肿 1 个月。1 年前砍柴时突感心悸、胸痛，休息片刻后稍有缓解。之后自觉体力逐渐下降，轻微劳作即感气短胸闷，夜间时有憋醒，无心前区痛。1 个月前患感冒，开始出现咳嗽、咳白色黏痰、不能平卧、尿少、腹胀、颜面及两下肢水肿。今日因上述症状加重入院。血压 165/105mmHg。既往史：二十余年前发现高血压（150/100mmHg），未经任何治疗；吸烟 30 年，不饮酒。诊断：1. 高血压性心脏病，心脏扩大，心房颤动，心功能Ⅲ级；2. 高血压 2 级；3. 肺部感染。

问题：1. 根据诊断结果及所学药理学知识，请阐述治疗方案与依据。

2. 若选择强心苷类药物进行治疗，患者出现哪些症状要考虑洋地黄中毒？

3. 应如何对患者进行用药指导和健康指导？

【不良反应和注意事项】 本类药物安全范围小，一般治疗量约相当于 60% 的中毒量，加之个体差异大，影响因素多，故用药时易出现过量中毒，约 25% 的患者在用药期间发生不同程度的不良反应。

1. 毒性作用的临床表现

（1）消化道反应 是强心苷中毒的最早期表现之一。表现为厌食、恶心、呕吐、腹泻等。消化道反应是强心苷中毒的先兆症状，为强心苷兴奋延脑催吐化学感受区的结果。应注意与心力衰竭未被控制所致的胃肠道症状相鉴别，后者由胃肠道淤血引起。

（2）神经系统症状 表现为头痛、眩晕、失眠、乏力、疲倦、谵妄等症状。视觉障碍（黄视、绿视等）为强心苷中毒特有的神经系统反应，是停药的指征。

（3）心脏毒性 是强心苷最严重的不良反应，是强心苷中毒死亡的主要原因。表现为心力衰竭症状加重及各种类型心律失常的发生。心律失常包括：①快速型心律失常，如室性期前收缩、二联律、三联律，严重者可出现室性心动过速，甚至心室颤动。其中，最常见及最早出现的是室性期前收缩，约占心脏反应的 1/3。②缓慢型心律失常，如窦性心动过缓和房室传导阻滞。其中，频发性室性期前收缩及窦性心动过缓，心率低于 60 次/分，都是停药的指征。

2. 强心苷中毒的防治

（1）预防 ①注意诱发强心苷中毒的各种因素，如低血钾、高血钙、低血镁、心肌缺氧、肝功能不全及药物的相互作用等；②严格掌握适应证，了解心力衰竭的起因和用药情况，掌握强心苷类药物的作用特点及给药方法，积极纠正易患因素；③及时发现中毒的先兆症状，如室性期前收缩、窦性心动过缓、胃肠道反应及视觉障碍等，必要时减量或停药。

（2）治疗 首先停用强心苷类及排钾利尿药；快速型心律失常者可用钾盐治疗。轻者可口服，重者可缓慢静脉滴注；严重快速型心律失常患者宜用苯妥英钠或利多卡因。缓慢型心律失常患者，如窦性心动过缓或房室传导阻滞，不宜补钾，可用阿托品治疗。对危及生命的严重中毒者，使用地高辛抗体的 Fab 片段做静脉注射有显著疗效。

【药物相互作用】 糖皮质激素和排钾利尿药可引起低血钾，诱发强心苷中毒，与强心苷合用时应注意补钾。奎尼丁可使地高辛血药浓度提高 1 倍，胺碘酮、维拉帕米、普罗帕酮等也可提高地高辛血药浓度，合用时应酌情减少地高辛用量；钙剂与强心苷有协同作用，合用毒性增强。

【给药方法】 个体之间对强心苷的敏感性差异较大，应根据病情、合并症及时调整剂量，做到用量个体化。

1. 传统给药方法 分两步给药。①短时间内给予足以控制症状的剂量，称全效量（即洋地黄化量或饱和量），达到全效量的标志是心率减至 70～80 次/分、呼吸困难减轻、发绀消失、肺部湿啰音开始减退、尿量增加、水肿消退等。此法又分为缓给法和速给法。缓给法适用于病情较缓的心力衰竭患者；速给法适用于病情较急，且 1 周内未用过强心苷者，24 小时内给足全效量。②每日给予小剂量以维持疗效，称为维持量。

2. 逐日恒量给药法 是目前常用的方法。每日给予恒定剂量，经 4～5 个半衰期可达到稳态血药浓度而充分发挥疗效，称逐日恒量给药法。此法安全有效，适用于慢性、轻症和易于中毒的患者。

（二）非洋地黄类正性肌力药

非洋地黄类正性肌力药包括 β 受体激动药（如多巴酚丁胺、异布帕明）、磷酸二酯酶抑制药（米力农和维司力农等）。

多巴酚丁胺

多巴酚丁胺（dobutamine）选择性激动心脏的 β_1 受体，心肌收缩力增强，心排血量增多，治疗量对心率影响较小，很少引起心律失常。对 β_1 受体和 α 受体仅有轻微的激动作用，可轻度扩张血管，降低外周阻力，降低心脏负荷。主要用于难治性心功能不全和急性左心衰竭。剂量过大可引起血压升高、心率加快并诱发室性心律失常、心绞痛等，故应注意控制用药的剂量。

异 布 帕 明

异布帕明（ibopamine，异波帕胺）可激动 DA、β_1 受体和 α 受体，加强心肌收缩力，扩张血管，降低外周阻力，减轻心脏负荷，增加心排血量；舒张肾血管，增加肾血流量，改善肾功能，产生明显的利尿作用。适用于强心苷疗效不佳的心力衰竭，也用于伴有心率减慢或传导阻滞的患者。

米力农和维司力农

米力农（milrinone）和维司力农（vesnarinone）均可抑制磷酸二酯酶Ⅲ，增加细胞内 cAMP 的含量，发挥正性肌力和血管扩张作用，增加心排血量，减轻心脏负荷，降低心肌耗氧量，改善心功能，缓解 CHF 症状。口服或静脉给药对急慢性心力衰竭均有满意疗效，临床仅短期静脉滴注用于顽固性心力衰竭及急性左心衰竭。长期应用不良反应较多，可出现头痛、室上性及室性心律失常、低血压等。

二、肾素-血管紧张素-醛固酮系统抑制药

血管紧张素转化酶抑制药（ACEI）、血管紧张素Ⅱ受体阻断药（ARB）、醛固酮拮抗药具有延缓和逆转心室及血管重构的作用，是目前治疗 CHF 的主要药物之一。

（一）血管紧张素转化酶抑制药

ACEI 用于治疗 CHF 取得了显著疗效，是 CHF 治疗的重要进展之一。ACEI 具有血管扩张作用，不但能缓解心力衰竭症状，而且能降低 CHF 的病死率和改善预后。临床用于治疗 CHF 的 ACEI 有卡托普利、依那普利等。

【作用】

1. 抑制血管紧张素转化酶，使血管紧张素Ⅱ生成减少，缩血管作用减弱；减少醛固酮分泌，使水钠潴留减轻；抑制缓激肽降解，增强扩血管作用，从而减轻心脏前后负荷，缓解或消除 CHF 患者的症状。也可增加肾血流量，改善肾功能。

2. 抑制心肌及血管的肥厚、增生，延缓和逆转心室及血管重构，改善心脏及血管的舒缩功能，提高心肌及血管的顺应性，改善左心室功能，降低 CHF 病死率。

【临床应用】　　ACEI 作为治疗 CHF 的基础药物广泛用于临床，轻度患者可单独应用，重度患者可与利尿药、强心苷类药物合用。

（二）血管紧张素 II 受体（AT₁）阻断药

本类药物有氯沙坦、缬沙坦等，通过直接阻断血管紧张素 II 与其受体结合而发挥拮抗作用，能防止和逆转心脏及血管的肥厚与重构。其抗 CHF 的作用与 ACEI 相似，可改善心功能，降低 CHF 患者的病死率。不良反应较少，因不影响缓激肽代谢，不易引起剧烈咳嗽等不良反应。

三、利　尿　药

心功能不全时体内水钠潴留使心脏前负荷增加，这是加重心功能不全的重要因素。利尿药通过排钠利尿，减少血容量和回心血量，减轻心脏的前负荷，可消除或缓解静脉淤血及其引发的肺水肿和外周水肿。长期用药可致血管平滑肌细胞内 Na^+ 减少，$Na^+\text{-}Ca^{2+}$ 交换减少，细胞内 Ca^{2+} 含量降低，对缩血管物质的敏感性下降，使血管平滑肌松弛，血管舒张，心脏后负荷减轻，有利于改善心脏泵血功能，增加心排血量，改善心功能不全症状。

对轻度或中度 CHF 患者，可单独应用噻嗪类利尿药或与保钾利尿药合用；对重度 CHF 患者，可用袢利尿药，如呋塞米。排钾利尿药与强心苷合用易致中毒，应注意补钾。

四、血管扩张药

血管扩张药可舒张小静脉（容量血管），减少静脉回心血量，减轻心脏前负荷，有利于缓解 CHF 时的肺淤血、肺水肿等症状；还可扩张小动脉（阻力血管），降低外周阻力，减轻心脏后负荷，增加心排血量，有利于缓解组织缺血等症状。主要用于使用强心苷和利尿药疗效较差或无效的重度及难治性心功能不全患者。

1. 主要扩张小动脉药　常用的有硝苯地平、肼屈嗪等，适用于外周阻力高、心排血量明显减少的 CHF 患者。

2. 主要扩张小静脉药　常用的有硝酸甘油，也可选用硝酸异山梨酯。可明显缓解肺淤血的症状，用药后呼吸急促和呼吸困难的症状可明显减轻。还能选择性扩张心外膜血管，增加心肌供血，有利于改善心功能。适用于伴有冠心病及肺淤血症状明显的 CHF 患者。

3. 扩张小动脉和小静脉药　常用的有硝普钠、哌唑嗪等。通过舒张动、静脉血管降低心脏前后负荷，改善心功能。其中，硝普钠静脉滴注对急性心肌梗死及高血压所致 CHF 效果较好，哌唑嗪对缺血性心脏病所致 CHF 效果较好。应注意调整剂量，以免血压过度降低，引起冠脉灌注压下降，从而影响心肌供血。

五、β 受体阻断药

β 受体阻断药具有负性肌力作用，传统观念认为应禁用于 CHF。但在心力衰竭的病理生理过程中，交感神经系统活性长期代偿性增强，血中儿茶酚胺水平持续升高，会对机体心血管系统造成有害效应。应用小剂量 β 受体阻断药，通过全面拮抗过度兴奋的交感神经系统活性，可显著改善 CHF 患者血流动力学变化，降低其住院率、病死率。因此，合理应用 β 受体阻断药治疗 CHF 的方法逐渐被接受，并获得了较好的评价，也是近年来 CHF 治疗的重要进展之一。

常用药物有美托洛尔、比索洛尔（bisoprolol）、卡维地洛（carvedilol）等。

慢性心力衰竭的发生机制和治疗策略

20 世纪 90 年代以来，人们普遍认为慢性心力衰竭发生、发展的基本机制是心室重构。心室重构是神经-内分泌-细胞因子长期、慢性激活的结果。心室重构会加剧心肌损伤和心功能恶化，后者又进一步激活神经-内分泌-细胞因子系统，由此形成恶性循环。这种机体代偿机制又是导致心室重构和心力衰竭恶化的关键因素。病理生理的研究成果带来了药物治疗策略的根本转变。从 20 世纪 50 年代开始，以增加心肌收缩力为主的治疗模式逐渐转变为目前的以改善神经激素异常、阻止心室重构、阻断上述恶性循环为主的治疗模式，即从短期血流动力学、药理学措施转为长期的、修复性的策略，目的是改变衰竭心脏的生物学性质，以达到彻底治愈的目的。因此，现代治疗目标是降低慢性心力衰竭的发病率和病死率，改善预后，而不是单纯地改善症状，提高生活质量。

第 4 节 抗心绞痛药

心绞痛是冠状动脉供血不足导致心肌急剧的暂时缺血、缺氧所引起的以发作性胸痛或胸部不适为主要表现的临床综合征。心绞痛是冠状动脉粥样硬化性心脏病的常见症状，如不及时缓解可发展为急性心肌梗死。

心绞痛的类型

1. 稳定型心绞痛 是较常见的类型，常由劳累、情绪激动或其他增加心肌需氧量的因素等诱发，休息或舌下含服硝酸甘油等药物可缓解疼痛。此类患者多数已有动脉粥样硬化斑块形成。

2. 不稳定型心绞痛 常在活动较少时甚至在安静时发生，其疼痛与心肌需氧量增加无明显关系，昼、夜都可能发作，疼痛较重且持续时间较长，不易为硝酸甘油所缓解。可逐渐转变为稳定型心绞痛，也可恶化导致心肌梗死或猝死。

3. 变异型心绞痛 为冠状动脉痉挛所诱发，常在安静时发作，在一般活动或夜间休息时也可发生。

心绞痛的主要病理生理学基础是心肌氧的供需平衡失调，任何引起心肌组织对耗氧量增加或供血供氧减少的因素都可成为诱发心绞痛的因素。此外，冠状动脉粥样硬化斑块变化、血小板聚集和血栓形成也是诱发不稳定型心绞痛的重要因素。

抗心绞痛药通过降低心肌耗氧量（负性肌力、负性频率、降低心室壁张力等）或增加心肌供血、供氧（扩张输送性冠脉及侧支血管）达到供需平衡，以缓解心绞痛症状。临床常用药物有硝酸酯类、β 受体阻断药、钙通道阻滞药等。

一、硝 酸 酯 类

常用的硝酸酯类药物有硝酸甘油、硝酸异山梨酯、单硝酸异山梨酯，其中硝酸甘油最常用。硝酸甘油性质不稳定，有挥发性，需密封、于阴凉避光处保存。

硝 酸 甘 油

硝酸甘油（nitroglycerin，三硝酸甘油酯）具有起效快、疗效确切、经济和方便等优点，至今仍然是治疗心绞痛的最常用药物。硝酸甘油首过消除明显，生物利用度仅为 8%，故不宜口服用药。舌下含服后 1～2 分钟即可起效，疗效可持续 20～30 分钟。

【作用】 硝酸甘油的基本作用是松弛血管平滑肌，扩张静脉、动脉和冠状动脉，降低心肌耗氧量，并增加心肌供血。

1. 降低心肌耗氧量　小剂量的硝酸甘油可舒张静脉血管，减少回心血量，降低心脏前负荷，缩小心室容积，降低室壁肌张力，从而减少心肌耗氧量。硝酸甘油对于缓解立位、坐位（因重力所致回心血量减少）心绞痛的效果较卧位心绞痛好。较大剂量可舒张较大的动脉（对小动脉、毛细血管前括约肌作用较小），使外周血管扩张，降低心脏的射血阻力，减少左心室后负荷和左心室做功，因而降低心肌耗氧量。血管扩张后，因血压降低，反射性引起心率加快，可增加心肌耗氧量，但上述总的结果可使心脏的耗氧量降低，缓解心绞痛。

2. 增加缺血区心肌供血　选择性扩张较粗大的心外膜血管和狭窄的冠状血管及其侧支循环血管，增加缺血区血流量。心绞痛发作时，室壁肌张力明显增加，心内膜下区域缺血严重。硝酸甘油能舒张容量血管，减少回心血量，可降低心室舒张末期压力，从而减轻室内压对心内膜下层血管的压迫，迫使血液从心外膜流向心内膜缺血区，增加缺血区血流量（图 5-4）。

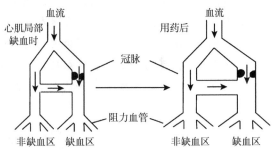

图 5-4　硝酸甘油对冠状动脉的作用部位示意图

3. 其他　硝酸甘油可保护心肌细胞，减少缺血性损伤；还可减少血小板聚集。

【临床应用】

1. 心绞痛　舌下含服能迅速缓解各型心绞痛发作，常作为首选药。与 β 受体阻断药合用可提高疗效，局部外用硝酸甘油油膏或缓释贴膜等可预防心绞痛发作。

2. 急性心肌梗死　及早小剂量短时间静脉注射，既能减少心肌耗氧量，又有抗血小板聚集和黏附作用，从而缩小梗死范围。

3. 充血性心力衰竭　扩张容量血管，降低心脏前负荷，进而降低心室充盈压；扩张动脉血管，也可降低肺部及全身血管阻力，从而降低心脏后负荷，改善心功能。

【不良反应和注意事项】

1. 扩血管反应　常见搏动性头痛及颜面潮红，连续使用可减轻。可致颅内压和眼压升高，故颅内压增高及青光眼患者禁用。外周血管扩张可引起直立性低血压和晕厥，采取卧位可缓解。剂量过大时导致血压下降，可反射性加快心率，由于心肌耗氧量增加，反而加重心绞痛，与 β 受体阻断药合用可防止此反应。

2. 高铁血红蛋白症　大剂量或频繁用药可引起高铁血红蛋白症。

3. 耐受性　连续用药 2～3 周可产生耐受性，停药 1～2 周可消失。故本药不宜长期连续应用，宜采用小剂量、间歇给药法。

4. 停药综合征　长期应用硝酸酯类药物机体可产生依赖性，如果突然停药，可产生严重的心肌缺血甚至心肌梗死或猝死，应逐渐减量直至停用。青光眼、急性心肌梗死伴低血压、颅内高压等患者禁用。

链接

心绞痛的介入治疗与手术治疗

心绞痛的介入治疗中，经皮冠状动脉腔内成形术（PTCA）＋冠脉支架术目前应用最普遍。PTCA 是通过股动脉或桡动脉穿刺，用指引导管和导引钢丝将带有球囊的导管放入血管，将球囊送到冠状动脉狭窄病变合适位置后，加大球囊内压力，使其扩张并压迫动脉壁上的粥样硬化斑块。经 PTCA 预扩张后，将金属支架送到病变处，精确定位后以适当的压力释放支架，这样金属支架便支撑在冠状动脉内的狭窄病变处，使狭窄或塌陷的血管向外扩张，达到血管重建的目的。外科手术治疗则主要是施行主动脉-冠状动脉旁路移植手术，取患者自身的大隐静脉作为旁路移植材料。一端吻合在主动脉，另一端吻合在有病变的冠状动脉段的远端，或游离主动脉远端吻合，引导主动脉的血流，以改善该冠状动脉所供血心肌的血流供应。

硝酸异山梨酯

硝酸异山梨酯（sosorbide dinitrate，消心痛）属长效硝酸酯类，作用与硝酸甘油相同，但作用较弱，起效慢，一般用于预防心绞痛发作。舌下含服 2～5 分钟起效，口服后 15～20 分钟显效，作用时间可维持 2～4 小时。可根据需要，舌下含服用于急性发作，口服用于预防心绞痛的发作。

单硝酸异山梨酯

单硝酸异山梨酯（isosorbide mononitrate）属长效硝酸酯类，作用与硝酸甘油相同，但口服生物利用度高，作用时间较长。主要用于预防心绞痛，效果好于硝酸异山梨酯。

二、β受体阻断药

β受体阻断药可使心绞痛发作次数减少，减少心肌耗氧量，增加患者运动耐量，缩小心肌梗死范围。常用药物有普萘洛尔、阿替洛尔（atenolol）、美托洛尔等。

普 萘 洛 尔

【作用】

1. 降低心肌耗氧量　普萘洛尔通过阻断 β 受体，使心率减慢、心肌收缩力减弱、心肌耗氧量降低。

2. 增加缺血心肌供血　因心率减慢，使舒张期延长，增加了心脏灌注时间，有利于血液从心外膜血管流向易缺血的心内膜区，同样有利于血液通过侧支流向低阻力的缺血区，增加缺血区供血供氧。

3. 促进氧合血红蛋白的解离　普萘洛尔能促进氧合血红蛋白的解离，从而增加全身组织包括心肌的供养，改善缺血区心肌的糖、脂肪代谢，降低心肌耗氧。

【临床应用】　本药常用于治疗稳定型及不稳定型心绞痛，尤其适用于对硝酸酯类不敏感或疗效差的稳定型心绞痛，可减少发作次数；更适用于伴有高血压或心律失常者。本药对心肌梗死也有效，能缩小梗死范围。不适用于冠状动脉痉挛诱发的变异型心绞痛，因其阻断冠脉 β 受体，而使 α 受体占优势，易致冠状动脉痉挛，从而加重心肌缺血。

【不良反应和注意事项】　普萘洛尔有效剂量的个体差异较大，一般宜从小剂量开始，以后每隔数日增加 10～20mg，多数患者用量可达 80～240mg/d。久用停药时，应逐渐减量，否则会加剧心绞痛的发作，引起心肌梗死或猝死。这可能是长期用药后 β 受体数量增加（向上调节），突然停药时机体对内源性儿茶酚胺的反应增强所致。长期应用后对血脂也有影响，本类药物禁用于血脂异常的患者。

β受体阻断药和硝酸酯类联合用药可相互取长补短，β 受体阻断药（如普萘洛尔）可取消硝酸甘油所引起的反射性心率加快，而硝酸酯类可缩小普萘洛尔所引起的心室容积扩大。因此，两药对耗氧量的降低具有协同增效作用，又能减少各自的不良反应。合用时，宜选用作用时间相近的药物，常以普萘洛尔与硝酸异山梨酯合用。但应注意，两药均可降压，如血压降低过多，会导致冠状动脉流量减少，这对心绞痛不利。

三、钙通道阻滞药

常用于抗心绞痛的钙通道阻滞药有硝苯地平、维拉帕米、地尔硫䓬等。

【作用】　钙通道阻滞药通过阻滞血管平滑肌与心肌细胞电压依赖性钙通道，抑制 Ca^{2+} 内流而产生以下作用。

1. 降低心肌耗氧量　钙通道阻滞药可用于治疗各类型心绞痛和急性心肌梗死。能阻滞心肌细胞的 Ca^{2+} 内流，使心肌收缩力减弱，心率减慢，降低心肌耗氧量；扩张血管平滑肌，降低心脏前、后负荷；阻断 Ca^{2+} 进入突触前膜，抑制交感神经递质的释放，降低交感神经活性，从而降低心肌耗氧量。

2. 增加心肌供氧量　通过阻滞血管平滑肌 Ca^{2+} 通道使冠状血管扩张，降低冠状动脉阻力，从而增加心肌细胞的血液供应，增加心肌细胞的供氧量。

3. 保护缺血的心肌细胞　阻滞 Ca^{2+} 内流，减少心肌缺血时的细胞内 Ca^{2+} 超负荷，保护心肌细胞，改善心肌的能量代谢，促进心功能恢复。

4. 抑制血小板聚集 不稳定型心绞痛与血小板黏附和聚集、冠脉血流减少有关，大多数急性心肌梗死也是由动脉粥样硬化斑块破裂，局部形成血栓突然阻塞冠脉所致。钙通道阻滞药阻滞 Ca^{2+} 内流，降低血小板内 Ca^{2+} 浓度，抑制血小板聚集。

【临床应用】 本类药物适用于各种类型心绞痛，是治疗变异型心绞痛的首选药。其中，硝苯地平对变异型心绞痛最为有效，尤其适用于伴高血压的患者；维拉帕米对稳定型心绞痛有效，而对于变异型心绞痛，因扩张冠状动脉作用较弱，不宜单独应用；地尔硫䓬的作用强度介于上述两药之间，对各种心绞痛患者都适用，是一种较为安全有效的药物。维拉帕米与 β 受体阻断药合用，可加重房室传导阻滞、心动过缓和心力衰竭，故不宜合用。硝苯地平与 β 受体阻断药合用，可增强疗效。

钙通道阻滞药与硝酸酯类联合应用治疗心绞痛可产生协同作用，但应注意减量，因为两类药物都有降压作用，如剂量过大，会造成血压下降明显，冠脉灌注量降低，心肌供氧量减少，继而加重心绞痛。

【不良反应和注意事项】 常见不良反应有面色潮红、头痛、眩晕、恶心、便秘、心动过缓、踝部水肿，本类药物可引起直立性低血压，用药时注意体位变化；硝苯地平可引起心率加快，又可增加心肌缺血的风险，应慎用，尤其是舌下含服或夜间应用硝苯地平更危险；剂量过大时，心脏抑制作用明显，可诱发心动过缓、房室传导阻滞。伴有房室传导阻滞、心力衰竭的患者禁用。

➕ 案例 5-5

患者，女，50 岁。心前区疼痛 2 周，加重 1 天。两周前，上楼时感觉心前区疼痛并向左肩放射，休息可缓解，走路快时亦有类似情况发作，每次持续 3～5 分钟，含服硝酸甘油后迅速缓解。今天疼痛加重，服药无效，入院就诊。既往有高血压病史 3 年，血压（140～165）/（90～100）mmHg，无冠心病史，无药物过敏史。

诊断：1. 冠心病稳定型心绞痛。2. 高血压 2 级。

问题：1. 试问该患者应选用哪些药物治疗较好?为什么?

2. 医护人员应如何指导患者用药?

四、窦房结抑制剂

伊伐布雷定

伊伐布雷定（ivabradine）选择性作用于窦房结，通过阻断窦房结起搏电流 If 通道，使心率减慢而减少心肌耗氧量，发挥抗心绞痛作用。对房室传导无影响。主要用于禁用或不能耐受 β 受体阻断药和钙通道阻滞药但又需要控制窦性心律的稳定型心绞痛患者。常见心动过缓、头晕、乏力等不良反应。必须注意，心率<50 次/分时应停药。

➕ 案例 5-6

患者，男，63 岁。劳累后反复发作胸骨后压榨性疼痛 6 个月就诊，医生诊断为冠心病心绞痛，开处方如下，分析用药是否合理，为什么?

硝酸甘油片 0.5mg×30 片

用法：0.5mg/次 舌下含化

普萘洛尔片 10mg×30 片

用法：10mg 口服 一日 3 次

第5节　调血脂药

动脉粥样硬化（atherosclerosis，AS）是指由于动脉内膜的脂质、血液成分的沉积，平滑肌细胞及胶原纤维增生伴有坏死和钙化等不同程度病变的一类慢性进行性病理过程，因在动脉内膜积聚的脂质外观呈黄色粥样而得名。目前认为引起动脉粥样硬化的主要原因是各种因素所致的高脂蛋白血症。原发性高脂蛋白血症的类型见表5-5。

表5-5　原发性高脂蛋白血症类型（WHO分型）

类型	血浆4℃过夜外观	TC	TG	CM	VLDL	LDL	备注
Ⅰ	上层奶油样，下层清	↑→	↑↑	↑↑	↑↑	↓→	临床罕见，易发胰腺炎
Ⅱa	透明或轻度混浊	↑↑	→	→	→	↑↑	临床常见，易发冠心病
Ⅱb	透明或轻度混浊	↑↑	↑↑	→	↑	↑	临床相当常见，易发冠心病
Ⅲ	上层奶油样，下层浊	↑↑	↑↑	↑	↓	↓	很少见，易发冠心病
Ⅳ	奶油样混浊	↑→	↑↑	→	↑↑	→	易发冠心病
Ⅴ	上层奶油样，下层浊	↑→	↑↑	↑↑	↑	↓→	易发胰腺炎

注：↑表示浓度升高；→表示浓度正常；↓表示浓度降低。TC，总胆固醇；TG，三酰甘油。

血浆中胆固醇和三酰甘油均不溶于水，必须在血浆中与不同的载脂蛋白（apolipoprotein，apo）结合后以脂蛋白的形式转运。根据脂蛋白密度范围和电泳特性的不同，血浆脂蛋白可分为五类：①乳糜微粒（CM）；②极低密度脂蛋白（VLDL）；③低密度脂蛋白（LDL）；④中密度脂蛋白（IDL）；⑤高密度脂蛋白（HDL）。当血浆中的VLDL、LDL、IDL高出正常水平时，胆固醇则易沉积在动脉血管壁，从而导致动脉粥样硬化。近年研究发现，HDL具有清除动脉壁胆固醇的作用和抗氧化作用。因此，HDL水平低于正常也是导致动脉粥样硬化的重要因素。

一、他汀类

3-羟基-3-甲基戊二酰辅酶A（HMG-CoA）还原酶是肝脏合成胆固醇（Ch）过程中的限速酶，因此抑制HMG-CoA还原酶可显著减少内源性Ch合成。他汀类药物抑制HMG-CoA还原酶的必需基团，可竞争性抑制HMG-CoA还原酶，有显著的降胆固醇作用。目前常用的HMG-CoA还原酶抑制剂有辛伐他汀、洛伐他汀、普伐他汀、氟伐他汀、阿托伐他汀等。

【体内过程】　本类药物均能被肠道吸收，氟伐他汀吸收迅速而完全，但首过消除明显。其余的他汀类药物吸收率为30%～75%。内酯型者如辛伐他汀和洛伐他汀本身无活性，吸收后在肝脏代谢成活性的羟基酸型。除普伐他汀外，大多数本类药物与血浆蛋白结合率较高，用药后1～4小时血药浓度达到高峰。主要分布在肝脏，肝脏的药物浓度明显高于其他非靶性组织。多数药物在肝脏代谢，随胆汁由肠道排出，5%～20%经肾脏排出。

【作用】

1. 调血脂作用　他汀类药物有明显的调血脂作用，能显著降低TC、LDL和载脂蛋白B（apoB），也能降低TG，并轻度升高HDL水平。约2周出现疗效，4～6周达高峰，长期应用可保持疗效。他汀类药物结构与HMG-CoA相似，且与HMG-CoA还原酶的亲和力比HMG-CoA高数千倍，可竞争性抑制HMG-CoA还原酶，使Ch合成受阻。他汀类药物除降低血浆Ch浓度外，还可通过负反馈调节作用导致肝细胞表面LDL受体代偿性增加、活性增强，致使血浆LDL降低，继而导致VLDL代谢加快，并因肝脏合成及释放VLDL减少，导致血浆VLDL及TG下降。HDL的升高可能是VLDL减少的间接结果。

2. 非调血脂作用　他汀类药物尚具有阻止血小板聚集、抑制平滑肌细胞增殖和调节血管内皮细胞功能等作用，从而有利于预防心脑血管急性事件的发生。

🩺 案例 5-7

患者，男，76 岁。高血压 30 年，最高血压 190/116mmHg。吸烟 40 年，已戒烟 10 年。正服用"复方降压片"。体格检查：血压 160/60mmHg，心率 80 次/分，空腹血糖 5.3mmol/L。血脂：低密度脂蛋白胆固醇（LDL-C）160mg/dl（4.1mmol/L），TG 260mg/dl（2.0mmol/L），高密度脂蛋白胆固醇（HDL-C）45mg/dl（1.16mmol/L）。

诊断：1. 高血压 3 级，中危患者。

    2. 血脂异常，混合型，中危患者。

问题：1. 请根据诊断结果及所学药理学知识，谈谈你的药物治疗思路。

   2. 如果主管医生对该患者采用如下药物治疗方案，请对该方案的合理性做出评价，并说明理由。

    阿司匹林肠溶片 100mg q.d.

    血脂康胶囊（含有洛伐他汀等多种降脂成分）0.6mg b.i.d

    氨氯地平片 5mg q.d.

   3. 作为医护人员，如何对该患者进行健康教育（含用药教育）？

【临床应用】

1. 调血脂 他汀类药物是当前防治高胆固醇血症和动脉粥样硬化性疾病非常重要的药物，能显著降低 TC、TG 和 LDL 的水平，也可降低 VLDL 的水平。阿托伐他汀是新一代他汀类降血脂药，作用比辛伐他汀、普伐他汀、氟伐他汀和洛伐他汀强。

2. 预防心脑血管急性事件 他汀类药物能通过增加动脉粥样硬化斑块的稳定性或使斑块缩小而减少脑卒中或心肌梗死的发生。

3. 治疗多发性硬化 他汀类药物可通过抑制白细胞向中枢神经系统的迁移、减少 T 淋巴细胞介导的炎症介质的表达、减少炎症介质在中枢神经系统的表达而发挥治疗作用。

4. 在肾病治疗中的应用 目前他汀类药物可用于糖尿病肾病、肾移植，以及提高血液透析和腹膜透析等终末期肾病患者的生存率。

5. 治疗骨质疏松症 他汀类药物能够促进骨的形成、抑制骨的吸收而影响骨的代谢，可用于治疗骨质疏松症。

【不良反应和注意事项】 不良反应轻。大剂量应用时有 2%～9% 的患者出现胃肠道反应、皮肤潮红、头痛、肌痛等暂时性反应，1%～2% 的患者发生无症状性转氨酶升高，极少数患者（<0.1%）有肌酸激酶（CK）升高，停药后即恢复正常，偶有骨骼肌坏死症。用药期间应定期检测肝功能，有肌痛者应检测 CK，必要时停药。妊娠期妇女及有活动性肝病（或转氨酶持续升高）者禁用，原有肝脏疾病的患者慎用。

二、苯氧酸类药

苯氧酸类又称贝特类，能显著降低 TG，中度降低 TC、低密度脂蛋白胆固醇（LDL-C）和 VLDL 水平，并能升高高密度脂蛋白胆固醇（HDL-C）水平。常用药物包括苯扎贝特（bezafibrate）、非诺贝特（fenofibrate）、环丙贝特（ciprofibrate）、吉非贝齐（gemfibrozil）等。

【作用】

1. 降低血浆 TG、VLDL 本药主要通过增强脂蛋白脂酶活性，增加 VLDL-三酰甘油水解，加速 VLDL 降解并转化为 LDL；还能抑制 VLDL 在肝细胞内的合成和分泌，从而使富含三酰甘油的 VLDL 消除加速。

2. 升高 HDL 正常时 VLDL 中的 TG 与 HDL 的胆固醇酯可互换，因 VLDL 减少，胆固醇酯则留于 HDL 中，导致 HDL 升高。

3. 其他作用　贝特类还具有抗血小板聚集、抗凝血和降低血浆黏度、增加纤溶酶活性等作用。

【临床应用】　适用于以高三酰甘油血症为主的高脂血症，包括Ⅱ、Ⅲ、Ⅳ、Ⅴ型高脂血症；也用于 HDL 下降的轻度高胆固醇血症及黄色瘤患者。

【不良反应和注意事项】　不良反应较轻，可有胃肠道反应，如轻度腹痛、腹泻、恶心等。偶见皮疹、脱发、视物模糊、阳痿、肌溶解症、血常规及肝肾功能异常等。肝肾功能不全者慎用，妊娠期和哺乳期妇女禁用。本药不宜与他汀类药物（可致肌溶解症）合用。

三、胆汁酸结合树脂

胆酸是胆汁的主要成分，胆酸在肝脏是以胆固醇为原料进行合成的，机体胆酸的合成为胆固醇代谢提供重要排泄途径，也是胆道内胆固醇吸收所必需的。本类药物为大分子碱性阴离子交换树脂，不溶于水，在肠道中不被吸收，与带正电荷的胆酸牢固结合阻止胆酸的肝肠循环和反复利用，从而减少胆固醇的吸收并大量消耗 Ch，使血浆 TC 和 LDL 水平降低，主要药物有考来烯胺（消胆胺）和考来替泊（降胆宁）。

考来烯胺

考来烯胺（colestyramine）为苯乙烯型强碱性阴离子交换树脂类，不溶水，不易被消化酶破坏。

【作用】　考来烯胺能明显降低血浆 TC 和 LDL-C 的浓度，其作用强度与剂量有关。apoB 也相应降低，HDL 几乎无改变，对 TG、VLDL 的影响轻微而不恒定。

【临床应用】　用于Ⅱ型高脂血症、动脉粥样硬化，以及肝硬化、胆石病引起的瘙痒等。

【不良反应和注意事项】　常见恶心、腹胀、便秘等胃肠道反应。长期服用可使肠内结合胆盐减少，引起脂肪吸收不良，应适当补充维生素 A、维生素 D、维生素 K 等脂溶性维生素及钙盐。本药味道难闻，可用调味剂伴服。因本药可妨碍噻嗪类、香豆素类、洋地黄类药物吸收，应在用本药前 1 小时或用药 4 小时后服用上述药物。

四、其 他 药 物

烟　酸

烟酸（nicotinic acid，维生素 PP）是机体许多重要代谢过程的必需物质，有调血脂作用，对多种高脂血症有效。

【作用】　大剂量烟酸能使 VLDL 和 TG 浓度下降，用药后 1～4 天生效，血浆 TG 浓度可下降20%～50%，降脂作用程度和原 VLDL 水平有关。5～7 天后，LDL-C 下降。降脂作用可能与抑制脂肪组织中的脂肪分解，抑制肝脏 TG 酯化等因素有关。本药能使细胞 cAMP 浓度降低，有抑制血小板聚集和扩张血管的作用，也可使 HDL-C 浓度增高。与考来烯胺合用后降 LDL-C 的作用加强。

【临床应用】　本药为广谱调血脂药，对多种高脂血症均有效，对Ⅱb 和Ⅳ型最好。与他汀类和贝特类药物合用，可产生协同作用。

【不良反应和注意事项】　一般不良反应有皮肤发红（特别是在颜面和颈部）、头痛等血管扩张反应；大剂量用药可导致腹泻、头晕、乏力、皮肤干燥、瘙痒、眼干燥症、恶心、呕吐、胃痛、高血糖、高尿酸、心律失常、肝毒性反应。一般服药 2 周后，患者可逐渐适应血管扩张及胃肠道不适，逐渐增加用量可避免上述反应。糖尿病、青光眼、痛风、高尿酸血症、肝病等患者慎用。溃疡病患者禁用。

阿　昔　莫　司

阿昔莫司（acipimox）口服吸收快而全，半衰期 2 小时，原形由尿排出，可使血浆 TG 明显降低，HDL 升高，与胆汁酸结合树脂配伍使用可加强其降 LDL-C 的作用和降低 VLDL 水平的作用，作用较强而持久，不良反应少而轻。除用于Ⅱb、Ⅲ和Ⅳ型高脂血症外，也适用于 2 型糖尿病伴高脂血症患者。

普 罗 布 考

本药为脂溶性抗氧化剂，具有抗氧化作用。其降血脂作用是通过降低 LDL-C，并改变 HDL 亚组分的分布来实现的。HDL 的改变有利于胆固醇自外周向肝脏的逆转运，促进黄色瘤消退，但对 VLDL、TG 的影响较小。

【临床应用】 本药适用于 LDL 升高的高胆固醇血症，也用于黄色瘤和冠心病的防治。

【不良反应和注意事项】 不良反应少而轻，以胃肠道反应，如腹泻、腹胀、腹痛、恶心等为主，偶有嗜酸性粒细胞增多、肝功能异常、高尿酸血症、高血糖、血小板减少、肌病、感觉异常等。本药能延长 QT 间期，用药期间应注意心电图的变化。孕妇及小儿禁用。

多烯脂肪酸类

多烯脂肪酸是指有 2 个或 2 个以上不饱和键结构的脂肪酸，也称多不饱和脂肪酸（polyunsaturated fatty acid，PUFA）。根据第一个不饱和键位置的不同，PUFA 可分为 n-3（或 ω-3）型及 n-6（或 ω-6）型两大类。

n-3 型多烯脂肪酸包括二十碳五烯酸（eicosapentaenoic acid，EPA）、二十二碳六烯酸（docosahexaenoic acid，DHA）和 α-亚麻酸（α-linolenic acid，α-LNA）等长链多烯脂肪酸。EPA 和 DHA 有明显调血脂作用，降低 TG 及 VLDL-TG 的作用较强，能使两者分别下降 20%～28% 和 42%～52%；HDL-C 有所升高；apoA I /apoA II 比值明显加大，其机制可能与抑制肝脏 TG 和 apoB 合成、提高脂蛋白脂肪酶（LPL）活性或促进 VLDL 分解有关。本药适用于高三酰甘油型高脂血症，与他汀类药物合用可增强疗效，可明显改善心肌梗死患者的预后，亦可用于糖尿病并发高脂血症等。

n-6 型多烯脂肪酸包括亚油酸（linoleic acid，LA）、γ-亚麻酸（γ-linolenic acid，γ-LNA），主要存在于玉米油、葵花子油、红花油、亚麻子油等植物油中，降脂作用较弱，临床应用疗效不定。

🎯 目标检测

A₁/A₂ 型题

1. 高血压伴有下列哪种疾病时可选用普萘洛尔治疗
   - A. 支气管哮喘
   - B. 房室传导阻滞
   - C. 心绞痛
   - D. 心动过缓
   - E. 糖尿病

2. 可引起刺激性干咳的抗高血压药是
   - A. 氢氯噻嗪
   - B. 卡托普利
   - C. 肼屈嗪
   - D. 硝苯地平
   - E. 普萘洛尔

3. 高血压合并痛风者不宜用
   - A. 阿替洛尔
   - B. 依那普利
   - C. 硝苯地平
   - D. 氢氯噻嗪
   - E. 伊贝沙坦

4. 抗高血压药中能产生首剂效应的药物是
   - A. 可乐定
   - B. 哌唑嗪
   - C. 胍乙啶
   - D. 硝苯地平
   - E. 莫索尼定

5. 高血压危象伴有心力衰竭的患者宜选用
   - A. 硝苯地平
   - B. 哌唑嗪
   - C. 硝普钠
   - D. 吡那地尔
   - E. 可乐定

6. 通过阻断血管紧张素 II 受体而治疗慢性心功能不全的药物是
   - A. 地高辛
   - B. 氨力农
   - C. 氯沙坦
   - D. 美托洛尔
   - E. 卡托普利

7. 治疗阵发性室上性心动过速的首选药是
   - A. 奎尼丁
   - B. 苯妥英钠
   - C. 维拉帕米
   - D. 普萘洛尔
   - E. 利多卡因

8. 治疗地高辛引起的室性期前收缩（室早）的首选药是
   - A. 奎尼丁
   - B. 苯妥英钠
   - C. 利多卡因
   - D. 胺碘酮
   - E. 普鲁卡因胺

9. 治疗急性心肌梗死引起的室性心动过速的首选药是
   - A. 奎尼丁
   - B. 普鲁卡因胺
   - C. 普萘洛尔
   - D. 利多卡因
   - E. 维拉帕米

10. 强心苷治疗心力衰竭的原发作用是
   - A. 使已扩大的心室容量缩小
   - B. 降低心肌耗氧量
   - C. 减慢心率

D. 正性肌力作用

E. 减慢房室传导

11. 地高辛最适合用于

   A. 心律失常

   B. 伴有快速心室率的心房颤动的心功能不全

   C. 急性心力衰竭

   D. 肺源性心脏病

   E. 心肌严重缺血

12. 强心苷产生正性肌力作用的机制为

   A. 兴奋心肌 α 受体

   B. 兴奋心肌 β 受体

   C. 反射性兴奋交感神经

   D. 直接兴奋心脏上的交感神经

   E. 抑制细胞膜结合的 Na^+-K^+-ATP 酶, 使细胞内 Ca^{2+} 增加

13. 强心苷提高心肌收缩力的作用机制是

   A. 激活心肌细胞上的 Na^+-K^+-ATP 酶, 提高细胞内钙离子浓度

   B. 激活心肌 β 受体, 提高细胞内的 cAMP 浓度

   C. 抑制心肌细胞上的 Na^+-K^+-ATP 酶, 提高细胞内钙离子浓度

   D. 提高交感神经活性

   E. 阻止细胞外钙离子内流

14. 使用强心苷期间禁忌

   A. 镁盐静脉注射　　B. 钾盐静脉滴注

   C. 钠盐静脉滴注　　D. 葡萄糖静脉滴注

   E. 钙盐静脉注射

15. 可缓解心绞痛发作的首选药物是

   A. 硝苯地平　　　　B. 普茶洛尔

   C. 阿司匹林　　　　D. 硝酸甘油

   E. 阿托品

16. 硝酸甘油适用于

   A. 稳定型心绞痛

   B. 不稳定型心绞痛

   C. 变异型心绞痛

   D. 各型心绞痛急性发作

   E. 以上都不是

17. 硝酸甘油治疗心绞痛急性发作, 其最常用的给药方法是

   A. 静脉注射　　　　B. 静脉滴注

   C. 肌内注射　　　　D. 口服

   E. 舌下含服

18. 变异型心绞痛患者不宜应用

   A. 硝酸甘油　　　　B. 普萘洛尔

   C. 维拉帕米　　　　D. 硝苯地平

   E. 硝酸异山梨酯

19. 患者, 男, 55 岁, 1 年前诊断为冠心病。实验室检查: 血 LDC-C 4.0mmol/L, TG 2.3mmol/L。该患者最适宜的治疗药物是

   A. 辛伐他汀　　　　B. 华法林

   C. 硝苯地平　　　　D. 非诺贝特

   E. 氢氯噻嗪

20. 能增加 HDL-C 水平并与他汀类药物有协同作用的调血脂药是

   A. 辛伐他汀　　　　B. 烟酸

   C. 考来烯胺　　　　D. 普罗布考

   E. 瑞舒伐他汀

21. 患者, 男, 72 岁。高血压 3 年, 血压 165/95mmHg, 伴 2 型糖尿病。首选的抗高血压药是

   A. 利尿药　　　　　B. β 受体阻断药

   C. ACEI 类　　　　D. 硝苯地平

   E. 利血平

22. 患者, 女, 54 岁, 有甲状腺功能亢进的病史, 近日因过劳和精神受刺激, 出现失眠、心慌、胸闷。心率 160 次/分, 心电图有明显的心肌缺血改变, 窦性心律不齐。此时最好选用

   A. 胺碘酮　　　　　B. 奎尼丁

   C. 普鲁卡因胺　　　D. 普萘洛尔

   E. 利多卡因

23. 患者, 女, 43 岁, 患有风湿性心脏病, 出现心慌气短、下肢水肿、不能平卧, 诊断为心功能不全。应给予下列哪种药物治疗

   A. 强心苷　　　　　B. 硝普钠

   C. 利尿药　　　　　D. 肾上腺素

   E. 卡托普利

24. 患者, 男, 64 岁, 突感心前区憋闷, 有严重窒息感, 伴恶心、呕吐及出冷汗, 休息及含服硝酸甘油不能缓解。最可能是

   A. 急性胰腺炎　　　B. 急性胆囊炎

   C. 急性胃炎　　　　D. 急性心肌梗死

   E. 心肌炎

（曾　慧）

第**6**章

利尿药和脱水药

第1节 利 尿 药

利尿药（diuretic）是指作用于肾脏，通过增加电解质及水的排出，使尿量增多的药物。临床常用于治疗各种原因导致的水肿，也可用于非水肿性疾病（如高血压、尿崩症、高钙血症等）的治疗。

一、利尿药的分类

利尿药根据其作用部位和利尿强度分为高效利尿药、中效利尿药、低效利尿药（表6-1）。

表 6-1 利尿药的分类、作用部位及常用药物

分类	作用部位	常用药物
高效利尿药	髓袢升支粗段	呋塞米、布美他尼、依他尼酸、托拉塞米等
中效利尿药	远曲小管近端	氢氯噻嗪、吲达帕胺等
低效利尿药	远曲小管和集合管 近曲小管	螺内酯、乙酰唑胺、氨苯蝶啶、阿米洛利等

二、利尿药的作用机制

尿液的生成包括肾小球滤过、肾小管和集合管的重吸收及分泌3个环节，利尿药的利尿作用是通过影响尿液的生成过程实现的（图6-1）。

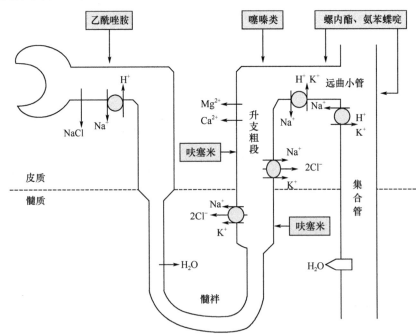

图 6-1 肾小管各段重吸收和利尿药作用部位

1. 增加肾小球的滤过　正常人每日通过肾小球滤过生成的原尿有180L左右，但每日排泄的终尿仅有1~2L，尿液流经肾小管和集合管时约99%被重吸收，仅有约1%的原尿成为终尿排出。故仅增加肾小球滤过率的药利尿作用不明显，通常不作为利尿药使用。

2. 抑制肾小管和集合管的重吸收及分泌　肾小管和集合管的重吸收及分泌使原尿至终尿发生质和量的变化。凡可抑制肾小管与集合管对 Na^+、Cl^- 和水进行重吸收的药都有明显的利尿作用，但各类利尿药在尿液生成过程中的作用部位不同，因此利尿强度会有明显差异。

（1）近曲小管　原尿中60%~65%的 Na^+ 在近曲小管被重吸收。近曲小管重吸收 Na^+ 的方式有两种：①以弥散方式通过钠通道进入肾小管细胞内；②通过 H^+-Na^+ 交换而被重吸收。Na^+ 重吸收的同时伴有 Cl^- 和水的被动重吸收，为维持近曲小管液体渗透压的稳定，60%的 H_2O 被动重吸收。H^+ 的产生需要细胞内碳酸酐酶的催化，细胞内 H_2O 与 CO_2 结合生成 H_2CO_3，之后 H_2CO_3 解离为 H^+ 和 HCO_3^-。H^+ 从小管细胞分泌至小管腔液内并交换回 Na^+。

乙酰唑胺为碳酸酐酶抑制药，可抑制近曲小管上皮细胞内碳酸酐酶的活性，降低 H^+ 生成，使 H^+-Na^+ 交换减少，进而增加 Na^+ 的排出，发挥利尿作用。但因该药利尿作用弱，并且易导致代谢性酸中毒，现已少用于利尿，而主要用于治疗青光眼等。

（2）髓袢升支粗段的髓质部和皮质部　原尿中30%~35%的 Na^+ 在此段被重吸收，且不伴有水的重吸收。此段对 NaCl 的重吸收由肾小管上皮细胞管腔膜侧的 Na^+-K^+-$2Cl^-$ 同向转运体介导，该同向转运体将管腔液内的1个 Na^+、1个 K^+ 和2个 Cl^- 转运到上皮细胞内。进入细胞内的 Na^+ 经细胞基底侧膜上的 Na^+-K^+-ATP 酶（即 Na^+ 泵）主动转运到细胞间液。因细胞内 Na^+ 浓度下降，在肾小管管腔液与上皮细胞内 Na^+ 之间形成浓度差，促使 Na^+ 自管腔液向细胞内转运。Cl^- 由细胞基底侧膜上的氯离子通道进入细胞间液，K^+ 则由管腔膜侧的钾离子通道返回管腔，而形成 K^+ 的再循环，引起管腔内正电位呈现，进而驱动 Ca^{2+}、Mg^{2+} 被重吸收。当尿液流经髓袢升支粗段时，NaCl 不断被重吸收，水又几乎不被重吸收，从而形成髓质间液的高渗状态，原尿的渗透压逐渐降低，此即为肾对尿的稀释功能。当尿液流经集合管时，因抗利尿激素的作用，水被大量重吸收，尿液被浓缩，此即为肾对尿的浓缩功能。

高效利尿药主要通过抑制髓袢升支粗段管腔膜上的 Na^+-K^+-$2Cl^-$ 同向转运系统阻止 NaCl 的重吸收，既降低了肾的稀释功能，又因髓质高渗无法维持而降低了肾的浓缩功能，大量低渗尿液被排出，产生了强大的利尿功能，同时 K^+、Ca^{2+}、Mg^{2+} 的排出也增多。

（3）远曲小管　原尿中5%~10%的 Na^+ 在此段被重吸收，但水在此段几乎不通透。管腔膜上的 Na^+-Cl^- 同向转运体把管腔液中的 Na^+ 和 Cl^- 转运到细胞内；细胞基底侧膜上的 Na^+-K^+-ATP 酶（即 Na^+ 泵）将 Na^+ 转运至细胞间液，无 K^+ 转运。

噻嗪类利尿药主要通过抑制远曲小管近端的 Na^+-Cl^- 同向转运体阻止 NaCl 的重吸收，其降低了肾的稀释功能，可产生中等强度的利尿功能。

（4）集合管　原尿中2%~5%的 Na^+ 在此段被重吸收，重吸收的方式包括继续进行 Na^+-H^+ 交换，以及 Na^+-K^+ 交换，而后者主要受醛固酮调节。醛固酮的功能是促进 Na^+ 的重吸收和 K^+ 的分泌。

螺内酯作用于该部位，可对抗醛固酮的作用；氨苯蝶啶和阿米洛利能直接抑制 Na^+-K^+ 交换。以上几种药物均可增加 Na^+ 的排出，增加尿量，使 K^+ 排出减少，故称为保钾利尿药，利尿作用较弱。

三、常用利尿药

（一）高效利尿药

呋　塞　米

呋塞米（furosemide，呋喃苯胺酸，速尿）口服生物利用度高，为50%~75%，30分钟显效，血药浓度1小时达高峰，可维持6~8小时。静脉注射后5~10分钟显效，0.5~1.0小时达高峰，可维持2~3小时。与血浆蛋白的结合率高达95%~99%，大部分以原形形式经肾排泄，少部分随胆汁排泄。此药半衰期为 30～70 分钟，且反复给药不易在体内蓄积。

【作用】

1. 利尿作用　呋塞米利尿作用起效快、作用强、维持时间短。其主要抑制髓袢升支粗段髓质部和皮质部的 Na^+-K^+-$2Cl^-$ 同向转运体，而减少 $NaCl$ 重吸收，降低肾脏的稀释功能及浓缩功能，排出大量近等渗尿液而利尿。用药后 Na^+、Cl^-、K^+、Mg^{2+}、Ca^{2+}、HCO_3^- 的排泄均增加。

2. 扩血管作用　静脉注射给药可扩张肾血管，使肾血管阻力降低，肾血流量增加，改变了肾皮质内血流分布，此作用与促进前列腺素（PG）的合成有关。此外，其还能使肺部容量血管扩张，减少回心血量，减轻左心室的负荷。

【临床应用】

1. 急性肺水肿和脑水肿　呋塞米静脉注射能快速扩张容量血管，降低回心血量，从而在利尿作用发生前缓解急性肺水肿，可作为急性肺水肿的首选药。且其利尿作用能使血液浓缩，进而使血浆渗透压升高，可用于消除脑水肿，降低颅内压；且对脑水肿合并心力衰竭的患者尤为适用。

2. 严重水肿　本药对心、肝及肾性水肿均有效。临床常用于其他利尿药无效的严重水肿和顽固性水肿。但易导致电解质紊乱，故一般不作为首选药。

3. 急性肾衰竭　呋塞米静脉注射可用于急性肾衰竭的预防及急性肾衰竭少尿期的治疗。其强大的利尿作用能使阻塞的肾小管得到冲刷，减少肾小管的萎缩、坏死；同时，其可扩张肾血管，增加肾血流量，提高肾小球滤过率，使尿量增加。适用于对其他药物无效的慢性肾功能不全，大剂量呋塞米静脉滴注可取得良好疗效，可增加尿量，减轻水肿。

4. 加速某些毒物的排泄　急性中毒时呋塞米配合其他脱水药静脉滴注，使 24 小时尿量大于 5L，可加速排毒。临床常用于某些经肾排泄药物（如巴比妥类、水杨酸类、碘化物等）的中毒抢救。

5. 其他　口服或静脉注射均可降压，但一般不作抗高血压药用，仅用于伴有肺水肿或肾衰竭的高血压或高血压危象的辅助治疗；本药可抑制 Ca^{2+} 的重吸收而降血钙，高钙危象时可静脉注射本药；也可用于高钾血症的治疗。

【不良反应和注意事项】

1. 水电解质紊乱　是最常见的不良反应。主要表现为低血容量、低血钾、低血钠、低血镁及低氯性碱中毒。低血钾最为常见，易引起强心苷中毒和肝性脑病，应注意补充钾盐或合用保钾利尿药。

> **链接**
>
> ### 低 钾 血 症
>
> 正常血清钾离子浓度为 3.5～5.5mmol/L，低于 3.5mmol/L 时称为低钾血症。低钾血症时主要表现为神经肌肉应激性降低及心血管功能障碍。最早表现为肌无力，首先四肢软弱无力，随后累及躯干及呼吸肌，可出现软瘫，以四肢肌肉软瘫最为突出，腱反射迟钝或丧失。同时会伴厌食、腹胀、恶心、呕吐、心悸、心律失常等症状，严重时可出现呼吸肌麻痹、呼吸困难、心室颤动、血压下降而危及生命。

2. 耳毒性　快速大剂量静脉注射易引起耳鸣、眩晕、听力下降或暂时性耳聋，肾功能不全者更易发生。因此，应缓慢静脉注射，同时避免与其他具有耳毒性的药物（如氨基糖苷类抗生素等）合用，以免增加听力损害。

3. 高尿酸血症　本药可抑制尿酸排泄而导致高尿酸血症；可诱发痛风，故痛风患者慎用。

4. 其他　本药可导致恶心、呕吐、腹胀、上腹部不适等胃肠道症状，大剂量还可引起胃肠道出血；少数患者可见粒细胞减少、血小板减少等；也可引起过敏反应，表现为皮疹、嗜酸性粒细胞增多；偶可发生间质性肾炎等，停药后可恢复。

【药物相互作用】　本药不可与氨基糖苷类抗生素合用，以免加重耳毒性。呋塞米注射液碱性较强，应使用 0.9%氯化钠注射液稀释后静脉注射。不宜与糖皮质激素、盐皮质激素及雌激素合用。丙磺舒能降低呋塞米的利尿作用，吲哚美辛能抑制呋塞米的排钠作用。

布 美 他 尼

布美他尼（bumetanide，丁尿胺）与呋塞米都属磺胺类衍生物。其利尿机制、临床应用及不良反应均与呋塞米相似，特点是起效迅速、作用强、用量小、毒性低。布美他尼作用强度为呋塞米的 40～60 倍，是目前利尿作用最强的利尿药。主要替代呋塞米，用于顽固性水肿、急性肺水肿或对呋塞米无效的肾衰竭患者，尤其适用于听力有缺陷或急性肾衰竭患者。

托 拉 塞 米

托拉塞米（torasemide）属磺胺类衍生物。其作用部位、作用机制与呋塞米相同，但利尿作用强于呋塞米，且有一定扩张血管的作用。托拉塞米可拮抗醛固酮受体，故排 K^+ 作用比呋塞米弱。其不良反应较呋塞米少。

依 他 尼 酸

依他尼酸（ethacrynic acid，利尿酸）的化学结构不同于呋塞米，但利尿作用、作用机制与呋塞米相似，利尿作用较呋塞米弱。依他尼酸的水电解质紊乱、耳毒性、肾毒性等不良反应严重，因此临床少用。临床可用于对呋塞米过敏的患者。

（二）中效利尿药

中效利尿药分为噻嗪类和非噻嗪类。噻嗪类利尿药均具有噻嗪环结构，作用部位、作用机制相似，利尿效能基本一致，但起效快慢、维持时间、所用剂量各不相同，其中氢氯噻嗪（hydrochlorothiazide，双氢克尿噻）最为常用，其次有氯噻嗪、氢氟噻嗪、苄氟噻嗪、环戊噻嗪等。非噻嗪类利尿药，如氯噻酮（氯酞酮）、吲达帕胺、希帕胺等，虽无噻嗪环结构，但作用及作用机制、临床应用、不良反应与噻嗪类相似。

【体内过程】　氢氯噻嗪口服 70% 左右被吸收，而其他噻嗪类利尿药脂溶性高，口服 80% 左右被吸收，口服 1～2 小时即出现利尿作用。噻嗪类药物主要以原形形式经肾小管分泌排出。氯噻酮吸收及排泄缓慢，故作用最为持久。

【作用和临床应用】

1. 利尿作用　此类利尿药可抑制远曲小管近端 Na^+-Cl^- 同向转运体，从而抑制 NaCl 和水的重吸收，降低了肾的稀释功能，继而产生温和、持久的利尿作用。因转运至远曲小管和集合管的 Na^+ 增多，促进了 K^+-Na^+ 的交换。同时，也可轻度抑制碳酸酐酶，使 HCO_3^- 的排泄略增加。故应用此类利尿药后，Na^+、Cl^-、K^+、Mg^{2+}、HCO_3^- 的排泄均会增加。但此类利尿药可促进远曲小管对钙的重吸收，可能产生高钙血症。

此类药物在临床上用于各种原因引起的水肿，为轻、中度心源性水肿的首选利尿药，与强心苷联合应用时应注意补钾；其对肾性水肿的疗效与肾功能损害程度相关，肾功能受损轻者效果较好，肾衰竭患者慎用；肝性水肿患者用药时要慎防低血钾诱发肝性脑病。

2. 降压作用　此类药物通过排钠而利尿，既可降低血容量，又可降低血管外周阻力，从而发挥温和、持久的降压作用。

此类药物单用可用于轻度高血压的治疗，也可作为基础抗高血压药。与其他抗高血压药联合应用可治疗中、重度高血压，用时可降低后者的剂量，减少副作用（详见第 5 章）。

3. 抗利尿作用　噻嗪类利尿药能显著减少尿崩症患者的尿量，改善口渴症状。主要通过排 Na^+ 来降低血浆渗透压，减轻患者的口渴症状和饮水量，从而减少尿量。

临床用于肾性尿崩症和抗利尿激素（ADH）无效的中枢性尿崩症。

【不良反应和注意事项】

1. 电解质紊乱　长期应用此类药物可致低血钠、低血钾、低血氯、低血镁，尤以低血钾最常见。为防止低钾血症的发生，宜从小剂量开始用药，并可间歇停药，用药期间需注意补钾或合用保钾利尿药。

肝硬化患者、与强心苷合用患者更应注意。

2. 高尿酸血症 此类药物可抑制尿酸排泄而诱发痛风。有痛风史患者应慎用。适宜与促进尿酸排泄的氨苯蝶啶合用。因其可降低肾小球滤过率，肾功能不全的患者应禁用。

3. 高血糖 此类药物可抑制胰岛素的释放及组织对葡萄糖的利用，从而使血糖升高，故糖尿病患者慎用。

4. 高血脂 长期应用可使血中三酰甘油、胆固醇、低密度脂蛋白升高。

5. 其他 久用可导致高钙血症。此类药物与磺胺类药物有交叉过敏反应，可引起皮疹、皮炎等，偶可见粒细胞及血小板减少等。

（三）低效利尿药

螺 内 酯

螺内酯（spironolactone，安体舒通）口服易吸收，吸收率为90%左右，起效慢，口服约1天见效，2～4天达高峰，停药后利尿作用仍可维持2～3天。其主要在肝脏灭活后经肾脏排泄，部分可经胆道排泄，可形成肝肠循环。

【作用】 本药化学结构与醛固酮相似，是醛固酮的竞争性拮抗药。其与醛固酮在远曲小管末端及集合管部位竞争醛固酮受体，从而拮抗醛固酮保钠排钾的作用，促进Na^+和水的排出，降低K^+的排出。其作用特点为利尿作用弱、缓慢但持久；其利尿作用的强弱与体内醛固酮水平有关。用于醛固酮增高的水肿患者时利尿效果较好。

【临床应用】 临床主要用于伴醛固酮升高的顽固性水肿，如充血性心力衰竭、肾病综合征和肝硬化腹水等。单用效果较差，可与排钾利尿药合用以提高疗效，并防止低钾血症。

【不良反应和注意事项】

1. 高血钾 久用易导致高钾血症，尤其是肾功能不全或糖尿病患者。通常表现为嗜睡、心率减慢、心律失常、极度疲劳等。禁用于严重肝、肾功能不全和血钾偏高患者。

2. 性激素样作用 久用可导致男性乳房发育、女性多毛症及月经不调等，停药后可消失。

3. 其他 可见胃肠道反应；少数患者可出现头痛、困倦、精神紊乱等中枢神经反应。

氨苯蝶啶和阿米洛利

【作用】 氨苯蝶啶（triamterene，三氨蝶啶）和阿米洛利（amiloride，氨氯吡咪）化学结构不同，而作用大致相同。它们都可阻滞远曲小管末端和集合管腔膜上的Na^+通道，使Na^+重吸收减少，抑制Na^+-K^+交换，从而产生保钾排钠、利尿的作用。利尿作用比螺内酯快、短、略强。

【临床应用】 两药在临床上常和排钾利尿药合用来治疗顽固性水肿和腹水。氨苯蝶啶可促进尿酸排泄，因此适用于痛风患者的利尿。

【不良反应和注意事项】 常见有恶心、呕吐、腹泻等消化道症状。久用可导致高钾血症，肾功能不全者较易发生，应慎用，高血钾患者禁用。氨苯蝶啶可抑制二氢叶酸还原酶，导致叶酸缺乏，此药用于肝硬化患者可引发巨幼细胞贫血。

乙 酰 唑 胺

【作用】 乙酰唑胺（acetazolamide，醋唑磺胺）作用在近曲小管上皮细胞，可抑制碳酸酐酶的活性，进而抑制HCO_3^-的重吸收，因Na^+在近曲小管处与HCO_3^-结合排出，故会使近曲小管Na^+和水的重吸收减少。但集合管对Na^+的重吸收会明显增加，使K^+的分泌也相应增加。故此药主要引起尿中HCO_3^-、K^+和水的排出增多。

【临床应用】

1. 青光眼 乙酰唑胺能抑制青光眼患者睫状体上皮细胞中的碳酸酐酶，减少房水生成，降低眼压。口服可用于治疗多种类型的青光眼。

2. 急性高山病　乙酰唑胺可作用于脉络丛，使脑脊液生成减少。提前24小时预防性服用本药可使高山反应中的脑水肿减轻。

3. 碱化尿液　可增加 HCO_3^- 的排出而碱化尿液，促进尿酸及弱酸性药物的排泄。

【不良反应】　与其他磺胺类药物相似，可出现过敏反应，久用可致代谢性酸中毒、尿结石、低血钾等。

第2节　脱　水　药

 案例 6-1

患者，男，34岁。患风湿性心瓣膜病10年，每当劳累或感冒时便可诱发心慌、气短的症状，休息后能缓解。近半年来，自觉症状加重，一般活动即可诱发。于入院前3天因受凉而感冒，昨夜于睡眠中突然坐起，极度呼吸困难，频繁咳嗽，并咳粉红色泡沫痰，伴大汗、口唇发绀，遂急诊入院。体格检查：二尖瓣面容，神志清，呼吸急促，双肺底可闻及湿啰音。颈静脉无怒张，心率146次/分，肝脾未触及，双下肢无水肿。诊断：风湿性心瓣膜病伴急性肺水肿。

问题：1. 该患者应使用哪些药物治疗？为什么？

2. 该患者是否能用甘露醇脱水利尿？为什么？

脱水药（dehydrant agent）也称渗透性利尿药（osmotic diuretic）。静脉注射给药后可迅速提高血浆及肾小管腔液的渗透压，产生组织脱水和渗透性利尿作用。本类药物有以下特点：①静脉注射给药后不易透出血管进入组织；②在体内不易被代谢；③易经肾小球滤过但不易被肾小管重吸收。临床常用甘露醇、山梨醇、高渗葡萄糖等。

甘　露　醇

甘露醇（mannitol）是一种己六醇，口服不能吸收，必须静脉给药，临床常用20%的高渗溶液。

【作用】

1. 脱水作用　静脉注射后可迅速提高血浆渗透压，促使组织间液和细胞内的水分向血液转移，脱水作用对脑、眼前房等具有屏障功能的组织尤为明显，可减少脑脊液和房水量，降低颅内压及眼压。静脉注射20分钟后颅内压显著下降，2~3小时达最低水平，作用维持6小时以上。

2. 利尿作用　静脉注射后能稀释血液，使循环血容量和肾小球滤过率增加；不被肾小管重吸收，使肾小管内液体渗透压增加，降低肾小管对水的重吸收，而产生渗透性利尿作用。

【临床应用】

1. 脑水肿和青光眼　甘露醇是治疗脑水肿和降低颅内压安全、有效的首选药物，如果合用地塞米松则效果更佳；亦可用于青光眼急性发作及青光眼术前降低眼压。

2. 预防急性肾衰竭　急性肾衰竭少尿期及时应用甘露醇，能利用其脱水、利尿、增加血流量的作用，减轻肾间质水肿，维持足够尿量，稀释管内有害物质，防止肾小管萎缩、坏死，同时改善肾缺血。

3. 其他　口服给药可引起渗透性腹泻，可用于从胃肠道清除毒性物质。

 **案例 6-2**

患者，男，60岁。因头痛1年，视物不清2周入院。患者1年前无明显诱因而出现阵发性头痛，以左颞顶部最重，且进行性加重，有时夜间痛醒。1周以来头痛后出现喷射性呕吐，吐后头痛有所减轻，伴视物模糊。体格检查：神志清，双侧瞳孔等大等圆，对光反射正常。胸腹四肢无其他阳性体征。眼底检查：视盘水肿。初步诊断为颅内压增高症。

问题：宜选用何种药物降低颅内压？使用该药时有哪些注意事项？

【不良反应和注意事项】 一般很少见，较快静脉注射可引起一过性头痛、眩晕、畏寒及视物模糊。静脉注射过程中若药液漏出血管外，可产生局部组织肿胀甚至坏死，故一旦外漏，应及时热敷。慢性心功能不全、活动性颅内出血及尿闭的患者禁用。

使用时应注意：①静脉注射时切勿漏出血管外，否则可引起局部组织肿胀甚至坏死，故一旦外漏应及时热敷。②气温较低时易析出结晶，加温可用热水浴（80℃），振摇溶解后再使用。不可与其他药物混合静脉滴注。

山 梨 醇

山梨醇（sorbitol）为甘露醇的同分异构体，临床常选用 25%的高渗溶液。山梨醇的作用、用途与甘露醇相似。其在肝内可被部分转化成果糖而丧失脱水作用，因此作用较弱，但易溶于水，价格低廉，不良反应较轻，临床常作为甘露醇的代用品。

高渗葡萄糖

50%的高渗葡萄糖静脉给药也有脱水及渗透性利尿作用。但葡萄糖易从血管弥散到组织细胞而被代谢，因此作用较弱且不持久。单用于脑水肿时，可因葡萄糖易进入脑组织，同时也带入水分而使颅内压升高，甚至超过用药前的颅内压水平，出现反跳现象，因此临床常可与甘露醇或山梨醇交替使用。

目标检测

A₁/A₂ 型题

1. 可增加肾血流量的药物为
   A. 氯噻酮　　　　　　　　B. 呋塞米
   C. 乙酰唑胺　　　　　　　D. 阿米洛利
   E. 氢氯噻嗪

2. 下列哪种药物不宜与氨基糖苷类药物合用
   A. 依他尼酸　　　　　　　B. 氢氯噻嗪
   C. 氨苯蝶啶　　　　　　　D. 阿米洛利
   E. 乙酰唑胺

3. 可引起叶酸缺乏的药物为
   A. 螺内酯　　　　　　　　B. 氨苯蝶啶
   C. 呋塞米　　　　　　　　D. 乙酰唑胺
   E. 阿米洛利

4. 尿崩症可用下列哪种药物治疗
   A. 螺内酯　　　　　　　　B. 氯噻酮
   C. 氢氯噻嗪　　　　　　　D. 甘露醇
   E. 氨苯蝶啶

5. 可用于青光眼，降低眼内压的药物为
   A. 氨苯蝶啶　　　　　　　B. 氢氯噻嗪
   C. 乙酰唑胺　　　　　　　D. 布美他尼
   E. 螺内酯

6. 左心衰竭引起的急性肺水肿首选哪种药物治疗
   A. 呋塞米　　　　　　　　B. 螺内酯
   C. 高渗葡萄糖　　　　　　D. 阿米洛利
   E. 乙酰唑胺

7. 可阻滞 Na^+ 通道，减少 Na^+ 重吸收的药物为
   A. 依他尼酸　　　　　　　B. 氯噻酮
   C. 氢氯噻嗪　　　　　　　D. 阿米洛利
   E. 乙酰唑胺

8. 螺内酯的作用部位是
   A. 髓袢升支粗段皮质部
   B. 髓袢降支粗段皮质部
   C. 髓袢升支粗段髓质部
   D. 远曲小管和集合管
   E. 近曲小管

9. 药物中毒时可加速毒物排泄的药物是
   A. 呋塞米　　　　　　　　B. 50%葡萄糖
   C. 氢氯噻嗪　　　　　　　D. 乙酰唑胺
   E. 阿米洛利

10. 下列对噻嗪类利尿药的描述错误的是
   A. 糖尿病患者慎用　　　　B. 肾功能不良者禁用
   C. 痛风者慎用　　　　　　D. 可引起高脂血症
   E. 可引起低钙血症

（张　骋）

第7章
作用于呼吸系统的药物

呼吸系统疾病在临床上主要表现为咳嗽、咳痰、喘息等症状，其主要原因是呼吸道阻力增加和慢性支气管炎症。对于呼吸系统疾病，在联合抗菌药物对因治疗的同时，有效控制这三大症状可减少并发症，防止病情加重。常用的药物包括镇咳药、祛痰药和平喘药。

第1节 镇 咳 药

咳嗽是呼吸系统受到刺激时的一种保护性反射，有利于呼吸道内痰液和异物的排出，保持呼吸道畅通。轻度咳嗽一般可自行缓解，不需使用镇咳药；对于无痰剧烈干咳，为了减轻患者的痛苦，使其更好地休息，防止疾病进展和避免并发症的出现，应在对因治疗的同时采用镇咳药治疗，以缓解和消除咳嗽。

常用的镇咳药根据其作用部位不同可分为中枢性镇咳药和外周性镇咳药。有些药物兼有中枢和外周两种作用。

一、中枢性镇咳药

本类药物主要通过选择性抑制延髓咳嗽中枢而镇咳，镇咳作用较强，疗效可靠，临床常用，有些药物反复应用易产生成瘾性。

（一）成瘾性镇咳药

可 待 因

可待因（codeine，甲基吗啡）口服吸收快而完全，约 20 分钟起效，维持 4～6 小时，$t_{1/2}$ 3～4 小时，口服后约 10% 在肝内脱甲基转化为吗啡，大部分代谢成无活性产物由尿排出。

【作用和临床应用】 与吗啡相似，有镇咳、镇痛作用，其镇咳作用为吗啡的 1/4，镇痛作用为吗啡的 1/10～1/7。镇咳剂量不抑制呼吸。

临床用于各种原因引起的剧烈干咳，尤其适用于剧烈干咳伴胸痛者，也可用于中等程度的疼痛患者。不宜用于痰黏稠、量多者，以免影响痰液排出。

【不良反应】 治疗剂量时不良反应少见，少数患者可出现恶心、呕吐、便秘、眩晕等，过量可引起兴奋、烦躁不安、呼吸抑制、昏睡、瞳孔缩小等中毒症状。反复应用可产生成瘾性，弱于吗啡。呼吸道不畅者、妊娠期和哺乳期妇女慎用。

（二）非成瘾性镇咳药

右 美 沙 芬

右美沙芬（dextromethorphan）为人工合成的吗啡衍生物。镇咳作用与可待因相似，但无镇痛作用。口服 15～30 分钟起效，维持 3～6 小时。主要用于干咳，也用于多种复方制剂，是目前临床应用广泛的镇咳药。

不良反应少见，治疗量对呼吸无抑制作用。偶有头晕、嗜睡、口干、便秘等副作用，过量中毒时有中枢抑制作用。

喷 托 维 林

喷托维林（pentoxyverine，咳必清）为人工合成的非成瘾性镇咳药，兼有中枢和外周镇咳作用，镇咳强度为可待因的 1/3，维持 4～6 小时，其阿托品样作用和局麻样作用还能轻度抑制支气管平滑肌和麻醉呼吸道感受器，解除支气管痉挛。适用于上呼吸道感染引起的干咳、阵咳和小儿百日咳。不良反应偶有轻度头痛、头晕、口干、便秘等。无成瘾性，青光眼、前列腺肥大患者慎用或禁用，多痰者禁用。对5 岁以下小儿可造成呼吸抑制，不宜使用。

氯 哌 斯 汀

氯哌斯汀（cloperastine，咳平）为苯海拉明的衍生物，兼有中枢和外周镇咳作用。镇咳作用弱于可待因，但强于喷托维林；有较弱的 H_1 受体阻断作用，能缓解支气管痉挛，减轻支气管黏膜充血、水肿。适用于上呼吸道感染及急、慢性支气管炎等引起的干咳。不良反应少见，偶有口干、嗜睡等症状，无依赖性。

二、外周性镇咳药

外周性镇咳药是通过抑制咳嗽反射弧中的末梢感受器，抑制传入或传出神经的传导而产生镇咳作用的药物。

苯 佐 那 酯

苯佐那酯（benzonatate）有较强的局部麻醉作用，可选择性抑制肺牵张感受器和感觉神经末梢，抑制咳嗽冲动的传导，产生镇咳作用，效应弱于可待因。口服 20 分钟显效，作用持续 3～4 小时。临床用于支气管炎、胸膜炎引起的干咳，镇咳效果好；也可作为支气管镜、喉镜检查前的预防用药。常见不良反应有轻度头晕、嗜睡、鼻塞、口干、胸闷等，偶见过敏性皮炎。口服时勿将药丸咬碎，以免引起口腔麻木。

苯 丙 哌 林

苯丙哌林（benproperine）具有中枢性和外周性镇咳作用，能抑制咳嗽中枢，也能抑制肺及胸膜牵张感受器引起的肺-迷走神经反射，且有平滑肌解痉作用。镇咳作用比可待因强 2～4 倍，无呼吸抑制作用，不引起便秘。适用于各种原因引起的刺激性干咳。偶有头晕、乏力、口干、皮疹、嗜睡等，口服时勿将药丸咬碎，以免引起口腔麻木。妊娠期妇女慎用，对本药过敏者禁用。

> **链接**
>
> ### 警惕药源性咳嗽
>
> 有些药物也可以引起咳嗽，即药源性咳嗽。若怀疑咳嗽是由药物引起的，但又不能确定为何种药物时，如果病情允许，可在医生的指导下首先停用可疑药物甚至全部药物，如停药后症状减轻或消失，提示其可能为药物引起的咳嗽。药源性咳嗽通常在停药后可自愈。对于顽固性咳嗽的患者，可遵医嘱服用糖皮质激素和抗过敏药缓解症状，而单纯服用镇咳药常常无效。要告知患者出现药源性咳嗽时不可自行停药、换药或服用镇咳药物，应及时到医院就诊，在医生指导下换用其他药物。

第 2 节　祛 痰 药

祛痰药是指能增加黏液分泌，使痰液黏稠度降低或使黏痰溶解，从而易于咳出的药物。痰液的清除可减轻或消除黏痰对支气管黏膜的刺激和对小气道的阻塞作用，有利于控制继发感染，从而间接发挥镇咳和平喘的作用。常用的祛痰药按作用机制可分为痰液稀释药和黏痰溶解药两类。

一、痰液稀释药

本类药物口服后可刺激胃黏膜，引起轻度恶心，兴奋迷走神经，反射性增加呼吸道腺体分泌，使痰液稀释而易于咳出。作用温和，适用于急性呼吸道炎症。

氯 化 铵

【作用和临床应用】　氯化铵（ammonium chloride）口服后可刺激胃黏膜，引起轻度恶心，兴奋迷走神经，反射性引起呼吸道腺体分泌增加，使痰液稀释而易于咳出。同时部分氯化铵经呼吸道腺体排出，因高渗作用带出水分而使痰液稀释，有利于黏痰的咳出。适用于急慢性呼吸道炎症痰多黏稠不易咳出的患者。常与其他药物配伍成复方。

【不良反应和注意事项】　大量服用可引起恶心、呕吐、胃痛等胃肠道刺激症状，宜饭后服用。消化性溃疡、代谢性酸中毒及肝、肾功能不全者慎用。

二、黏痰溶解药

黏痰溶解药是通过裂解黏蛋白和黏痰中的 DNA，使痰液黏性成分分解、黏度降低，从而易于排出的药物。

乙酰半胱氨酸

乙酰半胱氨酸（acetylcysteine）为含巯基的化合物，能使黏痰中黏蛋白多肽链中的二硫键断裂，使多肽链变成小分子肽链，从而降低痰液的黏稠度，使之易于排出。常雾化吸入或气管内滴入给药，用于术后咳痰困难，以及由各种疾病引起的黏痰阻塞气道而咳出困难者，能迅速溶解黏痰，要及时吸引排痰以防止稀释的痰液阻塞气道。

本药有特殊臭味，对呼吸道有刺激性，可引起呛咳或支气管痉挛，哮喘和呼吸功能不全的老年患者慎用。本药不宜与青霉素类、头孢菌素类、四环素类等抗生素合用，因其可降低抗生素的抗菌活性；不宜与金属、橡胶等器物接触。

溴 己 新

溴己新（bromhexine）可裂解黏痰中的黏多糖，降低痰液的黏稠度；还兼有恶心性祛痰的作用，使痰液稀释而易于排出；并能促进支气管纤毛运动，有利于痰液的排出。适用于急慢性支气管炎、哮喘、支气管扩张症等痰液黏稠而不易咳出的患者。不良反应少，偶有恶心、胃部不适、血清转氨酶升高等不良反应。消化性溃疡、肝功能不全者慎用。

羧 甲 司 坦

羧甲司坦（carbocisteine）能促进支气管腺体的分泌，减少高黏度蛋白的分泌，增加低黏度蛋白的分泌，并能使黏蛋白肽链中的二硫键断裂，降低痰液黏稠度使之易于排出。本药口服有效，适用于各种呼吸道疾病引起的痰液黏稠不易咳出者、术后咳痰困难者。偶见轻度的恶心、呕吐、头晕、胃部不适、腹泻等不良反应，严重者可出现胃肠出血及皮疹等。消化性溃疡病患者慎用或禁用。

案例 7-1

患者，女，19 岁。近日感冒后使用感冒药氨咖黄敏胶囊，服用 3 天后，上呼吸道症状好转，但出现明显的咳嗽、咳痰症状。医生在问明情况后，给患者开了一盒羧甲司坦片，一次 2 片，一日 3 次。患者问医生："我有咳嗽，不用抗菌药行吗？"

问题：患者的质疑有道理吗？医生应如何解释？应用羧甲司坦片期间应注意什么？

第3节 平 喘 药

喘息是支气管哮喘和喘息性支气管炎的主要症状,支气管哮喘和喘息性支气管炎是由多种原因引起的发作性气道慢性炎症性疾病。病理变化为炎性细胞浸润、炎症介质释放,引起呼吸道黏膜下微血管通透性增加,造成黏膜水肿、平滑肌痉挛、气道反应性增高,导致支气管狭窄、小气道阻塞,从而引发喘息症状。平喘药是能抑制支气管痉挛,改善肺通气缓解、消除或预防喘息症状发作的药物。

一、支气管扩张药

支气管扩张药主要通过松弛支气管平滑肌,降低气道阻力而平喘。根据作用机制分为拟肾上腺素药、茶碱类和 M 受体阻断药。

(一)拟肾上腺素药

本类药物主要通过激动支气管平滑肌细胞膜上的 β_2 受体,松弛支气管平滑肌,还可以抑制肥大细胞脱颗粒及中性粒细胞释放炎症和过敏介质,有利于缓解和消除支气管哮喘。

肾 上 腺 素

肾上腺素(adrenaline)口服无效,皮下注射显效迅速,维持时间短,仅维持 1 小时,必要时 0.5~1.0 小时可重复注射 1 次。通过激动 β_2 受体而舒张支气管平滑肌、抑制过敏介质释放,激动 α 受体,减轻黏膜水肿,改善通气功能,发挥平喘作用。临床只用于控制哮喘急性发作,皮下注射 0.25~0.50mg 后 3~5 分钟显效,可迅速缓解症状。

异丙肾上腺素

异丙肾上腺素(isoprenaline,喘息定)常用气雾剂定量吸入,1 分钟内可迅速改善症状,作用维持 1~2 小时。本药通过激动 β_2 受体舒张支气管平滑肌,降低气道阻力,同时抑制过敏介质释放,平喘作用强大,但由于激动心脏 β_1 受体,亦可明显兴奋心脏。临床主要用于控制支气管哮喘急性发作,平喘作用强而迅速。重复使用间隔时间不应少于 2 小时。吸入过量或用药次数过于频繁可致心悸、肌震颤、心律失常,严重者可致患者猝死。现已逐渐被选择性 β_2 受体激动药取代。

沙 丁 胺 醇

沙丁胺醇(salbutamol,舒喘灵)口服后 30 分钟起效,维持 6 小时;气雾吸入 5 分钟起效,10~15 分钟作用达高峰,持续 3~6 小时。本药通过选择性激动 β_2 受体,可松弛支气管平滑肌,解除支气管平滑肌痉挛,是哮喘急性发作的首选药。气雾吸入剂控制急性哮喘发作的效果良好,口服给药可用于慢性哮喘,可控制症状和预防发作。治疗量时心血管不良反应少而轻,但大剂量仍可引起心悸、恶心、头晕、头痛等。用药早期可出现明显的手指震颤,继续用药可逐渐减轻或消失。长期或反复用药可产生快速耐受性或引起气道反应性增高,造成哮喘发作加重甚至猝死。高血压、心功能不全、甲状腺功能亢进者慎用。

特 布 他 林

特布他林(terbutaline)的作用与沙丁胺醇类似,但较弱,除可口服、气雾吸入外,也可以皮下注射给药。本药能迅速控制哮喘症状,不良反应较少,可以替代肾上腺素控制哮喘急性发作。

克 伦 特 罗

克伦特罗(clenbuterol)为强效的选择性 β_2 受体激动药,口服易吸收,15 分钟起效,可持续 6~8 小时,气雾吸入 5 分钟起效,可持续 4 小时。用于持续性支气管哮喘、喘息性支气管炎、肺气肿等。少数人可出现震颤、心悸、口干等不良反应。妊娠期妇女慎用。

福 莫 特 罗

福莫特罗(formoterol)为长效选择性 β_2 受体激动药,扩张支气管作用强而持久。吸入后作用持续

12 小时，口服作用维持 24 小时。主要用于慢性哮喘、哮喘持续状态及慢性阻塞性肺疾病。不良反应与其他 β 受体激动药相似。

案例 7-2

患者，男，25 岁。自述因近日天气温度骤变而出现咳嗽、咳痰、气短不能平卧。体格检查：患者烦躁不安，发绀明显，胸廓呈桶状，呼气性呼吸困难，两肺满布哮鸣音。医生诊断为支气管哮喘发作，并开具如下处方，请分析是否合理。

沙丁胺醇气雾剂　100μg×200 揿

用法：喷雾吸入　每次 1～2 揿

（二）茶碱类

茶碱难溶于水，临床上常用其复盐或衍生物。茶碱类药物能松弛平滑肌，对痉挛状态的支气管平滑肌的松弛作用更显著，兼有一定的抗炎和免疫调节作用。

氨 茶 碱

【体内过程】 氨茶碱（aminophylline）为茶碱和乙二胺的复合物。口服、静脉、直肠给药均有效，口服 2～3 小时达最大效应，作用可维持 5～6 小时。静脉滴注 15～30 分钟达最大效应。

【作用和临床应用】

1. 平喘作用　氨茶碱的平喘作用主要与松弛支气管平滑肌和抗炎作用有关。短期应用能促进肾上腺素和去甲肾上腺素的释放，激动 β_2 受体而松弛支气管平滑肌；阻断腺苷受体，对抗腺苷引起的支气管平滑肌痉挛；抑制磷酸二酯酶，减少细胞内环腺苷酸（cAMP）分解，使细胞内 cAMP 水平升高，松弛支气管平滑肌；还具有抗炎作用，可缓解哮喘急性期症状，减轻慢性哮喘的症状。可用于治疗各种支气管哮喘和喘息性支气管炎。对重症哮喘及哮喘持续状态，可静脉滴注或用 25% 葡萄糖注射液稀释后缓慢静脉注射给药；口服可用于预防哮喘急性发作。

2. 兴奋心脏　本药可加强心肌收缩力和增加心排血量，对急性心功能不全和心源性哮喘有效。

3. 利尿作用　本药可增加肾血流量和肾小球滤过，抑制肾小管对 Na^+ 的重吸收。可用于心源性水肿的辅助治疗。

【不良反应和注意事项】 安全范围窄，易引起不良反应。本药碱性强，刺激性大，口服可致恶心、呕吐，宜饭后服用；静脉注射过快或剂量过大，易致心悸、心律失常、血压骤降、兴奋不安等毒性反应，严重时甚至导致心搏骤停或猝死，故应稀释后缓慢静脉注射。急性心肌梗死、低血压、休克者禁用。小儿慎用。

氨茶碱的缓释剂和控释剂的优点是血药浓度稳定，血药浓度的峰值与谷值之间的波动小；作用持续时间长，适用于夜间哮喘发作和慢性哮喘反复发作者；胃肠刺激性小，患者易耐受。

二羟丙茶碱

二羟丙茶碱（diprophylline）pH 接近中性，对胃肠刺激性较小，对心脏兴奋作用弱，安全范围较大。主要用于不能耐受氨茶碱或伴有心动过速的患者。

（三）M 受体阻断药

异丙托溴铵

异丙托溴铵（ipratropium bromide）为阿托品的异丙基衍生物，能选择性阻断支气管平滑肌上的 M 受体，松弛支气管平滑肌；同时还能减少支气管腺体分泌。口服难吸收，气雾吸入给药后，可在呼吸道内保持较高的药物浓度，局部发挥较强的松弛支气管平滑肌的作用，而全身作用弱，对心血管系统无明显影响。

主要用于喘息性支气管炎及支气管哮喘，尤其适用于年龄较大、合并心血管疾病、对糖皮质激素疗效较差、不能耐受或禁用 β_2 受体激动药的哮喘患者。无明显不良反应，少数患者可有口干、干咳、喉部不适等症状，青光眼和前列腺增生患者禁用。

二、抗炎平喘药

（一）糖皮质激素

糖皮质激素通过强大的抗炎、抗过敏作用发挥平喘作用，是治疗哮喘持续状态和危重发作的重要抢救药物。地塞米松、泼尼松、泼尼松龙等全身应用，抗炎作用较强，平喘效果明显，但不良反应多且严重。气雾剂吸入给药则具有局部抗炎作用强、用药量小、全身不良反应少等优点。常用的气雾吸入剂有倍氯米松、布地奈德、氟替卡松、曲安奈德、氟尼缩松等。

倍 氯 米 松

倍氯米松（beclomethasone）为地塞米松的衍生物，局部抗炎作用强度为地塞米松的数百倍，全身作用轻微。气雾吸入后可直接作用于呼吸道，发挥抗炎平喘的作用，长期应用对肾上腺皮质功能无抑制作用。

局部用支气管扩张药不能满意控制的慢性哮喘患者，反复应用本药可终止发作，减轻病情。本药起效慢，不宜用于哮喘急性发作和哮喘持续状态的抢救治疗。气雾吸入，10 天后支气管阻力下降，作用达高峰，可减少全身应用糖皮质激素的量。本药作为平喘用药长期使用时，少数患者可发生口腔、咽部白假丝酵母菌感染，每次用药后及时漱口，减少咽部残留可降低不良反应。妊娠早期妇女及婴儿慎用。

布 地 奈 德

布地奈德（budesonide）为吸入型的糖皮质激素类药，作用、临床应用和不良反应与倍氯米松相似。代谢比倍氯米松更快，局部抗炎作用较强，全身不良反应更小，用于控制和预防哮喘发作。

氟 替 卡 松

氟替卡松（fluticasone）脂溶性高于倍氯米松，在气道内浓度较高，起效快、局部抗炎作用高。雾化吸入剂可用于慢性持续性哮喘。

（二）抗白三烯类药

本类药物可阻断白三烯受体、对抗过敏介质白三烯，从而抑制白三烯引起的炎症、气道水肿、血管通透性增加，以及抗原、冷空气和运动所引起的支气管平滑肌痉挛。适用于成人及 12 岁以上青少年慢性轻中度支气管哮喘的预防和治疗，不宜用于治疗急性哮喘。临床常用的药物有扎鲁司特（zafirlukast）、孟鲁司特（montelukast）、齐留通（zileuton）等。

三、抗 过 敏 药

色 甘 酸 钠

色甘酸钠（sodium cromoglicate）口服难吸收，治疗哮喘常用其微细粉末制成喷雾剂吸入给药。

【作用】 色甘酸钠无直接松弛支气管平滑肌的作用，也不能对抗组胺、白三烯等过敏介质的作用。但能稳定肥大细胞的细胞膜，减少 Ca^{2+} 内流，阻止肥大细胞脱颗粒，阻止组胺、白三烯等过敏介质的释放，对已释放出来的过敏介质无效。

【临床应用】 用于预防各型支气管哮喘的发作，因本药起效缓慢，须在接触哮喘诱因前 7～10 天用药，能防止变态反应或运动引起的速发型和迟发型哮喘，对已发作的哮喘无效，对过敏性哮喘疗效最好；也可用于过敏性鼻炎、溃疡性结肠炎等疾病，以及胃肠过敏性疾病的预防。

【不良反应和注意事项】 不良反应很少，是防治支气管哮喘最安全的药物。少数患者在吸入粉雾时可引起呛咳、咽喉刺激感、气急、胸闷，甚至诱发哮喘等。同时吸入异丙肾上腺素可防止支气管痉挛的发生。

酮　替　芬

酮替芬（ketotifen）主要通过抑制肥大细胞释放过敏介质，减轻过敏反应而产生作用。用于预防多种原因引起的支气管哮喘，也可用于过敏性鼻炎、食物或药物过敏等。口服易吸收，作用维持时间长。用药后可出现头晕、嗜睡、乏力等症状，继续用药可自行缓解。

奈多罗米钠

奈多罗米钠（nedocromil sodium）为色甘酸钠的衍生物，能稳定肥大细胞的细胞膜，作用较色甘酸钠强；还有较强的抗炎作用，能降低非特异性气道反应。吸入给药可预防哮喘或用于哮喘早期的维持治疗。小儿及妊娠期妇女慎用。

目标检测

A₁型题

1. 沙丁胺醇的特点不包括以下哪一项
   - A. 对 β₂ 受体的选择性高
   - B. 心悸副作用轻
   - C. 可口服也可气雾吸入给药
   - D. 可收缩支气管黏膜血管
   - E. 用于治疗支气管哮喘

2. 氨茶碱的平喘机制主要是
   - A. 激活磷酸二酯酶
   - B. 兴奋腺苷受体
   - C. 激活鸟苷酸环化酶
   - D. 抑制腺苷酸环化酶
   - E. 促进内源性儿茶酚胺释放

3. 关于氨茶碱，以下哪一项是错误的
   - A. 可松弛支气管和其他平滑肌
   - B. 可兴奋心脏
   - C. 可兴奋中枢
   - D. 为控制急性哮喘，应快速静脉注射
   - E. 有一定的利尿作用

4. 不能控制哮喘急性发作的药物是
   - A. 色甘酸钠
   - B. 异丙肾上腺素
   - C. 肾上腺素
   - D. 沙丁胺醇
   - E. 氨茶碱

5. 色甘酸钠预防支气管哮喘发作的机制是
   - A. 对抗组胺、缓激肽的作用
   - B. 具有较强的抗炎作用
   - C. 直接舒张支气管平滑肌
   - D. 稳定肥大细胞的细胞膜，抑制过敏介质的释放
   - E. 激动 β₂ 受体

6. 久用可产生成瘾性的镇咳药是
   - A. 右美沙芬
   - B. 可待因
   - C. 喷托维林
   - D. 苯丙哌林
   - E. 苯佐那酯

7. 能刺激胃黏膜，反射性引起呼吸道腺体分泌增加而稀释痰液的药物是
   - A. 氯化铵
   - B. 氨茶碱
   - C. 可待因
   - D. 溴己新
   - E. 乙酰半胱氨酸

8. 可待因主要用于
   - A. 感冒初期的轻度咳嗽
   - B. 肺炎引起的咳嗽
   - C. 剧烈干咳伴胸痛者
   - D. 支气管哮喘
   - E. 多痰、黏痰引起的剧咳

9. 兼有中枢性及外周性镇咳作用的药物是
   - A. 可待因
   - B. 喷托维林
   - C. 氯化铵
   - D. 溴己新
   - E. 乙酰半胱氨酸

10. 下列有关祛痰药的叙述，错误的是
    - A. 裂解痰中的糖胺聚糖，使痰液变稀
    - B. 增加呼吸道分泌，稀释痰液
    - C. 部分从呼吸道黏膜排出形成高渗环境，使痰液变稀
    - D. 扩张支气管，使痰易咳出
    - E. 间接起到镇咳和平喘作用

（李志伟）

第8章

作用于消化系统的药物

消化系统疾病与全身疾病关系密切。某些全身疾病常以消化系统症状为主要表现或者消化道病变仅是全身疾病的一个组成部分。消化系统疾病药物治疗包括病因治疗和对症治疗。本章的抗幽门螺杆菌药物即属于病因治疗；对症治疗药物包括抗消化性溃疡药、助消化药、催吐药、止吐药和胃肠动力药、泻药和止泻药、肝胆疾病用药等。

第1节　抗消化性溃疡药

消化性溃疡是消化系统的常见病，包括胃和十二指肠溃疡。其发病机制尚未完全阐明，目前认为该病是攻击因子（胃酸、胃蛋白酶、幽门螺杆菌等）作用增强或防御因子（胃黏膜屏障、胃黏膜血流及黏膜修复等）作用减弱，两者失去平衡所引起。

消化性溃疡提倡综合治疗，根据溃疡的部位、大小、胃酸分泌量情况，在患者全身情况好、无恶性证据情况下，进行药物治疗：①降低胃液中胃酸浓度，减少胃蛋白酶活性，从而减弱攻击因子的作用；②增强胃肠黏膜的保护功能，修复或增强胃的防御因子。目前常用药物有抗酸药、抑制胃酸分泌药、胃黏膜保护药和抗幽门螺杆菌药等。

一、抗　酸　药

【作用和临床应用】　抗酸药（antacid）为弱碱性化合物。口服后在胃里直接中和胃酸，降低胃液酸度和胃蛋白酶的活性，从而缓解胃酸、胃蛋白酶对胃、十二指肠黏膜的侵蚀及对溃疡面的刺激，减轻疼痛，有利于溃疡的愈合。主要用于消化性溃疡和反流性食管炎，常联合用药或应用复方制剂，以减弱不良反应、增强疗效。

【不良反应和注意事项】

1. 恶心、呕吐、嗳气、腹泻或便秘。

2. 长期服用可致代谢性碱中毒、高钙血症或高镁血症。

3. 液体制剂效果最佳，粉剂次之，片剂应咀嚼后服用，并饮少量水。

4. 餐后1小时服药，睡前加服一次，中和夜间所分泌的大量胃酸，疗效更好。

5. 大多数抗酸药具有吸附能力及改变胃内 pH 的作用，因此与其他药物联合用药时，应在服用抗酸药 1～2 小时后再用药为宜。

二、抑制胃酸分泌药

胃酸是由胃壁细胞分泌的，胃壁细胞上存在 H_2 受体、M_1 受体及胃泌素受体，当这些受体激动后可通过激活质子泵（H^+-K^+-ATP 酶），将 H^+ 泵出胃壁细胞、泵入胃腔成为胃酸。能阻断以上受体或质子泵的药物，均可抑制胃酸分泌，促进溃疡愈合。

（一）H+-K+-ATP 酶抑制药

H+-K+-ATP 酶抑制药是指能与 H+-K+-ATP 酶 α 亚单位的巯基以共价键结合而使酶失活进而抑制胃酸、胃蛋白酶分泌的药物，又称质子泵抑制剂（PPI）。

奥 美 拉 唑

【体内过程】 奥美拉唑（omeprazole，洛赛克）是第一代质子泵抑制剂，为脂溶性弱碱性药物，口服易吸收，酸性环境和食物可减少其吸收，常用肠溶胶囊。单次用药生物利用度较低，重复给药后胃内 pH 升高，生物利用度增至 70%，口服后 1～4 小时达血药峰浓度。应餐前空腹口服。血浆蛋白结合率为 95%，肝中代谢、肾排泄，$t_{1/2}$ 为 0.5～1.5 小时。

【作用】

1. 抑制胃酸分泌 口服吸收可选择性地浓集于胃壁细胞分泌小管周围，与 H+ 结合为有活性的次磺酰胺衍生物，能特异性地与胃壁细胞上 H+-K+-ATP 酶的巯基结合，使其失活，从而不可逆地抑制 H+ 泵功能，抑制基础胃酸及由组胺、胃泌素、乙酰胆碱、食物等激发的胃酸分泌，作用强而持久，一次用药后，大部分胃酸分泌均能受抑制达 24 小时以上。大剂量可导致无酸状态。

2. 促进溃疡愈合 抑制胃酸分泌后，胃内 pH 升高，反馈性地引起胃泌素分泌增加，血浆中胃泌素水平升高。由于胃泌素的泌酸作用已阻断，而增加黏膜血流量和促进胃肠黏膜生长的作用仍能发挥，故有利于溃疡愈合。

3. 抑制幽门螺杆菌 本药有较弱的抑制幽门螺杆菌生长的作用，与阿莫西林等抗幽门螺杆菌的药物联合应用，可杀灭幽门螺杆菌。

【临床应用】 本药可缓解胃、十二指肠消化性溃疡症状，促进溃疡愈合。溃疡的愈合率高、复发率低；还可治疗胃泌素瘤、反流性食管炎、上消化道出血及幽门螺杆菌感染。

【不良反应和注意事项】 不良反应较少，主要有头痛、口干、恶心、呕吐、腹胀、腹泻及腹痛，少数患者有皮疹、月经期延长等，偶有白细胞减少及肝功能损害等。婴幼儿、严重肾功能不全者不宜使用；肝肾功能不全者慎用。

兰 索 拉 唑

兰索拉唑（lansoprazole）是第二代质子泵抑制剂。口服易吸收，生物利用度较奥美拉唑提高了 30% 以上。抑制胃酸分泌、升高血胃泌素水平、保护胃黏膜及抗幽门螺杆菌作用与奥美拉唑相似，但抑制胃酸分泌作用及抗幽门螺杆菌作用比奥美拉唑强。

泮托拉唑和雷贝拉唑

泮托拉唑（pantoprazole）和雷贝拉唑（rabeprazole）属第三代质子泵抑制剂。泮托拉唑口服后吸收迅速，持续时间长。两药的抗溃疡病作用与奥美拉唑相似，但泮托拉唑在 pH3.5～7.0 条件下较稳定。雷贝拉唑抗酸活性较奥美拉唑强 2～10 倍，也有较强的抗幽门螺杆菌作用，治愈黏膜损害的临床效果远优于其他抗酸药物。雷贝拉唑和泮托拉唑对肝药酶系统的亲和力比奥美拉唑和兰索拉唑弱，对其他药物代谢的影响小，不良反应轻微。

 案例 8-1

患者，女，45 岁。患胃溃疡病 10 年，反复发作，近来因胃痛到医院就医，医生处方如下，请分析是否合理。

奥美拉唑片 25mg×14 片

用法：25mg 餐后口服 一日 1 次

阿莫西林胶囊 25mg×48 粒

用法：50mg 口服 一日 3 次

（二）H₂ 受体拮抗药

H₂ 受体拮抗药能通过阻断胃壁细胞上的 H₂ 受体抑制胃酸分泌，对各种原因引起的胃酸分泌增多均有抑制作用。随着质子泵抑制剂的广泛应用，本类药物临床重要性已显著降低。常用的药物有西咪替丁、雷尼替丁、法莫替丁、尼扎替丁等。

西 咪 替 丁

西咪替丁（cimetidine）口服吸收迅速而完全，30 分钟起效，达峰时间约 1.5 小时，维持 3～4 小时，体内分布广，可透过血脑屏障。

【作用】　西咪替丁可抑制基础（空腹）胃酸、夜间胃酸和各种刺激引起的胃酸分泌，使胃液 pH升至 5，同时能抑制胃蛋白酶分泌，故对胃黏膜具有保护作用。

【临床应用】

1. 用于治疗消化性溃疡，对十二指肠溃疡的疗效优于胃溃疡。能迅速改善症状，疗程 4～6 周，能明显促进溃疡面愈合，但停药后复发率高。

2. 用于反流性食管炎、胃泌素瘤（佐林格-埃利森综合征）及其他病理性胃酸分泌过多症的治疗。

【不良反应和注意事项】

1. 常见的有头痛、头晕、乏力、肌肉痛、皮疹、皮肤干燥、脱发，胃肠道出现腹泻、便秘、恶心、呕吐等反应。

2. 中枢神经系统可见嗜睡、焦虑、精神错乱，少数患者可见定向力障碍、幻觉等。肾功能不良者大剂量应用或老年人易出现此不良反应。

3. 本药具有抗雄激素、促催乳素分泌作用，可出现精子数减少、性功能减退、男性乳房发育、女性溢乳等抗雄激素作用。

4. 长期或大剂量应用可引起转氨酶升高、肝肾功能损伤。

5. 西咪替丁是肝药酶抑制剂，可抑制苯二氮䓬类、华法林、苯妥英钠、普萘洛尔、茶碱、奎尼丁等药物在体内转化，使上述药物血药浓度升高，延长作用时间。故与上述药物合用时应注意调整剂量。

雷 尼 替 丁

雷尼替丁（ranitidine）作用与西咪替丁相似，抑制胃酸分泌作用比西咪替丁强 4～10 倍，为速效长效 H₂ 受体拮抗药，作用持续 12 小时。口服后易吸收，达峰时间 1～2 小时。副作用少，治疗量不改变催乳素、雄激素浓度，复发率低。本药可缓解溃疡病症状，促进溃疡愈合，常见不良反应与西咪替丁相似。

法 莫 替 丁

法莫替丁（famotidine）抑制胃酸分泌的作用比西咪替丁强 40～50 倍，比雷尼替丁强 7～10 倍。不抑制肝药酶，无抗雄激素作用，也不影响血催乳素浓度。口服后迅速吸收，显效快，作用持续时间长达12 小时以上。临床应用与雷尼替丁相似。

同类药物还有尼扎替丁（nizatidine）和罗沙替丁（roxatidine），两药的作用及临床应用与雷尼替丁相似。

（三）M 受体阻断药

M 受体阻断药阿托品和溴丙胺太林可减少胃酸分泌，解除胃肠痉挛，但不良反应较多，很少用于治疗消化性溃疡。目前临床上使用的是选择性 M₁ 受体阻断药哌仑西平、替仑西平。

哌仑西平（pirenzepine）主要阻断 M₁ 受体，能显著抑制胃酸分泌，对唾液腺、平滑肌和心房 M 受体亲和力低。用于治疗胃、十二指肠溃疡，能明显缓解溃疡患者的疼痛症状，降低抗酸药的用量。对应激性溃疡、急性胃黏膜出血也有一定治疗作用。不良反应较轻，可见口干、视物模糊、便秘、头痛、眩晕、嗜睡等。

替仑西平（telenzepine）与哌仑西平相似，作用较强，作用持续时间较长，$t_{1/2}$ 约为 14 小时，主要用于治疗溃疡病。不良反应较少而轻。

（四）胃泌素受体拮抗药

丙 谷 胺

丙谷胺（proglumide）能竞争性阻断胃壁细胞的胃泌素受体，一定程度上抑制胃酸及胃蛋白酶的分泌，并使胃黏液的己糖胺量增加，提高胃黏膜屏障作用，促进溃疡愈合。用于治疗胃、十二指肠溃疡，不良反应有大便干燥或大便次数增多、腹胀、食欲缺乏等胃肠道症状。临床疗效比 H_2 受体拮抗药差，现已少用于治疗溃疡病。

三、胃黏膜保护药

胃黏膜屏障包括细胞屏障和黏液 HCO_3^- 屏障，能防止胃酸、胃蛋白酶损伤胃黏膜细胞。当胃黏膜屏障功能受损时，可导致溃疡发作。胃黏膜保护药是具有保护胃黏膜不受攻击因子侵袭的药物。

硫 糖 铝

硫糖铝（sucralfate）具有局部抗溃疡作用，在酸性环境（胃液）中能与溃疡面的纤维蛋白、坏死组织结合形成保护膜，覆盖溃疡面，从而阻止胃酸、胃蛋白酶及胆汁的刺激，缓解症状，促进溃疡愈合。还有抑制胃蛋白酶活性、增强黏液 HCO_3^- 盐屏障作用、诱导溃疡区表皮生长因子聚集及抑制幽门螺杆菌繁殖的作用。

临床用于治疗胃及十二指肠溃疡，疗效与西咪替丁相同，复发率低。宜于餐前、空腹及睡前服用，忌与抗酸药或抑酸药合用。不良反应有轻度的口干、恶心、胃痛、便秘等。

枸橼酸铋钾

枸橼酸铋钾（bismuth potassium citrate）于胃液酸性条件下能在溃疡表面或肉芽组织上形成一层坚固的氧化铋胶体膜，从而隔绝胃酸、胃蛋白酶及酸性食物对溃疡的刺激和侵蚀。其具有刺激内源性前列腺素合成和分泌，改善胃黏膜血流量；使胃蛋白酶失活；促进黏液分泌及清除幽门螺杆菌的作用。

本药主要用于治疗胃及十二指肠溃疡。治疗消化性溃疡的愈合率达到或超过 H_2 受体拮抗药，但复发率明显低于后者。本药尚可用于非溃疡性或浅表性胃炎、反流性食管炎。应避免与牛奶或抗酸药同服，以免影响疗效。不良反应少，口服后可使口腔、舌、粪便被染成黑色，偶见便秘或恶心。

米索前列醇

米索前列醇（misoprostol）可促进胃黏液和 HCO_3^- 盐分泌，增强黏液-HCO_3^- 盐屏障功能；维持黏膜细胞完整性，发挥细胞保护作用；增加胃黏膜血流量；增强黏膜细胞对损伤因子的抵抗力；通过激动前列腺素受体而产生强大的抑制胃酸分泌作用。

临床用于治疗消化性溃疡，主要用于非甾体抗炎药所致胃黏膜损伤、溃疡。其愈合率接近 H_2 受体拮抗药，但复发率较高。不良反应主要有腹泻。本药因对妊娠子宫有收缩作用，可引起流产，故妊娠期妇女禁用。对前列腺素类过敏者禁用。

蒙 脱 石 散

蒙脱石散（smectite，思密达）是天然蒙脱石微粒粉剂，对消化道黏膜有较强的覆盖能力，可增加胃黏液合成，使胃中磷脂含量增加，提高黏液层的疏水性，增强黏液屏障作用，促进上皮修复，并有抗幽门螺杆菌作用。适用于胃和十二指肠溃疡、胃炎、食管炎、结肠炎、急慢性腹泻等。

🧰 案例 8-2

患者，男，35 岁。因工作忙饮食不规律，近年反复出现上腹部疼痛，常于进餐后加重，并伴有反酸、嗳气。诊断为胃溃疡、幽门螺杆菌感染（++）。

问题：请问该患者可用哪些药治疗？用药过程中应注意哪些事项？

四、抗幽门螺杆菌药

幽门螺杆菌（*Helicobacter pylori*，Hp）为需氧革兰氏阴性菌，寄居在胃十二指肠的黏液层与黏膜细胞之间，可产生多种酶及细胞毒素，导致黏膜损伤，是慢性胃炎、消化性溃疡和胃腺癌等胃部疾病发生过程中的重要致病因子。因此通过抑制甚至杀灭幽门螺杆菌可达到增加溃疡愈合率、减少复发的目的。

除铋剂、硫糖铝、H^+-K^+-ATP 酶抑制药有抗幽门螺杆菌感染作用外，临床常用的抗菌药物有庆大霉素、阿莫西林、克拉霉素、四环素和甲硝唑等。单一用药易产生耐药性，故临床常采用 2 种抗菌药物加质子泵抑制剂和（或）秘剂联合用药治疗。

> **链接**
>
> ### 消化性溃疡的治疗
>
> pH 是酸碱度的代号，关于酸与溃疡的关系，早在 1910 年 Schwarz 就提出 "No aid, no ulcer"，即"没有酸就没有溃疡"。虽然有关溃疡病的发病机制尚未完全阐明，但目前认为胃酸分泌过多导致的高酸环境和幽门螺杆菌（Hp）感染是消化性溃疡发生的主要原因。因此，目前临床上常用的主要是抑制胃酸分泌或者保护胃黏膜的药物，以及杀灭 Hp 或抑制 Hp 生长的药物，并将几类药物联合使用，形成消性溃疡治疗的三联或四联疗法。

第2节　助消化药

助消化药是指一类能促进胃肠道消化的药物，大多数助消化药本身就是消化酶的主要成分，用于消化液分泌不足时，发挥替代治疗的作用。有些药物能促进消化液的分泌，调节胃肠功能，或抑制肠道的过度发酵，也可用作消化不良的治疗。

双歧杆菌三联活菌

双歧杆菌三联活菌可直接补充人体正常生理性细菌，调整肠道菌群平衡，抑制并清除肠道致病菌，减少肠源性毒素的产生，促进机体对营养物质的消化，合成机体所需的维生素。主要用于治疗肠道菌群失调引起的急慢性腹泻，也可用于治疗轻中型急性腹泻、慢性腹泻及消化不良和腹胀。餐后半小时温水服用。

多　酶　片

多酶片（multienzyme tablets）含胃蛋白酶、胰酶，用于胰腺疾病引起的消化障碍和胃蛋白酶缺乏或消化功能减退引起的消化不良症。本药为肠溶衣与糖衣的双层包衣片，内层为胰酶，外层为胃蛋白酶。餐前整片服用，不能嚼碎后服用，且不应与加热食物同时服用。不宜与抗酸药、硫糖铝、奥美拉唑、复方氢氧化铝、西咪替丁、雷尼替丁、法莫替丁等合用，也不宜与猪肝同食。

地衣芽孢杆菌

地衣芽孢杆菌（*Bacillus licheniformis*）以活菌形式进入肠道后，对葡萄球菌、酵母菌等致病菌有拮抗作用，而对双歧杆菌、乳酸杆菌、拟杆菌、消化链球菌有促进生长作用，从而可调整肠道菌群失调，维持生态平衡，消除消化不良、腹胀等症。用于治疗急慢性肠炎、腹泻及各种因素引起的肠道菌群失调等。本品为活菌制剂，切勿将其置于高温处，溶解时水温不宜高于40℃。服用时应避免与抗菌药合用。对本品过敏者禁用，过敏体质者慎用。本品具有起效快、疗效高、不良反应少等特点。

乳　酶　生

乳酶生（lactasin）为活乳酸杆菌的干粉剂及片剂，通常在肠内分解糖类生成乳糖，升高肠内酸度，抑制细菌繁殖，防止肠内发酵，减少产气。用于消化不良、肠发酵所致的小肠胀气、小儿消化不良引起的腹泻等。餐前服用。不宜与磺胺类药、药用炭、鞣酸、酊剂及铋剂合用，也不宜用开水送服。

干 酵 母

干酵母（dry yeast，酵母片）含转化酶、麦糖酶、叶酸、烟酸、肌醇和 B 族维生素等，常用于营养不良、消化不良和 B 族维生素缺乏症的辅助治疗。餐后嚼碎服用。剂量过大会引起腹泻。本药属拮抗磺胺类药物，不宜与碱性药物如氢氧化铝同服。

胃 蛋 白 酶

胃蛋白酶（pepsin）为消化酶，常用于食用蛋白质食物后缺乏胃蛋白酶所致的消化不良，病后恢复期的消化功能减退及食欲缺乏等，必须在胃酸参与下才能发挥作用，故常与稀盐酸同用，餐前服用，禁与硫糖铝和碱性药物同服。

胰 酶

胰酶（pancreatin）含胰蛋白酶、胰淀粉酶、胰脂肪酶，在中性或碱性环境酶中能促进蛋白质和淀粉的消化，对脂肪也有一定的消化作用，用于胰腺疾病引起的胰液分泌不足及糖尿病时的消化不良。餐前整片吞服，常与碳酸氢钠合用，可增加疗效；禁与酸性药同服。

第3节　止吐药及胃肠动力药

恶心、呕吐是胃肠功能紊乱的表现，治疗时应首先找出病因进行对因治疗，再根据具体情况选用适当的止吐药。

一、H_1 受体拮抗药

H_1 受体拮抗药包括第一代中的苯海拉明、异丙嗪、赛庚啶、氯苯那敏和第二代中的西替利嗪、阿司咪唑及特非那定等。本类药物可抑制前庭功能，有中枢镇静和止吐作用，用于防治晕动病、内耳性眩晕病引起的呕吐。

二、M 受体阻断药

最常用的具有止吐作用的 M 受体阻断药是东莨菪碱，其可通过降低内耳迷路感受器的敏感性，抑制前庭小脑通路的传导，预防恶心、呕吐。主要用于防治晕动病及预防术后恶心、呕吐。

三、多巴胺（D_2）受体阻断药

1. 抗精神病药　常用药物有氯丙嗪、奋乃静、氟奋乃静、氟哌啶醇等。镇吐作用强大，不良反应多，主要用于各种疾病和药物所致的呕吐，对晕动病无效（见第 4 章抗精神失常药）。

2. 促胃动力药　代表药物为多潘立酮、甲氧氯普胺，常用于肿瘤化疗、放疗及多种原因引起的呕吐。

甲氧氯普胺

甲氧氯普胺（metoclopramide，灭吐灵，胃复安）阻断延髓催吐化学感受区（CTZ）多巴胺 D_2 受体而产生强大的中枢性镇吐作用；阻断胃肠多巴胺受体及促进乙酰胆碱释放，引起从食管下端至近端小肠平滑肌运动，促进胃排空和肠内容物向回盲部的推进；减少催乳素抑制因子释放，使催乳素的分泌增加。用于呕吐、反流性食管炎、胆汁反流性胃炎、产后少乳和轻度胃瘫。

偶见嗜睡、便秘、腹泻、皮疹、男性乳房发育等。大剂量或长期应用可致锥体外系反应。注射给药可引起直立性低血压。妊娠期妇女慎用。

多 潘 立 酮

多潘立酮（domperidone，吗丁啉，motilium）口服吸收迅速，但口服吸收率仅 15%，15～30 分钟血药浓度达峰值。$t_{1/2}$ 为 7～8 小时。全部经肝脏代谢，主要由肠道排出。

【作用和临床应用】　本药可拮抗 CTZ 和上消化道的多巴胺 D_2 受体，加强胃肠蠕动，促进胃肠排空，防止食物反流，具有促进胃肠运动和抗吐特性。对胃肠运动障碍性疾病有效，对偏头痛、颅外伤、放疗引起的恶心、呕吐也有效，对左旋多巴、溴隐亭治疗帕金森病引起的恶心、呕吐有特效。

【不良反应和注意事项】　不良反应轻，也可引起溢乳、男性乳房发育。本品不易通过血脑屏障，罕见锥体外系反应。

四、5-HT₃受体阻断药

5-HT₃受体阻断药为新型高效止吐药，代表药物有昂丹司琼、格雷司琼、托烷司琼等，能选择性地阻断中枢及迷走神经传入纤维的 5-HT₃受体，抑制呕吐。主要用于化疗和放疗引起的恶心、呕吐。

昂 丹 司 琼

昂丹司琼（ondansetron）选择性阻断中枢及迷走神经传入纤维 5-HT₃受体，产生明显止吐作用。口服迅速吸收，吸收率为 60%，用后 0.5～1.0 小时达有效血药浓度，血浆蛋白结合率为 70%～75%，血浆 $t_{1/2}$ 约 3.5 小时。主要在肝脏羟化代谢，约 10% 以原形经肾脏排出。

本药对抗肿瘤药顺铂、环磷酰胺、多柔比星等引起的呕吐作用迅速、强大、持久，还可用于外科手术后呕吐，但对晕动病及多巴胺受体激动药阿扑吗啡引起的呕吐无效。不良反应少，仅有短时和轻度头痛、头晕、便秘、腹泻等。由于锥体外系不良反应较少，更适用于 30 岁以下的年轻患者。

五、促胃肠动力药

西 沙 必 利

西沙必利（cisapride，普瑞博思）通过作用于胃肠壁肌神经丛胆碱能神经节后纤维突触后膜 5-HT₄受体，促进乙酰胆碱释放，加速胃排空，防止食物滞留和反流，改善胃肠协调运动，推进整个消化道的运动。本药作用强于多潘立酮、甲氧氯普胺，为全消化道促动力药；还有促进胆囊收缩和排空的作用。

本药适用于治疗胃肠运动障碍性疾病，如胃食管反流、慢性功能性和非溃疡性消化不良、慢性自发性便秘和结肠运动减弱等。

莫沙必利（mosapride）也属于此类药物。

第 4 节　泻药和止泻药

一、泻　药

泻药是指能加速肠道蠕动、缩短粪便在肠内滞留时间、润滑肠壁或软化粪便，使之成为软便或稀便、易于排出的药物。小肠或结肠疾病患者慎用，诊断未明的腹痛患者禁用。按泻药的作用机制可将其分为三类。

（一）容积性泻药

容积性泻药是能使肠道内容积增大，增加肠内容物，促进肠道蠕动而导泻的药物。

硫 酸 镁

【作用和临床应用】

1. 导泻　口服后，硫酸镁的硫酸根离子、镁离子不易被吸收而在肠内形成较高的渗透压，从而阻止水分的吸收，使肠腔容积增大，通过刺激肠壁反射性地引起肠道蠕动加快而产生泻下作用。其导泻作用强大、迅速服药后大量饮水，1～6 小时即可排出流体样的粪便。常用于治疗急性便秘、促进肠内毒物的排出及服用驱肠虫药后加速虫体排出。

2. 利胆 口服 3%硫酸镁或用导管直接导入十二指肠，能刺激十二指肠黏膜，反射地引起胆总管括约肌松弛及胆囊收缩，促进胆囊排空，产生利胆作用。可用于阻塞性黄疸和慢性胆囊炎。

【不良反应和注意事项】

1. 导泻时因刺激肠壁易致盆腔充血，故月经期、妊娠期妇女慎用。
2. 大量应用本药可引起脱水。
3. 注射过快或过量，可导致血镁过高，引起中毒，表现为中枢抑制、腱反射消失、血压急降、呼吸抑制等。一旦出现应立即静脉注射钙盐抢救。
4. 对于肾功能不全者，镁离子易在体内蓄积中毒，应选用硫酸钠。
5. 有中枢抑制时，应选用硫酸钠。

硫 酸 钠

硫酸钠（sodium sulfate）的导泻机制同硫酸镁，但作用较弱，因无中枢抑制作用，临床多用于口服中枢抑制药中毒的导泻。肾功能不全者应用本药安全。心功能不全者禁用本品。

膳 食 纤 维

膳食纤维（dietary fiber）指植物性食物中未被消化的纤维素、半纤维素、果胶及其他多糖类。食用含纤维素丰富的食物是治疗与预防功能性便秘的最佳措施。半合成的多糖和纤维素及不能被人类消化的半合成多糖、纤维素衍生物都有亲水性，在肠道内吸水膨胀后可增加肠内容物的容积，促进推进性肠蠕动，排出软便。

（二）刺激性泻药

酚 酞

酚酞（phenolphthalein，果导）口服后与碱性肠液相遇，形成可溶性钠盐，具有刺激肠壁的作用，同时也抑制水分的吸收。导泻作用温和，用药后 6～8 小时排出软便。口服后约 15%被吸收，主要由肾排出，尿液为碱性时呈红色。部分吸收后的药物进入肝肠循环，一次给药可以维持 3～4 天，适用于习惯性便秘，临床治疗效果个体差异较大。不良反应轻微，偶致过敏反应，肠绞痛，心、肺、肾损害及出血倾向等。

比 沙 可 啶

比沙可啶（bisacodyl）与酚酞同属二苯甲烷类刺激性泻药，口服或直肠给药后，转变成有活性的代谢物，对结肠产生较强刺激作用。一般口服 6 小时内、直肠给药后 5～6 分钟起效。本药有较强刺激性，可致胃肠痉挛、直肠炎等。

蒽 醌 类

大黄（rhubarb）、番泻叶（sna）和芦荟（aloe）等中药含有蒽醌苷类物质，可在肠道内分解出蒽醌（anthraquinone），刺激结肠推进性蠕动，4～8 小时可排软便或引起腹泻。丹蒽醌（danthron）是游离的蒽醌，口服后 6～12 小时排便。

（三）润滑性泻药

润滑性泻药通过局部润滑作用并软化大便而发挥作用。适用于老年人、痔及肛门术后患者。液状石蜡（liquid paraffin）为矿物油，不被肠道消化吸收，同时妨碍水分的吸收，起润滑肠壁和软化大便的作用。适用于老年人、幼儿便秘。长期应用影响脂溶性维生素 K、磷吸收，故不宜久用。

二、止 泻 药

腹泻是多种疾病的症状，治疗时以对因治疗为主。剧烈而持久的腹泻可引起水、电解质紊乱，应在对因治疗的同时，适当给予止泻药。本类药物的主要作用是减少肠道运动、缓解腹泻症状。

（一）肠蠕动抑制药

阿 片 制 剂

阿片制剂如复方樟脑酊（tincture camphor compound）和阿片酊（opium tincture）可抑制肠道平滑肌蠕动，是临床有效的止泻药而被广泛应用。多用于较严重的非细菌感染性腹泻。

地 芬 诺 酯

地芬诺酯（diphenoxylate，苯乙哌啶）是哌替啶同类物，对胃肠道的影响类似于阿片制剂，具有收敛及减少肠蠕动的作用。可用于急、慢性功能性腹泻。不良反应轻，有厌食、恶心、呕吐、皮肤变态反应等。长期大量应用可成瘾。

洛 哌 丁 胺

洛哌丁胺（loperamide）对消化道具有更明显的选择性，可直接抑制肠蠕动，并减少肠壁神经末梢释放乙酰胆碱；也可作用于胃肠道阿片受体，减少胃肠分泌。本药的止泻作用比吗啡强 40～50 倍，但不易进入中枢神经系统。止泻作用快、强、持久，用于治疗非细菌感染的急、慢性腹泻。不良反应较少，常见腹绞痛、口干、皮疹，大剂量时对中枢有抑制作用。过量时可用纳洛酮治疗。

（二）收敛剂

鞣 酸 蛋 白

口服鞣酸蛋白（tannalbin）在碱性肠液中可分解释放鞣酸，与肠黏膜表面蛋白质形成沉淀，附着在肠黏膜上，形成一层保护膜，减少炎性渗出物，起收敛止泻作用。用于急性胃肠炎及各种非细菌性腹泻、小儿消化不良等。

碱 式 碳 酸 铋

碱式碳酸铋（bismuth subcarbonate）为极细末，能与肠道中的毒素结合，保护肠道不受刺激；口服后在肠道形成保护膜而达到收敛止泻作用。常用于腹泻、慢性胃炎。近年多用于治疗幽门螺杆菌感染引起的胃、十二指肠溃疡。

（三）吸附药

药 用 炭

药用炭（medicinal charcoal）具有广谱吸附活性，口服后可吸附肠内大量气体物和细菌毒素，从而减少毒物和细菌毒素的吸收，减轻其对肠道的刺激而止泻。因其能吸附维生素、抗生素、乳酶生等，故本药与上述药物不宜合用。

第 5 节　肝胆疾病用药

一、利 胆 药

利胆药是促进胆汁分泌或胆囊排空的药物，用于胆结石的辅助治疗。常用的有硫酸镁（见本章第 4 节）、去氢胆酸和熊去氧胆酸等。

去 氢 胆 酸

去氢胆酸（dehydrocholic acid）能增加胆汁中的水分含量，而不改变其固体成分，使浓度稀释，流动性提高，促进胆汁分泌，从而促进脂肪的消化和吸收。用于胆囊及胆道功能失调、胆汁淤积、慢性胆囊炎、胆石症等。

熊去氧胆酸

熊去氧胆酸（ursodeoxycholic acid）可增加胆汁酸分泌，并使胆汁酸成分发生改变，使其在胆汁中的含量增加，有利胆作用，还可以抑制胆固醇合成，有利于胆结石中胆固醇逐渐溶解。适用于不适合手术治疗的胆固醇型胆结石，对胆囊炎、胆道炎也有效。不良反应主要有腹泻、头晕、头痛、便秘、过敏、心动过速、胰腺炎等。

二、治疗肝性脑病药

谷 氨 酸

谷氨酸（glutamic acid）参与血氨合成尿素的过程，能与血氨结合成无毒的谷氨酰胺，再经肾小管细胞将氨分泌于尿中排出体外；参与脑内糖及蛋白质的代谢，促进氧化过程，改善中枢神经系统功能。主要用于防治各种原因引起的肝性脑病及其恢复期、严重的肝功能不全。

乳 果 糖

乳果糖（lactulose）服用后在小肠内不被分解和吸收，进入结肠后被细菌分解为乳酸和乙酸，可降低肠内 pH，释出的 H^+ 与 NH_3 结合成 NH_4^+，可阻止肠内氨的吸收，降低血氨。乳果糖在小肠内还可形成高渗状态，产生渗透性导泻作用。主要用于血氨升高的肝性脑病、亚临床型肝性脑病的辅助治疗。长期服用可预防肝性脑病，还可用于导泻。

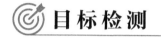 **目 标 检 测**

A₁ 型题

1. 多潘立酮发挥胃动力作用的机制是
   A. 激动中枢多巴胺 D_2 受体
   B. 激动外周多巴胺 D_2 受体
   C. 阻断中枢多巴胺 D_2 受体
   D. 阻断外周多巴胺 D_2 受体
   E. 阻断外周 M 受体
2. 习惯性便秘宜选用
   A. 硫酸镁　　　　　B. 硫酸钠
   C. 液状石蜡　　　　D. 酚酞

   E. 地芬诺酯
3. 下列哪种药物无抗幽门螺杆菌的作用
   A. 甲硝唑　　　　　B. 四环素
   C. 西咪替丁　　　　D. 阿莫西林
   E. 氨苄西林
4. 具有抗幽门螺杆菌作用，可治疗消化性溃疡的药物是
   A. 西咪替丁　　　　B. 氢氧化铝
   C. 枸橼酸铋钾　　　D. 丙谷胺
   E. 多潘立酮

（李志伟）

第9章

抗过敏药

第1节　组胺受体拮抗药

组胺（histamine）是一类自体活性物质，哺乳动物以心脏、皮肤、肠黏膜、肺含量较高。组胺在体内主要以结合型（无活性）储存在肥大细胞和嗜碱性粒细胞的颗粒中，当组织损伤、炎症、变态反应及神经刺激时，肥大细胞及嗜碱性粒细胞则发生脱颗粒而释放组胺。释放出来的组胺激动靶细胞上的组胺受体，产生多种生理及病理效应。目前发现组胺受体有 H_1、H_2 和 H_3 三种亚型受体，H_1 受体主要分布在平滑肌、内皮细胞和脑组织，兴奋时可扩张皮肤黏膜毛细血管、增加毛细血管通透性，收缩胃肠道平滑肌和支气管平滑肌，降低去甲肾上腺素、5-羟色胺（5-HT）、乙酰胆碱的释放。H_2 受体主要分布在胃黏膜、心肌、肥大细胞及脑组织，兴奋时可增加胃酸分泌、加快心率和增加心肌收缩力。H_3 受体分布在突触前膜，兴奋时组胺释放减少。

根据对受体选择性不同，组胺受体拮抗药可分为 H_1 受体拮抗药、H_2 受体拮抗药和 H_3 受体拮抗药，其中前两者在临床上广泛应用。本节重点介绍 H_1 受体拮抗药，H_2 受体拮抗药详见第 8 章。

一、H_1 受体拮抗药

常用的药物有第一代中的苯海拉明（diphenhydramine）、异丙嗪（promethazine）、赛庚啶（cyproheptadine）、氯苯那敏（chlorphenamine）和第二代中的西替利嗪（cetirizine）、阿司咪唑（astemizole）及特非那定（terfenadine）等。

【作用】

1. H_1 受体阻断作用　本类药物能竞争性地阻断 H_1 受体，可完全对抗组胺引起的毛细血管通透性增加和局部渗出性水肿；对组胺所致的胃酸分泌增多无作用，但可对抗支气管及胃肠道平滑肌的痉挛性收缩。

2. 中枢作用　第一代药物多数可透过血脑脊液屏障，产生不同程度的中枢抑制作用，表现为镇静、催眠和抗晕止吐作用。此作用可能是阻断了中枢的 H_1 受体，从而拮抗了脑内源性组胺介导的觉醒反应所致。但各药的中枢抑制程度不同，其中，异丙嗪和苯海拉明最强，氯苯那敏较弱。

3. 抗胆碱样作用　多数药物具有一定抗胆碱作用，能减少唾液腺和支气管腺体分泌。H_1 受体拮抗药的作用特点见表 9-1。

表 9-1　常用 H_1 受体拮抗药的作用特点

药物	抗组胺	中枢抑制	防晕止吐	维持时间
苯海拉明	++	+++	++	4～6 小时
异丙嗪	+++	+++	++	6～12 小时
氯苯那敏	+++	+	−	4～6 小时
西替利嗪	+++	+		7～10 小时
赛庚啶	+++	++	+	4～6 小时

续表

药物	抗组胺	中枢抑制	防晕止吐	维持时间
阿司咪唑	+++	-	-	10 天
特非那定	+++	-	-	12～24 小时

注：+++，作用最强；++，作用较强；+，作用较弱；-，无此作用。

【临床应用】

1. 防治变态反应性疾病　对皮肤黏膜的变态反应性疾病如荨麻疹、过敏性鼻炎、花粉症疗效好，本类药物常作为首选药。对昆虫咬伤所致的皮肤瘙痒和水肿有良效；对血清病、药疹和接触性皮炎也有一定的疗效；还可用于输血、输液引起的过敏反应。但对支气管哮喘疗效差。

2. 防治晕动病及呕吐　苯海拉明、异丙嗪对晕船、晕车、妊娠及放射性呕吐均有良好的止吐效果。

3. 其他　异丙嗪可与氯丙嗪、哌替啶组成冬眠合剂，用于人工冬眠；还可与氨茶碱合用治疗支气管哮喘，既可缓解氨茶碱的中枢兴奋作用，同时也对气道炎症有一定的治疗效果。

 **案例 9-1**

患者，男，28 岁。出租车司机。外出郊游后，出现皮肤发红，伴有瘙痒，到医院就诊。医生诊断为花粉过敏，并给予抗过敏药治疗。

问题：该患者适合选择哪些抗过敏药？抗过敏药常见的不良反应有哪些？应用抗过敏药期间应注意什么？

【不良反应和注意事项】

1. 常见困倦、嗜睡、乏力等中枢抑制反应。用药期间勿驾驶车船和进行高空作业，以免发生意外。第二代 H_1 受体拮抗药多无中枢抑制作用。

2. 本类药物也可出现口干、厌食、恶心、呕吐、便秘或腹泻等消化道反应。宜进餐时服用或与牛奶同服。

3. 第一代药物有较强的抗胆碱作用，可引起口干、便秘、心动过速、尿潴留等。青光眼、幽门梗阻者禁用。

二、H_2 受体拮抗药

本类药物对 H_2 受体具有高度选择性，通过阻断胃黏膜壁细胞 H_2 受体抑制胃酸分泌，主要用于治疗消化性溃疡，此外，还有部分对抗组胺扩张血管和降压的作用。目前常用的药物有西咪替丁、雷尼替丁、法莫替丁等（详见第 8 章）。

第2节 钙 剂

临床常用的钙剂有葡萄糖酸钙（calcium gluconate）、氯化钙（calcium chloride）和乳酸钙（calcium lactate）。

【作用和临床应用】

1. 抗过敏　钙剂能增加毛细血管的致密度，降低其通透性，使渗出减少、水肿减轻，从而缓解过敏症状。临床常用于辅助治疗过敏性疾病，如荨麻疹、血管神经性水肿、血清病、接触性皮炎和湿疹等。一般采用静脉给药。

2. 促进骨骼的生长和维持骨骼的硬度　钙是构成骨骼的主要成分，人体钙量的 99% 存在于骨中，是保证骨骼生长和维持骨骼的硬度所必需的。体内缺钙可致佝偻病或软骨病及骨质疏松，及时补充钙盐可防治。口服钙剂常联用维生素 D，以促进钙的吸收和利用。

3. 维持神经肌肉的正常兴奋性　正常人血清钙含量为 90～110mg/L，当血钙含量降低时，神经肌肉组织的兴奋性升高，常出现手足搐搦症，幼儿可出现喉痉挛或惊厥，此时静脉注射钙剂可迅速缓解症状。症状较轻或惊厥控制后可采用口服给药。

4. 解救镁中毒　钙与镁的化学性质相似，可以相互竞争同一结合部位而产生对抗作用，故注射镁盐过量所致急性中毒，可立即静脉注射氯化钙或葡萄糖酸钙解救。

【不良反应和注意事项】

1. 钙剂刺激性强，不可肌内注射或皮下注射，静脉注射时须稀释，并避免漏出血管外引起组织坏死。药液外漏时，应立即用 0.5%普鲁卡因注射液做局部封闭。注射用葡萄糖酸钙的含钙量较低，故刺激性较小，比注射氯化钙安全。

2. 钙剂静脉注射时，可引起全身发热感，并兴奋心脏引起心律失常，甚至心脏停搏，故应缓慢注射和密切观察患者反应。

本类药能增加强心苷的心脏毒性，故在强心苷治疗期间或停药后 1 周内禁止静脉注射钙剂。钙离子与四环素类抗生素可生成不溶性络合物而互相影响吸收，因此两者不宜同服。

链接

皮肤过敏为什么要补钙

皮肤过敏时临床上经常用葡萄糖酸钙来配合抗组胺药物治疗。一方面，因为钙离子可以稳定细胞膜，减少肥大细胞释放组胺，降低毛细血管的通透性，减轻水肿及组织渗出，从而起到抗过敏的作用。另一方面，因为过敏期间常常使用糖皮质激素，糖皮质激素可引起骨质疏松、电解质紊乱及钙的丢失，补充钙剂是为了防止糖皮质激素的副作用。

🎯 目标检测

A₁ 型题

1. 阻断 H₁ 受体而发挥抗过敏作用的药物是
   A. 麻黄碱　　　　　　　B. 葡萄糖酸钙
   C. 肾上腺素　　　　　　D. 沙丁胺醇
   E. 氯苯那敏

2. 防止晕动病呕吐可用
   A. 苯海拉明　　　　　　B. 氯苯那敏
   C. 阿司咪唑　　　　　　D. 特非那定
   E. 雷尼替丁

3. 几乎无镇静、嗜睡不良反应的药物是
   A. 特非那定　　　　　　B. 氯苯那敏
   C. 苯海拉明　　　　　　D. 异丙嗪
   E. 赛庚啶

4. 对支气管哮喘几乎无效的药物是
   A. 肾上腺素　　　　　　B. 异丙肾上腺素
   C. 异丙托溴铵　　　　　D. 异丙嗪

5. 因可能引起尖端扭转型室性心动过速而应谨慎使用的药物是
   A. 氯苯那敏　　　　　　B. 阿司咪唑
   C. 苯海拉明　　　　　　D. 异丙嗪
   E. 赛庚啶

6. 钙剂具有抗过敏作用是由于
   A. 阻断 H₁ 受体
   B. 阻断 H₂ 受体
   C. 阻断 β 受体
   D. 增加毛细血管致密度，降低其通透性
   E. 稳定肥大细胞膜，减少过敏介质释放

7. 对于下列何种疾病钙剂可口服给药
   A. 荨麻疹　　　　　　　B. 低血钙抽搐
   C. 佝偻病　　　　　　　D. 硫酸镁中毒
   E. 链霉素急性中毒

E. 酮替芬

（李志伟）

第 **10** 章
作用于血液和造血系统的药物

在生理状态下，人体的血液中存在着血液凝固与抗血液凝固、纤维蛋白溶解（纤溶）与抗纤维蛋白溶解两种对立统一的调节机制，使血管内的血液保持正常的流动状态。一旦平衡失调，就可能出现血栓性或出血性疾病（图 10-1）。

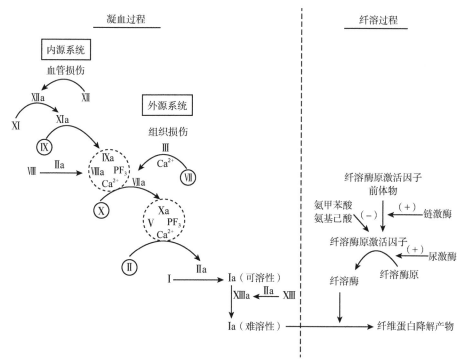

图 10-1 凝血过程和纤溶过程及药物作用示意图

PF₃. 血小板因子 3

第 1 节 止 血 药

止血药是指能加速血液凝固或降低毛细血管通透性，促使出血停止并使止血功能恢复正常的药物，又称促凝血药，用于治疗出血性疾病。

（一）促凝血因子活性药

维 生 素 K

维生素 K（vitamin K）为甲萘醌类物质。维生素 K_1 来自绿叶植物或谷物，维生素 K_2 可由肠道细菌合成，两者均为脂溶性。人工合成的有维生素 K_3 和维生素 K_4，两者为水溶性。

【作用】 维生素 K 为肝脏合成凝血酶原（凝血因子Ⅱ）的必需物质，还参与凝血因子Ⅶ、Ⅸ、Ⅹ的生物合成，使这些凝血因子氨基端谷氨酸羧基化，羧化的凝血因子可与 Ca^{2+} 结合，再与带有大量负电荷的血小板磷脂结合，使血液凝固。当维生素 K 缺乏时，上述凝血因子功能降低，凝血机制障碍，易发生出血。

【临床应用】

1. 治疗维生素 K 缺乏引起的出血　①维生素 K 吸收障碍，如梗阻性黄疸、胆瘘及慢性腹泻等所致的出血；②维生素 K 合成障碍，如早产儿、新生儿及长期应用广谱抗生素等导致的出血。

2. 治疗凝血酶原过低导致的出血　如长期应用香豆素类、水杨酸类等药物。

3. 其他　维生素 K_1、维生素 K_3 肌内注射有解痉、止痛作用，可用于缓解胆绞痛。大剂量维生素 K 可用于抗凝血类灭鼠药中毒的解救。

【不良反应和注意事项】　维生素 K_3、维生素 K_4 刺激性强，口服易引起恶心、呕吐等胃肠道反应；较大剂量可致新生儿和早产儿溶血性贫血、高胆红素血症及黄疸；用于葡萄糖-6-磷酸脱氢酶（G-6-PD）缺乏者可诱发急性溶血性贫血；静脉注射维生素 K_1 速度过快，可引起面部潮红、呼吸困难、胸痛、虚脱等，一般以肌内注射为宜。

（二）抗纤维蛋白溶解药

氨甲苯酸（aminomethylbenzoic acid，PAMBA，对羧基苄胺）为抗纤维蛋白溶解药，低剂量时竞争性阻断纤溶酶原与纤维蛋白结合，防止纤溶酶原的激活。高剂量时能直接抑制纤溶酶的活性，从而抑制纤维蛋白溶解（图 10-1）。本药可用于治疗纤维蛋白溶解亢进所致的出血，如肝、脾、肺、前列腺、甲状腺、肾上腺等外伤或手术时的异常出血；也可用于治疗链激酶和尿激酶过量引起的出血。无明显不良反应，过量可致血栓形成，并可诱发心肌梗死。有血栓形成倾向或有血栓栓塞病史者禁用或慎用。

氨甲环酸（tranexamic acid，AMCHA，凝血酸）作用及临床应用同氨甲苯酸，但作用较强。

凝血酶（thrombin）是从猪、牛血中提取精制而成的无菌制剂。通过使血液中的纤维蛋白原转变为纤维蛋白，发挥止血作用，并促进上皮细胞有丝分裂，加速创伤愈合。适用于结扎止血困难的小血管、毛细血管及实质性脏器的出血，也用于口腔、泌尿道、消化道等部位的出血。

（三）收缩血管的止血药

垂体后叶素

垂体后叶素（pituitrin）由血管升压素和缩宫素组成。血管升压素可直接作用于血管平滑肌，使小动脉、小静脉及毛细血管收缩，血流速度减慢，在血管破损处形成血凝块，起到止血作用。本药用于肺咯血及门静脉高压引起的上消化道出血。静脉注射过快，可导致面色苍白、血压升高、胸闷、心悸、过敏反应等。禁用于高血压、冠心病、心功能不全及肺源性心脏病患者。

（四）增强血小板功能药

酚 磺 乙 胺

酚磺乙胺（etamsylate）能增强毛细血管抵抗力，降低毛细血管通透性，减少血浆渗出；增强血小板黏附性和聚集性；促进血小板释放凝血活性物质，缩短凝血时间。本药作用迅速，维持时间长，毒性低。用于防治各种手术前后出血过多、各种内脏出血和皮肤出血，也用于血小板减少性紫癜及过敏性紫癜。用药后可有恶心、头痛、皮疹、暂时性低血压等，偶见静脉注射后过敏反应。

链接

重视易栓症，慎用止血药物

易栓症（thrombophilia）是一类由于抗凝蛋白、凝血因子、纤溶蛋白等遗传性或获得性缺陷，或者存在获得性危险因素而具有高血栓栓塞倾向的疾病状态，即血栓形成倾向。血栓形成是最常见的死亡原因之一，还有数量相当的非致命性深静脉血栓形成（deep vein thrombosis，DVT）、脑血栓形成、短暂性脑缺血、冠状动脉血栓形成、视网膜血栓形成等。易栓症的发病率逐年升高，心、脑血管血栓性疾病已经成为严重威胁人们生命的疾病之一。有易栓症倾向的患者在外伤及术后应慎用止血药物，避免诱发血栓形成。

第2节 抗 凝 血 药

抗凝血药（anticoagulant）是通过干扰凝血过程的某些环节阻止血液凝固过程的药物，用于防治血栓栓塞性疾病。

一、凝血酶抑制药

肝 素

【体内过程】 肝素（heparin）是黏多糖硫酸酯，药用肝素是从猪肠黏膜或牛肺脏中提取的。其带有大量负电荷，呈强酸性，为大分子化合物，不易通过生物膜，因此口服和直肠给药不吸收。肌内注射的吸收速率不易预测，一般采用静脉给药。主要经肝代谢，肺气肿、肺栓塞患者半衰期缩短，肝、肾功能严重障碍者半衰期延长。

【作用和临床应用】

1. 抗凝血 肝素在体内、外均有迅速而强大的抗凝作用，这一作用主要是通过增强抗凝血酶Ⅲ（antithrombin Ⅲ，AT-Ⅲ）的活性来完成的。AT-Ⅲ是一种生理性抗凝物质，能与血浆凝血酶（Ⅱa）及凝血因子Ⅸa、Ⅹa、Ⅺa、Ⅻa 等含丝氨酸残基蛋白酶结合形成复合物，使上述凝血因子失活。肝素与AT-Ⅲ结合后，使 AT-Ⅲ构型改变，加强其抗凝作用。在临床，肝素主要用于预防和治疗血栓栓塞性疾病，防止血栓形成和扩大，如深静脉血栓、肺栓塞、脑梗死及急性心肌梗死等。在弥散性血管内凝血（DIC）中，早期应用肝素可防止微血栓形成，改善重要器官的供血，并避免凝血酶原、纤维蛋白原及其他凝血因子的耗竭，阻断 DIC 过程。肝素还可用于体外循环、心导管检查和血液透析等体外抗凝。

2. 降血脂 本药可通过促进血管内皮细胞释放脂蛋白酯酶，水解血中乳糜微粒和低密度脂蛋白而发挥降血脂作用，停药后该作用立即消失，因此无重要临床意义。

【不良反应和注意事项】

1. 自发性出血 系肝素过量所致，表现为黏膜出血、关节腔积血和伤口出血等。轻度出血者停药即可；对出血严重者，应缓慢静脉注射肝素特异性解毒剂鱼精蛋白，1mg 鱼精蛋白可中和 100U 肝素，每次剂量不宜超过 50mg。

2. 短暂性血小板减少症 多数发生在用药后的 7～10 天，虽少见，但可致死。

3. 其他 偶见皮疹、哮喘、结膜炎和发热等过敏反应；长期应用（3～6 个月）可引起骨质疏松和自发性骨折；妊娠期妇女应用可导致早产及死胎。

对肝素过敏、有出血倾向、血友病、血小板功能不全、紫癜、严重高血压、肝肾功能不全、溃疡病、颅内出血、先兆流产、产后、外伤及术后患者等禁用。

【药物相互作用】 肝素为弱酸性药物，不能与弱碱性药物合用；与阿司匹林等非甾体抗炎药、右旋糖酐、双嘧达莫合用，可增加出血危险；与肾上腺皮质激素类、依他尼酸合用，可致胃肠道出血；与胰岛素或磺酰脲类药物合用能导致低血糖；静脉同时给予肝素和硝酸甘油，可降低肝素活性；与血管紧张素Ⅰ转化酶抑制剂合用，可能引起高血钾。

低分子量肝素

低分子量肝素（low molecular weight heparin，LMWH）分子量比肝素小，但生物利用度高，半衰期较长。可选择性拮抗凝血因子Ⅹa 的活性，而对凝血酶和其他凝血因子影响小，引起出血的危险性小，不易引起血小板减少。LMWH 已逐渐取代普通肝素，用于深部静脉血栓形成和肺栓塞、急性心肌梗死、不稳定型心绞痛、血液透析及体外循环等。

常用制剂有依诺肝素（enoxaparin）、替地肝素、弗希肝素、洛吉肝素和洛莫肝素等。

水 蛭 素

水蛭素（hirudin）是强效、特异的凝血酶抑制剂，可抑制凝血酶的活性，抑制凝血酶的蛋白水解功能，抑制纤维蛋白的生成，也抑制凝血酶诱导的血小板聚集和分泌，抑制血栓形成。用于预防术后血栓形成及不稳定型心绞痛，也用于急性心肌梗死后溶栓的辅助治疗及 DIC、血液透析、体外循环等。基因重组水蛭素（lepirudin）作用与水蛭素相同。

二、维生素 K 拮抗药

维生素 K 是凝血因子 Ⅱ、Ⅶ、Ⅸ、Ⅹ 活化必需的辅助因子，香豆素类药物具有拮抗维生素 K 的作用，因此能够发挥抗凝作用。香豆素类药物包括华法林、双香豆素、醋硝香豆素等，口服有效，又称口服抗凝血药。

华 法 林

华法林（warfarin）口服吸收快而完全，生物利用度接近 100%，吸收后 97% 与血浆蛋白结合，主要在肝代谢，经肾排出。

【作用和临床应用】 本药竞争性拮抗维生素 K，使依赖于维生素 K 的凝血因子 Ⅱ、Ⅶ、Ⅸ、Ⅹ 合成受阻，对于已合成的上述凝血因子无影响，所以需待体内已合成的凝血因子耗竭后才能发挥作用，故香豆素类口服至少需要 12～24 小时方可出现作用，1～3 天作用达高峰，停药后作用可维持 3～4 天。体外无抗凝作用。

本药用于防治血栓栓塞性疾病，如心房颤动、心脏瓣膜病所致的血栓栓塞；还可用于预防术后静脉血栓形成，如关节固定术、人工置换心脏瓣膜等手术。但作用缓慢，剂量不易控制，故防治静脉血栓或肺栓塞一般先与肝素合用，经 1～3 天香豆素类发挥作用后再停用肝素。

【不良反应和注意事项】 过量易致自发性出血，常见鼻出血、牙龈出血、皮肤瘀斑及内脏出血，严重者可引起颅内出血。用药期间必须监测凝血酶原时间，应控制在 25～30 秒，并据此调整剂量。用量过大引起出血时，应立即停药并缓慢静脉注射维生素 K 或输注新鲜血浆。禁忌证同肝素。

【药物相互作用】 能使本类药物抗凝作用增强，并增加自发性出血发生率的药物如下：①广谱抗生素，可引起体内维生素 K 缺乏；②水合氯醛、甲苯磺丁脲、奎尼丁、羟布宗等血浆蛋白结合率高的药物；③阿司匹林等抗血小板药物；④丙米嗪、甲硝唑、西咪替丁等肝药酶抑制剂。使本类药物抗凝作用减弱的有肝药酶诱导剂，如苯巴比妥、苯妥英钠、利福平等。

➕ 案例 10-1

患者，男，65 岁。既往无心血管系统疾病史。因突发胸闷憋喘，休息无缓解入院就诊。体温 36.6℃，脉率 62 次/分，呼吸 30 次/分，血压 127/74mmHg，双肺下段可闻及少量湿啰音，右肺明显，心音低钝，搏动有力，律齐。根据血常规、凝血检查及血生化检查，结合胸部 CT 强化结果诊断为肺动脉栓塞，右心功能不全。给予低分子量肝素 0.4ml，肌内注射，每天 1 次，华法林 4.5mg，口服，每天 1 次，每隔 4 天查一次凝血系列，10 天后慢慢停掉低分子量肝素，以口服华法林维持治疗。

问题： 1. 低分子量肝素和华法林的作用机制有什么不同？

　　　 2. 如何解释低分子量肝素和华法林序贯使用的问题？

　　　 3. 两种药物使用时最容易发生的不良反应是什么？如何防治？

三、抗血小板药

抗血小板药（antiplatelet drug）是指能抑制或解除血小板黏附、聚集和释放等功能，阻止血栓形成的药物，用于防治心、脑血管或外周血管血栓栓塞性疾病。

（一）血小板代谢酶抑制药

阿 司 匹 林

阿司匹林（aspirin）为花生四烯酸代谢过程中的环氧合酶抑制剂，小剂量阿司匹林（75～100mg/d）可抑制血小板中环氧合酶活性中心丝氨酸残基乙酰化，使血栓素 A_2（TXA_2）合成减少，抑制血小板的聚集，防止血栓形成。

临床用于慢性稳定型心绞痛，心肌梗死的一级和二级预防，脑梗死、脑卒中或短暂性脑缺血的二级预防。用于治疗心绞痛、心肌梗死、急性脑卒中等，也可降低一过性脑缺血发作后患者脑卒中的发生率和病死率。

双 嘧 达 莫

双嘧达莫（dipyridamole，潘生丁）为磷酸二酯酶抑制剂，可抑制血小板聚集，使 cAMP 降解减少；激活血小板腺苷酸环化酶（AC），使 cAMP 生成增多；促进血管内皮细胞前列环素（PGI_2）的生成及活性；轻度抑制血小板前列腺素合成酶，使 TXA_2 生成减少。本药用于治疗血栓栓塞性疾病和缺血性疾病，单独应用作用较弱，与阿司匹林合用疗效较好，与华法林合用可防止心脏瓣膜置换术后血栓的形成。不良反应有腹部不适、恶心等胃肠道反应，以及由血管扩张引起的血压下降、头痛、眩晕、潮红、晕厥等。

（二）血小板活化抑制药

噻 氯 匹 定

噻氯匹定（ticlopidine）能选择性及特异性干扰腺苷二磷酸（ADP）介导的血小板活化，抑制血小板聚集和黏附。作用机制：①抑制 ADP 诱导的 α-颗粒分泌，抑制血管壁损伤的黏附反应；②抑制 ADP 诱导的血小板膜 GPⅡb/Ⅲa 受体复合物与纤维蛋白原结合位点的暴露；③拮抗 ATP 对腺苷酸环化酶的抑制作用。故本药是血小板活化、黏附和 α-颗粒分泌的抑制剂。

本药用于预防脑卒中、心肌梗死及外周动脉血栓栓塞性疾病复发时，其疗效优于阿司匹林。常见不良反应有恶心、腹泻、中性粒细胞减少、骨髓抑制等。同类药物氯吡格雷（clopidogrel）的作用与噻氯匹定相似。

（三）血小板膜糖蛋白Ⅱb/Ⅲa 受体阻断药

血小板膜糖蛋白Ⅱb/Ⅲa 受体阻断药是一类新的抗血小板聚集药。GPⅡb/Ⅲa 受体是引起血小板聚集的黏附蛋白的特异性识别、结合位点，阻断 GPⅡb/Ⅲa 受体即可有效抑制各种诱导剂激发的血小板聚集。阿昔单抗（abciximab）是较早的 GPⅡb/Ⅲa 受体单克隆抗体，抑制血小板聚集作用明显，对血栓形成、血管再闭塞有明显的治疗作用。相继开发的该类药物有拉米非班（lamifiban）、替罗非班（tirofiban）等。用于治疗急性心肌梗死、溶栓治疗、不稳定型心绞痛的疗效良好。

四、溶 血 栓 药

溶血栓药（thrombolytics）是一类使纤维蛋白溶酶原（纤溶酶原）转变为纤维蛋白溶酶（纤溶酶），继之纤溶酶降解纤维蛋白而使血栓溶解的药物，也称纤维蛋白溶解药（fibrinolytics）。

链 激 酶

【作用和临床应用】 链激酶（streptokinase，SK）可与内源性纤溶酶原结合成复合物，促进纤溶酶原转变为纤溶酶，纤溶酶迅速水解血栓中的纤维蛋白，使血栓溶解（图 10-1）。冠状动脉注射可使阻塞冠状动脉再通，恢复血流灌注，用于急性心肌梗死早期治疗；静脉注射可治疗动静脉内新鲜血栓和栓塞，如深静脉栓塞、肺栓塞、眼底血管栓塞等。需早期用药，以血栓形成不超过 6 小时疗效最佳，对形成时间较久并已机化的血栓难以发挥作用。

【不良反应和注意事项】 本药可引起自发性出血，表现为一处或多处的皮肤、黏膜出血，偶发颅内出血，可静脉注射抗纤维蛋白溶解药氨甲苯酸等解救；还可引起皮疹、畏寒、发热等过敏反应，甚至过敏性休克；静脉注射速度过快可致低血压。

有出血性疾病或有出血倾向、新近创伤、消化性溃疡、伤口愈合中、严重高血压患者及产妇分娩前后禁用。

尿 激 酶

尿激酶（urokinase，UK）是从人尿中分离得到的一种蛋白水解酶，无抗原性，能直接激活纤溶酶原，使其成为纤溶酶而溶解纤维蛋白，对新鲜血栓效果好。临床应用、不良反应及禁忌证与链激酶相似，主要用于链激酶无效或过敏患者。

组织型纤溶酶原激活剂

组织型纤溶酶原激活剂（tissue plasminogen activator，t-PA）通过激活血栓中已与纤维蛋白结合的纤溶酶原，使其转变为纤溶酶而溶解血栓。对循环血液中纤溶系统几乎无影响，较少产生应用链激酶时常见的出血并发症，且对人无抗原性。临床用于治疗急性心肌梗死、脑栓塞和肺栓塞。同类药物还有阿替普酶（alteplase）、西替普酶（silteplase）、瑞替普酶（reteplase）等。

第3节 抗 贫 血 药

贫血指单位循环血液中的血红蛋白浓度、红细胞数量或血细胞比容低于同年龄、同性别、同种族、同海拔人群正常值低限的病理状态。其中红细胞生成不足是常见的贫血原因。针对这类贫血的治疗原则包括补充造血原料和促进红细胞生成。

一、铁 剂

常用的口服铁制剂（oral iron）包括硫酸亚铁（ferrous sulfate）、富马酸亚铁（ferrous fumarate）、枸橼酸铁铵（ferric ammonium citrate）、右旋糖酐铁（iron dextran）、多糖铁复合物（iron polysaccharide complex）等。

【体内过程】 铁的吸收部位主要是在十二指肠和空肠上段，无机铁以 Fe^{2+} 形式吸收，Fe^{3+} 难以吸收，凡能将 Fe^{3+} 还原变成 Fe^{2+} 的物质如胃酸、维生素 C、食物中果糖、半胱氨酸等均可促进铁的吸收。胃酸缺乏、服用抗酸药及食物中高磷、高钙、鞣酸等可使铁沉淀，影响铁吸收；四环素类药物可与铁络合，也不利于铁的吸收。Fe^{2+} 吸收入血后即被氧化成 Fe^{3+}，并与血浆中的转铁蛋白结合成血浆铁，转运到肝、脾、骨髓等组织，以铁蛋白形式贮存。铁通过肠黏膜细胞脱落及胆汁、尿液、汗液等排出体外。正常人每日失铁量约 1mg，可由食物中补充。

【作用和临床应用】 铁是骨髓内幼红细胞发育过程中合成血红素必不可少的物质。铁制剂用于各种原因引起的缺铁性贫血的治疗。

1. 慢性失血 月经过多、钩虫病、消化性溃疡、痔、子宫肌瘤等。

2. 铁需求增加或供给不足 营养不良、偏食、妊娠期、哺乳期、儿童发育期等。

3. 铁的吸收障碍 萎缩性胃炎或慢性腹泻患者，特殊饮食习惯或服药者。

硫酸亚铁和富马酸亚铁吸收良好，胃肠刺激常见、铁利用率高；枸橼酸铁铵为三价铁，吸收差，但刺激性小、作用缓和、易溶于水，多制成糖浆剂应用；多糖铁复合物是铁和多糖合成的复合物，以完整的分子形式存在，在消化道中能以分子形式被吸收，吸收率不受胃酸减少、食物成分的影响，有极高的生物利用度。右旋糖酐铁或蔗糖铁供注射应用，毒性较大，仅限于少数严重缺铁性贫血而又不能口服铁剂的患者。

【不良反应和注意事项】 口服可引起胃肠刺激症状，如恶心、呕吐、腹泻、上腹部不适等，宜餐后服用；因为 Fe^{2+} 与肠腔中硫化氢结合生成硫化铁，减弱了硫化氢对肠蠕动的刺激，可引起便秘；小儿误服 1g 以上铁剂可致急性中毒，急救措施为以磷酸盐溶液或碳酸盐溶液洗胃，并将特殊解毒剂去铁胺注入胃内以结合残存的铁。

二、维 生 素 类

叶　　酸

叶酸（folic acid）属于水溶性 B 族维生素，广泛存在于动植物食品中，以酵母、肝及绿叶蔬菜中最多。人体不能合成叶酸，必须从食物中获得叶酸，每日最低需要量约 50μg。

【作用】 食物中的叶酸及叶酸制剂主要在小肠上部吸收，吸收后在体内迅速还原成具有活性的四氢叶酸，作为一碳基团的传递体参与嘌呤核苷酸、嘧啶核苷酸的合成及促进某些氨基酸的互变。叶酸缺乏时，一碳基团传递障碍，核酸代谢过程受阻，尤其是胸腺嘧啶脱氧核苷酸（dTMP）合成减少，导致 DNA 合成障碍，细胞有丝分裂减少，而对蛋白质及 RNA 合成影响较小，使增殖快的血细胞出现体积大而核发育幼稚的形态，形成巨幼细胞贫血；消化道上皮增殖受阻则出现舌炎、腹泻。

【临床应用】

1. 治疗各种原因引起的巨幼细胞贫血，尤其对营养性巨幼细胞贫血、妊娠期和婴儿期巨幼细胞贫血疗效好。

2. 对二氢叶酸还原酶抑制剂（甲氨蝶呤、乙胺嘧啶、甲氧苄啶等）所致的巨幼细胞贫血，需用甲酰四氢叶酸（亚叶酸）钙治疗。

3. 叶酸只能部分纠正恶性贫血的血象异常，而不能改善神经损害症状，故治疗时应与维生素 B_{12} 合用。

4. 小剂量可预防小儿神经管畸形。

【不良反应和注意事项】 不良反应较轻，偶见胃肠道反应和过敏反应。

1. 静脉注射较易致不良反应，故不宜采用；肌内注射时，不宜与维生素 B_1、维生素 B_2、维生素 C 同管注射。

2. 口服大剂量叶酸可以影响微量元素锌的吸收。

3. 营养性巨幼细胞贫血常合并缺铁，应同时补充铁，并补充蛋白质及其他 B 族维生素。

维生素 B_{12}

维生素 B_{12}（vitamin B_{12}）为含钴的复合物，广泛存在于动物内脏、牛奶、蛋黄中。食物中的维生素 B_{12} 必须与胃黏膜壁细胞分泌的糖蛋白即内因子结合成复合物，才能免受胃液的消化而进入回肠被吸收。胃黏膜萎缩所致内因子缺乏可影响维生素 B_{12} 吸收，引起恶性贫血，用维生素 B_{12} 治疗此类贫血时，必须采用注射给药。

【作用和临床应用】 维生素 B_{12} 参与体内核酸的合成，促进四氢叶酸类辅酶的循环利用。缺乏时，导致 DNA 合成障碍，影响红细胞成熟；同时参与三羧酸循环，保持有鞘神经纤维功能的完整性。维生素 B_{12} 用于治疗恶性贫血和巨幼细胞贫血，治疗恶性贫血时必须与叶酸合用，因为叶酸不能改善神经系统症状；另外还用于神经系统疾病（如神经炎、神经萎缩等）、肝脏疾病、再生障碍性贫血的辅助治疗。

【不良反应和注意事项】 不良反应较少。极少数患者可出现过敏反应，甚至过敏性休克，一旦发生立即停药，并进行抗过敏治疗，故不宜滥用，而且必须注意以下几点。

1. 神经系统损害者，在诊断未明确前，不宜应用维生素 B_{12}，以免掩盖亚急性联合变性的临床表现。

2. 维生素 B_{12} 缺乏可同时伴有叶酸缺乏，如以维生素 B_{12} 治疗，血象虽能改善，但可掩盖叶酸缺乏的临床表现，对该类患者宜同时补充叶酸，才能取得较好疗效。

3. 维生素 B_{12} 治疗巨幼细胞贫血，在起始 48 小时宜查血钾，以便及时发现可能出现的严重低血钾。

三、基因重组类

促红细胞生成素

促红细胞生成素（erythropoietin，EPO）是人体的一种糖蛋白，来源于肾近曲小管管周细胞，药用品是基因技术生产的重组人红细胞生成素（rhEPO）。促红细胞生成素可与红系干细胞表面的受体结合，刺激红系干细胞生成，促使红系干细胞增殖、分化和成熟，使红细胞数增多、血红蛋白含量增加，并能增强红细胞膜抗氧化功能。本药可用于慢性肾衰竭所致的贫血及再生障碍性贫血，还可用于肿瘤化疗、艾滋病所致的贫血。本药可引起血压升高、血凝增强等不良反应，偶可诱发脑血管意外或癫痫发作。

第4节　血容量扩充药

大量失血或失血浆（如烧伤）可使血容量降低，严重者可导致低血容量性休克。迅速有效地扩充血容量是治疗低血容量性休克的基本疗法。血容量扩充药是能使血容量增加、维持血液胶体渗透压的药物。目前最常用的是右旋糖酐。

右　旋　糖　酐

右旋糖酐（dextran）为葡萄糖的聚合物，依聚合的葡萄糖分子数目的不同，分为不同分子量产品。临床常用的有中分子右旋糖酐（右旋糖酐 70，平均分子量为 70）、低分子右旋糖酐（右旋糖酐 40，平均分子量为 40）和小分子右旋糖酐（右旋糖酐 10，平均分子量为 10）。

【作用】

1. 扩充血容量　右旋糖酐分子量较大，能提高血浆胶体渗透压，从而补充血容量，维持血压。作用强度与维持时间随其分子量减小而逐渐降低。

2. 抗血栓　低分子和小分子右旋糖酐可抑制血小板聚集，并可降低凝血因子 Ⅱ 的活性，防止血栓形成。

3. 改善微循环　低分子和小分子右旋糖酐可抑制红细胞聚集，又因增加血容量而稀释血液，降低血液黏滞性，从而改善微循环，防止休克后期弥散性血管内凝血（DIC）。

4. 渗透性利尿　右旋糖酐从肾脏排泄时，可使肾小管管腔内渗透压升高、水重吸收减少而利尿。

【临床应用】

1. 防治低血容量性休克　中分子右旋糖酐扩充血容量作用强，用于防治急性失血、创伤、烧伤等低血容量性休克的扩容。

2. 防止休克后期的 DIC　低分子、小分子右旋糖酐改善微循环作用较好，用于中毒性、外伤性、失血性休克，防止休克后期的 DIC。

3. 防治血栓栓塞性疾病　用于防治脑血栓形成、心绞痛、心肌梗死、血栓闭塞性脉管炎及视网膜动静脉血栓等。

【不良反应和注意事项】　偶见过敏反应，表现为发热、寒战、呼吸困难，严重者可致过敏性休克；剂量过大或连续应用时少数患者可出现凝血障碍。血小板减少症、出血性疾病患者禁用，心功能不全、肺水肿、肾功能不全者慎用。

【药物相互作用】　卡那霉素、庆大霉素和巴龙霉素可增加本药的肾毒性，本药与肝素有协同作用，可增加出血可能。

第5节 促白细胞增生药

非格司亭

非格司亭（filgrastim）也称重组人粒细胞集落刺激因子（rhG-CSF）。天然品是由血管内皮细胞、单核细胞和成纤维细胞合成的糖蛋白，药用品是由 DNA 重组技术生产的。非格司亭可刺激粒细胞系造血，促进中性粒细胞成熟，并促进成熟的粒细胞从骨髓释放入血，增强中性粒细胞的趋化及吞噬功能。用于各种原因引起的白细胞或粒细胞减少症，如肿瘤化疗、再生障碍性贫血、造血干细胞动员与移植、骨髓增生低下等。大剂量长期应用，可产生骨痛、肌痛、血清转氨酶升高等。

沙 格 司 亭

沙格司亭（sargramostim）也称重组人粒细胞巨噬细胞集落刺激因子（rhGM-CSF）。天然的粒细胞巨噬细胞集落刺激因子（GM-CSF）主要是 T 细胞在抗原或有丝分裂原的刺激下产生的，单核细胞、内皮细胞、成纤维细胞也可合成，主要作用是刺激粒细胞、巨噬细胞等白细胞的增殖、分化，还能增强中性粒细胞、单核细胞、巨噬细胞和巨核细胞的集落形成；对成熟中性粒细胞可增强其吞噬功能和细胞毒性作用。临床应用同粒细胞集落刺激因子（G-CSF）。不良反应较少，偶可引起皮疹、发热、腹泻、呼吸困难及皮下注射部位红斑等，一般停药后消失。首次静脉滴注可出现面部潮红、低血压、呼吸急促、呕吐等症状，应给予吸氧及输液处理。

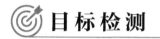 目标检测

A₁/A₂ 型题

1. 肝素的给药途径不包括
   A. 静脉滴注　　B. 口服　　C. 肌内注射
   D. 皮下注射　　E. 静脉注射

2. 肝素的抗凝作用机制是
   A. 络合钙离子
   B. 抑制血小板聚集
   C. 增加抗凝血酶Ⅲ的活性
   D. 激活纤溶酶
   E. 影响凝血因子Ⅱ、Ⅶ、Ⅸ和Ⅹ的活化

3. 肝素最常见的不良反应是
   A. 过敏反应　　　　B. 消化性溃疡
   C. 血压升高　　　　D. 自发性骨折
   E. 自发性出血

4. 肝素应用过量可注射下列哪种药物解救
   A. 维生素 K　　　　B. 维生素 B₁₂
   C. 鱼精蛋白　　　　D. 葡萄糖酸钙
   E. 氨甲苯酸

5. 维生素 K 参与何种凝血因子的合成
   A. 凝血酶原
   B. 凝血因子Ⅱ、Ⅶ、Ⅸ和Ⅹ
   C. 凝血因子Ⅱ、Ⅸ、Ⅹ、Ⅺ和Ⅻ
   D. 抗凝血酶Ⅲ
   E. TXA₂

6. 患者，男，52 岁。突发性右下肢肿痛 1 天，体格检查：右下肢较左侧增粗、水肿。诊断下肢静脉血栓形成，应首选下列哪种药物治疗
   A. 链激酶　　　　　B. 阿司匹林
   C. 肝素　　　　　　D. 华法林
   E. 氨甲苯酸

7. 患者，女，35 岁。因乏力、面色苍白 3 个月，有反复月经量增多史。诊断缺铁性贫血，治疗首选下列哪种药物
   A. 维生素 K　　　　B. 维生素 B₁₂
   C. 叶酸　　　　　　D. 促红细胞生成素
   E. 硫酸亚铁

（8、9 题共用题干）

患者，女，32 岁。月经量增多伴头晕、乏力 3 个月，某医院检查发现贫血，白细胞和血小板正常。红细胞大小不等，中心浅染扩大，网织红细胞 8%，骨髓中铁粒幼红细胞减少。

8. 最可能的诊断是
   A. 缺铁性贫血　　　B. 溶血性贫血
   C. 感染性贫血　　　D. 巨幼细胞贫血
   E. 海洋性贫血

9. 针对上述情况，患者治疗应选择
   A. 铁剂　　　　　　B. 叶酸
   C. 泼尼松　　　　　D. 重组红细胞生成素
   E. 给予输血治疗

（张晓丹）

第11章
糖类、盐类及酸碱平衡调节药

一、糖 类

葡 萄 糖

【作用】 葡萄糖（glucose）进入机体，可补充机体水分。在体内被氧化成二氧化碳和水，同时供给能量，或以糖原形式储存。高渗葡萄糖溶液静脉注射可提高血浆渗透压，使组织脱水并有短暂利尿作用。

【临床应用】

1. 补充水分 选5%～10%葡萄糖溶液静脉滴注，用于严重腹泻、呕吐、创伤大失血等体内大量失水患者。根据需要同时滴注适量0.9%氯化钠注射液，以补充钠不足。

2. 补充营养 对不能饮食的重病患者，可静脉注射本品，以补充营养。

3. 低血糖昏迷 可用50%葡萄糖溶液静脉注射，用于血糖过低或胰岛素应用过多的患者，以升高血糖，供给脑细胞足够的能量，消除昏迷。但对糖尿病所致的酮血症须与胰岛素同用。

4. 组织水肿 50%高渗溶液静脉注射可用于辅助治疗青光眼、治疗肺水肿及脑水肿等。

5. 其他 5%～10%葡萄糖溶液可作为某些药物溶剂，多用于静脉滴注给药；葡萄糖与胰岛素合用于高钾血症。葡萄糖还可用于测定糖耐量。高渗溶液应缓慢静脉注射，勿漏出血管外，以免刺激组织。

二、盐 类

（一）钠盐

氯 化 钠

【作用】 细胞外液中Na$^+$占阳离子含量的90%左右，是维持细胞外液容量和渗透压的主要因素。Na$^+$浓度也是维持细胞兴奋性、神经肌肉应激性的必要条件，此外，Na$^+$还以NaHCO$_3$形式构成体液缓冲系统，对调节体液的酸碱平衡具有重要作用。正常血清钠浓度一般维持在135～145mmol/L。

【临床应用】

1. 低钠综合征 氯化钠（sodium chloride）可用于体内大量失钠，如出汗过多、剧烈吐泻、大面积烧伤、大量失血、强效利尿药的作用及肾上腺皮质功能不全等均可引起低钠综合征，表现为全身虚弱、表情淡漠、头痛、肠绞痛、手足痉挛、循环障碍、昏迷甚至死亡。氯化钠等钠盐制剂可补充血容量和Na$^+$，用于各种缺钠性脱水症。对于缺钠严重而渗透压明显降低者，适当给予高渗（3%～5%）氯化钠溶液，可补充细胞外液容量并提高细胞内液的渗透压。

2. 外用冲洗液 0.9%氯化钠溶液的渗透压与哺乳类动物的体液渗透压相同，属于等渗溶液，无刺激性。可外用于眼、鼻、手术野及伤口的冲洗。

3. 其他 可用于频繁呕吐、严重腹泻或服用利尿药后大量排尿的患者；还可作注射用药的溶剂或稀释剂。

【不良反应和注意事项】 过量输入可导致高钠血症，引起组织水肿，故高血压及心、肾功能不全者应慎用，肺水肿者禁用；已有酸中毒倾向的患者，大量应用可引起高氯性酸中毒，应予以注意。

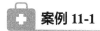 **案例 11-1**

患者，男，33 岁。因高热 2 天未能进食，自述口渴、口干、全身虚弱、尿少色黄。体格检查：口舌干燥，皮肤弹性差，眼窝凹陷。实验室检查：尿比重 1.0377，血清钠浓度为 159mmol/L。诊断为中度高渗性脱水。

问题：该患者应该选用何药?以何浓度补液?为什么?

（二）钾盐

氯 化 钾

【作用】　钾是细胞内最重要的阳离子，是维持细胞内渗透压的重要成分；与细胞外氢离子交换，参与酸碱平衡的调节；还是维持神经肌肉和心肌正常功能的必需物质。正常情况下，血浆中钾离子浓度为 3.5～5.5mmol/L；当体内缺钾时可产生低钾血症，细胞内 K^+ 外移而细胞外 H^+、Na^+ 内移，引起细胞内酸中毒；另外，低血钾还会导致心肌兴奋性升高。

【临床应用】　氯化钾（potassium chloride）主要用于防治严重呕吐、腹泻、不能进食、长期应用排钾利尿药或肾上腺皮质激素等所引起的低钾血症；也可用于强心苷中毒引起的阵发性心动过速、频发性室性期前收缩等心律失常，有传导阻滞者禁用钾盐。

【不良反应和注意事项】

1. 胃肠道反应　本品有强烈刺激性，口服可引起恶心、呕吐、腹痛，甚至可引起胃肠溃疡、坏死等并发症，宜采用本品的 10% 水溶液稀释于饮料中在餐后服用。

2. 抑制心脏　本药可诱发或加重房室传导阻滞，甚至心搏骤停。禁止静脉注射；静脉滴注时，浓度不宜超过 0.2%～0.4%，一般滴速不超过 1g/h。

3. 局部组织坏死　静脉滴注时漏于皮下可致局部组织坏死。

4. 禁忌证　肾衰竭、少尿或无尿、高钾血症、房室传导阻滞患者及对钾离子过敏的患者禁用。

三、酸碱平衡调节药

（一）纠正酸血症药

碳 酸 氢 钠

碳酸氢钠（sodium bicarbonate）为弱碱性物质，口服或静脉注射均可。

【作用和临床应用】

1. 纠正代谢性酸中毒　本药解离的 HCO_3^- 与 H^+ 结合，使体内 H^+ 浓度降低，是治疗代谢性酸中毒的首选药。

2. 碱化尿液　碳酸氢钠经肾排泄时使尿液碱化。可用于：①加速巴比妥类等药物过量中毒时从尿排出；②防止磺胺类药物在肾小管析出结晶损害肾脏；③增强氨基糖苷类抗生素治疗尿路感染的疗效。

3. 降低血钾　碳酸氢钠可升高血液的 pH，促进 K^+ 由细胞外进入细胞内，从而使血钾降低。用于心脏复苏，纠正缺氧性酸中毒所造成的高钾血症，缓解 K^+ 对心脏的抑制，使心肌收缩性及应激性增高。

4. 治疗消化性溃疡（见第 8 章）。

【不良反应和注意事项】　本药对组织有刺激性，注射时切勿漏出血管。过量可致代谢性碱中毒。还可加重水钠潴留和缺钾等。充血性心力衰竭、急慢性肾功能不全、低血钾或伴有 CO_2 潴留者慎用。

乳 酸 钠

乳酸钠（sodium lactate）进入体内后，其乳酸根在有氧条件下在肝内氧化为碳酸氢根，增加碱储备，故可用于治疗代谢性酸中毒。因作用不及碳酸氢钠迅速和稳定，较少采用，但对于高钾血症或普鲁卡因胺、奎尼丁等药物引起的心律失常伴有酸血症者，仍以乳酸钠治疗为宜。过量可引起碱血症，伴有休克、缺氧、肝及心功能不全、乳酸性酸中毒者禁用。

氨 丁 三 醇

氨丁三醇（trometamol）为不含钠的氨基缓冲剂，能摄取 H^+ 而纠正酸中毒。作用较强，并能透过细胞膜，可在细胞内、外同时纠正酸中毒。常用于急性代谢性及呼吸性酸中毒。不良反应较多而严重，可引起低血糖、低血压、低血钙、高血钾、呼吸抑制、恶心、呕吐等；注射时勿漏出血管，以免引起局部组织坏死。慢性呼吸性酸中毒、慢性肾性酸中毒、肾功能不全及无尿者禁用。

（二）纠正碱血症药

氯 化 铵

【作用和临床应用】

1. 酸化体液　氯化铵（ammonium chloride）进入体内解离为 NH_4^+ 和 Cl^-，NH_4^+ 迅速经肝代谢形成尿素，而 Cl^- 在体内可置换 HCO_3^-，减少体内过量的碱储备。可用于纠正代谢性碱中毒。

2. 酸化尿液　Cl^- 经肾排出时，可使 HCO_3^- 重吸收增多，H^+ 排出增多，使尿液 pH 降低。可用于有机碱类药物（如氨茶碱）过量中毒。

3. 祛痰作用　口服可刺激胃黏膜，反射性增加呼吸道分泌而祛痰（见第 7 章）。

【不良反应和注意事项】　氯化铵可致恶心、呕吐、胃部不适等症状；过量应用可致高氯性酸中毒，并引起呼吸加强和血液 CO_2 张力的下降；静脉滴注过快可引起惊厥和呼吸停止。消化性溃疡及严重肝、肾功能不全者禁用。

链接

酸碱平衡紊乱

生理状态下，人体主要通过体液缓冲系统调节、肺调节、肾调节和离子交换调节四组缓冲系统来维持及调节酸碱平衡。尽管机体对酸碱负荷有很大的缓冲能力和有效的调节功能，但很多因素可以引起酸碱负荷过度或调节机制障碍，当机体内产生或丢失的酸碱过多而超过机体调节能力或机体对酸碱调节机制出现障碍时，导致体液酸碱度稳定性破坏，就会引起酸碱平衡紊乱。酸碱平衡紊乱主要分为代谢性酸中毒、呼吸性酸中毒、代谢性碱中毒、呼吸性碱中毒和混合型酸碱平衡障碍五种类型。

🎯 目标检测

A₁ 型题

1. 临床上治疗代谢性酸中毒宜首选
   - A. 氯化钠
   - B. 乳酸钠
   - C. 碳酸氢钠
   - D. 氨丁三醇
   - E. 氯化铵

2. 临床上治疗代谢性酸中毒伴有呼吸性酸中毒宜选用
   - A. 氯化钠
   - B. 乳酸钠
   - C. 碳酸氢钠
   - D. 氨丁三醇
   - E. 氯化铵

3. 临床上治疗代谢性碱中毒或有机碱类药物中毒宜选用
   - A. 氯化钠
   - B. 乳酸钠
   - C. 氯化钾
   - D. 氯化铵
   - E. 门冬氨酸钾镁

4. 临床上为防止磺胺类药物肾毒性等，最常用的尿液碱化剂是
   - A. 氯化钠
   - B. 乳酸钠
   - C. 碳酸氢钠
   - D. 氨丁三醇
   - E. 氯化铵

5. 下列有关钾盐的叙述，错误的是
   - A. 提供的 K^+ 具有维持细胞渗透压、维持骨骼肌张力等作用
   - B. 可用于高钾血症的治疗
   - C. 可用于强心苷中毒所引起的阵发性室性心动过速和频发性室性期前收缩
   - D. 具有强烈的刺激性和致痛作用
   - E. 应注意静脉滴注时浓度不宜超过 0.3%，速度宜慢

（张晓丹）

第**12**章
子宫收缩药与舒张药

一、子宫收缩药

　　子宫收缩药是一类选择性兴奋子宫平滑肌，使子宫产生节律性收缩或强直性收缩的药物。其作用因药物种类、用药剂量和子宫的生理状态而异。能引起子宫产生近似分娩的节律性收缩的药物，适用于催产和引产；能引起子宫强直性收缩的药物，适用于产后子宫复原或产后止血，禁用于催产和引产。子宫收缩药包括缩宫素、垂体后叶素类、麦角生物碱类、前列腺素类等。

（一）缩宫素

　　缩宫素（oxytocin，催产素）是垂体后叶激素的主要成分之一。目前，临床应用的缩宫素可从牛、羊、猪等动物的垂体后叶提取，也可人工合成，从动物垂体提取的制剂含有缩宫素和少量的血管升压素。本药易被消化酶破坏，故口服无效。肌内注射吸收良好，3～5分钟起效，作用维持时间20～30分钟。静脉注射起效快，作用维持时间更短，需静脉滴注维持疗效。大部分经肝代谢，少部分以原形经肾排泄。

　　【作用】

　　1. 兴奋子宫平滑肌　缩宫素与子宫平滑肌细胞膜上的缩宫素受体结合，兴奋子宫平滑肌，使子宫收缩力加强、频率加快。其作用特点：①作用与剂量有关。小剂量缩宫素（2～5U）产生与正常分娩的子宫相似的收缩，即子宫底部产生节律性收缩，子宫颈松弛，促进胎儿娩出；大剂量缩宫素（5～10U）则引起子宫强直性收缩，不利于胎儿娩出。②作用受到体内性激素的影响。雌激素可提高子宫平滑肌对缩宫素的敏感性，孕激素则降低其敏感性。在妊娠早期，孕激素水平高，缩宫素对子宫平滑肌的作用较弱，可保证胎儿安全发育；妊娠后期雌激素水平高，子宫平滑肌对缩宫素的敏感性增高，在临产时子宫平滑肌对缩宫素的敏感性更高，有利于胎儿娩出。

　　2. 促进排乳　缩宫素能使乳腺腺泡周围的肌上皮细胞收缩，促进排乳。

　　3. 其他　大剂量缩宫素可短暂松弛血管平滑肌，导致血压下降。

　　【临床应用】

　　1. 催产、引产　静脉滴注小剂量缩宫素可用于催产和引产，适用于无禁忌证、仅子宫收缩无力的产妇。

　　2. 产后子宫复原、子宫止血　大剂量缩宫素可引起子宫平滑肌产生强直性收缩，促进产后子宫复原，也能通过压迫子宫肌层内血管达到止血目的。但由于缩宫素作用持续时间短，需要加用作用持久的麦角新碱维持疗效。

　　3. 其他　在哺乳前，用缩宫素滴鼻或小剂量肌内注射，可促进乳汁排出。大剂量能直接扩张血管，引起血压下降。

　　【不良反应和注意事项】　偶有过敏反应、恶心、呕吐、血压下降等。过量时可引起子宫强直性收缩，导致胎儿宫内窒息或子宫破裂。大量长期使用，出现抗利尿作用，如输液过多可引起水钠潴留和低钠血症。用于引产、催产要注意：①严格掌握禁忌证。凡胎位不正、头盆不称、产道异常、前置胎盘、3次以上妊娠的经产妇或有剖宫产史者禁用。②严格掌握剂量，密切监测产妇呼吸、心率、血压，并注意胎位、宫缩、胎心等。

（二）垂体后叶素

垂体后叶素（pituitrin）是从牛、猪垂体后叶提取的粗制品，内含缩宫素和血管升压素。血管升压素有抗利尿和收缩血管作用，尤其对毛细血管和内脏小动脉收缩作用明显。产科已少用，主要用于治疗尿崩症和肺出血。不良反应有恶心、呕吐、面色苍白、心悸、腹痛及过敏反应等。高血压、冠心病、肺源性心脏病、妊娠高血压等患者禁用。

> **链接**
>
> ### 产　后　出　血
>
> 　　胎儿娩出后 24 小时内阴道出血量超过 500ml 者，称为产后出血。产后出血是产科常见而严重的并发症，是导致孕产妇死亡的主要原因之一。产后出血的原因包括子宫收缩乏力、软产道裂伤、胎盘因素及凝血功能障碍。产后出血的临床表现为产道出血急而量多，或持续少量出血，重者可发生休克。出现产后出血，要针对原因迅速止血，补充血容量，纠正失血性休克，防止感染。重视产前检查，正确处理产程，加强产后观察，能有效预防产后出血。

（三）麦角生物碱类

麦角（ergot）是寄生在黑麦上的麦角菌的干燥菌核，含有多种生物碱，均为麦角酸的衍生物。按化学结构分为两类：①胺生物碱类，有麦角新碱（ergometrine）和甲麦角新碱（methylergometrine），易溶于水，对子宫的兴奋作用强而快；②肽生物碱类，有麦角胺（ergotamine）和麦角毒（ergotoxine），难溶于水，对血管作用明显，起效慢，作用维持时间较久。

【作用】

1. 兴奋子宫平滑肌　麦角新碱和甲麦角新碱能选择性地兴奋子宫平滑肌，加强子宫平滑肌收缩。与缩宫素比较，作用强而持久，稍大剂量易致子宫体和子宫颈强直性收缩。

2. 收缩血管　肽生物碱类尤其是麦角胺，能直接收缩动、静脉。大剂量还会损伤血管内皮细胞，导致血栓形成和肢端坏死。

【临床应用】

1. 子宫出血　麦角新碱能引起子宫强直性收缩，压迫子宫肌层血管。用于产后子宫出血或其他原因引起的子宫出血。

2. 产后子宫复原　麦角新碱因具有促进子宫收缩的作用，可使子宫复原速度加快。

3. 偏头痛　麦角胺能收缩脑血管，降低脑动脉搏动幅度，从而减轻偏头痛；与咖啡因合用有协同作用。

4. 人工冬眠　二氢麦角碱有中枢抑制作用，与异丙嗪、哌替啶组成冬眠合剂，用于人工冬眠。

【不良反应和注意事项】　注射麦角新碱可引起恶心、呕吐、血压升高等，偶有过敏反应，严重者出现呼吸困难、血压下降。麦角胺或麦角毒大剂量或反复应用可损伤内皮细胞，造成肢端坏死。妊娠高血压和高血压患者慎用，动脉硬化及冠心病患者禁用。麦角生物碱禁用于催产和引产。

（四）前列腺素类

前列腺素（prostaglandin，PG）广泛存在于体内许多组织中，可作用于心血管、消化、呼吸及生殖等多个系统。临床上应用的前列腺素是人工合成品，种类很多。作为子宫平滑肌收缩药应用的有地诺前列酮（dinoprostone）、地诺前列素（dinoprost）、卡前列素（carboprost）、米索前列醇（misoprostol）等。

地诺前列酮（前列腺素 E_2）对妊娠各期子宫均有明显的兴奋作用，作用强度随妊娠的进展而增强，对临产时的子宫作用最强，对子宫颈有软化及扩张作用。主要用于终止早期或中期妊娠，也可用于足月或过期妊娠引产、产后出血。静脉滴注时常出现胃肠道反应，少数患者有头晕、头痛、发热、胸闷、心率加快、血压下降或升高等。用于引产时的禁忌证和注意事项同缩宫素。

二、子宫松弛药

子宫松弛药又称抗分娩药，可使子宫平滑肌收缩力降低，主要用于防治痛经和早产。常用药物有 β_2 受体激动药、硫酸镁、缩宫素受体阻断药、钙通道阻滞药、前列腺素合成酶抑制药等。

利 托 君

利托君（ritodrine）可选择性兴奋子宫平滑肌细胞膜上的 β_2 受体，降低子宫平滑肌的收缩强度和频率，使子宫平滑肌舒张，对妊娠子宫和非妊娠子宫均有抑制作用。临床上主要用于防治早产。

不良反应有心率加快、血压升高、血糖升高等，偶致肺水肿。糖尿病患者和使用排钾利尿药的患者慎用。心脏病、肺动脉高压、甲状腺功能亢进及支气管哮喘患者禁用。

同类药物还有沙丁胺醇、克仑特罗、特布他林等。其作用、临床应用及不良反应均与利托君相似。

硫 酸 镁

硫酸镁（magnesium sulfate）作用广泛，除有抗惊厥、导泻和降血压作用外，还对子宫平滑肌有舒张作用，可使子宫收缩强度减弱、收缩频率减少。用于防治早产、妊娠高血压及子痫。

硝 苯 地 平

硝苯地平（nifedipine）为钙通道阻滞药，通过抑制子宫平滑肌细胞的 Ca^{2+} 内流，松弛子宫平滑肌，使子宫收缩力减弱。用于防治早产。

吲 哚 美 辛

吲哚美辛（indomethacin，消炎痛）为前列腺素合成酶抑制药，可用于防治早产。但能引起胎儿动脉导管过早关闭，导致肺动脉高压而损害肾脏，减少羊水等，故本药仅在 β_2 受体激动药、硫酸镁等药物无效或使用受限时应用，且在妊娠 34 周前使用。

阿 托 西 班

阿托西班（atosiban）为缩宫素受体阻断药，能选择性松弛子宫平滑肌。用于孕龄 24～33 周、胎心率正常的妊娠期妇女，防止其早产。常见不良反应有恶心、头痛、头晕、呕吐、心动过速、低血压等，少见的有发热、失眠、皮疹等。

目标检测

A₁/A₂ 型题

1. 缩宫素对子宫的作用特点是
   A. 妊娠早期子宫对缩宫素的敏感性高于妊娠末期子宫
   B. 对子宫体和子宫颈的作用无选择性
   C. 小剂量引起子宫节律性收缩
   D. 大剂量引起子宫节律性收缩
   E. 作用强大、持久

2. 缩宫素的作用不包括
   A. 利尿
   B. 松弛血管平滑肌
   C. 使乳腺腺泡周围的肌上皮细胞收缩
   D. 小剂量引起子宫节律性收缩
   E. 大剂量引起子宫强直性收缩

3. 麦角新碱禁用于催产、引产的原因是
   A. 作用强大而持久，易致子宫强直性收缩
   B. 作用弱而短，效果差

   C. 吸收慢而不完全，难以达到有效浓度
   D. 妊娠子宫对其不敏感
   E. 对子宫颈的兴奋作用明显小于子宫底

4. 小剂量缩宫素用于
   A. 产后子宫出血　　B. 月经过多　　C. 催产、引产
   D. 高血压　　E. 促进产后子宫复原

5. 大剂量缩宫素可用于
   A. 产后子宫出血　　B. 月经过多　　C. 催产、引产
   D. 高血压　　E. 偏头痛

6. 垂体后叶素的特点是
   A. 因内含缩宫素和血管升压素而广泛用于产科
   B. 内含缩宫素可用于催乳
   C. 内含缩宫素可用于催生、引产
   D. 内含缩宫素可用于产后子宫复原不全
   E. 内含血管升压素可用于肺出血

（张晓丹）

第*13*章

激素类药物

第1节 肾上腺皮质激素类药物

肾上腺皮质激素（adrenocortical hormone）是肾上腺皮质分泌的各种激素的总称，主要包括以下几种。①糖皮质激素（glucocorticoid，GC）：由肾上腺皮质束状带分泌，包括可的松和氢化可的松，主要影响糖、蛋白质和脂肪代谢；②盐皮质激素（mineralocorticoid）：由球状带分泌，包括醛固酮和去氧皮质酮，主要影响水、盐代谢；③性激素（sex hormone）：由网状带分泌，包括雄激素、雌激素和孕激素。以上激素均属于甾体类化合物，临床常用的皮质激素主要指糖皮质激素。

一、糖皮质激素类药

糖皮质激素类药物口服、注射均易吸收，吸收后主要在肝内代谢、经肾脏排泄，其中可的松和泼尼松需在肝内分别转化成氢化可的松和泼尼松龙才有活性,故严重肝功能不全的患者宜选用氢化可的松或泼尼松龙。

糖皮质激素作用广泛而复杂，且随剂量不同而异，临床应用非常广泛，按照作用时间的长短，分为短效、中效及长效（表13-1）。

表 13-1 常用糖皮质激素类药物作用的比较

	药物名称	水盐代谢*	糖代谢*	抗炎作用*	等效口服剂量（mg）	半衰期（min）
短效	氢化可的松（hydrocortisone）	1.0	1.0	1.0	20.0	90
	可的松（cortisone）	0.8	0.8	0.8	25	30
中效	泼尼松（prednisone）	0.8	4.0	3.5	5.0	60
	泼尼松龙（prednisolone）	0.8	4.0	4.0	5.0	200
	曲安西龙（triamcinolone）	0	5.0	5.0	4.0	>200
长效	倍他米松（betamethasone）	0	20~30	25~40	0.6	100~300
	地塞米松（dexamethasone）	0	20~30	30	0.75	100~300

* 与氢化可的松基本作用强度比较的相对强度。

【作用】 糖皮质激素在生理剂量下主要影响机体物质代谢，在药理剂量下还可发挥其他作用。

1. 对物质代谢的影响 ①糖代谢：促进糖原异生，减少葡萄糖的氧化分解和利用，升高血糖；②蛋白质代谢：促进蛋白质分解，抑制蛋白质合成，引起负氮平衡，故长期用药后可引起生长减慢、肌肉消瘦、皮肤变薄和伤口愈合迟缓等；③脂肪代谢：促进脂肪分解，抑制其合成，长期使用可使脂肪重新分布在面部、胸部、背部及臀部，形成向心性肥胖；④水和电解质代谢：糖皮质激素有较弱的盐皮质激素样保钠排钾作用，长期应用可致水钠潴留。此外还促进钾、钙、磷排泄，长期应用可致低血钾和骨质疏松。

2. 抗炎作用 糖皮质激素有强大的抗炎作用，能抑制各种原因引起的各阶段的炎症反应。炎症早期，能抑制毛细血管的扩张，减轻充血、渗出、水肿和各种炎症因子的释放，从而缓解红、肿、热、痛等症状；炎症后期，能抑制毛细血管和成纤维细胞增生，抑制肉芽组织生长，防止粘连及瘢痕形成，减轻后遗症。然而，炎症反应同时是机体的一种防御机制，也是组织修复的重要过程，糖皮质激素在抗炎的同时降低了机体的防御功能，使用不当可致感染扩散、创面愈合延迟。

糖皮质激素的抗炎作用机制可能与以下因素有关：①抑制磷脂酶 A_2，进而抑制具有扩血管作用的前列腺素（PG）、具有趋化作用的白三烯（LT）及血小板活化因子（PAF）等的产生和释放；②增强血管对儿茶酚胺类物质的敏感性，抑制一氧化氮合酶，使血管收缩，减轻充血渗出；③抑制与炎症有关的细胞因子，如白细胞介素（IL-1、IL-6）、肿瘤坏死因子（TNF）等；④稳定溶酶体膜及肥大细胞膜，减少蛋白水解酶及组胺等致炎物质释放；⑤诱导炎症细胞凋亡。

3. 抗免疫作用与抗过敏作用　糖皮质激素对免疫过程有多方面的抑制作用。小剂量的糖皮质激素主要抑制细胞免疫，从而抑制迟发型过敏反应和组织器官的移植排斥反应；大剂量糖皮质激素能抑制体液免疫。糖皮质激素可使组胺、5-羟色胺（5-HT）、过敏性慢反应物质、缓激肽等过敏介质释放减少，从而减轻过敏反应。但糖皮质激素的抗免疫作用也可降低机体的免疫力。

4. 抗内毒素作用　糖皮质激素能提高机体对细菌内毒素的耐受力，减轻其对机体的损害，减少内源性致热原的释放，缓解高热等毒血症状，发挥保护机体作用。但糖皮质激素既不能杀灭细菌和病毒，也不能中和、破坏细菌内毒素，对细菌外毒素无效。

5. 抗休克作用　大剂量糖皮质激素具有抗休克作用，其可能作用机制：①稳定溶酶体膜，减少心肌抑制因子的形成；②加强心肌收缩力，使心排血量增多；③降低血管对缩血管活性物质的敏感性，解除血管痉挛，改善微循环；④提高机体对细菌内毒素的耐受力，减轻内毒素对机体造成的损伤。

6. 对血液和造血系统的影响　糖皮质激素能刺激骨髓造血功能，使红细胞、血红蛋白、血小板和中性粒细胞增多，但抑制中性粒细胞的游走、吞噬及消化等功能，使血液中淋巴细胞和嗜酸性粒细胞减少。

7. 允许作用　糖皮质激素虽对某些组织细胞无直接作用，但却是其他激素产生效应的必要条件，被称为允许作用。例如，糖皮质激素本身对血管平滑肌没有舒张作用，但只有在糖皮质激素存在的情况下，儿茶酚胺类才能更好地发挥对心血管的作用。

8. 其他　①退热作用：糖皮质激素能抑制体温调节中枢对致热原的反应性、稳定溶酶体膜、减少内源性致热原的释放，产生迅速而明显的退热作用；②兴奋中枢神经系统：可引起欣快、激动、失眠、焦虑等，也可诱发精神失常和癫痫；③对消化系统的作用：可增加胃酸和胃蛋白酶的分泌，增强食欲，促进消化，大剂量可诱发或加重溃疡。

【临床应用】

1. 严重急性感染　用于严重感染的中毒症状或伴有休克者，如中毒性菌痢、中毒性肺炎、流行性脑脊髓膜炎、脓毒血症、猩红热、重症伤寒等，宜及早采用大剂量突击疗法，迅速缓解症状。但糖皮质激素无抗菌作用，且能降低机体防御能力，故必须合用足量、有效的抗菌药物，以免感染病灶扩散。目前缺乏有效的抗病毒药物，因此带状疱疹、水痘等病毒感染一般不用糖皮质激素，但当严重传染性肝炎、严重急性呼吸综合征（非典型病原体肺炎）、麻疹和乙型脑炎等对机体造成严重威胁时，为了迅速控制症状，防止并发症，可酌情使用糖皮质激素。

2. 防止某些炎症后遗症　对结核性脑膜炎、胸膜炎、心包炎、风湿性心瓣膜炎、损伤性关节炎及烧伤后瘢痕挛缩等，早期使用糖皮质激素，可促进炎症消退，并防止炎症后期粘连及瘢痕形成。对眼科疾病如虹膜炎、角膜炎、视网膜炎和视神经炎等非特异性眼炎，应用糖皮质激素有消炎止痛、防止角膜混浊和瘢痕粘连的作用。

3. 休克　大剂量糖皮质激素可用于各种严重休克，特别是感染性休克的治疗。采用综合性治疗的同时，早期大剂量使用糖皮质激素有利于患者度过危险期。感染性休克时，需联合足量、有效的抗菌药物，可采用及早、短时间突击使用大剂量皮质激素；对过敏性休克，可与首选药肾上腺素合用；对心源性休克，需结合病因治疗；对低血容量性休克，在补液、补电解质或输血后效果不佳者，可合用超大剂量的皮质激素。

4. 自身免疫性疾病和变态反应性疾病 风湿热、风湿性心肌炎、风湿性关节炎及类风湿关节炎、系统性红斑狼疮、结节性动脉周围炎、皮肌炎、自身免疫性贫血和肾病综合征等患者应用糖皮质激素后可缓解症状，一般采用综合疗法。对于荨麻疹、血清病、血管神经性水肿、过敏性休克和支气管哮喘，治疗主要用抗组胺药和肾上腺素受体激动药，病情严重或其他药物无效时，也可应用糖皮质激素辅助治疗。异体器官移植术后所产生的排斥反应也可应用糖皮质激素，常与环孢素等其他免疫抑制剂合用。

5. 血液病 用于儿童急性淋巴细胞白血病、粒细胞减少症、血小板减少症、过敏性紫癜和再生障碍性贫血等，但停药后易复发。

6. 替代疗法 用于急、慢性肾上腺皮质功能减退症，如肾上腺危象、腺垂体功能减退和肾上腺次全切除术后等的补充替代治疗。

7. 局部应用 用于接触性皮炎、湿疹、牛皮癣等皮肤病，多用氢化可的松、泼尼松龙、氟轻松、糠酸莫米松等软膏局部用药。天疱疮及剥脱性皮炎等严重患者仍需全身用药。当肌肉韧带或关节劳损时，可将氢化可的松或泼尼松龙混悬液加入 1%普鲁卡因注射液，肌内注射或注入韧带压痛点或注入关节腔内。

【不良反应】

1. 长期大量应用引起的不良反应

（1）医源性肾上腺皮质功能亢进 又称类库欣综合征，由物质代谢和水盐代谢紊乱所致，表现为向心性肥胖、皮肤变薄、痤疮、多毛、水肿、低血钾、高血压、糖尿病等。停药后可自行消退，必要时采取对症治疗，如应用抗高血压药、降血糖药，并采取低盐、低糖、高蛋白饮食及加用氯化钾等。

（2）诱发或加重感染 由糖皮质激素减弱机体防御功能所致。长期应用常可诱发感染或使体内潜在病灶扩散，特别是白血病、肾病综合征等抵抗力较低的患者，宜尽早采取防治措施。

（3）消化系统并发症 本药使胃酸、胃蛋白酶分泌增加，抑制胃黏液分泌，降低胃肠黏膜的抵抗力，故可诱发或加剧胃、十二指肠溃疡，甚至造成消化道出血或穿孔。偶尔也可诱发胰腺炎或脂肪肝。

（4）心血管系统并发症 糖皮质激素有保钠排钾作用，长期应用可引起高血压和动脉粥样硬化。

（5）骨质疏松、肌肉萎缩、伤口愈合迟缓 糖皮质激素使蛋白质分解增加，抑制肉芽组织生成，也可促进排钙，故可致骨质疏松、肌肉萎缩、自发性骨折及伤口不易愈合，并可抑制儿童生长发育。孕妇应用可引起畸胎。

（6）中枢神经系统反应 糖皮质激素有中枢兴奋作用，可引起激动、失眠、欣快等症状，甚至诱发精神失常和癫痫。大剂量偶可引起儿童惊厥。

2. 停药反应

（1）医源性肾上腺皮质功能不全 长期应用尤其是连续给药的患者，减量过快或突然停药时，由于皮质激素反馈性抑制腺垂体对促皮质激素的分泌，可引起肾上腺皮质萎缩和功能不全。部分患者遇到严重应激情况如感染、创伤、手术时可发生肾上腺危象，表现为恶心、呕吐、乏力、低血压、低血糖、休克等，须及时抢救。因此，长期应用糖皮质激素应逐渐减量，缓慢停药。停用糖皮质激素后可连续应用促肾上腺皮质激素（ACTH）7 天左右；停药 1 年内如遇感染、手术等应激状况，应及时给予足量糖皮质激素。

（2）反跳现象 因患者对激素产生了依赖性或病情尚未完全控制，突然停药或减量过快而致原病复发或恶化，常需加大剂量再行治疗，待症状缓解后再逐渐减量、停药。

【禁忌证】 肾上腺皮质功能亢进症、严重高血压、严重的精神病或癫痫、活动性消化性溃疡、新近胃肠吻合术后、骨折或创伤修复期、糖尿病、角膜溃疡患者及孕妇等禁用，抗菌药不能控制的病毒感染和真菌感染患者，均应禁用糖皮质激素类药物。需要注意的是，当适应证与禁忌证并存时，应权衡利弊，慎重抉择。

【药物相互作用】 糖皮质激素与强心苷、排钾利尿药合用，应注意补钾；糖皮质激素升高血糖可降低口服降血糖药或胰岛素的降糖作用；糖皮质激素与阿司匹林等药合用，易引起消化性溃疡穿孔或出血；与口服抗凝血药合用，可使其抗凝作用减弱。

【用法与疗程】 应根据患者病情、药物的作用和不良反应特点确定制剂、剂量、用药方法及疗程。

1. 大剂量突击疗法 适用于急性危重患者，以迅速控制症状并度过危险期，如严重中毒性感染和中毒性休克等。可短期大剂量使用，疗程一般不超过 3 天。常选用氢化可的松静脉给药，连续用药 3～5 天后，症状缓解可立即停药。

2. 一般剂量长程疗法 适用于反复发作、累及多种器官的慢性病，目的为在较长时期内控制症状、防止疾病急性发作，如肾病综合征、顽固性支气管哮喘、淋巴细胞白血病、恶性淋巴瘤等。常用泼尼松口服，长期用药维持疗效。

3. 小剂量替代疗法 适用于慢性肾上腺皮质功能减退症、腺垂体功能减退症及肾上腺次全切除术后。可选用可的松或氢化可的松，需长期使用。

4. 隔日疗法 肾上腺皮质激素的分泌具有昼夜节律性，每日上午 8 时为分泌高峰，随后逐渐下降。在长程疗法中对某些慢性病可将两日的总量在隔日早晨一次给予，此时恰逢皮质激素正常分泌高峰，对肾上腺皮质反馈性抑制最小，可减少停药反应。

二、盐皮质激素类药

肾上腺皮质球状带分泌的盐皮质激素包括醛固酮（aldosterone）和去氧皮质酮（desoxycorticosterone）等。

盐皮质激素可促进远曲小管及集合管的 Na^+-K^+ 及 Na^+-H^+ 交换，有保钠、排钾、潴水的作用，可用于治疗慢性肾上腺皮质功能减退症、原发性肾上腺皮质功能不全症，以纠正水、电解质紊乱，恢复水、电解质平衡。剂量过大时可能引起水肿、水钠潴留、高血压、低钾血症等。

三、促皮质素及皮质激素抑制药

（一）促肾上腺皮质激素

促肾上腺皮质激素（adrenocorticotrophin，ACTH，促皮质素）是由腺垂体在下丘脑促肾上腺皮质激素释放激素（CRH）作用下合成和分泌的一种激素，是维持肾上腺正常形态和功能的重要激素。本药能刺激肾上腺皮质合成和分泌氢化可的松、皮质酮等，故临床应用与皮质激素基本相同。在极少数情况下用皮质激素疗效不佳时，改用本药后有较好疗效，但其对肾上腺皮质已萎缩、功能完全丧失的患者无效，需改用皮质激素。临床注射给药，用于 ACTH 兴奋试验以判断肾上腺皮质储备功能。本药对原发性肾上腺皮质功能减退者无效，可引起过敏反应。

（二）皮质激素抑制药

皮质激素抑制药（adrenocortical inhibitor）可替代外科的肾上腺皮质切除术，临床常用的有米托坦（mitotane）和美替拉酮（metyrapone）。

米托坦可选择性地作用于肾上腺皮质细胞，尤其是束状带和网状带细胞，使其萎缩、坏死，用药后血和尿中的氢化可的松及其代谢产物迅速减少，但其对球状带细胞没有作用，故不影响醛固酮的分泌。临床主要用于无法手术的、功能性和非功能性肾上腺皮质癌、肾上腺皮质增生及肿瘤所致的皮质醇增多症。不良反应可有厌食、恶心、腹泻、嗜睡、乏力、中枢抑制、运动失调等。

美替拉酮能抑制皮质醇的合成，降低体内糖皮质激素的血浆水平，并能反馈性地促进 ACTH 分泌，临床主要用于治疗肾上腺皮质肿瘤所致的肾上腺皮质功能亢进症，还可用于垂体释放 ACTH 功能试验。不良反应较少，可引起眩晕、消化道反应。

第2节　甲状腺激素和抗甲状腺药

甲状腺激素（thyroid hormone）由甲状腺合成，是维持机体正常代谢和生长发育必需的活性物质，包括甲状腺素（T_4，四碘甲状腺原氨酸）和三碘甲状腺原氨酸（T_3）。甲状腺激素分泌过多或过少均可引起疾病，分泌过少引起甲状腺功能减退，需补充甲状腺激素；分泌过多引起甲状腺功能亢进症（甲亢），可手术或用抗甲状腺药治疗。

> **链接**
>
> ### 甲状腺激素合成、储存、分泌和调节
>
> 合成与储存：①血液中的碘被甲状腺细胞通过碘泵主动摄取；②碘化物在过氧化物酶的作用下被氧化成活性碘。活性碘与甲状腺球蛋白（TG）上的酪氨酸残基结合，生成一碘酪氨酸（MIT）和二碘酪氨酸（DIT）；③在过氧化物酶作用下，一分子 MIT 和一分子 DIT 偶联生成 T_3，两分子 DIT 偶联成 T_4。合成的 T_3、T_4 储存于滤泡腔内的胶质中。
>
> 分泌与调节：在蛋白水解酶作用下，TG 释出 T_3、T_4 进入血液。垂体释放的促甲状腺激素（TSH）受下丘脑促甲状腺激素释放激素（TRH）的调节，促进甲状腺细胞增生，促进甲状腺激素合成和释放，甲状腺激素又能反馈性抑制垂体 TSH 的合成和分泌。

一、甲状腺激素

甲状腺激素口服易吸收，99% 以上与血浆蛋白结合，其中 T_3 作用快而强，维持时间短，而 T_4 作用慢而弱，维持时间长。T_3、T_4 的 $t_{1/2}$ 均超过 1 天，故每天只需用药一次。甲状腺激素主要在肝脏代谢，经肾脏排泄，可通过胎盘和进入乳汁，故妊娠期和哺乳期妇女慎用。

【作用】

1. 维持机体的生长发育　甲状腺激素为人体正常生长发育所必需，能促进蛋白质的合成和促进骨骼及中枢神经系统的发育。若甲状腺功能减退，躯体与智力发育均受影响，在婴幼儿引起呆小病（克汀病），表现为智力低下、身材矮小；成人甲状腺功能不全，则可引起黏液性水肿，表现为中枢神经兴奋性降低、记忆力减退。

2. 促进机体的新陈代谢　能促进物质氧化，增加氧耗，提高基础代谢率，使产热增多。甲亢时代谢增加，出现怕热、多汗、饥饿、消瘦等症状。

3. 提高中枢及心血管系统对儿茶酚胺的敏感性　甲亢时会出现神经过敏、急躁、震颤、心率加快、心排血量增加等现象。

【临床应用】

1. 呆小病　甲状腺功能低下始于胎儿或新生儿，需及时诊治，治疗越早效果越明显，否则，虽能使躯体发育基本正常，但智力发育仍较低下。使用时应从小剂量开始，逐渐增加剂量，有效者需终生用药。

2. 黏液性水肿　应从小剂量开始，逐渐增至常用量。黏液性水肿昏迷者必须立即静脉注射大量 T_3，同时还需给予足量氢化可的松，待患者苏醒后改为口服。

3. 单纯性甲状腺肿　对缺碘所致者应补碘，以含碘食盐、食物预防为主。原因未明确者可适量补充甲状腺激素以弥补体内甲状腺激素的不足，同时抑制 TSH 的分泌，缓解甲状腺组织代偿性增生，使腺体缩小，相关症状减轻。

【不良反应】　甲状腺激素过量可引起甲亢的临床表现，如心悸、手震颤、怕热、多汗、消瘦、失眠等，重者可出现腹泻、呕吐、发热、脉搏快而不规则，甚至发生心绞痛和心肌梗死，此时，应立即停用甲状腺激素，并用 β 受体阻断药对抗。

二、抗甲状腺药

抗甲状腺药是指能阻止或减少甲状腺激素的合成与释放，消除甲亢症状的药物。用于治疗甲亢的药物有硫脲类、碘及碘化物、放射性碘及 β 受体阻断药。

（一）硫脲类

硫脲类可分为两类：①硫氧嘧啶类，包括甲硫氧嘧啶（methylthiouracil，MTU）、丙硫氧嘧啶（propylthiouracil，PTU）；②咪唑类，包括甲巯咪唑（thiamazole）、卡比马唑（carbimazole）。

硫脲类口服吸收迅速，生物利用度约为 80%，约 75% 与血浆蛋白结合，分布于全身各组织，以甲状腺浓集较多，可通过胎盘屏障，主要在肝脏代谢，部分结合葡萄糖醛酸后由尿排出，也可由乳汁排泄。

【作用】

1. 抑制甲状腺激素的合成　硫脲类通过抑制过氧化物酶阻止酪氨酸碘化及偶联，使甲状腺激素的合成受阻。但对已合成的甲状腺激素无拮抗作用，只能待已合成的激素耗竭后才显效，故一般用药后 2～3 周症状开始改善，基础代谢率恢复正常需要 1～2 个月。

2. 抑制外周组织 T_4 转化为 T_3　丙硫氧嘧啶能迅速控制血清中生物活性较强的 T_3 水平，故在重症甲亢、甲状腺危象时，可列为首选。

3. 抑制甲状腺免疫球蛋白的生成　本类药物能轻度抑制免疫球蛋白的生成，使血液循环中甲状腺刺激性免疫球蛋白水平下降，因此对甲亢患者除能控制高代谢症状外，也有一定的对因治疗作用。

【临床应用】

1. 甲亢的内科治疗　适用于轻症、不宜手术、不宜用 ^{131}I 治疗者，开始治疗给予大剂量，以对甲状腺激素合成产生最大抑制作用，经 1～3 个月后症状明显减轻或当基础代谢率接近正常时，药量即可递减至维持量，疗程 1～2 年。

2. 甲亢术前准备　为减少甲状腺次全切除手术患者在麻醉和术后发生甲状腺危象，术前应先服用硫脲类药物，使甲状腺功能恢复或接近正常。但用药后甲状腺激素水平下降，反馈性地引起 TSH 分泌增加，使甲状腺组织代偿性增生、充血，增加术中出血的危险。

3. 甲状腺危象的治疗　甲亢患者在感染、创伤、手术、精神刺激等诱因影响下，甲状腺激素大量释放入血诱发甲状腺危象，引起高热、虚脱、心力衰竭、肺水肿、电解质紊乱而死亡，称为甲状腺危象。此时应立即给予大剂量碘剂和硫脲类联合治疗，阻断甲状腺激素的释放和合成，以快速控制症状，剂量约为治疗量的 2 倍，疗程不超过 1 周。

【不良反应和注意事项】

1. 过敏反应　常见的有皮肤瘙痒、药疹、发热等过敏反应和消化道反应，一般不需停药，可自行消失。

2. 粒细胞缺乏症　为本类药最严重不良反应，一般发生在治疗后的 2～3 个月，故应定期检查血常规，若用药后出现咽痛或发热，应立即停药就诊。需要注意的是，应与甲亢本身所引起的白细胞总数偏低相区别。

3. 甲状腺肿和甲状腺功能减退　长期用药可使血清甲状腺激素水平显著下降，反馈性地引起 TSH 分泌增多而导致腺体代偿性增生，腺体增大、充血，还可诱导甲状腺功能减退，应定期复查，及时调整剂量。

【禁忌证】　妊娠期、哺乳期妇女及甲状腺癌患者禁用。

（二）碘及碘化物

常用的碘及碘化物有复方碘溶液（compound iodine solution，卢戈液）及碘化钾（potassium iodine）等。不同剂量对甲状腺功能可产生不同作用。

【作用和临床应用】

1. 促进甲状腺激素合成 小剂量的碘是合成甲状腺激素的原料，可用于防治单纯性甲状腺肿，食盐中适量加入碘化钾或碘化钠可有效防止发病。

2. 抗甲状腺作用 大剂量碘可抑制蛋白水解酶而抑制甲状腺激素的释放，还可抑制过氧化物酶而抑制甲状腺激素的合成。其抗甲状腺作用迅速而强大，还能拮抗 TSH 的分泌，使腺体缩小、组织变韧、血管减少，有利于手术进行并减少出血，与硫脲类联合用于甲亢手术治疗的术前准备及甲状腺危象的治疗。但大量应用超过 15 天后，反而使碘的摄取受抑制、胞内碘离子浓度下降，丧失抗甲状腺作用，甚至诱发甲状腺危象，故碘化物不能长期单独用于甲亢内科治疗。

【不良反应和注意事项】

1. 过敏反应 于用药后立即或几小时后发生，主要表现为血管神经性水肿、上呼吸道水肿及严重喉头水肿。停药后可消退，对碘过敏者禁用。

2. 慢性碘中毒 表现为口腔及咽喉烧灼感、口腔金属味、唾液分泌增多、眼刺激症状等，停药后可消失。

3. 甲状腺功能紊乱 长期服用碘化物可诱发甲亢及甲状腺功能减退。碘还可进入乳汁并通过胎盘引起新生儿甲状腺肿，故妊娠期及哺乳期妇女应慎用。

（三）放射性碘

临床应用的放射性碘为 ^{131}I，其 $t_{1/2}$ 为 8 天。甲状腺具有高度摄碘能力，^{131}I 可被甲状腺摄取，并可产生 β 射线（占 99%），在组织内的射程仅约 2mm，因此其辐射作用仅限于甲状腺内，可破坏甲状腺实质，引起类似切除部分甲状腺的作用，用于不宜手术、术后复发及对硫脲类过敏或无效的甲亢患者。^{131}I 还产生 γ 射线（占 1%），穿透力强，可在体外测得，故可用作甲状腺摄碘功能的测定，辅助诊断甲状腺功能紊乱性疾病。

^{131}I 用量过大可致甲状腺功能低下，故应严格掌握剂量和密切观察有无不良反应，一旦发生甲状腺功能低下，应立即停药，可补充甲状腺激素对抗。20 岁以下的患者、妊娠期及哺乳期妇女不宜应用。

（四）β 受体阻断药

β 受体阻断药如普萘洛尔是甲亢及甲状腺危象的辅助治疗药物。甲亢时因机体交感-肾上腺素系统过度兴奋，心脏对儿茶酚胺的敏感性增强，患者表现为心动过速、血压升高、出汗、震颤等症状。β 受体阻断药通过阻断 β 受体拮抗儿茶酚胺的作用，并可减少外周组织中 T_4 转变为 T_3，控制甲亢症状。可作为辅助治疗控制甲亢和甲状腺危象的症状，与硫脲类药合用疗效显著，也可用于甲状腺术前准备。

第3节 降血糖药

糖尿病是一组以高血糖为特征的代谢性疾病，其特点为由于胰岛素分泌绝对或相对不足，靶细胞对胰岛素的敏感性降低，引起糖类、蛋白质、脂肪、电解质和水的代谢紊乱。临床分为 1 型糖尿病和 2 型糖尿病，其中 1 型糖尿病即胰岛素依赖型糖尿病，其胰岛素分泌缺乏，必须依赖胰岛素治疗；2 型糖尿病即非胰岛素依赖型糖尿病，其病因主要是机体对胰岛素不敏感（即胰岛素抵抗）。常用降血糖药物有胰岛素和口服降血糖药。

一、胰 岛 素

胰岛素是由胰岛 β 细胞分泌的一种激素，药用胰岛素过去由猪、牛胰腺提得，但因种属差异，可引起过敏反应。目前多使用重组 DNA 技术人工合成胰岛素。人胰岛素几乎无抗原性，用药后不产生胰岛素抗体。

医者仁心

我国科学家首次人工合成结晶牛胰岛素

在 1965 年 9 月 17 日我国完成了结晶牛胰岛素的全合成。经过严格鉴定，它的结构、生物活力、物理化学性质、结晶形状都和天然的牛胰岛素完全一致。这是世界上第一个人工合成的蛋白质。这一原创性工作，为人类揭开生命奥秘、解决医学难题迈出了重要一步，成为中国攀登世界科技高峰征程上的一座里程碑。

胰岛素口服易被消化酶破坏，故胰岛素制剂都必须注射，皮下注射吸收快；在肝内迅速灭活，维持时间短，$t_{1/2}$ 为 10 分钟。为延长胰岛素的作用时间，将胰岛素与碱性蛋白质（珠蛋白、精蛋白）结合，再加入微量锌使其性质稳定，制成多种制剂（表 13-2）。所有中长效胰岛素制剂均为混悬剂，不可静脉注射。

表 13-2　常用胰岛素制剂的药动学特点比较

分类	制剂	给药途径	起效时间（h）	持续时间（h）
超短效	门冬胰岛素	皮下	0.25	3～5
	赖脯胰岛素	皮下	0.25	4～5
短效	普通胰岛素	皮下	0.5～1.0	6～8
		静脉	立即	0.5～1.0
中效	低精蛋白锌胰岛素	皮下	2～3	18～24
长效	甘精胰岛素	皮下	2～4	30
	地特胰岛素	皮下	3～4	24

【作用】

1. 糖代谢　胰岛素可增加葡萄糖的转运，加速葡萄糖的氧化和酵解，促进糖原的合成和贮存，抑制糖原分解和糖异生而降低血糖。

2. 脂肪代谢　胰岛素能增加脂肪酸的转运，促进脂肪合成并抑制其分解，减少游离脂肪酸和酮体的生成。

3. 蛋白质代谢　胰岛素可增加氨基酸的转运和蛋白质的合成，抑制蛋白质的分解。

4. 促进钾离子转运　胰岛素促进 K^+ 进入细胞内，增加细胞内 K^+ 浓度。

【临床应用】

1. 各型糖尿病　①1 型糖尿病：胰岛素是重要药物，而且需终生用药；②经饮食控制或用口服降血糖药未能控制的 2 型糖尿病；③合并重度感染、消耗性疾病、高热、妊娠、创伤及手术的各型糖尿病；④糖尿病发生各种急性或严重并发症，如酮症酸中毒及非酮症高血糖高渗性昏迷。

2. 纠正细胞内缺钾　临床采用胰岛素、葡萄糖与氯化钾组成极化液（GIK），促进钾内流，纠正细胞内缺钾，以防治早期心肌梗死或其他心脏病变时的心律失常。

【不良反应】

1. 低血糖　是胰岛素治疗时最常见的不良反应，多数为胰岛素过量所致，普通胰岛素能迅速降低血糖，出现饥饿感、出汗、心率加快、焦虑、震颤等症状，严重者出现昏迷、惊厥及休克，甚至脑损伤及死亡。长效胰岛素降血糖作用较慢，不易出现上述症状，而以头痛和精神情绪、运动障碍为主要表现。如出现低血糖反应，轻者可立即进食或喝糖水，严重者需立即静脉注射 50% 葡萄糖。

2. 过敏反应　一般反应轻微而短暂，偶可引起过敏性休克。人胰岛素较少引起过敏反应。

3. 胰岛素抵抗　少数用过胰岛素的患者对胰岛素的敏感性下降，即为胰岛素抵抗（胰岛素耐受性）。其可分急性抵抗和慢性抵抗。急性抵抗常由并发感染、创伤、手术、情绪激动等应激状态所致，此时血中抗胰岛素物质增多，或因酮症酸中毒时，血中大量游离脂肪酸和酮体的存在妨碍葡萄糖的摄取和利用；

处理时需消除诱因，并在短时间内增加胰岛素剂量，待诱因消除后恢复常规用量。慢性抵抗的原因是体内产生了胰岛素抗体、胰岛素受体数目减少、胰岛素受体基因异常等；处理时可用免疫抑制剂控制症状以使患者对胰岛素的敏感性恢复正常，换用其他动物胰岛素或改用高纯度胰岛素，并适当调整剂量或加用口服降血糖药。

4. 脂肪萎缩　见于注射部位，可经常更换给药部位，或应用较纯的胰岛素制剂。

二、口服降血糖药

目前常用口服降血糖药包括磺酰脲类、双胍类、胰岛素增敏药、α-葡萄糖苷酶抑制药和餐时血糖调节药等。

（一）磺酰脲类

第一代磺酰脲类有甲苯磺丁脲（tolbutamide）、氯磺丙脲（chlorpropamide）等，第二代有格列本脲（glyburide）、格列吡嗪（glipizide），第三代有格列美脲（glimepiride）、格列齐特（gliclazide）等。

磺酰脲类药物在胃肠道吸收迅速而完全，与血浆蛋白结合率高，其中多数药物经肝脏代谢，并迅速从尿中排出。甲苯磺丁脲作用最弱、维持时间最短。新型磺酰脲类作用较强，可维持 24 小时，每日只需给药 1～2 次。

【作用】

1. 降血糖　对正常人和胰岛功能尚存的糖尿病患者有效，但对 1 型糖尿病及胰腺完全切除者无作用。作用机制：①刺激胰岛 β 细胞分泌胰岛素，使血中胰岛素增多；②增加靶细胞膜上胰岛素受体的数目与亲和力，提高靶细胞对胰岛素的敏感性；③抑制胰高血糖素的分泌。

2. 抗利尿作用　格列本脲、氯磺丙脲能促进抗利尿激素的分泌，增强抗利尿激素的作用而产生抗利尿作用。

3. 对凝血功能的影响　格列齐特可减弱血小板黏附力，抑制血小板聚集，刺激纤溶酶原的合成，对预防或减轻糖尿病患者的微血管并发症有一定作用。

【临床应用】

1. 糖尿病　用于胰岛功能尚存的 2 型糖尿病且单用饮食控制无效者。对胰岛素产生耐受的患者用后可刺激内源性胰岛素的分泌而减少胰岛素的用量。

2. 尿崩症　氯磺丙脲可用于治疗尿崩症，与噻嗪类利尿药合用可增强疗效。

【不良反应】　不良反应包括皮肤过敏、胃肠道不适、嗜睡等。少数患者会出现粒细胞减少、血小板减少、再生障碍性贫血、黄疸和肝损害，应定期检查血常规与肝功能。

较严重的不良反应为持久性的低血糖症，常由药物过量所致。老年人及肝、肾功能不全者较易发生。格列本脲、格列齐特等较少引起低血糖。

（二）双胍类

常用的有二甲双胍（metformin，甲福明）、苯乙双胍（phenformine，苯乙福明）。口服均易吸收，二甲双胍作用短，$t_{1/2}$ 约 1.5 小时，在体内不与血浆蛋白结合，不被肝脏代谢，大部分以原形从尿中排出。

【作用和临床应用】　双胍类可促进组织对葡萄糖的摄取和利用，减少肠道对葡萄糖的吸收，减少糖原异生，增加胰岛素与其受体结合，降低血中胰高血糖素水平而发挥降血糖作用。其对胰岛功能正常或丧失的糖尿病患者均有效，但对正常人血糖几乎无作用。主要用于轻、中度 2 型糖尿病患者，尤其适用于单用饮食控制无效的伴肥胖患者。

【不良反应】　最常见胃肠道反应，表现为食欲下降、恶心、呕吐、腹部不适及腹泻等，还可能有乳酸性酸中毒、酮血症等严重不良反应。

（三）胰岛素增敏药

胰岛素增敏药有罗格列酮（rosiglitazone）、吡格列酮（pioglitazone）、曲格列酮（troglitazone）、环格列酮（ciglitazone）、恩格列酮（englitazone）等。主要作用是增强靶细胞对胰岛素的敏感性，具有改善胰岛素抵抗、高胰岛素血症、高血糖和纠正脂质代谢紊乱作用，对 2 型糖尿病及其心血管并发症均有明显疗效。临床主要用于产生胰岛素抵抗的糖尿病和 2 型糖尿病。

不良反应较少，可见嗜睡、肌肉和骨骼痛、头痛、胃肠道反应等。

（四）α-葡萄糖苷酶抑制药

α-葡萄糖苷酶抑制药包括阿卡波糖（acarbose）、伏格列波糖（voglibose）等，可与碳水化合物竞争小肠黏膜上皮细胞上 α-葡萄糖苷酶的活性，减慢淀粉类食物在肠道分解为葡萄糖的速度，延缓葡萄糖吸收，因而降低餐后高血糖作用较强。

临床主要用于 2 型糖尿病，尤其适用于空腹血糖正常而餐后血糖明显升高者，常与其他降血糖药合用治疗各型糖尿病。不良反应轻微，主要为腹胀、腹泻、肠道多气及便秘等。

（五）餐时血糖调节药

瑞格列奈（repaglinide）是一种新型非磺酰脲类促胰岛素分泌药，起效快于磺酰脲类，能促进胰岛素根据进餐时血糖变化而生理性释放，由此有效控制餐后高血糖，故称餐时血糖调节药。其作用机制是与胰岛 β 细胞膜上的特异性受体结合，刺激 β 细胞释放胰岛素使血糖迅速降低。口服给药后迅速吸收，起效快，而持续时间短，在肝脏代谢，大部分随胆汁进入消化道经粪便排出。主要用于 2 型糖尿病。不良反应为低血糖、胃肠道反应等。

（六）其他口服降糖药

二肽基肽酶-Ⅳ（DPP-Ⅳ）抑制剂，代表药物有西格列汀、沙格列汀、维格列汀等，可减少体内胰高血糖素样肽-1（GLP-1）的快速降解、促进胰岛 β 细胞分泌胰岛素，抑制胰岛 α 细胞分泌过多的胰高血糖素，从而降低血糖。

钠-葡萄糖共转运体 2（SGLT-2）抑制剂，主要有达格列净、卡格列净、恩格列净等，通过减少肾小管对葡萄糖的重吸收，增加肾脏葡萄糖的排出而降低血糖。

第 4 节　性激素类药与抗生育药

性激素（sex hormone）为性腺分泌的甾体类激素的总称，包括雌激素、孕激素和雄激素。临床应用的性激素类药多为人工合成品及其衍生物。

> **链接**
>
> **性激素的分泌及调节**
>
> 性激素的产生和分泌受下丘脑-腺垂体的调节。下丘脑分泌促性腺激素释放激素（GnRH），促进腺垂体分泌卵泡刺激素（FSH）和黄体生成素（LH）。FSH 可刺激卵巢滤泡的发育与成熟，使其分泌雌激素，LH 则可促进卵巢黄体生成，并促使卵巢黄体分泌孕激素。
>
> 性激素对下丘脑及腺垂体的分泌有正、负反馈调节作用。在排卵前期，雌激素水平较高，可直接或间接通过下丘脑促进腺垂体分泌 LH，引发排卵（正反馈）；而在黄体期（月经周期的分泌期），雌孕激素水平都较高，可使下丘脑 GnRH 的分泌减少，从而抑制排卵（负反馈），大多数常用甾体避孕药就是根据这一负反馈机制而设计的。

一、雌激素类和抗雌激素类药

（一）雌激素类药

天然雌激素主要是卵巢分泌的雌二醇（estradiol），其代谢产物有雌三醇（estriol）和雌酮（estrone）等，人工合成品有炔雌醇（ethinyl estradiol）、炔雌醚（quinestrol）、己烯雌酚（diethylstilbestrol）等。

【作用】

1. 促进女性性器官的发育和成熟　雌激素可维持女性第二性征及性器官的发育成熟，如子宫发育、乳腺腺管增生；并在黄体酮的协助下促进排卵，使子宫内膜转变为分泌期，形成月经周期。

2. 影响排卵　小剂量雌激素特别是在孕激素的配合下，能刺激促性腺激素的分泌，从而促进排卵；而大剂量雌激素通过负反馈机制减少促性腺激素释放，从而抑制排卵。雌激素也能抑制催乳素对乳腺的刺激作用，从而抑制乳汁的分泌。

3. 对代谢的影响　雌激素有轻度水钠潴留作用，还有增加骨骼的钙盐沉积、加速骨骺闭合等作用。

4. 其他　雌激素可促进血液凝固，还具有抗雄激素作用。

【临床应用】

1. 围绝经期综合征　雌激素可抑制垂体促性腺激素的分泌从而减轻症状，对绝经期及老年性骨质疏松者，可与雄激素合用治疗，以防止骨折发生。

2. 卵巢功能不全和闭经　雌激素可促进和维持性器官功能，用于原发性和继发性卵巢功能障碍。可与孕激素类合用治疗闭经，产生人工月经周期。

3. 功能性子宫出血　雌激素可促进子宫内膜增生，修复出血创面，与孕激素合用可调整月经周期，用于功能性子宫出血。

4. 乳房胀痛及退乳　妇女在停止哺乳后可发生乳房胀痛，可用大剂量雌激素抑制乳汁分泌，缓解胀痛。

5. 癌症　雌激素可用于晚期乳腺癌及前列腺癌，绝经 5 年以上的乳腺癌患者用雌激素治疗后能得到缓解，前列腺癌患者应用雌激素也能改善症状。

6. 其他　用于痤疮、骨质疏松、避孕等。

【不良反应】

1. 胃肠道反应　常见厌食、恶心、呕吐等，给药时应从小剂量开始，逐渐增加剂量。

2. 子宫出血　长期大量应用可使子宫内膜过度增生，引起子宫出血。子宫内膜炎、有子宫出血倾向者慎用。

3. 水钠潴留　长期应用可引起水钠潴留，引起高血压、水肿。

4. 肝损害　本品主要在肝灭活，并可能引起胆汁淤积性黄疸，故肝功能不良者慎用。

（二）抗雌激素类药

抗雌激素类药是一类能与雌激素受体结合，能抑制或降低雌激素作用的化合物，临床常用的是氯米芬（clomiphene）、他莫昔芬（tamoxifen）、雷洛昔芬（raloxifene）等。

氯　米　芬

氯米芬具有较强的抗雌激素活性，能促进促性腺激素的分泌，从而促使排卵。临床主要用于功能性不孕症、功能性子宫出血、闭经和月经紊乱等。连续大剂量使用可引起卵巢肥大，故卵巢囊肿患者禁用。

二、孕激素类药和抗孕激素类药

（一）孕激素类药

孕激素（progestogen）主要由卵巢黄体分泌，天然孕激素为黄体酮（progesterone），临床常用人工合成品，如甲羟孕酮（medroxyprogesterone）、甲地孕酮（megestrol）、氯地孕酮（chlormadinone）、己酸羟孕酮（hydroxyprogesterone caproate）、炔诺酮（norethisterone）、炔诺孕酮（norgestrel）等。

黄体酮首过消除明显，口服无效，需注射给药。大部分与血浆蛋白结合，主要在肝脏内代谢，经肾脏排泄，半衰期极短。合成品炔诺酮、甲地孕酮等作用强，代谢较慢，可以口服，是避孕药的主要成分。

【作用】

1. 促进受精卵的着床和胚胎发育　本类药可促进子宫内膜由增殖期转为分泌期，有利于受精卵的着床和胚胎发育。

2. 抑制宫缩　本类药可降低子宫对缩宫素的敏感性，抑制子宫收缩，具有保胎作用。

3. 促进排乳　本类药可协同雌激素促进乳腺腺泡发育，促进排乳，为哺乳做准备。

4. 抑制排卵　大剂量黄体酮抑制腺垂体黄体生成素分泌，抑制排卵，有避孕作用。

5. 影响代谢　黄体酮竞争性抑制醛固酮，促进 Na^+、Cl^- 排出而利尿；还可促进蛋白质的分解，增加尿素氮的排泄。

【临床应用】

1. 功能性子宫出血　孕激素可使子宫内膜转为分泌期，从而维持正常月经周期。

2. 痛经和子宫内膜异位症　本类药可通过抑制排卵减轻子宫痉挛性收缩而止痛，也可使异位等子宫内膜萎缩退化。

3. 先兆流产和习惯性流产　主要用于由黄体功能不足所致先兆流产和习惯性流产。

4. 其他　本类药可用于子宫内膜癌、前列腺肥大及前列腺癌、避孕。

【不良反应】　较少，偶有恶心、呕吐、乳房胀痛等。用于安胎时需注意，黄体酮有时也可引起生殖器畸形，炔诺酮等可引起肝功能障碍。

（二）抗孕激素类药

米 非 司 酮

米非司酮（mifepristone）可与黄体酮竞争受体，拮抗黄体酮的作用，有终止早孕、抗着床、诱导月经及促进宫颈成熟等作用，也有抗糖皮质激素活性；可明显增高妊娠子宫对前列腺素的敏感性。小剂量米非司酮序贯合并前列腺素类药物，可终止停经 49 天内的妊娠，但可引起子宫出血时间延长。需注意的是，使用米非司酮 1 周内，避免服用阿司匹林和其他非甾体抗炎药。

三、雄激素类药

天然雄激素睾酮（testosterone）主要由睾丸间质细胞分泌，临床常用人工合成品，如丙酸睾酮（testosterone propionate）、美睾酮（mesterolone）等。

【作用】

1. 生殖系统　本类药可促进男性器官及副性器官的发育和成熟，促进男性生殖功能，维持第二性征。大剂量可反馈性抑制腺垂体分泌促性腺激素，减少女性雌激素分泌，并有抗雌激素作用。

2. 同化作用　本类药可促进蛋白质合成，减少氨基酸分解，使肌肉增长，体重增加，促使钙、磷沉积，从而促进肌肉和骨骼生长。

3. 提高骨髓造血功能　大剂量雄激素可促进骨髓造血功能，特别是促进红细胞生成。

【临床应用】

1. 睾丸功能不全　本类药可治疗睾丸功能不全，用于无睾症或类无睾症的替代治疗。

2. 功能性子宫出血　利用其抗雌激素作用可使子宫平滑肌及其血管收缩、内膜萎缩而止血。对严重出血患者，可用己烯雌酚、黄体酮和丙酸睾酮三种混合物注射，以达到止血的功效，停药后易引起撤退性出血。

3. 晚期乳腺癌　对晚期乳腺癌或乳腺癌转移者，采用雄激素治疗可使部分患者的病情得到缓解。其治疗效果与癌细胞中雌激素受体含量有关，一般受体浓度高者，疗效较好。

4. 再生障碍性贫血及其他贫血　用丙酸睾酮或甲睾酮可使骨髓造血功能改善。

【不良反应】　长期应用于女性患者可能引起痤疮、多毛、声音变粗、闭经、乳腺退化、性欲改变等，一旦发生应立即停药。多数雄激素均能干扰肝内毛细胆管的排泄功能，引起胆汁淤积性黄疸。应用时若发现黄疸或肝功能障碍，则应停药。

四、避 孕 药

生殖是个复杂的生理过程，包括精子及卵子的形成、成熟、排卵、受精、着床及胚胎发育等多个环节，阻断其中任何一个环节均可以达到避孕及终止妊娠的目的。避孕药是一类能阻止受孕或终止妊娠的药物，使用避孕药是安全、有效的避孕方法。

（一）主要抑制排卵的避孕药

本类药多为不同类型的雌激素和孕激素配伍组成的复方，主要通过抑制排卵发挥避孕作用，为目前常用的甾体激素类避孕药。

【作用】　本类药通过负反馈机制抑制排卵，雌激素通过负反馈机制抑制下丘脑-垂体系统，减少卵泡刺激素和黄体生成素的分泌，抑制卵泡的生长成熟过程，抑制排卵。停药后排卵可恢复正常。同时，也可增加宫颈黏液黏稠度，使精子不易进入宫腔；抑制子宫内膜正常增殖而抗着床；影响子宫和输卵管的正常活动，使受精卵不能适时到达子宫。

【临床应用】　常用的有短效口服避孕药（复方炔诺酮片、复方甲地孕酮片）、长效口服避孕药（复方炔诺酮2号片）、长效注射避孕药（复方己酸羟孕酮注射液），以及埋植剂和多相片剂等其他剂型，用于短期或长期避孕。

【不良反应】

1. 类早孕反应　少数妇女在用药初期可出现轻微的类早孕反应，如恶心、呕吐、乳房胀痛、头晕、倦怠等，坚持用药后症状可减轻。

2. 子宫不规则出血　发生在用药后最初几个周期，如有发生，可用炔雌醇或己烯雌酚控制。如闭经持续2个月应停药。

3. 凝血功能亢进　本类药可诱发血栓性静脉疾病等，有血栓倾向者应慎用。

4. 其他　本类药可引起乳房胀痛、血压升高、轻度肝损害、痤疮等。

（二）抗着床避孕药

本类药能使子宫内膜发生各种功能和形态变化，从而妨碍受精卵着床而达到避孕目的。主要为大剂量孕激素，如炔诺酮、甲地孕酮、双炔失碳酯（53号抗孕片）等。本类药的优点是不受月经周期的限制，使用灵活方便，任何一天开始服药均可影响受精卵着床。不良反应有类早孕反应、停药后阴道出血等，但可自愈。

（三）抗早、中孕药

本类药有米非司酮（mifepristone）、前列腺素（prostaglandin）等，主要通过改变妊娠子宫的活动，阻断孕酮对子宫的抑制作用，或者通过前列腺素对子宫的兴奋作用，使子宫活动增强而终止早孕。临床主要用于抗早孕、紧急避孕。不良反应有恶心、呕吐、头晕、腹痛等，可导致不完全流产。

目标检测

A₁/A₂型题

1. 肝功能不全的患者不宜选用下列何种药
   A. 氢化可的松　　　　B. 可的松
   C. 曲安西龙　　　　　D. 倍他米松
   E. 地塞米松

2. 下列哪一项不是糖皮质激素的禁忌证
   A. 带状疱疹　　　　　B. 真菌感染
   C. 活动性溃疡病　　　D. 充血性心力衰竭
   E. 肾病综合征

3. 糖皮质激素类药物全身应用时不良反应很多，但不引起
   A. 水肿　　　　　　　B. 高血压
   C. 血糖升高　　　　　D. 高血钾
   E. 水钠潴留

4. 糖皮质激素诱发和加重感染的主要原因为
   A. 激素用量不足，无法控制症状
   B. 患者对激素不敏感
   C. 激素促进了病原微生物的繁殖
   D. 病原微生物毒力过强
   E. 降低了机体的防御功能

5. 有关糖皮质激素药理作用的叙述错误的是
   A. 有强大的非特异性抗炎作用
   B. 能中和细菌的内毒素
   C. 能抑制免疫反应
   D. 能刺激骨髓造血功能
   E. 能提高中枢神经系统的兴奋性

6. 治疗呆小病应选下列哪种药物
   A. 放射性碘　　　　　B. 甲状腺素
   C. 丙硫氧嘧啶　　　　D. 普萘洛尔
   E. 小剂量碘剂

7. 下列哪种作用与甲状腺激素的药理作用无关
   A. 维持生长发育　　　B. 升高血压
   C. 减慢心率　　　　　D. 提高基础代谢率
   E. 兴奋中枢

8. 硫脲类抗甲状腺药的主要作用机制是
   A. 破坏甲状腺组织
   B. 抑制过氧化物酶，使甲状腺激素合成减少
   C. 阻止甲状腺细胞对碘的摄入
   D. 抑制甲状腺球蛋白水解酶
   E. 抑制下丘脑-垂体-甲状腺轴，使甲状腺激素合成减少

9. 胰岛素的作用不包括
   A. 降低血糖　　　　　B. 抑制脂肪分解

C. 促进蛋白质合成　　D. 促进糖原异生
E. 促进K⁺进入细胞

10. 下列属于长效胰岛素的药物是
   A. 低精蛋白锌胰岛素
   B. 珠蛋白锌胰岛素
   C. 地特胰岛素
   D. 普通胰岛素
   E. 赖脯胰岛素

11. 氯磺丙脲治疗糖尿病的适应证是
   A. 切除胰腺的糖尿病
   B. 重症糖尿病
   C. 酮症酸中毒
   D. 胰岛功能尚存的2型糖尿病且单用饮食控制无效者
   E. 低血糖昏迷

12. 对正常人血糖水平无影响的药物是
   A. 胰岛素　　　　　　B. 罗格列酮
   C. 格列齐特　　　　　D. 二甲双胍
   E. 瑞格列奈

13. 下列对孕激素作用的描述，错误的是
   A. 促使子宫内膜由增殖期转为分泌期
   B. 抑制子宫平滑肌收缩
   C. 抑制卵巢排卵
   D. 促进女性性器官的发育成熟
   E. 促使乳腺腺泡发育

14. 孕激素类药物可用于
   A. 功能性子宫出血
   B. 不孕症
   C. 乳房纤维囊性疾病
   D. 再生障碍性贫血
   E. 卵巢囊肿

（15、16题共用题干）

患者，男，60岁。因患类风湿关节炎服用泼尼松和多种非甾体抗炎药5月余。近日突发自发性胫骨骨折，入院治疗。

15. 其原因可能与哪种药物有关
   A. 阿司匹林　　　　　B. 吲哚美辛
   C. 布洛芬　　　　　　D. 泼尼松
   E. 保泰松

16. 预防自发性骨折可采取下列何种措施
   A. 补充维生素D和钙剂　　B. 使用糖皮质激素
   C. 低蛋白饮食　　　　　　D. 补充钾盐
   E. 低盐低糖饮食

（袁　超）

第14章

维生素类药物

　　维生素（vitamin）是机体维持正常代谢和生理功能所必需的物质，也是某些酶的组成成分，包括水溶性维生素和脂溶性维生素两大类。多数维生素在人体内不能合成，必须从动、植物食品中获得，少数可在体内合成。由维生素摄入不足或吸收障碍引起物质代谢障碍所致的一系列疾病，称为维生素缺乏症。机体在某些特殊情况（如妊娠、哺乳等）下需要量增加，或因某些疾病影响了维生素的吸收，或长期使用广谱抗菌药而使肠道菌群合成某些维生素减少，均有可能引起维生素缺乏。

一、水溶性维生素

　　水溶性维生素易溶于水，常用的有维生素 B_1、维生素 B_2、烟酸、烟酰胺、维生素 B_6、维生素 C、叶酸和维生素 B_{12} 等。

维生素 B_1

　　维生素 B_1（vitamin B_1，硫胺素）在米糠、麦麸、黄豆、酵母、瘦肉和花生米中含量丰富。药用者为其人工合成品。维生素 B_1 在酸性溶液中稳定，在中性及碱性溶液中加热迅速破坏。

　　【作用】　维生素 B_1 在体内形成焦磷酸硫胺素，后者可参与糖代谢及能量的产生，维持神经系统、心血管系统和消化系统的正常功能。

　　【临床应用】　本药主要用于防治维生素 B_1 缺乏症（脚气病），也可用于感染、高热、甲状腺功能亢进症、心肌炎、神经炎、营养不良等的辅助治疗。

　　【不良反应】　口服不良反应少见，注射给药偶见过敏反应，甚至过敏性休克。

> **链接**
>
> #### 脚 气 病
>
> 　　脚气病即维生素 B_1 缺乏症，多发生在以精白稻米为主食的地区，常由维生素 B_1 或硫胺素摄入量不足、肠道吸收不良及排泄增多等因素导致，其主要表现为多发性神经炎、食欲缺乏、恶心、大便秘结，严重时可出现心力衰竭，称脚气性心脏病；还可出现水肿及浆液渗出，常见于足踝部，其后发展至膝、大腿至全身，严重者可有心包积液、胸腔积液及腹水。

维生素 B_2

　　维生素 B_2（vitamin B_2，核黄素）广泛存在于绿叶蔬菜、肝、蛋、肉类、酵母、黄豆中。在酸性环境中稳定，遇碱或光易破坏。

　　【作用及临床应用】　维生素 B_2 作为黄素酶类的辅酶参与细胞的氧化还原反应，参与糖、蛋白质、脂肪的代谢，维持正常视觉功能，参与血红蛋白的合成。维生素 B_2 可用于治疗维生素 B_2 缺乏引起的口角炎、舌炎、角膜炎、结膜炎、视网膜炎、视神经炎、阴囊炎、脂溢性皮炎及四肢躯干的皮炎等。

维生素 B_6

　　维生素 B_6（vitamin B_6）以吡哆醇、吡哆醛、吡哆胺三种形式存在，广泛存在于鱼、肉、蛋、豆类及谷物中，且人体肠道内细菌也可合成。

　　维生素 B_6 可在体内转化成具有生理活性的磷酸吡哆醛和磷酸吡哆胺，作为氨基酸转氨酶和脱羧酶的辅酶，参与氨基酸代谢，并参与中枢抑制性递质 γ-氨基丁酸（GABA）的合成。本药主要用于防治维生素 B_6 缺乏症，防止异烟肼、肼屈嗪引起的中枢神经症状和周围神经炎；也用于治疗抗肿瘤药、放射线、口服避孕药等引起的呕吐或妊娠呕吐等。

维生素 C

维生素 C（vitamin C，抗坏血酸）广泛存在于绿叶蔬菜和新鲜水果中。食物中维生素 C 在干燥、久存和磨碎过程中被破坏。药用者为人工合成，易被氧化而失活。

【作用】 维生素 C 具有还原性，在生物氧化还原作用及细胞呼吸中起重要作用，促进叶酸转变成四氢叶酸，参与核酸的合成；使 Fe^{3+} 还原成 Fe^{2+}，促进铁的吸收；使体内氧化型谷胱甘肽还原为还原型谷胱甘肽，后者巯基可与重金属离子结合而排出体外，从而发挥解毒作用；可降低毛细血管的通透性，增强凝血功能；还可促进体液免疫和细胞免疫，增强巨噬细胞和白细胞的吞噬能力，增强机体抵抗力和对毒物的解毒能力。

【临床应用】

1. 坏血病 即维生素 C 缺乏症，表现为皮肤黏膜出血、牙齿松动、牙龈炎等。可用维生素 C 防治。
2. 补充治疗 本药可用于急慢性传染病、伤口愈合不良、贫血等的辅助治疗。
3. 克山病 大剂量维生素 C 可用于治疗克山病引起的心源性休克。
4. 改善肝功能 利用维生素 C 解毒、改善肝功能的作用，可用于肝硬化、急慢性肝炎、中毒性肝损害等疾病。

【不良反应】 口服过量可引起胃肠道反应，增加尿中草酸盐排泄，引起泌尿系结石。大量长期服用后不可突然停药，否则可能出现坏血病表现，宜逐渐减量停药。

二、脂溶性维生素

脂溶性维生素易溶于大多数有机溶剂，不溶于水，在食物中常与脂类共存。脂类吸收不良时影响其吸收，甚至发生缺乏症。常用的有维生素 A、维生素 D、维生素 E、维生素 K（见第 10 章）等。与水溶性维生素不同，脂溶性维生素如果长期过量摄入，可以在体内蓄积，出现中毒症状。

维生素 A

维生素 A（vitamin A）在动物肝脏、蛋黄、乳汁中含量丰富，植物中胡萝卜含有较多的 β-胡萝卜素，为维生素 A 原，进入体内可转化为维生素 A。

【作用】 维生素 A 参与视网膜内杆状细胞中视紫红质的合成，维持暗视觉。维生素 A 缺乏时，暗视觉障碍，导致夜盲症。维生素 A 还能维持上皮组织如皮肤、结膜、角膜正常功能和结构的完整性。维生素 A 缺乏时，引起黏膜与表皮的角化、增生和干燥。另外，其还具有增强机体免疫力和抵抗力的作用。

【临床应用】 维生素 A 用于防治夜盲症、眼干燥症、角膜炎、结膜炎、角膜软化、皮肤粗糙等维生素 A 缺乏症，也可用于恶性肿瘤的辅助治疗。

【不良反应】 大剂量长期应用可致维生素 A 过多症，甚至引起急性或慢性中毒，6 个月至 3 岁的小儿发生率最高，表现为食欲缺乏、皮肤瘙痒、毛发干枯、脱发、骨痛、颅内压增高、口唇皲裂等，停药可自行消失。

维生素 D

维生素 D（vitamin D）有多种，均为类固醇的衍生物。主要有维生素 D_2 和维生素 D_3。鱼肝油、蛋黄、牛奶中含有维生素 D_3（胆骨化醇）。植物中含麦角固醇，经紫外线照射转化为维生素 D_2（骨化醇）；人体皮肤中含有 7-脱氢胆固醇，经紫外线照射可转变成维生素 D_3，故多晒太阳可预防维生素 D 缺乏。

【作用和临床应用】 维生素 D 无生理活性，需经体内代谢转化才成为有活性的维生素 D。其作用主要是促进钙与磷酸盐在小肠的吸收，使血钙浓度增加，有利于钙磷在骨组织中沉着，促进骨组织钙化，是骨骼发育不可缺少的营养素。维生素 D 缺乏时，儿童出现佝偻病，成人发生骨软化症。

维生素 D 主要用于防治佝偻病、骨软化症和婴儿手足搐搦症。常与钙剂合用。

【不良反应】 长期大剂量应用，可出现高钙血症、软骨组织钙化、胃肠道反应等，停药后可迅速改善。

维生素 E

维生素 E（vitamin E，生育酚）广泛存在于植物油和绿色蔬菜中，麦胚油和豆油中含量较高。

【作用和临床应用】

1. 维持正常生育功能 维生素 E 能使促性腺激素分泌增加，促进精子生成和活动，促进卵泡生长及增加孕酮含量。维生素 E 缺乏，可致女性不育，孕后胎盘萎缩，胚胎死亡或流产；引起男性睾丸萎缩，无生育能力。临床上用于习惯性流产、先兆流产、不育症的治疗。

2. 抗氧化作用 维生素 E 是重要的抗氧化剂，在体内可保护不饱和脂肪酸、维生素 A、维生素 C 及某些酶免受氧化，从而维持细胞膜的正常结构和功能。维生素 E 缺乏时，生物膜中的脂质易被过氧化而受损，导致红细胞破裂而溶血；血浆胆固醇、三酰甘油含量增加，导致动脉粥样硬化。临床作为防治动脉粥样硬化、心绞痛和心功能不全的辅助治疗药，也用于进行性肌营养不良、早产儿溶血性贫血的治疗。

【不良反应】 大剂量可见胃肠道反应，也可出现眩晕、头痛、视物模糊、皮肤皲裂、唇炎、口角炎、乳腺肿大、乏力等。偶见凝血时间延长，可能与影响维生素 K 吸收有关。

🎯 目标检测

A₁/A₂ 型题

1. 促进小肠黏膜对钙的吸收及骨组织钙化的维生素是
   A. 维生素 A
   B. 维生素 B₆
   C. 维生素 C
   D. 维生素 D
   E. 维生素 E

2. 具有抗氧化作用、能防止过氧化脂质形成而延缓衰老的维生素是
   A. 维生素 B₂
   B. 维生素 A
   C. 维生素 C
   D. 维生素 D
   E. 维生素 E

3. 用于防治异烟肼对神经系统毒性反应的维生素是
   A. 维生素 B₁
   B. 维生素 B₂
   C. 维生素 B₆
   D. 维生素 E
   E. 维生素 B₁₂

4. 下列不属于维生素 E 作用的是
   A. 抗氧化作用
   B. 维持和促进生育功能
   C. 增强免疫力
   D. 维持暗视觉
   E. 防治动脉硬化

（5~7 题共用题干）

患儿，男，3 岁。半年前因急性腹泻就医，经治疗后好转，但常有轻度腹泻，食欲差，夜睡不宁，每至傍晚走路跌跌撞撞，视物不清。体格检查可见方颅，枕部头发稀疏，肋缘外翻。诊断为夜盲症、佝偻病。

5. 患儿主要缺乏的维生素是
   A. 维生素 A 和维生素 E
   B. 维生素 A 和维生素 C
   C. 维生素 A 和维生素 D
   D. 维生素 D 和维生素 C
   E. 维生素 D 和维生素 E

6. 治疗夜盲症主要应选用
   A. 维生素 A
   B. 维生素 C
   C. 维生素 B₆
   D. 维生素 E
   E. 维生素 D

7. 防治佝偻病除补充钙剂外还应
   A. 补充维生素 A
   B. 补充维生素 C
   C. 避免日光照射
   D. 增加户外活动和日光照射并补充鱼肝油
   E. 用紫外线照射

（袁 超）

第15章

抗微生物药

第1节　抗微生物药概论

对病原微生物、寄生虫及恶性肿瘤所致疾病的药物治疗统称为化学治疗（chemotherapy），简称化疗。用于化学治疗的药物简称化疗药物，包括抗微生物药、抗寄生虫药和抗恶性肿瘤药。抗微生物药（antimicrobial drug）是指用于治疗病原微生物所致感染性疾病的药物。

在应用化疗药物时，需注意机体、病原体和抗微生物药三者之间的相互关系（图15-1）。注重调动机体的防御功能，减少或避免药物的不良反应，有效控制病原体的耐药性，以充分发挥药物的治疗作用。

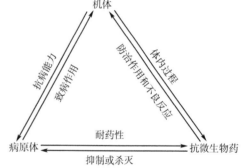

图15-1　机体、病原体及抗微生物药的相互作用关系

一、常用术语

1. 抗菌药（antibacterial drug）　是指对细菌有抑制或杀灭作用的药物，包括抗生素和人工合成抗菌药。

2. 抗生素（antibiotic）　是指由某些微生物（包括细菌、真菌、放线菌等）在代谢过程中所产生的，能抑制或杀灭其他病原微生物的化学物质。包括由微生物产生的天然品和在此基础上改造化学结构所获得的半合成品。

3. 抗菌谱（antibacterial spectrum）　指抗菌药物的抗菌范围。根据抗菌药物的抗菌谱可以将其分为窄谱和广谱两种。窄谱抗菌药（narrow spectrum antibiotic）指某些抗菌药物仅对某一种或某一属细菌起作用，如异烟肼只对抗酸分枝杆菌有效。广谱抗菌药（broad spectrum antibiotic）是指对多种病原微生物有效的抗菌药，如四环素和氯霉素等。

4. 抗菌活性（antibacterial activity）　抗菌药抑制或杀灭病原微生物的能力称为抗菌活性。一般可用体外与体内两种方法来测定。能够抑制培养基中细菌生长的最低药物浓度称为最低抑菌浓度（minimum inhibitory concentration，MIC）；能够杀灭培养基中99.9%细菌的最低药物浓度称为最低杀菌浓度（minimum bactericidal concentration，MBC）。MIC、MBC均可供临床用药参考，其值越小，抗菌活性越强。根据抗菌活性的不同可将抗菌药物分为抑菌药和杀菌药。

5. 抑菌药（bacteriostatic drug）和杀菌药（bactericidal drug）　抑菌药是指能抑制细菌生长繁殖的药物，如大环内酯类、四环素类、磺胺类药物等。杀菌药是指能杀灭细菌的药物，如 β-内酰胺类、氨基糖苷类、喹诺酮类等。但是，"杀菌"和"抑菌"是相对的，抑菌药在大剂量时或用于对药物高度敏感的细菌时，也可以产生杀菌作用；而低浓度的杀菌药对不敏感的细菌则只能起到抑菌作用。

6. 抗菌后效应（post antibiotic effect，PAE）　指细菌与抗生素短暂接触后，抗生素的浓度下降，低于MIC甚至消失后，微生物生长受到持续抑制的效应。大多数抗生素都有不同程度的PAE，这也是临床上大部分抗生素并非按 $t_{1/2}$ 给药的原因。一般而言，PAE越长，其抗菌作用持续时间越长。

7. 化疗指数（chemotherapeutic index，CI）　是评价化疗药物有效性与安全性的指标，常用化疗药物的半数致死量（LD_{50}）与治疗感染动物的半数有效量（ED_{50}）之比（LD_{50}/ED_{50}）来表示；或用5%致死量（LD₅）与95%有效量（ED₉₅）之比（LD₅/ED₉₅）来表示。CI是评价化疗药物对机体毒性、疗效的重要指标。一般情况下，CI越大，化疗药物的疗效越高、毒性越小、用药越安全，应用价值越大。但CI大的抗生素并非绝对安全，如青霉素治疗指数高，对机体几乎无毒性，但仍可引起严重的过敏性休克。

二、抗菌药物的作用机制

抗菌药物的作用机制主要是通过特异性干扰细菌的生化代谢过程，影响其结构和功能，使其失去正常繁殖的能力而产生抑制或杀灭细菌的作用（图15-2）。

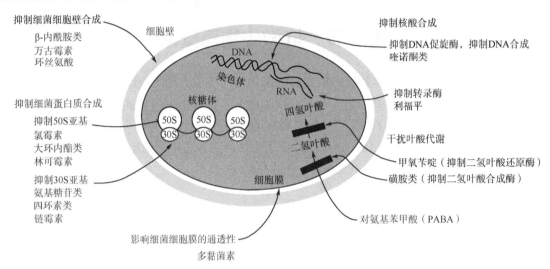

图15-2 抗菌药物作用示意图

1. 抑制细菌细胞壁合成 细胞壁保护并维持菌体正常的形态和功能。细胞壁主要成分是肽聚糖（又称黏肽），它交联成网状巨大分子包围着整个菌体，肽聚糖合成或交联受阻，可引起细胞壁缺损，菌体破裂溶解，引起细菌死亡。如青霉素类、头孢菌素类抗生素可通过与细菌细胞膜上的青霉素结合蛋白（penicillin binding protein，PBP）结合，抑制转肽酶的转肽作用，从而阻碍菌体细胞壁黏肽的合成，导致菌体细胞壁缺损，细菌破裂溶解而死亡。

2. 影响细菌细胞膜的通透性 细菌细胞膜主要是由类脂质和蛋白质分子构成的一种半透膜，具有渗透屏障和运输物质的功能。多肽类抗生素如多黏菌素能选择性地与细菌细胞膜中的磷脂结合；而多烯类抗生素如制霉菌素和两性霉素 B 等则能与真菌细胞膜中固醇类物质结合，使细菌细胞膜的通透性增加，导致菌体内的重要成分（蛋白质、核苷酸、氨基酸等）外漏，引起细菌死亡。

3. 抑制细菌蛋白质合成 细菌为原核细胞，其核糖体的组成与哺乳动物不同，抗菌药物对细菌的核糖体有高度选择性，而不影响哺乳动物的核糖体及蛋白质合成。氯霉素、林可霉素和大环内酯类抗生素可与细菌核糖体 50S 亚基结合，使肽链的形成和延伸受阻，抑制蛋白质合成；四环素则可与细菌核糖体 30S 亚基结合而抑制蛋白质合成；氨基糖苷类抗生素（庆大霉素、链霉素等）通过与细菌核糖体30S 及 70S 亚基结合，影响蛋白质合成的全过程（起始、延伸、终止），而发挥抗菌作用。

4. 影响核酸代谢 喹诺酮类药物通过抑制细菌拓扑异构酶 Ⅱ（DNA 促旋酶）和拓扑异构酶Ⅳ的活性，使细菌 DNA 的合成受阻，导致菌体死亡；利福平通过抑制以 DNA 为模板的 RNA 聚合酶，阻碍mRNA 合成，从而杀灭细菌。磺胺类与甲氧苄啶（TMP）则分别抑制二氢叶酸合成酶与二氢叶酸还原酶，妨碍细菌体内叶酸代谢，影响细菌核酸合成，抑制细菌的生长和繁殖。

三、细菌耐药性

细菌耐药性（bacterial resistance）又称抗药性，是指在常规治疗剂量下细菌对药物的敏感性下降甚至消失，导致药物对耐药菌的疗效降低或无效。细菌耐药性根据其发生原因分为固有耐药性（天然耐药性）和获得耐药性。固有耐药性由细菌染色体基因决定，可代代相传，如链球菌对氨基糖苷类抗生素天然耐药。获得耐药性是细菌与抗菌药物多次接触后产生的，可因不再接触抗菌药物而消失，也可由质粒将耐药基因遗传给后代，成为固有耐药性。

耐药性的产生机制如下。

1. 产生灭活酶　细菌可产生灭活抗菌药物的酶类，使药物失去抗菌活性。例如，β-内酰胺酶可使青霉素和头孢菌素的 β-内酰胺环水解断裂而使药物失活；氨基糖苷类钝化酶可使氨基糖苷类结构改变，不易与菌体内的核糖体结合，从而失去抗菌活性。

2. 改变或保护药物靶点　细菌可通过改变外膜通道蛋白的数量和结构，甚至不再表达通道蛋白来降低外膜通透性，而获得耐药性；细菌也可通过改变与药物作用的靶位结构，降低与抗菌药物的亲和力，使抗菌药物不能与其结合，如链霉素耐药菌株的核糖体 30S 亚基上 P10 蛋白发生构象变化，使链霉素不能与之结合而产生耐药性；细菌还可通过产生保护靶点的蛋白质阻碍抗菌药物与靶点的结合。

3. 改变细胞膜通透性　细菌可通过多种途径阻止抗菌药物透过细胞膜进入菌体内，如对四环素耐药的细菌，可产生新的蛋白质阻塞细胞壁的孔道，使药物无法进入菌体内。革兰氏阴性杆菌的细胞外膜对青霉素 G 具有天然屏障作用，从而产生耐药性。

4. 减少药物积累　细菌可以通过改变外膜通道蛋白的数量和结构，甚至不再表达通道蛋白来降低外膜通透性，减少药物进入而获得耐药性。细菌也可以通过增强外排系统的作用，使菌体内抗菌药物浓度降低而产生耐药性。

5. 改变自身代谢途径　细菌通过改变自身代谢途径而产生耐药性，如耐磺胺类的细菌可直接利用外源性叶酸转化为二氢叶酸，不再利用对氨基苯甲酸与二氢蝶啶合成叶酸而呈现耐药。

链接

多重耐药性与多重耐药菌

多重耐药性（multiple resistance，MDR）是指同时对多种常用抗微生物药物产生的耐药性，产生原因是不合理应用和滥用抗生素。多重耐药菌（multiple resistant bacteria）是指有多重耐药性的病原菌，即一种微生物对三类（如氨基糖苷类、大环内酯类、β-内酰胺类）或三类以上抗生素同时耐药。

四、抗菌药物的合理应用原则

抗菌药物的临床应用包括治疗性应用和预防性应用两种，合理应用现有的抗菌药物是提高疗效、降低不良反应发生率、减少或减缓细菌耐药性产生的关键，也是延缓药物使用周期的有效手段。抗菌药物的不合理应用则会导致不良反应的增加，如毒性反应、二重感染、细菌耐药性等。因此，必须合理使用抗菌药物。

1. 尽早确定致病菌　不同的致病菌对药物的敏感性不同，在应用抗菌药物之前应尽早分离培养出致病菌。如果患者感染症状严重，可依据临床诊断预测最可能出现的致病菌种，选择适当的药物进行实验性治疗。

2. 严格按照适应证选药　各种抗菌药物有各自不同抗菌谱与适应证。例如，骨髓炎可选用能渗入骨组织的克林霉素、氟喹诺酮类等；流行性脑脊髓膜炎可选用磺胺嘧啶、青霉素类等；胆道感染时选用胆道中浓度较高的大环内酯类、氟喹诺酮类药物；泌尿系统感染选用主要以原形从肾脏排泄、在泌尿系统中浓度较高的氟喹诺酮类、氨基糖苷类药物；除此以外还应根据患者全身情况，肝、肾功能等综合考虑。

3. 根据患者的年龄、性别、生理功能、病理状态及免疫功能的具体情况合理选择药物 如婴幼儿和老年人，因其肝肾功能尚未发育成熟或已衰退，常导致血药浓度增高和 $t_{1/2}$ 延长，应避免或减少使用对肝肾功能有损害的药物；新生儿用磺胺类药物易引起核黄疸，用氯霉素易致灰婴综合征，应避免使用；妊娠及哺乳期妇女要严禁使用有致畸胎作用及可通过乳汁分泌影响乳儿生长发育的药物。

4. 严格控制抗菌药物的预防性应用 目前抗菌药物的预防性应用相当广泛，不恰当地应用抗菌药物预防感染（如感冒、病毒感染、休克、昏迷、无菌外科术后），不仅不能起到预防作用，还可导致耐药性和其他不良反应的发生。预防用药仅限于少数经临床证明确实有效的情况。

5. 选用适当的剂量和疗程 剂量过小，达不到治疗作用，且容易产生耐药性；剂量过大，既造成严重不良反应，又增加资源浪费；疗程过短，疾病易复发或转为慢性；疗程过长则增加毒性反应。控制急性感染，一般症状消失后再用药 3~4 天即可。抗菌药物的使用既要采用合适的剂量，又要选择适当的疗程。

6. 尽量避免局部应用 皮肤黏膜等局部应用抗生素，如青霉素，易发生过敏反应，且细菌容易产生耐药性。如确需局部用药者，可选用新霉素、杆菌肽、磺胺米隆、磺胺醋酰钠等专供局部外用制剂。

7. 抗菌药物的联合应用

（1）联合用药的目的 扩大抗菌谱，增加疗效，减少不良反应，延缓耐药性的产生。联合用药一般只适用于有明确联合用药指征的患者。

（2）联合用药的指征 ①病因未明的严重感染，应根据临床经验推测致病菌，可联合用药以扩大抗菌范围；②单一抗菌药物不能有效控制的严重感染或混合感染，如创伤性感染、肺部感染等；③长期应用易产生细菌耐药性的慢性感染，如结核病；④抗菌药物难以深入的特殊部位感染，如中枢神经系统感染和骨髓炎等；⑤降低药物毒性、增强疗效，如两性霉素 B 和氟胞嘧啶联合用于深部真菌感染，可减少两性霉素 B 的用量，减少其毒性反应。

（3）联合用药的结果 根据药物作用性质，抗菌药物可分为四大类：一类为繁殖期杀菌药，如青霉素类和头孢菌素类等；二类为静止期杀菌药，如氨基糖苷类、多黏菌素类和喹诺酮类；三类为速效抑菌药，如四环素类、大环内酯类和氯霉素等；四类为慢效抑菌药，如磺胺类、甲氧苄啶等。一类和二类联合应用可产生协同作用；一类和三类联合应用可能出现拮抗作用；二类和三类联合应用可获得增强或相加作用；一类和四类可以联合应用，呈现无关或相加作用。

当作用机制相同的药物联合应用时，可能会增加毒性反应。例如，氨基糖苷类药物彼此间不能合用（会增加耳毒性和肾毒性，导致永久性耳聋和肾损害）；氯霉素、大环内酯类、林可霉素类药物，因其作用机制相似，联合应用后会相互竞争作用于同一靶点出现拮抗作用。

第 2 节 β-内酰胺类抗生素

β-内酰胺类抗生素指化学结构中含有 β-内酰胺环的抗生素，β-内酰胺环是维持其抗菌活性所必需的结构。此类抗生素是临床最常用的一类抗生素，包括青霉素类、头孢菌素类、非典型的 β-内酰胺类等，以前两类最为常用。该类抗生素具有抗菌活性强、抗菌范围广、毒性低、临床疗效好的特点。

一、青 霉 素 类

青霉素类抗生素的基本结构由母核 6-氨基青霉烷酸（6-APA）和侧链（CO-R）组成。6-APA 由一个噻唑环（A）和 β-内酰胺环（B）组成（图 15-3）。β-内酰胺环是其维持药物抗菌活性的基本结构，当其被破坏后抗菌活性消失；其侧链则与抗菌谱、耐酸、耐酶等药理特性有关。青霉素类根据来源不同可分为天然青霉素和半合成青霉素。

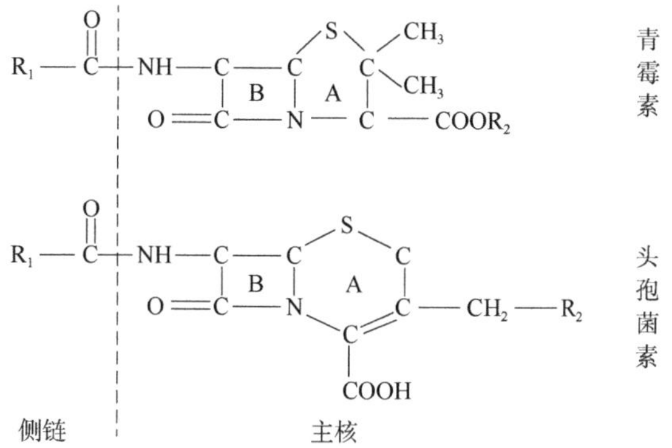

图 15-3　青霉素类和头孢菌素类抗生素的基本结构

🔥 医者仁心

青霉素的发现

1928 年，英国生物学家亚历山大·弗莱明在培养金黄色葡萄球菌过程中，偶然发现一个被污染的培养皿中长出一团青绿色的霉花，而霉花四周的葡萄球菌均消失了，形成了一个无菌环，弗莱明猜测霉菌可能产生了某种物质，能抑制葡萄球菌的生长，经过反复实验证明这种产物能够杀死葡萄球菌，弗莱明把这种物质命名为"青霉素"。1939 年，英国病理学家弗洛里和德国生物化学家钱恩用冷冻干燥法提纯出青霉素的结晶，并于 1941 年证实了其疗效。1942 年开始大量生产青霉素用于临床。1945 年，弗莱明、弗洛里和钱恩因在青霉素的发现和应用方面做出的杰出贡献，共同获得了诺贝尔生理学或医学奖。

（一）天然青霉素

青霉素 G

青霉素 G（penicillin G，苄青霉素）是从青霉菌培养液中提取的，常用其钠盐或钾盐，其干燥粉末在室温中稳定，易溶于水，但水溶液性质极不稳定，在室温下放置 24 小时，其抗菌活性迅速下降，并产生具有抗原性的降解产物，故必须在临用前配制。酸、碱、醇、重金属离子、氧化剂及青霉素酶（β-内酰胺酶）均可使其抗菌活性消失，应避免配伍使用。

【体内过程】　青霉素 G 口服易被胃酸和消化酶破坏，吸收少而不规则。注射给药吸收后能广泛分布于全身细胞外液，在肝、胆、肾、肠道、精液、关节液及淋巴液内均可达到有效浓度，不易透过血脑屏障、骨组织和脓腔液，但脑膜炎时，药物可透过血脑屏障并在脑脊液中达到有效浓度。主要以原形经肾排泄，约 90% 经肾小管分泌，10% 经肾小球滤过排出，$t_{1/2}$ 为 0.5～1.0 小时，一次给药作用可维持 4～6 小时。

【抗菌作用】　抗菌活性强，为繁殖期杀菌药。但抗菌谱窄，对产青霉素酶的细菌无效，对真菌、立克次体、病毒、原虫均无作用。抗菌作用特点：①对革兰氏阳性菌作用强，对革兰氏阴性菌作用弱，其原因为革兰氏阳性菌细胞壁主要成分是黏肽，革兰氏阴性菌细胞壁则是黏肽少而磷脂多；②对繁殖期细菌作用强，对静止期细菌作用弱，因细菌繁殖时需要大量合成细胞壁，而静止时细菌不需要大量合成细胞壁；③对人体细胞无损伤作用，因人的细胞没有细胞壁。

1. 革兰氏阳性球菌　大多数革兰氏阳性球菌对青霉素 G 敏感，如溶血性链球菌、草绿色链球菌、肺炎链球菌、敏感的金黄色葡萄球菌（金葡菌）及表皮葡萄球菌（表葡菌）等。

2. 革兰氏阳性杆菌　白喉棒状杆菌、产气荚膜梭菌、炭疽杆菌、破伤风梭菌等对青霉素 G 敏感。

3. 革兰氏阴性球菌　脑膜炎奈瑟菌和不耐药的淋病奈瑟菌对青霉素 G 敏感。

4. 革兰氏阴性杆菌　对大多数革兰氏阴性杆菌作用较弱，百日咳鲍特菌对青霉素 G 敏感。

5. 其他　青霉素 G 对螺旋体和放线杆菌均有强大的抗菌活性。

青霉素的抗菌作用机制是青霉素的 β-内酰胺环与细菌细胞膜上靶分子青霉素结合蛋白（PBP）结合，

抑制转肽酶，阻止细菌细胞壁黏肽合成的交叉连接过程，造成细菌细胞壁缺损。由于细菌菌体内渗透压高，菌体细胞壁的缺损致使大量水分进入菌体内，使细菌细胞肿胀、变形、破裂、死亡。

多数细菌对青霉素不易产生耐药性，但金黄色葡萄球菌易对其产生耐药性。细菌主要通过产生水解β-内酰胺环的青霉素酶，使青霉素的 β-内酰胺环裂解，失去抗菌活性而耐药。

【临床应用】　　主要作为治疗敏感的革兰氏阳性球菌和杆菌、革兰氏阴性球菌及螺旋体所致感染的首选药，如溶血性链球菌引起的咽炎、扁桃体炎、蜂窝织炎、败血症、肺炎、猩红热、丹毒等，草绿色链球菌所致的心内膜炎，肺炎链球菌引起的大叶性肺炎、中耳炎等，脑膜炎奈瑟菌引起的流行性脑脊髓膜炎、敏感的淋病奈瑟菌感染引起的淋病；也可用于治疗放线杆菌病、钩端螺旋体病、梅毒及回归热；还可用于破伤风、气性坏疽、炭疽及白喉的治疗。

【不良反应和注意事项】　　青霉素毒性低，最常见的是变态反应。

1. **变态反应**　　发生率占用药人数的 1%～10%。轻者表现为药疹、皮炎、药物热、血管神经性水肿等，重者可致过敏性休克。尤以过敏性休克最为严重，表现为面色苍白、喉头阻塞、呼吸困难、胸闷、发绀、出冷汗、脉搏细弱、血压下降、抽搐和昏迷、大小便失禁等，如不及时抢救可危及生命。过敏性休克发生率为（0.5～1.5）/万，病死率约 0.1/万。发生变态反应的原因是青霉素溶液中的降解产物青霉噻唑、青霉烯酸及 6-氨基青霉烷酸（6-APA）高分子聚合物与体内蛋白质结合形成抗原，机体接触后可在 5～8 天形成抗体，当再次接触时即发生变态反应。

过敏性休克的患者主要表现为循环衰竭、呼吸衰竭和中枢抑制。主要防治措施：①详细询问患者的病史，包括家族史、用药史、过敏史，对青霉素过敏者禁用；②严格掌握适应证，避免滥用、局部用药及饥饿时用药；③做皮肤过敏试验（皮试），凡初次使用青霉素、停药 3 天以上或用药过程中更换批号及生产厂家的均应做皮试，皮试阳性者禁用；④应临用前配制，静脉滴注时宜用 0.9%氯化钠注射液配制，以减少药物水解引起的过敏反应；⑤注射青霉素必须 30 分钟后方可离去；⑥用药前应备好急救药品(如肾上腺素等)和抢救设备。一旦发生过敏性休克，应立即皮下或肌内注射 0.1%肾上腺素 0.5～1.0ml，严重时可将肾上腺素稀释 10 倍后缓慢静脉注射，并酌情使用糖皮质激素或抗组胺药等，心脏停搏时可心内注射，同时采取人工呼吸等其他急救措施。

2. **赫氏反应**　　青霉素在治疗梅毒和钩端螺旋体病时可有症状加剧现象，称为赫氏反应，表现为全身不适、寒战、发热、咽痛、胸痛、心率加快等，同时有病情加重现象，甚至危及生命。此反应与螺旋体被杀灭后在短时间大量释放内毒素等致热原有关。

3. **其他**　　青霉素有一定刺激性，肌内注射可出现局部红肿、疼痛、硬结等，钾盐引起的疼痛尤剧，宜深部肌内注射。青霉素钾盐每 100 万单位含钾离子约 65 mg，大剂量静脉给药可引起高钾血症，甚至心律失常，故其钾盐静脉给药速度不可过快。

📋 案例 15-1

患者，男，49 岁。患呼吸道感染较严重，药敏试验对青霉素与庆大霉素敏感。医生处方如下，请分析是否合理。

青霉素钠注射液	160 万 U×5
硫酸庆大霉素注射液	12 万 U×2
10%葡萄糖注射液	1000ml×1

用法：静脉滴注　一日 1 次

（二）半合成青霉素

青霉素 G 虽具有杀菌力强、毒性低、应用方便、价廉等优点，但因不耐酸、不耐 β 内酰胺酶、抗菌谱窄、对革兰氏阴性杆菌无效等缺点，其临床应用受到一定的限制。为弥补青霉素 G 的不足，在其母核 6-APA 中引入不同侧链制成了具有不同特性的半合成青霉素。但这些半合成青霉素与青霉素 G 之间存在交叉过敏反应，应用前均需做青霉素皮肤过敏试验。根据其抗菌谱及作用特点可将半合成青霉素分为以下 5 类，见表 15-1。

表 15-1 半合成青霉素的分类、抗菌作用特点与临床应用

分类与常用药物		耐酸	耐酶	抗菌作用特点与临床应用
耐酸不耐酶青霉素类	青霉素 V（penicillin V，苯氧甲青霉素）	+	−	①可口服，抗菌谱与青霉素 G 相似，抗菌活性略弱；②不耐青霉素酶；③主要用于敏感菌引起的轻症感染和防止感染复发的预防用药
耐酸耐酶青霉素类	甲氧西林（methicillin，甲氧苯青霉素）	+	+	①可口服，抗菌谱与青霉素 G 相似；②耐青霉素酶，对耐药金黄色葡萄球菌有效；③主要用于耐青霉素 G 的金黄色葡萄球菌感染
	苯唑西林（oxacillin，新青霉素Ⅱ）	+	+	
	氯唑西林（cloxacillin，邻氯青霉素）	+	+	
	氟氯西林（flucloxacillin，氟氯青霉素）	+	+	
	双氯西林（dicloxacillin，双氯青霉素）	+	+	
广谱青霉素类	氨苄西林（ampicillin，氨苄青霉素）	+	−	①可口服，对革兰氏阳性菌作用不及青霉素 G，对肠球菌作用强；②对革兰氏阴性菌有效，对铜绿假单胞菌无效；③主要用于敏感菌所致伤寒、副伤寒、呼吸道感染等疾病的治疗
	阿莫西林（amoxicillin，羟氨苄青霉素）	+	−	
抗铜绿假单胞菌	羧苄西林（carbenicillin，羧苄青霉素）	−	−	①对革兰氏阳性菌作用与青霉素 G 相似，对肠球菌作用弱；②对革兰氏阴性菌活性强，对铜绿假单胞菌有效；③主要用于铜绿假单胞菌所致感染，哌拉西林和美洛西林对克雷伯菌作用较强
	哌拉西林（piperacillin，氧哌嗪青霉素）	−	−	
	阿洛西林（azlocillin）	−	−	
	美洛西林（mezlocillin）	−	−	
主要作用于革兰氏阴性杆菌	美西林（mecillinam）	−	+	①对革兰氏阴性菌作用强，但对铜绿假单胞菌无效；②对革兰氏阳性菌的作用弱；③主要用于革兰氏阴性杆菌引起的尿路感染
	匹美西林（pivmecillinam）	−	+	

二、头孢菌素类

头孢菌素（cephalosporin，先锋霉素）类是以 7-氨基头孢烷酸（7-ACA）接上不同侧链而制成的半合成抗生素。其化学结构中含有与青霉素相同的 β-内酰胺环。

【**抗菌作用和临床应用**】 头孢菌素类为杀菌药，抗菌机制与青霉素类相似，可抑制细菌细胞壁合成。本类药具有杀菌力强、抗菌谱广、对 β-内酰胺酶稳定、过敏反应少等优点。细菌对头孢菌素可产生耐药性，并与青霉素类之间有部分交叉耐药性。

根据头孢菌素的抗菌谱、抗菌强度、对 β-内酰胺酶稳定性及对肾脏的毒性，可将其分为五代。从第一代到第四代，抗革兰氏阴性菌作用及对 β-内酰胺酶的稳定性逐渐增强，抗革兰氏阳性菌作用及肾损害作用逐渐减弱，抗菌谱越来越广（表 15-2）。

表 15-2 常用头孢菌素的分类、作用特点和临床应用

分类与常用药物		作用特点和临床应用
第一代	头孢噻吩（cephalothin，先锋霉素Ⅰ）	①对革兰氏阳性菌作用较第二、三代强，对革兰氏阴性菌作用弱，对铜绿假单胞菌无效；②对青霉素酶稳定，但可被革兰氏阴性菌 β-内酰胺酶破坏；③对肾脏的毒性较大，但头孢拉啶毒性较小；④主要用于耐青霉素的金黄色葡萄球菌、溶血性链球菌、肺炎链球菌及其他一些敏感菌所致的呼吸道、软组织、尿路感染及败血症、心内膜炎等
	头孢噻啶（cephaloridine，先锋霉素Ⅱ）	
	头孢氨苄（cefalexin，先锋霉素Ⅳ）	
	头孢唑林（cefazolin，先锋霉素Ⅴ）	
	头孢拉啶（cefradine，先锋霉素Ⅵ）	
第二代	头孢克洛（cefaclor）	①对革兰氏阳性菌作用较第一代弱，对革兰氏阴性菌作用较强，对部分厌氧菌有高效，对铜绿假单胞菌无效；②对多种 β-内酰胺酶有较高的稳定性；③肾损害较小；④主要用于大肠埃希菌、克雷伯菌、吲哚阳性变形杆菌所致的呼吸道、胆道、泌尿道、皮肤软组织、骨关节等部位感染及腹膜炎、菌血症等
	头孢呋辛（cefuroxime，西力欣）	
	头孢孟多（cefamandole）	

续表

分类与常用药物	作用特点和临床应用
第三代　头孢噻肟（cefotaxime，头孢氨噻肟） 头孢他啶（ceftazidime，头孢噻甲羧肟，复达欣） 头孢哌酮（cefoperazone，头孢氧哌酮，先锋必） 头孢曲松（ceftriaxone，头孢三嗪，菌必治）	①对革兰氏阳性菌作用弱，对革兰氏阴性菌（包括铜绿假单胞菌、肠杆菌属）及厌氧菌的抗菌活性更强；②穿透力强，体内分布广，脑脊液浓度高，血浆 $t_{1/2}$ 较长；③对各种 β-内酰胺酶有较高的稳定性；④基本无肾毒性；⑤主要用于治疗尿路感染，以及危及生命的败血症、脑脊髓膜炎、肺炎等严重感染。抗铜绿假单胞菌引起的感染宜选用头孢他啶，新生儿脑膜炎和肠杆菌属细菌所致的成人脑膜炎宜选用头孢曲松或头孢他啶
第四代　头孢匹罗（cefpirome） 头孢吡肟（cefepime，头孢匹美） 头孢克定（cefclidin，头孢立定） 头孢噻利（cefoselis，头孢西利）	①对革兰氏阳性菌和革兰氏阴性菌作用强（包括铜绿假单胞菌）；②对肠杆菌科抗菌作用强大，对耐药菌株仍有效；对耐甲氧西林表皮葡萄球菌、肠杆菌抗菌活性强；③对 β-内酰胺酶稳定性高；④无肾毒性；⑤主要用于革兰氏阳性球菌及对第三代头孢菌素耐药的革兰氏阴性杆菌感染，疗效可能优于第三代头孢菌素
第五代　头孢罗膦 头孢比罗	①对革兰氏阳性菌的作用强于前四代，尤其是针对耐药菌株；②对革兰氏阴性菌的作用与第四代头孢菌素相似；③对 β-内酰胺酶稳定性高；④无肾毒性；⑤主要用于耐甲氧西林金黄色葡萄球菌等耐药菌株感染，如社区获得性肺炎、复杂性皮肤及软组织感染和糖尿病足等

【不良反应和注意事项】　头孢菌素类药物毒性较低，不良反应较少。

1. 过敏反应　常见皮疹、荨麻疹、药物热，偶见过敏性休克。对青霉素过敏者有 5%～10% 对头孢菌素有交叉过敏反应，青霉素皮肤过敏试验阳性或有青霉素过敏史者慎用，必须用时应做头孢菌素皮肤过敏试验。

2. 肾损害　第一代头孢菌素大剂量应用可导致肾损害，出现肾小管坏死，应注意给药剂量和给药间隔时间，肾功能不全者禁用。头孢菌素类与其他有肾毒性的药物合用可加强肾毒性，如氨基糖苷类、强效利尿药。

3. 胃肠反应　口服头孢菌素可发生恶心、食欲减退、腹泻等反应。

4. 其他　长期大剂量应用头孢孟多、头孢哌酮可出现低凝血酶原血症或血小板减少而导致严重出血；第三、四代头孢菌素偶致二重感染。与乙醇同时应用可产生双硫仑样反应，故本类药物在服药期间或停药 3 天内宜禁酒。

链接

双硫仑样反应

双硫仑样反应又称酒醉样反应。双硫仑是一种戒酒药物，服用后即使饮用少量的酒，身体也会产生严重不适，而达到戒酒的目的。许多药物具有与双硫仑相似的作用，用药后若饮酒，也会引起面部潮红、头晕、头痛、视物模糊、出汗，重者可出现呼吸困难、血压下降、心律失常、心力衰竭、休克甚至死亡等。引起双硫仑样反应的药物主要有头孢类和咪唑衍生物，如头孢曲松钠、头孢哌酮、头孢噻肟等，以及甲硝唑、替硝唑、异烟肼、酮康唑、呋喃唑酮、氯霉素、甲苯磺丁脲、格列本脲、苯乙双胍等。

案例 15-2

患儿，女，3 岁。因发热、咽痛在某社区医院诊治，医生给予头孢噻肟钠 0.8g 溶于 5% 葡萄糖溶液 150ml 静脉滴注，每日 1 次。患者用药后第三天仍有发热、咽痛，扁桃体表面出现点状脓苔，于是到某三甲医院就诊，细菌学检查为化脓性链球菌。

问题：该患者选用头孢噻肟是否合理？为什么？头孢菌素类应用时应注意什么？该患者选用何药治疗为佳？

三、非典型的 β-内酰胺类

本类药物包括碳青霉烯类、头霉素类、氧头孢烯类和单环 β-内酰胺类。这些抗生素的化学结构中虽有 β-内酰胺环，但无青霉素类与头孢菌素类的基本结构。

（一）碳青霉烯类

碳青霉烯类具有抗菌谱广、抗菌作用强、毒性低、对 β-内酰胺酶高度稳定而本身又抑制 β-内酰胺酶活性的特点，是临床评价很高的抗生素。

亚 胺 培 南

亚胺培南（imipenem）可由特殊的外膜通道快速进入靶位，故有强大的杀菌作用，作用机制与青霉素类相似。亚胺培南在体内可被肾脱氢肽酶灭活而失效，故必须与抑制肾脱氢肽酶的西司他丁（cilastatin）1 : 1 联合应用才能发挥作用。适用于革兰氏阳性和革兰氏阴性需氧或厌氧菌所致的各种严重感染，如尿路、皮肤软组织、呼吸道、妇科、腹腔感染和骨髓炎等。本药不能口服，需静脉给药。常见的不良反应有轻微的胃肠反应、药疹、静脉炎、一过性转氨酶升高；大剂量应用可有惊厥、意识障碍等中枢神经系统反应及肾损害等。

美 洛 培 南

美洛培南（meropenem）抗菌作用与亚胺培南相似，但对肾脱氢肽酶稳定，不需要与肾脱氢肽酶抑制剂联合应用。中枢神经毒性反应较轻。

（二）头霉素类

头孢美唑、头孢西丁

头霉素类是自链霉菌中提取的一类抗生素，化学结构与头孢菌素相似，对 β-内酰胺酶的稳定性较头孢菌素强。常用药物有头孢美唑（cefmetazole）、头孢西丁（cefoxitin）。两药抗菌谱和抗菌活性与第二代头孢菌素相似，对革兰氏阴性菌作用较强，对 β-内酰胺酶稳定。用于需氧菌与厌氧菌所致的腹腔、妇科及盆腔等混合感染。不良反应与头孢菌素类抗生素相似。

（三）氧头孢烯类

拉氧头孢、氟氧头孢

拉氧头孢（latamoxef）、氟氧头孢（flomoxef）为广谱抗生素，对革兰氏阳性球菌、革兰氏阴性杆菌和厌氧菌均有强大的抗菌活性。主要用于敏感菌所致的呼吸道、泌尿道、胆道、妇科感染等。

（四）单环 β-内酰胺类

氨 曲 南

氨曲南（aztreonam）是第一个人工合成的单环 β-内酰胺类抗生素，对革兰氏阴性菌包括铜绿假单胞菌有强大的抗菌作用，并具有对多数 β-内酰胺酶稳定、不良反应少、体内分布广、与青霉素无交叉过敏的特点，可用于青霉素过敏的患者，或作为氨基糖苷类抗生素的替代品。常用于敏感的革兰氏阴性杆菌及铜绿假单胞菌等所致的呼吸道、尿路感染及脑膜炎、败血症等的治疗。不良反应少而轻，偶尔出现皮疹或血清转氨酶升高。

四、β-内酰胺酶抑制剂及其复方制剂

β-内酰胺酶抑制剂本身没有或仅有很弱的抗菌活性，但与其他 β-内酰胺类抗生素联合应用，则可发挥抑酶增效作用，使不耐酶的青霉素类和头孢菌素类免遭破坏，抗菌作用增强。常用 β-内酰胺酶抑制剂包括克拉维酸、舒巴坦和他佐巴坦等。常用复方有阿莫西林克拉维酸钾、替卡西林钠克拉维酸钾、氨苄西林舒巴坦钠等。

克 拉 维 酸

克拉维酸（clavulanic acid，棒酸）是由链霉菌培养液中获得的广谱 β-内酰胺酶抑制剂，但抗菌活性低，常与多种 β-内酰胺类抗生素合用以增强后者的抗菌作用。主要的复方制剂有阿莫西林克拉维酸钾、替卡西林钠克拉维酸钾等，主要用于产 β-内酰胺酶的金黄色葡萄球菌、表皮葡萄球菌、肠球菌所致的感染。对产 β-内酰胺酶的流感嗜血杆菌、脆弱类杆菌也有较强的抗菌活性。广泛用于呼吸系统、生殖系统、皮肤和软组织等部位的感染。不良反应与阿莫西林相似。

舒 巴 坦

舒巴坦（sulbactam，青霉烷砜）为半合成的 β-内酰胺酶抑制剂，对金黄色葡萄球菌与革兰氏阴性杆菌产生的 β-内酰胺酶有很强的抑制作用，抗菌作用略强于克拉维酸，与 β-内酰胺类抗生素合用有明显的抗菌协同作用。复方制剂有氨苄西林钠舒巴坦钠和头孢哌酮钠舒巴坦钠，前者主要用于产 β-内酰胺酶的流感嗜血杆菌、肠杆菌属、淋病奈瑟菌、金黄色葡萄球菌、脆弱类杆菌等所致的感染；而头孢哌酮钠舒巴坦钠主要用于产 β-内酰胺酶的肠杆菌、铜绿假单胞菌及厌氧菌感染。

他 佐 巴 坦

他佐巴坦（tazobactam，三唑巴坦）是舒巴坦的衍生物，抑制 β-内酰胺酶作用强于克拉维酸和舒巴坦。复方制剂为哌拉西林钠他佐巴坦钠，此制剂对耐哌拉西林的大肠埃希菌、肺炎克雷伯菌、不动杆菌与奇异变形杆菌等具有良好的抗菌作用。常用于腹腔、呼吸道、软组织感染和菌血症的治疗。不良反应较少，少数患者可发生皮肤瘙痒、皮疹、腹泻等。

第 3 节　大环内酯类、林可霉素类和万古霉素类抗生素

一、大环内酯类

大环内酯类抗生素是一类具有 14、15、16 元大环内酯结构的抗生素，其疗效稳定，无严重不良反应，常用作革兰氏阳性菌、革兰氏阴性球菌及厌氧菌等感染的首选药，以及 β-内酰胺类过敏的替代品。本类药物主要通过与细菌核糖体 50S 亚基结合，选择性地阻碍细菌蛋白质合成而发挥作用，属于快速抑菌药，高浓度时也可产生杀菌作用。红霉素为第一代大环内酯类代表药物，同类药物还有麦迪霉素、吉他霉素、乙酰螺旋霉素等，但抗菌谱窄、耐药菌株多、不良反应大等问题限制了其临床应用；随后，以耐酸、生物利用度高、半衰期长、抗菌谱广、不良反应少、具有良好抗菌后效应等为特点的第二代大环内酯类问世，最具代表性的药物有阿奇霉素、罗红霉素、克拉霉素，其具有明显的抗菌后效应，现已广泛用于呼吸道感染性疾病的治疗。但其耐药性日趋加重，促使了第三代大环内酯类药物开发，代表药物有泰利霉素和喹红霉素，其抗菌活性更高，可用于治疗对红霉素类耐药的呼吸道感染。

红 霉 素

红霉素（erythromycin）是于 1952 年从红链霉菌的培养液中分离出来的一种碱性抗生素。红霉素不耐酸，在酸性条件下容易破坏，碱性环境下吸收好，抗菌作用增强。为避免口服受胃酸破坏，多制成肠溶片或酯类制剂。口服易吸收，$t_{1/2}$ 约为 2 小时，体内分布广，在胸腔积液、腹水、扁桃体、乳汁、前列腺和精液等组织或体液中可达到有效浓度，胆汁中浓度为血药浓度的 30 倍，但不易透过血脑屏障。大部分经肝破坏，主要经胆汁排出，可形成肝肠循环，约有 5% 以原形药物由尿排出，作用可维持 6~8 小时。

【抗菌作用和临床应用】　红霉素对革兰氏阳性菌包括金黄色葡萄球菌（包括耐药菌）、肺炎链球菌、白喉棒状杆菌、梭状芽孢杆菌等具有较强抗菌活性，对革兰氏阴性菌如脑膜炎奈瑟菌、淋病奈瑟菌、流

感嗜血杆菌、百日咳鲍特菌、布鲁氏菌、军团菌等高度敏感，对某些螺旋体、肺炎支原体、衣原体、立克次体、厌氧菌等有抑制作用。

红霉素的抗菌效力不及青霉素，临床常用于治疗耐青霉素的革兰氏阳性菌（尤其是金黄色葡萄球菌）感染和对青霉素过敏者，是治疗军团菌肺炎、支原体肺炎、白喉带菌者及沙眼衣原体所致的新生儿结膜炎或婴儿肺炎、弯曲杆菌所致的败血症或肠炎等的首选药，也可用于厌氧菌引起的口腔感染。

【不良反应和注意事项】　主要不良反应是胃肠道反应，口服或静脉给药均可引起，表现为恶心、呕吐、食欲缺乏、腹痛、腹泻等，有些患者难以耐受而不得不停药。少数患者可发生肝损害，出现转氨酶升高、肝大、黄疸等，一般停药后数日可恢复。个别患者可发生过敏性药疹、药物热、耳鸣、暂时性耳聋等。

阿 奇 霉 素

阿奇霉素（azithromycin）为15元环半合成大环内酯类抗生素。口服吸收迅速，生物利用度高，组织分布广，$t_{1/2}$长达35～48小时，为大环内酯类中最长者。每日给药一次即可。抗菌谱较红霉素广，对红霉素敏感菌的抗菌活性与其相似，对革兰氏阴性菌的作用明显强于红霉素，对某些细菌表现为杀菌作用，而其他大环内酯类为抑菌药。主要用于治疗敏感菌所致急性支气管炎，轻、中度肺炎，急性扁桃体炎，咽炎，中耳炎，皮肤及软组织感染，尿路感染等。不良反应轻，患者耐受好，轻至中度肝肾功能不良者可以应用，且药动学特征无明显改变。

克 拉 霉 素

克拉霉素（clarithromycin，甲红霉素）为14元半合成大环内酯类抗生素，口服吸收迅速而完全，且不受进食影响；分布广泛，在组织中浓度明显高于血液中的浓度；主要经肾排泄，$t_{1/2}$为3.5～4.9小时。对革兰氏阳性菌、流感嗜血杆菌、军团菌、肺炎支原体的作用是大环内酯类中最强的，对沙眼衣原体、幽门螺杆菌及厌氧菌的作用亦较红霉素强。临床用于呼吸系统、泌尿生殖系统、皮肤软组织及消化道幽门螺杆菌感染。不良反应少，主要是胃肠反应，偶见皮疹、皮肤瘙痒及头痛等。

罗 红 霉 素

罗红霉素（roxithromycin）为14元半合成大环内酯类抗生素，对胃酸稳定，口服吸收好，在血浆与组织中浓度均高于红霉素，$t_{1/2}$长达12～15小时。对革兰氏阳性菌和厌氧菌作用与红霉素相似，对肺炎支原体、衣原体作用较强，对流感嗜血杆菌作用较弱。主要用于敏感菌所致的呼吸系统、泌尿生殖系统、皮肤和软组织、耳鼻喉等部位感染。胃肠反应比红霉素轻，偶见皮疹、皮肤瘙痒、头痛、头晕等。

二、林可霉素类

林可霉素、克林霉素

林可霉素类抗生素包括林可霉素（lincomycin）和克林霉素（clindamycin）。其中，克林霉素抗菌作用较强，且毒性较小，故较林可霉素常用。吸收后两药均分布广泛，在骨组织浓度高。在胆汁和乳汁中浓度也较高，可透过胎盘但不易透过血-脑脊液屏障。主要在肝代谢，经胆汁和粪便排泄，小部分由肾排泄。

【抗菌作用和临床应用】　二者抗菌谱和红霉素相似，对革兰氏阳性菌有较强抗菌活性，各型链球菌、葡萄球菌（包括耐青霉素酶的金黄色葡萄球菌）、白喉棒状杆菌等均对其敏感；对部分革兰氏阴性菌、人型支原体、沙眼衣原体也有效；对多数厌氧菌如厌氧芽孢杆菌属有强大抗菌作用。两药有完全交叉耐药性，与红霉素存在竞争性拮抗和部分交叉耐药性，故不宜合用。

临床主要用于厌氧菌（包括脆弱类杆菌、放线菌、产气荚膜杆菌等）引起的口腔、腹腔和妇科感染，治疗革兰氏阳性菌引起的呼吸系统、骨及软组织、胆道感染和败血症、心内膜炎等。为金黄色葡萄球菌引起的急、慢性骨髓炎的首选药。

【不良反应和注意事项】 胃肠反应常见，长期口服可引起二重感染而发生假膜性肠炎，用药期间如出现严重腹泻、水样或血样大便，应及时停药，用万古霉素与甲硝唑治疗。本类药也可引起轻度皮疹瘙痒或药物热。

三、万古霉素类

万古霉素、去甲万古霉素、替考拉宁

万古霉素类包括万古霉素（vancomycin）、去甲万古霉素（norvancomycin）和替考拉宁（teicoplanin）。三者抗菌作用相似，对革兰氏阳性菌有强大的杀菌作用，抗菌机制相同，通过与细胞壁前体肽聚糖结合而阻碍细菌细胞壁合成，造成细胞壁缺损而杀灭细菌。仅用于耐药金黄色葡萄球菌和革兰氏阳性菌所致的严重感染，如败血症、心内膜炎、骨髓炎、呼吸道感染等。口服难吸收，可用于治疗假膜性肠炎，尤其是用其他药物治疗无效或过敏患者；对克林霉素等所致的假膜性肠炎有良效。万古霉素、去甲万古霉素的毒性较大，替考拉宁毒性较小。本类药有耳毒性，早期停药可恢复；其主要损伤肾小管，表现为蛋白尿、管型尿、少尿、血尿等，严重者可致肾衰竭；偶可引起斑块皮疹和过敏性休克，快速静脉注射万古霉素时，可出现皮肤潮红、红斑、荨麻疹、心动过速、低血压等特征性症状，称为红人综合征，去甲万古霉素、替考拉宁很少出现。

第4节　氨基糖苷类和多黏菌素类抗生素

一、氨基糖苷类

氨基糖苷类是由氨基醇环和氨基糖分子以苷键相结合的碱性抗生素，包括天然和人工半合成两大类。天然品由链霉菌和小单胞菌产生，包括链霉素、庆大霉素、卡那霉素、妥布霉素、西索米星、新霉素、小诺米星、大观霉素等；人工半合成品包括奈替米星、依替卡星、阿米卡星等。

（一）氨基糖苷类抗生素的共性

1. 体内过程　氨基糖苷类抗生素均为有机碱，易溶于水，除链霉素外，其他药物水溶液性质均稳定。口服很难吸收，仅用于肠道感染。多采用肌内注射给药，吸收迅速而完全。除链霉素外，血浆蛋白结合率均小于 10%，主要分布于细胞外液；可透过胎盘屏障，不易透过血脑屏障，但在内耳淋巴液和肾皮质中分布浓度高且在该部位浓度下降很慢，是引起耳、肾毒性的主要原因。在体内约 90% 以原形由肾小球滤过排泄，尿药浓度高，为血浆峰浓度的 25～100 倍，有利于尿路感染的治疗，同服碱性药物如碳酸氢钠可增强其抗菌活性。

2. 抗菌作用　氨基糖苷类抗生素为快速的静止期杀菌药，有明显的抗菌后效应。主要对革兰氏阴性杆菌如大肠埃希菌、铜绿假单胞菌、克雷伯菌属、变形杆菌属、肠杆菌属、志贺菌属等有强大抗菌作用；对沙门菌属、沙雷菌属、产碱杆菌属、不动杆菌属、分枝杆菌属等也有抗菌活性；对淋病奈瑟菌、脑膜炎奈瑟菌等革兰氏阴性球菌疗效较差；对多数革兰氏阳性菌作用差，对肠球菌和厌氧菌不敏感。链霉素、卡那霉素对结核分枝杆菌有效，耐药金黄色葡萄球菌对卡那霉素、庆大霉素敏感。

氨基糖苷类的作用机制主要是通过干扰细菌蛋白质合成，并破坏细菌细胞膜的完整性，使胞质内的重要物质外漏而致细菌死亡。

细菌对氨基糖苷类可产生不同程度的耐药性，耐药机制主要是细菌产生修饰氨基糖苷类的钝化酶使药物灭活；也可通过改变细胞膜通透性，使菌体内药物浓度下降而降低疗效；还可通过对靶位的修饰，致使细菌对氨基糖苷类的亲和力减低而耐药。本类药物之间存在一定的交叉耐药性。

3. 临床应用　氨基糖苷类临床主要用于革兰氏阴性杆菌所致的全身感染，如脑膜炎和呼吸系统、

泌尿生殖系统、皮肤软组织、胃肠道、骨关节等感染及烧伤、创伤等。但对于败血症、肺炎、脑膜炎等严重感染，需联合广谱半合成青霉素、第三代头孢菌素及喹诺酮类药物。利用该类药物口服不吸收的特点，可用于消化道感染、肠道术前准备等。

4. 不良反应与注意事项　氨基糖苷类的主要不良反应为耳毒性和肾毒性，尤其是儿童和老年人更易发生。毒性产生与服药剂量和疗程有关，也因药物不同而不同，甚至在停药后也可出现不可逆的毒性反应。

（1）耳毒性　氨基糖苷类的耳毒性包括前庭功能和耳蜗神经的损害。前庭神经功能损害表现为眩晕、恶心、呕吐、眼球震颤和平衡失调等，其发生率依次为新霉素＞卡那霉素＞链霉素＞西索米星＞阿米卡星＞庆大霉素＞妥布霉素＞奈替米星＞依替米星；耳蜗听神经的损伤表现为耳鸣、听力减退等，甚至导致永久性耳聋，其发生率依次为新霉素＞卡那霉素＞阿米卡星＞西索米星＞庆大霉素＞妥布霉素＞奈替米星＞链霉素＞依替米星。氨基糖苷类的耳毒性直接与药物在内耳淋巴液中蓄积有关，影响内耳螺旋器内、外毛细胞的糖代谢及能量利用，导致细胞膜上 Na^+-K^+-ATP 酶功能障碍，造成毛细胞损伤，而引起前庭功能和耳蜗神经的损害。为防止和减少耳毒性的发生，用药期间应经常询问患者是否有耳鸣、眩晕等先兆症状，避免与有耳毒性的高效利尿药、万古霉素等合用，并定期检查听力。妊娠期妇女禁用。

（2）肾毒性　氨基糖苷类抗生素是诱发药源性肾衰竭最常见的因素。此类药物主要经肾排泄并在肾皮质部蓄积，损害近曲小管上皮细胞，最早表现为尿浓缩困难，随后可有蛋白尿、血尿、管型尿，严重者可发生氮质血症、无尿症和肾衰竭。其发生率依次为新霉素＞卡那霉素＞庆大霉素＞妥布霉素＞阿米卡星＞奈替米星＞链霉素＞依替米星。为防止和减少肾毒性的发生，临床用药应定期检查肾脏功能，一旦出现肾功能损害应调整用量或停药，必要时做血药浓度监测。避免与第一代头孢菌素、万古霉素、顺铂、多黏菌素 B、杆菌肽、两性霉素 B、高效利尿药等有肾毒性的药物合用。肾功能减退患者应慎用或调整给药方案。

（3）神经肌肉接头麻痹　氨基糖苷类可致神经肌肉接头麻痹，其发生率与给药剂量和给药途径有关，最常见于大剂量腹膜内或胸膜内给药，也可见于静滴速度过快，出现全身肌肉麻痹、血压下降、呼吸困难，甚至呼吸停止。一旦发生，应立即用钙剂或新斯的明抢救。本类药物引起此反应的严重程度依次为新霉素＞链霉素＞卡那霉素＞奈替米星＞阿米卡星＞庆大霉素＞妥布霉素＞依替米星。使用时应避免与肌松药、全身麻醉药等合用。

（4）过敏反应　氨基糖苷类可引起嗜酸性粒细胞增多，出现皮疹、药物热、血管神经性水肿、口周发麻等症状，也可致过敏性休克。链霉素过敏反应发生率仅次于青霉素，但病死率高，防治措施同青霉素。

（二）代表药物

链 霉 素

链霉素（streptomycin）是 1944 年从链霉菌培养液中提取并用于临床的第一个氨基糖苷类抗生素，也是第一个用于治疗结核病的药物。因其毒性和耐药性较多，现已基本不用。

庆 大 霉 素

庆大霉素（gentamicin）是从小单胞菌培养液中分离所得。口服吸收少，肌内注射吸收快而完全，大部分以原形由肾排出，尿液中浓度高。

【抗菌作用和临床应用】　庆大霉素对各种革兰氏阴性菌有杀灭作用，如肠杆菌科、铜绿假单胞菌等；尤其对沙雷菌属作用较好。

临床可用于敏感菌感染所致肺炎、骨髓炎、腹膜炎及败血症等；与羧苄西林或头孢菌素等合用治疗铜绿假单胞菌所致感染；与甲硝唑、克林霉素合用可降低结肠术后的感染率；口服可用于肠道感染及术前肠道消毒；局部用于皮肤、黏膜表面感染和眼、耳、鼻部感染。

【不良反应和注意事项】 不良反应主要有肾毒性、前庭功能损害、神经肌肉传导阻滞，偶可发生过敏反应。由于庆大霉素耐药和不良反应严重，现多选用阿米卡星、依替米星等替代。

阿 米 卡 星

阿米卡星（amikacin，丁胺卡那霉素）是抗菌谱较广的氨基糖苷类抗生素，对革兰氏阴性杆菌和金黄色葡萄球菌均有强大抗菌活性，但作用弱于庆大霉素，对结核分枝杆菌也有效。其突出的优点是对许多细菌产生的钝化酶稳定性极强，故主要用于对其他氨基糖苷类抗生素耐药菌株所引起的感染。耳毒性大于庆大霉素，肾毒性小于庆大霉素。

妥 布 霉 素

妥布霉素（tobramycin）抗菌谱与庆大霉素相似，对铜绿假单胞菌的作用较庆大霉素强 2～5 倍，且对耐庆大霉素菌株依然有效，适用于治疗铜绿假单胞菌所致的各种感染，通常应与能抗铜绿假单胞菌的青霉素类或头孢菌素类合用。对其他革兰氏阴性菌引起的感染亦可应用。不良反应较庆大霉素轻。

奈 替 米 星

奈替米星（netilmicin）为半合成氨基糖苷类抗生素。因耐酶性能强，对耐其他氨基糖苷类的革兰氏阴性杆菌及耐青霉素类的金黄色葡萄球菌仍然有效。临床主要用于革兰氏阴性杆菌引起的泌尿道、消化道、呼吸道、皮肤软组织、骨和关节、腹腔及创口部位感染。其耳、肾毒性较小，但仍应注意。

大 观 霉 素

大观霉素（spectinomycin）为氨基环醇类抗生素，因作用机制与氨基糖苷类相似而列入本类。本药仅对淋病奈瑟菌有高度的抗菌活性，临床用于治疗无并发症的淋病，由于易产生耐药性，仅限于对青霉素、四环素等耐药或对青霉素过敏的淋病患者，不良反应少。

依 替 米 星

依替米星（etimicin）系氨基糖苷类半合成水溶性抗生素，抗菌谱广，抗菌活性强，毒性低。对大部分革兰氏阳性菌和革兰氏阴性菌有良好抗菌作用，尤其对大肠埃希菌、肺炎克雷伯菌、沙雷菌属、奇异变形杆菌、沙门菌属、流感嗜血杆菌及葡萄菌属等有较高的抗菌活性，对部分庆大霉素和头孢唑啉耐药的金黄色葡萄球菌、大肠埃希菌和肺炎克雷伯菌亦有一定的抗菌活性。依替米星发生肾毒性、耳毒性和神经肌肉接头麻痹的程度较轻，在本类药物中不良反应发生率较低。

二、多黏菌素类

多黏菌素类是从多黏杆菌培养液中获得的一组多肽类抗生素，临床常用的有多黏菌素 B（polymyxin B）和多黏菌素 E（polymyxin E，抗敌素），其性质稳定，由于全身应用毒性大，主要为局部应用。

【抗菌作用和临床应用】 多黏菌素类抗生素对多数革兰氏阴性杆菌如大肠埃希菌、肺炎克雷伯菌、流感嗜血杆菌、百日咳鲍特菌、铜绿假单胞菌有强大的杀灭作用；但对革兰氏阴性球菌和革兰氏阳性无效。多黏菌素 B 比多黏菌素 E 抗菌活性略高。抗菌机制为多黏菌素类可与革兰氏阴性杆菌细胞膜中的磷脂结合，使细胞膜通透性增加，营养成分外漏，导致细菌死亡。本类药属于慢效杀菌药，对生长繁殖期和静止期的细菌都有杀菌作用。因毒性较大，临床多局部用于敏感菌所致的眼、耳、皮肤、黏膜感染及烧伤后铜绿假单胞菌感染。

【不良反应和注意事项】 不良反应主要是肾损害及神经系统毒性表现。肾损害表现为蛋白尿、血尿等，故肾功能不全患者宜减量或禁用。神经系统毒性表现为眩晕、手足麻木、共济失调等，停药后可消失。

第5节 四 环 素 类

四环素类（tetracyclines）药物属广谱抗生素（broad-spectrum antibiotic），是革兰氏阳性菌和阴性菌的快速抑菌药，对立克次体、支原体和衣原体也有较强的抑制作用，四环素类药物还可抑制某些螺旋体和原虫。

四环素类抗生素可分为三代。第一代四环素类抗生素为天然四环素类，包括四环素（tetracycline）、土霉素（terramycin，氧四环素）、金霉素（chlortetracycline，氯四环素）等；第二代四环素类抗生素属于半合成四环素类，包括美他环素（methacycline，甲烯土霉素）、多西环素（doxycycline，强力霉素、脱氧土霉素）和米诺环素（minocycline，二甲胺四环素）；替加环素（tigecycline，丁甘米诺环素）为第三代四环素类抗生素。

本类药物口服易吸收，可与 Ca^{2+}、Mg^{2+}、Fe^{2+}、Al^{3+} 等多价金属离子形成难溶性络合物而吸收减少，临床不宜与含有这些离子的药物（如抗酸药、抗贫血药等）合用；若须合用，应间隔 3 小时以上。

【抗菌作用和临床应用】 本类药物抗菌谱广，对革兰氏阳性菌、革兰氏阴性菌、支原体、立克次体、衣原体、螺旋体、放线菌、阿米巴原虫等均有抑制作用；对铜绿假单胞菌、结核分枝杆菌、伤寒沙门菌无效。其抗菌机制是与敏感菌核糖体 30S 亚基结合，抑制蛋白质合成，也可通过改变细菌细胞膜通透性，导致菌体内核苷酸及其他重要成分外漏，从而抑制细菌 DNA 复制。本类药属速效抑菌药，高浓度时也具有杀菌作用。药物的抗菌活性依次为替加环素＞米诺环素＞多西环素＞美他环素＞地美环素＞四环素＞土霉素。

四环素类药物曾广泛用于临床，但近年来因耐药菌株增多、不良反应多见，临床已基本不用。但对于立克次体感染（斑疹伤寒、Q 热和恙虫病等）、支原体感染（支原体肺炎和泌尿生殖系统感染等）、衣原体感染（鹦鹉热、沙眼和性病性淋巴肉芽肿等）及某些螺旋体感染（回归热等）仍应用，现多选用多西环素。

【不良反应和注意事项】

1. 二重感染 长期应用广谱抗菌药物，敏感菌受到抑制，不敏感菌乘机大量繁殖，造成新的感染，称作二重感染或菌群失调症。婴儿、老年人、体弱者、合用糖皮质激素或抗肿瘤药的患者易发生。较常见的二重感染分为两种，一是真菌感染，多由白假丝酵母菌引起，表现为鹅口疮、肠炎，应立即停药并同时进行抗真菌治疗；二是对四环素耐药的艰难梭菌感染所致的假膜性肠炎，表现为剧烈的腹泻、发热、肠壁坏死等，应立即停药并口服万古霉素和甲硝唑治疗。

2. 对骨骼和牙齿生长的影响 四环素类药物经血液循环到达新形成的牙齿组织，与牙齿中的羟基磷灰石晶体结合形成四环素-磷酸钙复合物，后者呈淡黄色，造成恒齿永久性棕色色素沉着（俗称牙齿黄染），牙釉质发育不全。药物对新形成的骨组织也有相同的作用，可抑制胎儿、婴幼儿骨骼发育。妊娠期、哺乳期妇女及 8 岁以下儿童禁用四环素和其他四环素类药物。

3. 其他 口服可引起恶心、呕吐、畏食、腹胀等胃肠道反应。长期大剂量使用可引起严重肝损伤或加重原有的肾损伤，多见于孕妇特别是肾功能异常的孕妇。偶见过敏反应。

多 西 环 素

多西环素（doxycycline，强力霉素）口服吸收完全，不受食物影响。体内分布广，可通过血脑屏障，脑脊液中浓度高。主要经胆汁排泄，可形成肝肠循环；少部分经肾脏排泄，即使肾衰竭时也不引起体内蓄积，故肾功能不全者仍可使用。

抗菌谱同四环素，抗菌活性是四环素的 2～10 倍，对天然四环素类耐药菌仍然有效，尤适用于肾外感染伴肾衰竭患者及胆道系统感染患者。

不良反应以胃肠道症状常见；静脉注射时可出现口舌麻木和异味感；少数可引起光敏反应。因肠道中的药物多以无活性或络合型存在，其对肠道菌群影响小，很少引起二重感染。

米 诺 环 素

米诺环素（minocycline）受食物影响小，但抗酸药或重金属离子仍可影响其吸收。其脂溶性高于多西环素，组织穿透力强，分布广泛，脑脊液中的浓度高于其他四环素类。在脂肪组织中存留时间长，经胆汁和肾脏排出。$t_{1/2}$ 为 11～22 小时。抗菌谱与四环素相似，抗菌活性强于其他同类药物，对四环素或青霉素类耐药的链球菌、金黄色葡萄球菌和大肠埃希菌对米诺环素仍敏感。主要用于治疗酒糟鼻、痤疮和沙眼衣原体所致的性传播疾病，以及上述耐药菌引起的感染。一般不作为首选药。其不良反应除四环素类共有的不良反应外，还可产生独特的前庭反应，表现为恶心、呕吐、眩晕、运动失调等症状；首次服药可迅速出现，女性多于男性，停药 24～48 小时后可消失，用药期间不宜从事高空作业、驾驶和机器操作。

替 加 环 素

替加环素（tigecycline）口服难以吸收，需静脉给药。替加环素与其他四环素类抗生素相比，抗菌谱广，除假单胞菌属、变形杆菌属对替加环素不敏感外，多数菌属对其敏感。其与细菌核糖体的亲和力是米诺环素的 5 倍。临床用于治疗敏感菌所致的复杂性腹腔内感染、复杂性皮肤和软组织感染、社区获得性肺炎，但 18 岁以下患者不推荐使用。恶心、呕吐是替加环素的主要不良反应。

第 6 节　人工合成抗菌药

一、喹诺酮类药物

喹诺酮类药物是目前临床广泛应用的一类人工合成抗菌药，目前分为四代：第一代药物萘啶酸临床应用效果差，国内现已不再应用；第二代药物吡哌酸对部分革兰氏阴性菌有抗菌活性，因血药浓度低而尿中浓度高，仅限于治疗敏感菌所致泌尿道和肠道感染，现较少使用；第三代为氟喹诺酮类药物包括诺氟沙星、氧氟沙星、左氧氟沙星、依诺沙星、环丙沙星、洛美沙星等，目前临床使用较广泛，但广泛应用也造成其耐药菌株日益增多；第四代是新型氟喹诺酮类药物，已用于临床的有加替沙星、莫西沙星、吉米沙星和甲雷沙星等。因临床主要应用的喹诺酮类为氟喹诺酮类，本节重点介绍氟喹诺酮类抗菌药。

（一）喹诺酮类药物的共性

【体内过程】　氟喹诺酮类药物大多数口服吸收好，体内分布广，组织穿透力强，在肺、肾、前列腺、肝、胆囊等组织分布良好，在血液循环较差的骨、关节和前列腺等组织中也可达较高浓度，还可分布到唾液腺、泪腺、泌尿生殖系统和呼吸道黏膜。氟喹诺酮类药物少量在肝脏代谢或经粪排除，大多数以原形经肾排除出，$t_{1/2}$ 为 3～7 小时。

【抗菌作用】　氟喹诺酮类药物抗菌谱广、抗菌活性强，尤其对革兰氏阴性菌如脑膜炎奈瑟菌、变形杆菌、流感嗜血杆菌、克雷伯菌、伤寒沙门菌、志贺菌属、大肠埃希菌、淋病奈瑟菌等有强大的杀菌作用。加替沙星、莫西沙星等第四代氟喹诺酮类药物，除对革兰氏阴性菌有强大的抗菌活性外，还对革兰氏阳性菌如产酶金黄色葡萄球菌、肺炎链球菌及结核分枝杆菌、军团菌、支原体和衣原体有较强作用，尤其是对厌氧菌的抗菌活性强。环丙沙星对铜绿假单胞菌的作用最强。

本类药物抗革兰氏阴性菌的作用机制主要是抑制 DNA 回旋酶，干扰 DNA 复制而杀菌；抗革兰氏阳性菌的作用机制主要是抑制拓扑异构酶Ⅳ，阻碍细菌 DNA 复制而产生杀菌作用；高浓度尚可抑制细菌 RNA 和蛋白质的合成。

【临床应用】

1. 泌尿生殖道感染　对多种尿路感染、前列腺炎、宫颈炎、淋病等均有效。治疗单纯性淋菌性尿道炎应首选环丙沙星、氧氟沙星或 β-内酰胺类；铜绿假单胞菌性尿道炎首选环丙沙星。

2. 呼吸道感染 氟喹诺酮类可替代大环内酯类用于治疗支原体肺炎、衣原体肺炎、嗜肺军团菌引起的军团病。左氧氟沙星或莫西沙星与万古霉素合用，可首选用于治疗青霉素严重耐药的肺炎链球菌感染。氧氟沙星和左氧氟沙星还可与其他抗结核药联合用于耐药结核菌感染。

3. 肠道感染与伤寒 为急慢性菌痢、中毒性菌痢、细菌性肠炎（食物中毒）及胆道感染的首选药；伤寒沙门菌引起的伤寒或副伤寒应首选氟喹诺酮类或头孢曲松；亦可用于旅行性腹泻。

4. 骨、关节和皮肤软组织感染 多数氟喹诺酮类药物可用于治疗皮肤软组织感染；因骨组织中药物浓度高，环丙沙星、左氧氟沙星等可作为急、慢性骨髓炎和化脓性关节炎的首选药。

【不良反应和注意事项】

1. 胃肠道反应 最常见，如恶心、呕吐、食欲减退、味觉异常、腹痛、腹泻及便秘等。

2. 光敏反应 个别患者在光照部位出现瘙痒性红斑，严重者可见皮肤糜烂、脱落，又称光敏性皮炎。以环丙沙星、诺氟沙星为多，用药期间应避免阳光和紫外线照射。还可出现如红斑、皮疹、皮肤瘙痒、血管神经性水肿等过敏反应，对本类药物过敏的患者禁用。

3. 中枢神经系统毒性 本类药物可以透过血脑屏障，对中枢神经系统的损害较为突出，轻者出现头痛、头晕、失眠，重者可出现抽搐、惊厥、精神异常等，有精神病或癫痫病史的患者避免应用。

4. 软骨损害 本类药物易浓缩、沉积于骨髓中，直接损害软管细胞的发育，影响儿童或胎儿的骨骼发育。故妊娠期妇女和18岁以下儿童禁用。哺乳期妇女用药期间，应停止哺乳。

5. 泌尿系统损害 主要表现为肾功能损害，包括尿频、少尿、结晶尿、蛋白尿、尿液浑浊、面部水肿、肾炎，严重者出现肾衰竭。其中环丙沙星、氧氟沙星、诺氟沙星引起的血尿报道较多。

6. 其他 可见肝功能异常、跟腱炎和跟腱断裂等。

（二）常用的氟喹诺酮类药物

诺 氟 沙 星

诺氟沙星（norfloxacin）是第三代第一个氟喹诺酮类药物，口服仅部分吸收，血药浓度较低，但尿、粪中药物浓度仍较高。抗菌作用强，对革兰氏阴性菌大肠埃希菌、志贺菌、肠杆菌科、弯曲菌、沙门菌及奈瑟菌高效。临床主要用于敏感菌所致的胃肠道、尿路感染，也可外用用于治疗皮肤和眼部感染。大多数厌氧菌对其耐药，本药对分枝杆菌、嗜肺军团菌、布鲁氏菌属感染无效。

环 丙 沙 星

环丙沙星（ciprofloxacin）组织穿透力强，分布广泛，抗菌谱与诺氟沙星相似，但抗菌作用更强，尤其对铜绿假单胞菌、流感嗜血杆菌、大肠埃希菌等革兰氏阴性杆菌抗菌活性高于多数氟喹诺酮类药物。多数厌氧菌对环丙沙星不敏感，但对氨基糖苷类或第三代头孢菌素类耐药的菌株仍对环丙沙星敏感。临床主要用于对其他抗菌药物产生耐药性的革兰氏阴性杆菌所致的泌尿生殖系统、呼吸系统、消化系统、骨与关节和皮肤软组织感染。本药可诱发跟腱炎和跟腱撕裂，老年人和运动员慎用。

氧 氟 沙 星

氧氟沙星（ofloxacin）口服生物利用度高达95%，在痰液、尿液和胆汁中的浓度高。除具有环丙沙星的抗菌特点和良好的抗耐药菌特性外，还对结核分枝杆菌、沙眼衣原体和部分厌氧菌有效。临床主要用于敏感菌所致的胆道、呼吸系统、泌尿生殖系统、皮肤软组织及盆腔等感染，亦可作为抗结核药，常与其他药物联用。

左氧氟沙星

左氧氟沙星（levofloxacin）抗菌谱同氧氟沙星，其抗菌活性是氧氟沙星的2倍。对表皮链球菌、葡萄球菌、肠球菌、厌氧菌、支原体、衣原体的体外抗菌活性明显强于环丙沙星。临床用于治疗敏感菌引起的各种急、慢性感染及难治性感染，效果良好。对铜绿假单胞菌的抗菌活性低于环丙沙星，但仍可用于临床治疗。除第四代喹诺酮类外，在喹诺酮类药物中其不良反应发生率相对较少且轻微，主要为胃肠道反应。

洛 美 沙 星

洛美沙星（lomefloxacin）对革兰氏阴性菌、表皮葡萄球菌、链球菌和肠球菌的抗菌活性与氧氟沙星相似，但对多数厌氧菌的抗菌作用较氧氟沙星弱。诱发光敏反应和跟腱毒性的频率较高。

氟 罗 沙 星

氟罗沙星（fleroxacin）具有广谱、高效、长效的特点；50%～70%的药物以原形由肾排泄。临床主要用于治疗敏感菌所致的呼吸系统、泌尿生殖系统及皮肤软组织感染。诱发中枢神经系统毒性反应的频率高于其他喹诺酮类药物。

莫 西 沙 星

莫西沙星（moxifloxacin）为第四代喹诺酮类抗菌药。对大多数革兰氏阳性菌、厌氧菌、结核分枝杆菌、衣原体和支原体作用强，抗菌活性强于环丙沙星、氧氟沙星和左氧氟沙星。对大多数革兰氏阴性菌的作用与诺氟沙星相近，临床用于敏感菌所致的慢性支气管炎急性发作、急性鼻窦炎、社区获得性肺炎，也可用于泌尿生殖系统及皮肤软组织感染。不良反应发生率较低，常见一过性轻度呕吐和腹泻；但亦有严重不良反应发生，如过敏性休克、肝损害，心脏毒性等，且呈上升趋势。

加 雷 沙 星

加雷沙星（garenoxacin）为第四代喹诺酮类抗菌药。对金黄色葡萄球菌、表黄色葡萄球菌、青霉素敏感或耐药的肺炎链球菌的抗菌活性强于环丙沙星、左氧氟沙星；对耐甲氧西林金黄色葡萄球菌和甲氧西林表皮葡萄球菌的抗菌活性强于环丙沙星和左氧氟沙星。对革兰氏阴性菌的抗菌活性与氧氟沙星相同，但总体上弱于环丙沙星。临床广泛用于治疗社区获得性呼吸道感染及敏感菌所致的急性上颌窦炎、泌尿生殖系统感染、皮肤和软组织感染等。不良反应少，常见恶心、腹泻、头痛和眩晕。

📦 案例 15-3

患儿，男，6 岁。因呼吸道感染入院。医生处方如下，请分析是否合理。

左氧氟沙星注射液　　　　　　0.2g×2 支

10%葡萄糖注射液　　　　　　100ml×1 袋

用法：静脉滴注　一日 1 次

链接 警惕喹诺酮类抗菌药的不良反应

抗感染药物中喹诺酮类药品的严重不良反应/事件报告比例仅次于头孢类药品，其中氟喹诺酮类药品严重不良反应较多。我国药品不良反应监测网络中通过口服和注射途径给药的氟喹诺酮类药品不良反应表现主要包括皮肤及其附件损害（35.5%）、胃肠损害（27.3%）、神经系统损害（8.5%）、全身性损害（6.2%）、免疫功能紊乱和感染等（5.5%）。氟喹诺酮类药物可能会引起肌腱炎、肌腱病变、重症肌无力恶化、周围神经病变、严重心律失常、超敏反应、肝脏毒性、中枢神经系统病变、血糖紊乱、光敏感性/光毒性等严重不良反应。氟喹诺酮类药品严重不良反应较多，且可能出现致残性的严重不良反应，临床医生给患者处方氟喹诺酮类药品时应权衡利弊，患者在使用氟喹诺酮类药品时应谨遵医嘱，如果用药过程中出现严重不良反应，应立即停药，并尽快就医。

二、磺胺类药和甲氧苄啶

（一）磺胺类

磺胺类药（sulfonamides）是最早用于防治感染的人工合成抗菌药物，近年来因不良反应较多、耐药菌增加及其他抗菌药物的快速发展，临床应用受限。

　　磺胺类药分三大类，包括用于治疗全身感染的、肠道易吸收的药物[如磺胺嘧啶（SD）、磺胺甲噁唑（SMZ）等]、口服难以吸收、仅用于肠道感染的药物[如柳氮磺吡啶（SASP）]及外用磺胺类药物[如磺胺嘧啶银（SD-Ag）、磺胺米隆（SML）、磺胺醋酰钠（SA-Na）等]。

　　【体内过程】　用于全身感染的磺胺类药吸收快而完全，血药浓度高，体内分布广泛，SD 和 SMZ 易透过血脑屏障，脑脊液中浓度高，对治疗脑部感染有利。SMZ 主要经肝乙酰化代谢灭活，以原形从尿中排出多，可治疗尿路感染。SD、SMZ 在尿中溶解度低，尤其是在酸性尿中易析出结晶损害肾脏。口服难吸收的磺胺类药物，仅用于口服治疗肠道感染。

　　【抗菌作用和临床应用】　磺胺类药抗菌谱广，对大多数革兰氏阳性和阴性菌，如敏感溶血性链球菌、肺炎链球菌、脑膜炎奈瑟菌、淋病奈瑟菌、鼠疫耶尔森菌和流感嗜血杆菌等均有抑制作用，对大肠埃希菌、志贺菌、变形杆菌、肺炎克雷伯菌有效，对沙眼衣原体、放线菌和疟原虫亦有效。此外，SMZ 对伤寒沙门菌、SML 与 SD-Ag 对铜绿假单胞菌有效。磺胺类药对螺旋体、病毒无效，对立克次体不但无效，甚至可促进其生长。

　　磺胺类药的抗菌机制是干扰细菌二氢叶酸合成酶而抑制细菌生长繁殖。对磺胺类药敏感的细菌不能直接利用叶酸，只能在二氢叶酸合成酶的作用下以对氨基苯甲酸（PABA）和二氢蝶啶为原料合成二氢叶酸，再在二氢叶酸还原酶的作用下合成四氢叶酸，活化型四氢叶酸是一碳单位转移酶的辅酶，参与嘌呤和嘧啶的合成。因 PABA 与磺胺类药的结构相似，二者可竞争结合二氢叶酸合成酶，阻碍细菌合成二氢叶酸，使细菌核酸合成受阻，产生抗菌作用（图 15-4）。

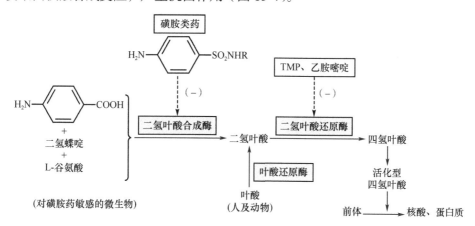

图 15-4　磺胺类药及甲氧苄啶的抗菌作用机制示意图

　　根据磺胺类药的作用机制，应用时应注意：①PABA 与二氢叶酸合成酶的亲和力比磺胺类药强5000～15 000 倍，故用磺胺类药时需首次剂量加倍，并用足够剂量和疗程才能抑制细菌的生长繁殖；②脓液和坏死组织中含有的大量 PABA、普鲁卡因水解产生的 PABA 均可干扰磺胺类药的抗菌作用，故应清创排脓后才能应用该类药物，并禁与 PABA 衍生物配伍；③人体可直接利用外源性叶酸，故不受磺胺类药的影响；④单用该类药时细菌易产生永久性、不可逆的耐药性，同类药间存在交叉耐药性。

　　【不良反应和注意事项】

　　（1）胃肠道反应　常见恶心、呕吐、上腹不适和食欲缺乏等胃肠道反应，餐后服用可减轻。

　　（2）肾脏损害　磺胺类药的原形及乙酰化物在尿液中溶解度低，尤其是在酸性尿液中易析出结晶，引起肾脏损害，出现结晶尿、血尿、蛋白尿，表现出尿痛和尿闭等症状。故用药期间应多饮水，同时服等量碳酸氢钠以碱化尿液，服药超过 1 周者，应定期检查尿液。发现结晶尿等应及时停药并对症治疗。老年人及肾功能不全、少尿、休克患者慎用或禁用。

　　（3）过敏反应　以皮疹和药物热较多见，严重者可发生渗出性多形红斑、剥脱性皮炎等。磺胺类药之间有交叉过敏反应，用药前需询问过敏史，过敏者禁用。

（4）血液系统反应　偶见粒细胞减少、血小板减少及再生障碍性贫血，与骨髓抑制或过敏反应有关。葡萄糖-6-磷酸脱氢酶缺乏者可发生急性溶血性贫血，故该类患者禁用。

（5）其他　有头痛、眩晕、全身乏力、黄疸、肝损害等。肝功能不全者尽量避免使用。新生儿、早产儿、妊娠期及哺乳期妇女不宜使用磺胺类药，以免药物竞争血浆蛋白而置换出胆红素，使新生儿、早产儿血中游离胆红素浓度增加而导致黄疸，游离胆红素进入脑组织可引起胆红素脑病。

【常用的磺胺类药物】

（1）磺胺嘧啶（sulfadiazine，SD）　口服易吸收，血浆 $t_{1/2}$ 为 10～13 小时。血浆蛋白结合率为 45%，易透过血脑脊液屏障，脑脊液浓度可达血浆浓度的 40%～80%，抗菌力强。本药是治疗流行性脑脊髓膜炎的首选药物之一，也适用于治疗尿路感染。

（2）磺胺甲噁唑（sulfamethoxazole，SMZ）　血浆 $t_{1/2}$ 为 10～12 小时。脑脊液浓度不及 SD，尿中浓度较高，常与甲氧苄啶合用于泌尿道、呼吸道、消化道感染。

（3）柳氮磺吡啶（sulfasalazine，SASP）　口服吸收较少，在肠道分解释放出磺胺吡啶和 5-氨基水杨酸。前者有抗菌作用，后者有抗感染和免疫抑制作用。可用于治疗溃疡性结肠炎、节段性回肠炎或肠道术前预防感染。

（4）磺胺嘧啶银（sulfadiazine silver，SD-Ag）　抗菌谱广，对铜绿假单胞菌抑制作用强；银盐尚有收敛作用，能促进创面的愈合。适用于烧伤、烫伤创面感染。

（5）磺胺嘧啶锌（sulfadiazine zine，SD-Zn）　抗菌谱同磺胺嘧啶，因含有人体必需的微量元素锌，在促进伤口愈合方面优于磺胺嘧啶银。用于烧伤、烫伤感染的局部用药。

（6）磺胺米隆（sulfamylon，SML）　对铜绿假单胞菌、金黄色葡萄球菌及破伤风梭菌有效。能迅速渗入创面及焦痂中，抗菌作用不受脓液和坏死组织的影响，并能促进创面上皮组织生长。适用于烧伤和大面积创伤后感染。

（7）磺胺醋酰钠（sulfacetamide sodium，SA-Na）　局部应用穿透力强，可透入眼部晶体及眼内组织，几乎无刺激性。可用于治疗沙眼、结膜炎和角膜炎等。

（二）甲氧苄啶

甲　氧　苄　啶

甲氧苄啶又名磺胺增效剂。抗菌谱与磺胺类药相似，抗菌机制是抑制二氢叶酸还原酶，使二氢叶酸不能还原为四氢叶酸，从而阻止细菌核酸的合成。单用易产生耐药性，与磺胺类药同用，可使细菌叶酸代谢受到双重阻断，使磺胺类药的抗菌作用增强数倍至数十倍，甚至呈现杀菌作用，且可延缓细菌耐药性的产生。由 TMP 和 SMZ 组成的复方制剂——复方磺胺甲噁唑主要用于呼吸道、泌尿道及肠道感染。对伤寒、副伤寒疗效不低于氨苄西林。

毒性较小。大剂量长期应用，可影响人体叶酸代谢，出现中性粒细胞减少、巨幼细胞贫血等。应注意查血常规，必要时可用亚叶酸钙治疗。可能致畸，故妊娠早期禁用。早产儿、新生儿、哺乳期妇女、骨髓造血功能不全及严重肝、肾功能不全者禁用。

三、硝基咪唑类

本类药物对厌氧菌有较强的抗菌作用，其中尤对脆弱类杆菌抗菌活性强，至今无耐药菌株；对原虫如滴虫、阿米巴原虫、贾第鞭毛虫等也有效；对需氧菌和兼性需氧菌无效。常用药物有甲硝唑、替硝唑和奥硝唑。

甲　硝　唑

甲硝唑（metronidazole）又名甲硝哒唑、灭滴灵。

【抗菌作用和临床应用】

1. 抗厌氧菌作用　对革兰氏阳性和阴性厌氧菌都有杀灭作用，疗效高、毒性小、应用方便，可用于治疗厌氧菌引起的口腔、腹腔、女性生殖器、骨和关节等部位的感染。

2. 抗阴道毛滴虫作用　对阴道毛滴虫有强大的杀灭作用，是治疗阴道毛滴虫病的首选药。对反复发作者须夫妻双方同时用药以求根治。

3. 抗阿米巴原虫作用　对肠内、肠外阿米巴滋养体有强大的杀灭作用，是治疗肠内、外阿米巴病的首选药。

4. 抗贾第鞭毛虫作用　甲硝唑是目前治疗贾第鞭毛虫最有效的药物。

【不良反应】

1. 胃肠道反应　可出现食欲缺乏、恶心、呕吐、腹痛、腹泻、舌炎、口腔金属味等，一般不影响治疗。因干扰乙醛代谢，故用药期间及停药 1 周内禁酒。

2. 过敏反应　少数患者出现荨麻疹、红斑、瘙痒等症状，停药后即可恢复。

3. 神经系统反应　少数患者出现头痛、眩晕、共济失调、肢体麻木及惊厥等症状。一旦出现，应立即停药。妊娠早期、哺乳期妇女禁用。

替 硝 唑

替硝唑（tinidazole）较甲硝唑 $t_{1/2}$ 长，口服一次，有效血药浓度可维持 72 小时，对阿米巴痢疾和肠外阿米巴病的疗效与甲硝唑相似而毒性较低，也可用于治疗阴道毛滴虫病。

同类药物有奥硝唑（ornidazole）和尼莫唑（nimorazole）等。

四、硝基呋喃类

本类药物包括呋喃妥因（nitrofurantoin）、呋喃唑酮（furazolidone，痢特灵）和呋喃西林（furacilin），抗菌谱广，不易产生耐药性，与其他抗菌药物无交叉耐药性（表 15-3）。

表 15-3　常用的硝基呋喃类药物的作用特点、临床应用、毒性、制剂和用法

药物名称	作用特点及临床应用	毒性	制剂和用法
呋喃妥因（nitrofurantoin，呋喃旦啶）	口服吸收完全，血药浓度低，半衰期 20 分钟，40%的原形由肾排出，尿中浓度高，故仅用于尿路感染	较小	片剂：0.05g、0.1g。一次 0.05～0.10g，一日 3～4 次
呋喃唑酮（furazolidone，痢特灵）	口服吸收少，肠腔浓度高，适用于肠炎、痢疾、伤寒、副伤寒及胃、十二指肠溃疡	小	片剂：0.1g。一次 0.1g，一日 3～4 次
呋喃西林（furacilin）	因毒性大，仅作表面消毒剂，用于化脓性中耳炎、伤口感染等	大	溶液剂：0.02%～0.10%。外用

第 7 节　抗结核药和抗麻风药

一、抗 结 核 药

结核病是由结核分枝杆菌（结核杆菌）感染引起的一种慢性传染病，可累及全身多个组织和脏器，最常见的是肺结核。肺结核的治疗包括化学治疗、对症治疗及手术治疗等，其中化学治疗是核心。抗结核药种类很多，一线抗结核药有异烟肼（H）、利福平（R）、吡嗪酰胺（Z）和乙胺丁醇（E），二线抗结核药包括对氨基水杨酸（P）和丙硫异烟胺（Th）等。

（一）一线抗结核药

异 烟 肼

异烟肼（isoniazid，INH）又名雷米封（rimifon）。

【体内过程】 口服吸收快且完全，分布广，穿透力强，可迅速分布于全身体液和细胞液中，其中脑脊液、胸腔积液、腹水、关节腔、肾、纤维化或干酪样病灶及淋巴结中含量较高，血浆蛋白结合率低，主要在肝内被乙酰化而灭活。代谢产物及部分原形药物经肾排泄。受遗传因素影响，人体对异烟肼乙酰化的速度有明显的种族和个体差异，分快、慢两种代谢型，后者系肝内乙酰化酶缺乏所致，服药后血药浓度较高、显效快，但易发生毒性反应。

【作用】 异烟肼对结核分枝杆菌具有高度的选择性，抗菌机制是抑制细菌分枝菌酸的合成，使结核杆菌细胞壁合成受阻而导致细菌死亡。低浓度起抑菌作用，高浓度有杀菌作用。具有疗效高、毒性小、口服方便、价格低廉等优点。单用易产生耐药性，但细菌致病力也下降，停药后可恢复敏感性，与其他抗结核药联用，可延缓耐药性产生，彼此间无交叉耐药性。

【临床应用】 异烟肼为治疗全身各部位、各类型结核病的首选药，对渗出性病灶疗效尤佳。对急性粟粒性结核和结核性脑膜炎需增大剂量，必要时采用静脉滴注。

【不良反应和注意事项】

1. 神经系统毒性 长期或大剂量应用可引起周围神经炎和中枢神经症状，表现为肌肉痉挛、手足麻木、烧灼感、刺痛及兴奋、失眠、精神失常、惊厥等，多见于用药剂量大、时间长及慢乙酰化型患者，可能与维生素 B_6 缺乏有关，可同服维生素 B_6 防治。有癫痫和精神病史者慎用。

2. 肝毒性 可见转氨酶升高、黄疸，甚至肝细胞坏死，多见于 50 岁以上、快代谢型和嗜酒者。与利福平合用可增强肝毒性。故用药期间应定期检查肝功能，肝功能不全者慎用。

3. 其他 偶见皮疹、药物热、粒细胞缺乏等。异烟肼可抑制乙醇代谢，故用药期间不宜饮酒。妊娠期妇女慎用。

【药物相互作用】 异烟肼为肝药酶抑制剂，可抑制香豆素类、苯妥英钠等药物代谢；饮酒或与利福平合用会加重肝毒性；糖皮质激素可加快异烟肼的代谢及排泄，降低血药浓度。

利 福 平

利福平（rifampicin，RFP，甲哌利福霉素）为人工合成的口服广谱抗菌药。口服吸收迅速，但食物可影响其吸收，故应空腹服用。本药穿透力强，可分布于全身各组织和体液中。主要经肝代谢，代谢产物可使尿、粪、泪液、痰液和汗液染成橘红色。

【作用】 本药对结核分枝杆菌有强大的抗菌作用，抗菌作用与异烟肼相似；对革兰氏阳性菌特别是耐药金黄色葡萄球菌有很强的作用，对麻风分枝杆菌、革兰氏阴性菌（如大肠埃希菌、变形杆菌、流感嗜血杆菌）及沙眼衣原体也有效。抗菌机制是抑制细菌转录酶，阻碍 mRNA 的合成，从而产生抗菌作用。单用易产生耐药性，与异烟肼、乙胺丁醇合用有协同作用，并能延缓耐药性的产生。

【临床应用】 利福平是治疗结核病联合用药中的主要药物，对各种类型的结核病均有良好效果。对耐药金黄色葡萄球菌及其他敏感菌引起的感染也有效，也可治疗麻风病、沙眼及敏感菌引起的眼部感染。

【不良反应和注意事项】

1. 胃肠道反应 是常见的不良反应，表现为恶心、呕吐、腹胀等。一般不影响吸收。

2. 肝损害 少数患者可出现黄疸、转氨酶升高、肝大等，慢性肝病患者、嗜酒者或与异烟肼合用时较易发生。用药期间应定期检查肝功能。

3. 过敏反应 少数患者可出现药物热、皮疹，偶见白细胞减少和血小板减少等。

4. 其他 大剂量间歇疗法偶见头痛、全身酸痛等流感样综合征及类赫氏反应。

【禁忌证】 严重肝功能不全、胆道阻塞、妊娠早期及哺乳期妇女禁用。

【药物相互作用】 利福平为肝药酶诱导剂，可加速糖皮质激素、香豆素类、洋地黄类、巴比妥类、口服降血糖药、普萘洛尔等药物的代谢。与异烟肼或对氨基水杨酸合用可增加肝毒性。

利福定和利福喷丁

利福定（rifandin，异丁哌利福霉素）和利福喷丁（rifapentine，环戊哌利福霉素）作用及临床应用与利福平相似，对结核分枝杆菌的作用比利福平强，与利福平之间有交叉耐药性。不良反应较少，肝功能不全者及孕妇禁用。

乙 胺 丁 醇

【作用和临床应用】　乙胺丁醇（ethambutol，EB）对繁殖期结核分枝杆菌有较强的抑制作用，对其他细菌无效。抗菌机制可能与干扰菌体 RNA 的合成有关。单用也可产生耐药性，与其他抗结核药无交叉耐药性，与异烟肼、利福平联用可增强疗效，延缓耐药性产生。临床用于治疗各型结核病。

【不良反应和注意事项】　较少见。大剂量长期应用时可致球后视神经炎，表现为视力下降、视野缩小、辨色力减弱、红绿色盲等，发现后及时停药可恢复，故用药期间应定期做眼科检查。也可出现胃肠道反应，如恶心、呕吐、腹泻。偶见过敏反应、周围神经炎等。

吡 嗪 酰 胺

吡嗪酰胺（pyrazinamide，PZA）口服吸收迅速，广泛分布于全身各组织与体液，经肝代谢、经肾排出。对结核分枝杆菌有抑制和杀灭作用，在酸性环境中抗菌作用增强。作用较异烟肼、利福平、链霉素弱，单用易产生耐药性，与其他抗结核药之间无交叉耐药性。常与其他抗结核药联用，以缩短疗程。长期、大量使用可产生严重的肝损害，出现转氨酶升高、黄疸甚至肝坏死，故用药期间应定期检查肝功能。肝功能不全者慎用，孕妇禁用。

（二）二线抗结核药

对氨基水杨酸钠

对氨基水杨酸钠（sodium aminosalicylate，PAS-Na）仅对结核分枝杆菌有较弱的抑制作用，对其他细菌无效。耐药性产生缓慢，可与异烟肼等其他抗结核药合用，以增强疗效，延缓耐药性产生。

丙硫异烟胺

丙硫异烟胺（protionamide）仅对结核分枝杆菌有较弱的作用，穿透力强，可透入全身各组织和体液中，呈杀菌作用，对其他抗结核药耐药的菌株仍有效。常与其他抗结核药合用于复治患者。不良反应主要是胃肠道症状，偶致周围神经炎及肝损害等。

（三）抗结核药的用药原则

1. 早期用药　结核病早期多为渗出性反应，病灶局部血液循环良好，药物易渗入，此时机体的抗病能力和修复能力也较强，且细菌正处于繁殖期，对药物较敏感，故疗效显著。

2. 联合用药　为了增强疗效、降低毒性、延缓耐药性的产生，临床常将两种或两种以上抗结核药联合应用。

3. 适量用药　抗结核药物剂量应适当。剂量不足，组织内药物达不到有效血药浓度，且易诱发细菌产生耐药性；剂量太大，易产生严重不良反应使治疗难以继续。

4. 规律用药　初始活动性肺结核治疗多选用2HRZE/4HR方案，即前2个月强化期每日给予异烟肼、利福平、吡嗪酰胺与乙胺丁醇，后 4 个月巩固期每日给予异烟肼和利福平。若强化期第 2 个月末，痰涂片仍为阳性，强化方案可延长 1 个月，总疗程 6 个月不变。对血行播散型肺结核或结核性胸膜炎，上述疗程可适当延长，强化期为 3 个月，巩固期 6~9 个月，总疗程 9~12 个月。

5. 全程督导　即患者的病情、用药、复查等都应在医务人员的督查下，以保证抗结核治疗的有效进行。

➕ **案例 15-4**

患者，女，28 岁。1 年前"感冒"后出现咳嗽，咳少量黏痰，持续 3 月余不愈，无咯血，午后至午夜常发热，但未超过 38℃。半年前该患者出现胸痛，呈针刺样，随咳嗽和深呼吸加重。曾在当地卫生院按"肺炎"给予抗炎、对症治疗，效果不佳。近月余上述症状加重，夜间咳嗽，入睡困难，并渐感乏力、消瘦、食欲差。晨痰涂片抗酸染色呈阳性，胸部 X 线片显示左肺锁骨下小片云絮状影。诊断：肺结核。

问题：该患者应如何治疗？

二、抗 麻 风 药

麻风病是由麻风分枝杆菌引起的一种慢性传染病。目前临床常选用砜类药物，如氨苯砜和苯丙砜，但后者不易吸收，用量大，须在体内转化才能发挥作用，现已少用。抗结核药利福平也有较好疗效。

氨 苯 砜

氨苯砜（dapsone）抗菌谱和抗菌机制与磺胺类药相似，对麻风分枝杆菌有较强抑制作用，可单用或与其他抗麻风药联用治疗各类麻风病。用药 3 个月症状改善，黏膜病变好转；皮肤病变需 1～3 年才能好转；神经损害恢复更慢，可长达 5 年，因此，必须坚持长期用药。较常见的不良反应是溶血与发绀，葡萄糖-6-磷酸脱氢酶缺乏者尤易出现；有时出现胃肠刺激症状，偶见溶血性贫血，剂量过大可致发热、肝损害和剥脱性皮炎等。治疗早期或增量过快，可发生麻风症状加重反应，称为砜综合征，表现为发热、全身不适、剥脱性皮炎、肝坏死性黄疸、淋巴结肿大、贫血等，一般认为是机体对菌体破裂后的磷脂类颗粒的免疫反应，应及时减量或停药，或改用其他抗麻风药，必要时采用沙利度胺或糖皮质激素治疗。

氯 法 齐 明

氯法齐明（clofazimine，氯苯吩嗪）对麻风分枝杆菌有抑制作用，并可阻止麻风结节红斑形成。本药常与氨苯砜或利福平合用治疗各型麻风病或作为抗麻风反应药。主要不良反应是使皮肤及角膜呈红棕色，使尿、痰、汗液呈红色，也可透入胎盘及乳汁，使新生儿、乳汁及皮肤染色。

巯 苯 咪 唑

巯苯咪唑（mercaptophenylimidazole）是一种新型抗麻风药。其特点是疗效较砜类好，疗程短，毒性低，无蓄积性，患者易耐受，但也可产生耐药性。不良反应为局限性皮肤瘙痒和诱发砜综合征。适用于各型麻风病及对砜类药物过敏者。

第 8 节　抗真菌药和抗病毒药

一、抗 真 菌 药

真菌感染分为浅部感染和深部感染两类。浅部感染较多见，真菌侵犯皮肤、毛发、指（趾）甲，引起各种癣症，治疗药物常用制霉菌素及供局部应用的克霉唑等。深部真菌感染常由白假丝酵母菌和新型隐球菌等引起，主要侵犯内脏器官和深部组织，发病率低，但危害性大，治疗药物常用两性霉素 B 和唑类抗真菌药。

两性霉素 B

两性霉素 B（amphotericin B）为多烯类抗深部真菌药。因口服和肌内注射吸收差，一般采用静脉滴注给药，不易通过血脑屏障，脑膜炎时需鞘内注射。本药能选择性地与真菌细胞膜的麦角固醇结合，使膜的通透性增加，菌体内成分外漏，引起真菌死亡。两性霉素 B 对多种深部真菌如新型隐球菌、荚膜组织胞浆菌、粗球孢子菌及白假丝酵母菌等均有强大抗菌作用，对浅部真菌无效，为治疗深部真菌感染的首选药，可用于真菌性肺炎、心内膜炎、脑膜炎、败血症及尿路感染等。

不良反应较多且严重，静脉滴注时可出现寒战、高热、头痛、恶心、呕吐、眩晕等；静脉滴注过快可致心室颤动和心脏停搏；有肾损害，表现为蛋白尿、无尿、管型尿等；也可出现白细胞减少、肝损害、复视、皮疹等。用药期间应定期检查血钾、血尿常规、肝肾功能和心电图。

制　霉　菌　素

制霉菌素（nystatin）为多烯类抗真菌药。体内过程和抗真菌作用与两性霉素 B 基本相同，但毒性更大，故不能注射给药。口服难吸收，可用于防治消化道念珠菌病，局部用药可治疗口腔、皮肤及阴道念珠菌感染。大剂量口服可有恶心、呕吐、腹泻等胃肠道反应，阴道用药可致白带增多。

克　霉　唑

克霉唑（clotrimazole，三苯甲咪唑）对皮肤真菌作用较强，但对头癣无效；对深部真菌作用不及两性霉素 B。主要供外用治疗体癣、手足癣和耳道、阴道真菌感染。因毒性较大，仅局部用药，故无明显不良反应。

咪　康　唑

咪康唑（miconazole，双氯苯咪唑）口服难吸收，深部真菌感染需静脉给药。对皮肤真菌感染和念珠菌感染优于克霉唑，对阴道念珠菌感染优于制霉菌素。当两性霉素 B 不能耐受或疗效差时，可作为替代药物用于深部真菌病，也可局部用药治疗皮肤、黏膜真菌感染。本药可引起血栓性静脉炎、恶心呕吐及过敏反应等。

酮　康　唑

酮康唑（ketoconazole）为口服广谱抗真菌药。对多种深部真菌和浅部真菌均有强大抗菌活性，疗效相当或优于两性霉素 B。主要用于白假丝酵母菌感染，也可治疗皮肤癣菌感染。不良反应有胃肠道反应，肝损害较重，表现为转氨酶升高、肝炎等，应慎用。

氟　康　唑

氟康唑（fluconazole）为广谱抗真菌药，抗真菌作用比酮康唑强 10～20 倍。主要用于：①白假丝酵母菌感染、球孢子菌感染和新型隐球菌性脑膜炎；②各种皮肤癣及甲癣的治疗；③预防器官移植、白血病、白细胞减少等患者发生真菌感染。不良反应在本类药物中最轻，可见轻度消化道反应、皮疹及无症状的转氨酶升高。过敏者禁用，妊娠期妇女慎用，肾功能不全者应减量。

伊　曲　康　唑

伊曲康唑（itraconazole）抗菌谱及作用与氟康唑相似，主要用于隐球菌病、全身性念珠菌病、急性或复发性阴道念珠菌病及免疫功能低下者预防真菌感染。不良反应较轻，可出现消化道反应，少见头痛、头晕、红斑、瘙痒、血管神经性水肿等，偶有一过性转氨酶升高。肝炎，心、肾功能不全者及妊娠期妇女禁用。

二、抗　病　毒　药

病毒具有严格的胞内寄生特性，需寄生于宿主细胞内，并借助宿主细胞的代谢系统进行繁殖。病毒感染性疾病的发病率高、传播快。抗病毒药可通过干扰病毒吸附、阻止病毒穿入和脱壳、阻碍病毒在细胞内复制、抑制病毒释放或增强宿主抗病毒能力等方式发挥作用。

阿　昔　洛　韦

阿昔洛韦（aciclovir，ACV，无环鸟苷）具有广谱抗疱疹病毒作用，对单纯疱疹病毒、带状疱疹病毒和巨细胞病毒等均有较强抑制作用，对乙型肝炎病毒（hepatitis B virus，HBV）也有一定作用。主要用于防治单纯疱疹病毒的皮肤黏膜感染及带状疱疹病毒感染等，也可用于乙型肝炎。不良反应较少，可见皮疹、恶心、厌食等，静脉给药者可见静脉炎。肾功能不全、小儿及哺乳期妇女慎用，妊娠期妇女禁用。

金 刚 烷 胺

金刚烷胺（amantadine）能特异性抑制甲型流感病毒。主要用于防治甲型流感病毒感染，早期给药有明显退热效果，可以缩短病程；也可用于震颤麻痹。少数患者服后可出现嗜睡、眩晕、厌食、恶心等，剂量过大可出现失眠、不安、共济失调等。孕妇及哺乳期妇女禁用。

利 巴 韦 林

利巴韦林（ribavirin，病毒唑，三氮唑核苷）为广谱抗病毒药，对流感病毒、单纯疱疹病毒、腺病毒、肠病毒、鼻病毒和痘病毒等均有抑制作用。主要用于防治流感、腺病毒肺炎及疱疹病毒引起的角膜炎、结膜炎、疱疹性口腔炎、带状疱疹等，对甲、乙型肝炎及麻疹也有一定的疗效。口服可引起食欲缺乏、呕吐、腹泻等，用量过大可致心脏损害。有较强的致畸作用，孕妇禁用。

阿 糖 腺 苷

阿糖腺苷（adenine arabinoside，Vira-A）对多种病毒均有抑制作用。主要用于单纯疱疹病毒引起的感染、免疫缺陷合并带状疱疹感染及慢性乙型病毒性肝炎。不良反应有恶心、呕吐、腹泻、眩晕和体重减轻，也可致白细胞减少、血小板减少等，肝、肾功能不全者及妊娠期妇女禁用。

干 扰 素

干扰素（interferon，IFN）是机体细胞受病毒感染或其他诱导剂刺激产生的一类具有生物活性的糖蛋白，具有高度的种属特异性，药用的干扰素是从人的白细胞、成纤维细胞、免疫淋巴细胞株中提取的。干扰素具有广谱抗病毒作用，通过使未受感染的细胞产生抗病毒蛋白而干扰病毒的复制和增殖，对 RNA 和 DNA 病毒均有效。此外，还有免疫调节和抗恶性肿瘤作用。临床主要用于防治呼吸道病毒感染、疱疹性角膜炎、带状疱疹、单纯疱疹、乙型肝炎、巨细胞病毒感染、恶性肿瘤等。不良反应少，注射部位可出现硬结，偶见可逆性骨髓抑制。

聚 肌 胞

聚肌胞（polyI：C）为干扰素诱导剂，可在体内诱生干扰素而发挥抗病毒和免疫调节作用。局部用于治疗疱疹性角膜炎、带状疱疹性皮肤感染和扁平苔藓；滴鼻用于预防流感；肌内注射用于流行性出血热、乙型脑炎、病毒性肝炎。此外，聚肌胞对鼻咽癌及某些妇科恶性肿瘤等也有一定的疗效。因其具有抗原性，可致过敏反应。妊娠期妇女禁用。

齐 多 夫 定

齐多夫定（zidovudine，AZT）为胸腺嘧啶核苷酸衍生物，1987 年第一个被美国 FDA 批准的抗人类免疫缺陷病毒（HIV）感染药。其进入细胞后经逐步磷酸化，生成单磷酸、二磷酸和三磷酸 AZT，后者竞争性抑制 RNA 反转录酶，并能插入到病毒 DNA 链中而抑制 DNA 链的延长。本药为治疗艾滋病的首选药，与其他核苷类和非核苷类 HIV 反转录酶抑制剂合用可获得较好疗效。不良反应主要为骨髓抑制，表现为贫血、白细胞减少等，发生率与剂量和疗程有关；也可出现喉痛、无力、发热、恶心、头痛、皮疹、失眠、肝功能异常及味觉改变等。

拉 米 夫 定

拉米夫定（lamivudine，3TC）在被 HIV 和乙型肝炎病毒（HBV）感染的细胞及正常细胞内，可生成活性代谢产物拉米夫定三磷酸（3TC-TP），后者和正常底物脱氧胞苷三磷酸竞争与酶的结合而抑制 HIV、HBV 的反转录酶，并插入到病毒 DNA 链中而抑制 DNA 链的延长，为 DNA 终止药。可与齐多夫定合用治疗 HIV 感染；也可用于乙型肝炎。与干扰素合用有协同作用，可引起上呼吸道感染样症状、乏力、疲倦、发热、头痛、恶心、身体不适、腹痛、腹泻、咽部和扁桃体疼痛或不适等。

第9节　消毒防腐药

消毒防腐药是指用化学方法来达到杀菌、抑菌和防腐目的的抗菌药，具有杀灭（消毒）或抑制（防腐）病原微生物生长的作用；消毒药是指局部能迅速杀灭病原微生物的药物，防腐药是指能抑制病原微生物生长繁殖的药物，这两者之间无严格界限，消毒药在较低浓度时可显示抑菌作用，反之防腐药在较高浓度时也有杀菌作用。所以，两者统称为消毒防腐药。

本类药物作用机制多种多样，有的可致病原微生物蛋白质凝固变性；有的与微生物酶系统结合，能干扰其功能；有的能降低细菌表面张力，增加其细胞膜通透性，从而使其崩溃或溶解，最终导致病原微生物生长受阻或死亡。

本类药物在卫生防疫、临床、食品等方面都有广泛使用，在选用时应结合消毒防腐药自身性质、被消毒对象及污染的病原微生物种类等情况综合考虑。现将常用的消毒防腐药根据其主要的使用途径分为以下两类。

一、主要用于环境、用具、器械的消毒防腐药

（一）酚类

苯　酚

苯酚（phenol，石炭酸）主要用于器械、用具及房屋消毒，也可用于皮肤消毒。1%以上浓度可以杀灭一般细菌。随着浓度增高，对皮肤、黏膜呈现止痒、刺激和腐蚀作用。口腔科常配制成酚制剂使用，如樟脑酚、碘酚。也可制成酚甘油用于中耳炎的治疗。

甲　酚

甲酚（cresol，煤酚）通常使用含甲酚50%的甲酚皂溶液（又名来苏儿），其作用与苯酚相似，但比苯酚强3倍，毒性、腐蚀性较小。

（二）醛类

甲　醛

甲醛（formaldehyde，福尔马林）杀菌能力较强，对细菌、芽孢、病毒皆有效。但对人体的毒性和皮肤、黏膜的刺激性也较大，因此应用受限。通常使用2%的甲醛溶液浸泡器械1~2小时达到消毒目的；10%甲醛溶液用于标本固定。也可用15ml甲醛加水20ml，加热蒸发可消毒空气1m³。

戊　二　醛

戊二醛（glutaraldehyde）对多种细菌（如结核分枝杆菌）、真菌、乙型肝炎病毒等有杀灭作用。2%戊二醛水溶液用于口腔科器械、内镜、温度计、橡胶制品、塑料制品及不能加热的器械的消毒，金属器械消毒加入0.5%亚硝酸银溶液可防锈蚀；5%~10%戊二醛溶液可用于除面部以外的寻常疣；10%戊二醛溶液可用于治疗多汗症。因有刺激性，不宜用于黏膜。

（三）卤素类

含　氯　石　灰

含氯石灰（calx chlorinata，漂白粉）杀菌作用强，抗菌谱广，对某些芽孢、病毒也有效。可使用干粉对粪便消毒；也可使用0.5%的溶液对餐具、饮水消毒；1%~3%的溶液对环境消毒。使用其溶液消毒时应现用现配，以防分解失效。

二、主要用于皮肤、黏膜的消毒防腐药

这类药主要用于局部皮肤、黏膜、创伤表面的感染预防和治疗，如外科的清创及手臂皮肤的消毒等。

（一）醇类

乙　醇

乙醇（alcohol，酒精）对芽孢、病毒、真菌无效。通常有效浓度为20%～75%，杀菌作用随浓度增高而增强。浓度过高会使菌体表面蛋白质凝固，阻碍乙醇向内渗透，杀菌效果反而减弱。浓度过低，达不到杀菌目的。20%～30%乙醇溶液可用于物理降温；40%～50%乙醇溶液可防止压力性损伤（压疮）发生；70%或75%乙醇溶液可用于皮肤、温度计的一般消毒，但不宜用于破损皮肤。

（二）酸类

硼　酸

硼酸（boric acid）对真菌、细菌有弱防腐作用，刺激性小。常使用2%～5%的水溶液漱口、洗眼等，4%的醇溶液治疗外耳炎、中耳炎。5%软膏剂用于皮肤黏膜患处。

苯甲酸

苯甲酸（benzoic acid，安息香酸）为食品和药物的防腐剂，毒性小，有抗真菌作用，在酸性环境下抗真菌作用强。0.05%～0.10%的苯甲酸用于食品和药物的防腐，6%～12%的苯甲酸常与水杨酸配成酊剂或软膏剂，用于体癣、手足癣。外用局部有轻微刺激性。

乙　酸

乙酸（acetic acid）刺激性小，其0.1%～0.5%的溶液可用于冲洗阴道，配合其他药物治疗滴虫病；0.5%～2.0%的溶液用于清洗铜绿假单胞菌感染伤口；5%的溶液 $2ml/m^3$ 熏蒸用于房屋消毒，可预防流感和普通感冒。

（三）卤素类

碘　伏

碘伏（iodophor）为中效消毒剂，在酸性环境中更稳定，作用更强。碘伏可杀灭细菌繁殖体、真菌、原虫和部分病毒等。含碘量0.025%～0.050%用于泌尿道、生殖道黏膜冲洗；0.25%～0.50%用于皮肤、术前洗手；0.5%～1.0%用于手术部位、各种注射部位皮肤消毒。对碘过敏者禁用。

碘　仿

碘仿（iodoform）有消毒防腐的作用。消毒杀菌作用维持时间长，对组织无刺激性，能吸收渗出液、保持创面干燥，促进肉芽组织新生和伤口愈合。临床常用10%碘仿软膏或4%～6%碘仿纱布填充于化脓性创面、深部坏死组织，可有效控制炎症、加速愈合，碘仿糊可用于牙齿根管感染的填充剂，也可用于治疗阴道毛滴虫病、处理烫伤和消毒餐具。不良反应较少，长期大面积应用可产生碘中毒。

（四）氧化剂

高锰酸钾

高锰酸钾（potassium permanganate）为强氧化剂，有较强的杀菌和刺激作用。0.01%～0.02%的溶液用于药物、毒物中毒时洗胃；0.1%～0.5%的溶液用于膀胱及创面洗涤；0.0125%的溶液用于阴道冲洗或坐浴；0.02%的溶液用于口腔科冲洗感染的拔牙窝、脓腔等。0.1%的溶液用于蔬菜、水果、食具等消毒。高锰酸钾应现用现配。

过 氧 化 氢

过氧化氢（hydrogen peroxide，双氧水）为强氧化剂。其杀菌力弱，作用时间短，具有消毒、防腐、除臭及清洁作用。1%的溶液用于扁桃体炎和坏死性牙龈炎等局部冲洗。3%的溶液用于清除创伤、松动痂皮，尤其是厌氧菌感染的伤口。对舌及口腔黏膜有轻度刺激性。

（五）表面活性剂

苯 扎 溴 铵

苯扎溴铵（benzalkonium bromide，新洁尔灭）为阳离子表面活性剂类广谱杀菌药，毒性低、渗透力强、无刺激性、应用方便，是目前常用的消毒防腐药。通常0.02%的溶液以下用于黏膜消毒；0.05%～0.10%的溶液用于术前洗手；0.1%的溶液用于皮肤消毒，也用于食具及器械消毒（金属器械需加0.5%亚硝酸钠以防生锈）。不宜与阴离子清洁剂（如肥皂等）合用。

（六）染料类

甲 紫

甲紫（methylrosanilinium chloride，龙胆紫）为碱性阳离子染料。对革兰氏阳性菌尤其是葡萄球菌有杀灭作用，对真菌、白假丝酵母菌及铜绿假单胞菌有效。能与坏死组织结合形成保护膜并有收敛作用，0.1%～1.0%的溶液用于烧伤、烫伤局部涂搽，1%～2%的溶液用于皮肤、黏膜创伤感染、溃疡。动物实验表明本药有致癌作用，故伤口破溃处禁用，且不宜长期使用。

三、其 他 类

环 氧 乙 烷

环氧乙烷（ethylene oxide）是一种广谱、高效的气体消毒剂，对细菌、芽孢、立克次体、病毒和真菌都有杀灭作用。常用于其他方法不能消毒的物品，如皮革、棉制品、化纤织物、精密仪器等。消毒时必须在密闭容器内进行，常用的有固定容器消毒法、消毒袋消毒法等。

🎯 目标检测

A₁/A₂型题

1. 药物抑制或杀灭病原微生物的能力称
   A. 抗菌药物　　　B. 抗菌谱　　　C. 抗菌活性
   D. 耐受性　　　E. 抗菌后效应

2. 仅具有抑制微生物生长繁殖，而无杀菌作用的药物称为
   A. 消毒防腐药　　B. 杀菌药　　　C. 抑菌药
   D. 抗菌谱　　　E. 抗生素

3. 药物的抗菌范围称为
   A. 抗菌谱　　　B. 抗菌活性　　C. 耐药性
   D. 抗菌机制　　E. 化疗指数

4. 下列有关药物、机体、病原体三者之间关系的叙述，错误的是
   A. 药物对机体有防治作用和不良反应
   B. 机体对病原体有抵抗能力
   C. 机体对药物有耐药性
   D. 药物对病原体有抑制或杀灭作用

E. 以上皆否

5. 青霉素对下列哪种病原体无效
   A. 脑膜炎奈瑟菌　　　　B. 螺旋体
   C. 流感嗜血杆菌　　　　D. 放线菌
   E. 白喉棒状杆菌

6. 青霉素过敏性休克抢救反应首选
   A. 肾上腺素　　　　　　B. 去甲肾上腺素
   C. 肾上腺皮质激素　　　D. 抗组胺药
   E. 多巴胺

7. 下列有关青霉素的叙述，错误的是
   A. 青霉素G与半合成青霉素之间有交叉过敏反应
   B. 青霉素的过敏性休克只发生在首次给药后
   C. 对青霉素产生耐药性的金葡菌感染可用苯唑西林或红霉素
   D. 多数敏感菌不易对青霉素产生耐药性
   E. 青霉素为杀菌药

8. 下列有关头孢菌素的叙述，错误的是
   A. 抗菌机制与青霉素类相似
   B. 与青霉素有部分交叉过敏反应
   C. 第一代头孢菌素类对铜绿假单胞菌无效
   D. 第三代头孢菌素类对肾有一定毒性
   E. 第三代头孢菌素类对酶稳定性高

9. 下列有关大环内酯类抗生素的叙述，错误的是
   A. 作用机制为抑制菌体蛋白质合成
   B. 属杀菌药
   C. 为广谱抗生素
   D. 螺旋霉素、麦迪霉素抗菌谱似红霉素而作用较弱
   E. 本类抗生素之间有部分交叉耐药性

10. 具有耳毒性的抗生素是
    A. 青霉素　　　　　　B. 红霉素
    C. 链霉素　　　　　　D. 林可霉素
    E. 头孢氨苄

11. 有关氨基糖苷类抗生素的叙述，错误的是
    A. 对革兰氏阴性菌作用强大
    B. 口服仅用于肠道感染和肠道术前准备
    C. 为静止期杀菌药
    D. 各药物之间无交叉耐药性
    E. 抗菌机制是抑制菌体蛋白质合成

12. 四环素类药物对下列哪一种病原体无效
    A. 立克次体　　　　　B. 衣原体
    C. 细菌　　　　　　　D. 真菌
    E. 支原体

13. 治疗立克次体感染所致斑疹伤寒首选
    A. 青霉素　　　　　　B. 四环素
    C. 磺胺嘧啶　　　　　D. 链霉素
    E. 氧氟沙星

14. 不宜用于铜绿假单胞菌感染的药物是
    A. 四环素　　　　　　B. 多黏菌素
    C. 羧苄西林　　　　　D. 阿米卡星
    E. 庆大霉素

15. 下列对磺胺类药的叙述，错误的是
    A. 磺胺类药物之间无交叉耐药性
    B. 抗菌谱广　　　　　C. 为抑菌药
    D. 易引起肾毒性　　　E. 常与 TMP 合用

16. 下列哪项不是喹诺酮类药物的特点
    A. 与其他抗菌药物之间无交叉耐药性
    B. 吡哌酸主要用于尿路和肠道感染
    C. 第三代具有广谱、高效的优点
    D. 环丙沙星对铜绿假单胞菌有效
    E. 属广谱抗生素

17. 以下有关异烟肼的叙述，错误的是
    A. 穿透力强
    B. 对革兰氏阳性及革兰氏阴性菌均有抗菌作用
    C. 可用于各部位、各类型的结核病
    D. 主是在肝内乙酰化而被代谢
    E. 肝功能不全者慎用

18. 下列有关抗结核病药的叙述，错误的是
    A. 利福平对结核分枝杆菌的作用强度似异烟肼
    B. 异烟肼单用易耐药
    C. 利福平具肝药酶诱导作用
    D. 丙硫异烟胺胃肠道反应少见
    E. 异烟肼可抑制乙醇代谢，故用药期间不宜饮酒

19. 下列对抗真菌药的叙述，错误的是
    A. 酮康唑为广谱抗真菌药
    B. 克霉唑多局部用药
    C. 咪康唑对浅部真菌和深部真菌均有效
    D. 两性霉素 B 的不良反应少见
    E. 酮康唑主要是口服给药

20. 对各部位、各类型结核病均为首选的药物是
    A. 异烟肼　　　　　　B. 卡那霉素
    C. 链霉素　　　　　　D. 对氨基水杨酸
    E. 乙胺丁醇

21. 异烟肼大剂量临床应用时，常合用维生素 B_6 的目的是
    A. 增强疗效　　　　　B. 防治周围神经炎
    C. 延缓耐药性　　　　D. 减轻肝损害
    E. 以上皆否

22. 主要用于治疗全身性深部真菌感染的药物是
    A. 制霉菌素　　　　　B. 克霉唑
    C. 齐多夫定　　　　　D. 酮康唑
    E. 两性霉素 B

23. 消化道白假丝酵母菌感染可选用下列哪个药物治疗
    A. 制霉菌素　　　　　B. 齐多夫定
    C. 两性霉素 B　　　　D. 酮康唑
    E. 克霉唑

24. 某患者诊断为艾滋病，首选下列哪一药物治疗
    A. 司他夫定　　　　　B. 齐多夫定
    C. 聚肌胞　　　　　　D. 利巴韦林
    E. 干扰素

25. 下列哪一药物能防治甲型流感病毒感染和治疗震颤麻痹
    A. 阿糖腺苷　　　　　B. 干扰素
    C. 齐多夫定　　　　　D. 金刚烷胺
    E. 利巴韦林

26. 苯扎溴铵用于皮肤黏膜消毒时的溶液浓度是
    A. 0.05%　　　　　　B. 0.1%
    C. 0.5%　　　　　　 D. 0.01%
    E. 0.03%

（梁建梅　崔素华）

第16章
抗寄生虫药

抗寄生虫药是指能够驱除和杀灭体内外寄生虫的药物，包括抗原虫药和抗蠕虫药。

第1节 抗疟原虫药

疟疾是由疟原虫引起的一种传染病。寄生于人体的疟原虫主要有恶性疟原虫、间日疟原虫、三日疟原虫和卵形疟原虫，分别引起恶性疟、间日疟、三日疟和卵形疟。四种疟原虫的生活史基本相同，分为在人体内的无性生殖阶段和在雌性按蚊体内的有性生殖阶段。抗疟药通过作用于疟原虫生活史的不同环节，发挥治疗或预防疟疾的作用。

一、疟原虫的生活史和抗疟药的作用环节

（一）人体内无性生殖阶段

1. 红细胞外期　已感染疟原虫的按蚊叮咬人时，将其唾液中的子孢子输入人体，随血流侵入肝细胞发育，经过 10～14 天发育为成熟裂殖体，生成大量的裂殖子。此期无症状，为疟疾的潜伏期。乙胺嘧啶对此期疟原虫有效，可起病因性预防作用。间日疟原虫和卵形疟原虫的部分子孢子侵入肝细胞后，在肝细胞内休眠数月后再裂体增殖，成为疟疾远期复发的根源。恶性疟原虫和三日疟原虫无迟发型子孢子，不引起疟疾复发。伯氨喹能杀灭迟发型子孢子，有阻止复发的作用。

2. 红细胞内期　红细胞外期的裂殖子胀破肝细胞释出，侵入红细胞，经滋养体发育成裂殖体，并破坏红细胞，释放出大量裂殖子及其代谢产物，加上红细胞破坏产生的大量变性蛋白，刺激机体，引起寒战、高热等临床症状，即疟疾发作。释放出的裂殖子又侵入新的红细胞进行发育，引起临床症状反复发作。氯喹、奎宁、青蒿素等对此期疟原虫有杀灭作用，可控制症状发作。

（二）雌性按蚊体内有性生殖阶段

红细胞内的疟原虫裂体增殖 3～5 代后，部分裂殖子发育成雌、雄配子体。当雌蚊吸入患者血液时，雌、雄配子体随血液进入蚊体胃内进行有性生殖，进一步发育成子孢子，移行至唾液腺内，成为疟疾传播的根源。伯氨喹能杀灭各种疟原虫的配子体，乙胺嘧啶虽不能杀灭此期子孢子，但能抑制配子体在蚊体内发育，两者都可以控制疟疾传播和流行。

二、常用抗疟药

（一）主要用于控制症状的药物

氯　喹

氯喹（chloroquine）是人工合成的 4-氨基喹啉类衍生物。口服吸收快而完全，广泛分布于全身组织，红细胞内药物浓度比血浆浓度高 10～20 倍，受感染的红细胞中浓度又比正常红细胞高约 25 倍。主要在肝内代谢，以原形及代谢物经肾排泄，半衰期持续数天至数周，酸化尿液可加速排泄。

【作用和临床应用】

1. 抗疟作用　氯喹对各种疟原虫的红细胞内期裂殖体有杀灭作用，是控制疟疾症状的首选药，也可用于预防性抑制症状发作。一般用药后 24～48 小时症状消退，48～72 小时血中疟原虫消失。对红细胞外期疟原虫无效，不能用于病因性预防及控制复发和传播。

2. 抗肠外阿米巴病作用　氯喹在肝组织内分布的浓度比血浆浓度高数百倍，可用于阿米巴肝脓肿。

3. 免疫抑制作用　大剂量氯喹能抑制免疫反应，用于类风湿关节炎、系统性红斑狼疮等自身免疫性疾病的治疗。因用量大，易引起毒性反应。

【不良反应和注意事项】　用于治疗疟疾时不良反应少，有轻度头晕、头痛、胃肠不适和皮疹等。长期大剂量用药可引起视力障碍、听力障碍、心律失常；大剂量快速静脉给药可致低血压、心律失常或心脏停搏。有致畸作用，孕妇禁用。

奎　宁

【作用和临床应用】　奎宁（quinine）是从金鸡纳树皮中提取的生物碱。奎宁对各种疟原虫的红细胞内期裂殖体有杀灭作用，能迅速控制临床症状，但疗效不及氯喹且毒性较大，一般不作首选药。临床主要用于耐氯喹或对多种药物耐药的恶性疟原虫感染，尤其是脑型疟疾。奎宁尚有解热镇痛、抑制心肌、兴奋子宫平滑肌等作用。

【不良反应和注意事项】

1. 金鸡纳反应　表现为恶心、呕吐、耳鸣、听力和视力减弱，甚至发生暂时性耳聋，重复给药时多见，停药后可恢复。

2. 心血管系统反应　奎宁可降低心肌收缩力、减慢传导和延长心肌不应期。静脉滴注速度过快可致血压下降和心律失常，故应慢速滴注，并密切观察患者的心脏和血压变化。心肌病患者不宜使用。

3. 特异质反应　葡萄糖-6-磷酸脱氢酶（G-6-PD）缺乏者，用药后可发生急性溶血。

4. 其他　奎宁可刺激胰岛素释放，引起低血糖。对妊娠子宫有兴奋作用，孕妇禁用，月经期慎用。

青　蒿　素

青蒿素（artemisinin）是我国科学家于 1972 年从黄花蒿中提取的一种抗疟药，为表彰这一重大研究成果，2015 年我国科学家屠呦呦获诺贝尔生理学或医学奖。由于对耐氯喹虫株感染有效而受到全球医药界的高度评价。青蒿素口服吸收迅速，1 小时血药浓度达峰值。广泛分布于各组织，在肝、肾等组织中含量高，易透过血脑屏障。体内代谢快，代谢产物经肾排出。

【作用和临床应用】　青蒿素对疟原虫红细胞内期滋养体及裂殖体有杀灭作用，对红细胞外期疟原虫无效。临床主要用于恶性疟的症状控制，尤其对凶险的脑型疟疾有良好的抢救效果，也可用于耐氯喹或对多药耐药的虫株感染。青蒿素治疗疟疾最大的缺点是复发率高，与伯氨喹合用可使复发率降至 10% 左右。

【不良反应和注意事项】　不良反应少，偶见胃肠道反应、白细胞减少、一过性心脏传导阻滞、发热等，可自行恢复。有致畸作用，孕妇禁用。

青蒿醚和青蒿琥珀

青蒿醚（artemether）和青蒿琥珀（artesunate）分别是青蒿素的脂溶性和水溶性衍生物，作用与青蒿素相同，但抗疟效果优于青蒿素。临床主要用于耐氯喹的恶性疟疾及危重病例的抢救。

（二）主要用于控制复发和传播的药物

伯　氨　喹

伯氨喹（primaquine）是人工合成的 8-氨基喹啉类衍生物。伯氨喹口服吸收迅速而完全，体内代谢快，代谢产物经肾排泄。血中有效浓度维持时间短，须每日连续用药。

【作用和临床应用】　伯氨喹对间日疟原虫和卵形疟原虫的休眠子有较强的杀灭作用，是控制疟疾传播和复发最有效的药物。对红细胞内期无效，不能控制疟疾症状的发作。与氯喹等红细胞内期的抗疟药合用，可根治间日疟和卵形疟并减少耐药虫株的产生。

【不良反应和注意事项】 毒性较大，治疗量可引起头晕、恶心、呕吐、腹痛等，停药后可消失。大剂量可引起高铁血红蛋白血症。G-6-PD 缺乏者应用可发生急性溶血，用药期间可出现酱油样尿，严重贫血时应立即停药。孕妇、1 岁以下小儿、有蚕豆病史及其家族史者禁用。

（三）主要用于病因性预防的药物

乙 胺 嘧 啶

乙胺嘧啶（pyrimethamine，息疟定）是人工合成的非喹啉类药物。

【作用和临床应用】 乙胺嘧啶对疟原虫的二氢叶酸还原酶亲和力较高，能抑制其活性，阻止四氢叶酸的生成，使核酸合成减少。对各种疟原虫原发性红细胞外期的裂殖体有杀灭作用，是病因性预防的首选药。作用持久，每周服药一次即可。对红细胞内期的未成熟裂殖体也有抑制作用，但常需在用药后第二个无性增殖周期发挥作用，故控制症状起效缓慢。含药血液被按蚊吸食后，抑制配子体在蚊胃内发育，能阻断疟疾的传播。本药与二氢叶酸合成酶抑制药如磺胺类或砜类合用，可使叶酸代谢受到双重阻断，有协同作用。

【不良反应和注意事项】 治疗量不良反应少。长期大量服用时，可因二氢叶酸还原酶受抑制而引起巨幼细胞贫血和白细胞减少，故长期用药应定期检查血常规，一旦发生，及早停药，可自行恢复；动物实验显示本药可致畸，可进入乳汁，孕妇和哺乳期妇女禁用。

第2节 抗阿米巴药与抗滴虫药

一、抗阿米巴药

阿米巴病是由溶组织阿米巴原虫感染人体所引起的疾病。包括肠内阿米巴病和肠外阿米巴病。阿米巴原虫的发育过程包括小滋养体、包囊和大滋养体三个阶段。阿米巴包囊被人吞服后，在肠腔内脱囊发育为小滋养体，在结肠内与肠道菌群共生。一部分小滋养体逐渐转变成包囊，可随粪便排出，是重要的传染源。小滋养体在一定条件下侵入肠壁，成为大滋养体，因破坏肠壁组织而引起阿米巴痢疾。大滋养体不能形成包囊，但可经血流进入肝脏或其他部位引起肠外阿米巴病，表现为阿米巴脓肿。

目前选用的抗阿米巴药主要杀灭滋养体，消灭小滋养体可杜绝包囊的来源。根据药物作用部位，将抗阿米巴药物分类如下：①抗肠内、肠外阿米巴病药，如甲硝唑、依米丁等；②抗肠外阿米巴病药，如氯喹等；③抗肠内阿米巴病药，如二氯尼特等。

甲 硝 唑

甲硝唑（metronidazole，灭滴灵）为咪唑衍生物。口服吸收迅速完全，分布广泛，主要在肝脏代谢、肾脏排泄，也可经乳汁排泄。

【作用和临床应用】

1. 抗阿米巴作用 甲硝唑对肠内、外阿米巴滋养体有直接杀灭作用，是治疗急性阿米巴痢疾和肠外阿米巴病的首选药。但对肠腔内小滋养体和包囊无明显作用，故单用甲硝唑治疗肠道阿米巴痢疾时，复发率较高，无根治作用。

2. 抗滴虫作用 甲硝唑是治疗阴道毛滴虫病的首选药。对女性和男性泌尿生殖道滴虫感染都有良好的疗效，为防止重复感染，夫妇应同时服用。

3. 抗贾第鞭毛虫作用 甲硝唑是治疗贾第鞭毛虫感染的首选药物。

4. 抗厌氧菌作用 甲硝唑对厌氧性革兰氏阳性菌和阴性菌有较强的抗菌作用，主要用于口腔、盆腔和腹腔厌氧菌感染及由此引起的败血症、气性坏疽等；也可与抗菌药联用防止妇产科、外科胃肠手术时的厌氧菌感染。

【不良反应和注意事项】　常见恶心和金属味等胃肠道反应，少数患者可出现白细胞暂时性减少，极少数患者可出现脑病、共济失调和惊厥。甲硝唑可干扰乙醛代谢，故用药期间及停药1周内禁酒。啮齿类动物实验显示本药有致癌和致突变作用。妊娠早期禁用。

氯　喹

氯喹（chloroquine）仅用于甲硝唑无效或禁用甲硝唑的阿米巴肝炎或肝脓肿患者。

二 氯 尼 特

二氯尼特（diloxanide）为目前最有效的杀包囊药。无症状或有轻微症状的包囊携带者可单独用药，急性阿米巴痢疾患者用甲硝唑控制症状后，再用二氯尼特肃清肠腔内包囊，可有效预防复发。本药对肠外阿米巴病无效。不良反应轻微，大剂量可导致流产。

二、抗滴虫药

抗滴虫药用于治疗阴道毛滴虫感染引起的阴道炎、尿道炎和前列腺炎。甲硝唑是治疗滴虫病的首选药物。对耐药虫株可选用乙酰胂胺局部给药。

乙 酰 胂 胺

乙酰胂胺（acetarsol）为五价胂剂，其复方制剂称滴维净，置于阴道穹窿部有直接杀灭滴虫的作用。有轻度局部刺激作用，可使阴道分泌物增多。

第3节　抗血吸虫药与抗丝虫药

一、抗血吸虫药

血吸虫的成虫寄生在人或其他哺乳动物的肠系膜静脉和门静脉的血液中，可严重危害人体健康。我国流行的是日本血吸虫，主要分布在长江流域及其以南地区。吡喹酮是目前血吸虫病防治的首选药物。

吡 喹 酮

吡喹酮（praziquantel）为广谱抗吸虫药和驱绦虫药，具有疗效高、不良反应少、疗程短和口服方便等特点。吡喹酮对血吸虫有明显杀灭作用，对成虫作用强，对童虫作用弱。临床用于急、慢性血吸虫病，能迅速退热和改善全身症状。对其他吸虫，如华支睾吸虫、姜片吸虫、肺吸虫，以及各种绦虫感染和其幼虫引起的囊虫症、包虫病都有不同程度的疗效。不良反应主要有腹部不适、腹痛、恶心及头晕、头痛、肌束颤动等，少数人出现心律失常、心电图改变。孕妇禁用。

二、抗 丝 虫 药

丝虫病是由丝虫寄生于人体淋巴系统引起的疾病，在我国流行的有斑氏丝虫和马来丝虫两种。丝虫病急性期表现为淋巴管炎、淋巴结炎和发热，慢性期会出现淋巴水肿和象皮肿。

乙 胺 嗪

乙胺嗪（diethylcarbamazine，海群生）是临床抗丝虫病的首选药。对微丝蚴和成虫无直接杀灭作用，但可抑制微丝蚴的活动能力，使其从宿主的周围血液迅速聚集到肝微血管中，被网状内皮细胞吞噬，阻止传播和减轻症状。对成虫作用弱，需连续数年反复治疗方能彻底杀灭。

乙胺嗪毒性较低，可引起厌食、恶心、呕吐、头痛、无力等。但成虫和微丝蚴死亡时可释放出大量异体蛋白质，引起过敏反应，表现为皮疹、淋巴结肿大、畏寒、发热、哮喘及心率加快等，可用地塞米松缓解症状。

第4节 抗肠蠕虫药

一、抗线虫药

寄生在人体的线虫包括钩虫、蛔虫、蛲虫、鞭虫等肠道线虫和旋毛虫、丝虫等肠道外线虫。近年来，随着广谱、高效的驱虫药问世，选药更为方便易行。

阿苯达唑

阿苯达唑（albendazole，肠虫清）可选择性抑制虫体的糖代谢过程，减少 ATP 的生成，最终导致虫体能量耗竭而死亡。阿苯达唑口服吸收后在组织内浓度高，不仅对寄生在肠道的蛔虫、蛲虫、钩虫、鞭虫等多种线虫和绦虫有强大的杀灭作用，对囊虫病、华支睾吸虫病等肠道外寄生虫病也有很好的疗效。与吡喹酮相比，治疗脑囊虫病时不良反应较轻，对华支睾吸虫病的疗效稍逊于吡喹酮。

本药不良反应较轻，可见消化道反应和头晕、嗜睡、头痛等，多在数小时内自行缓解；少数可见肝功能障碍。有致畸作用。2 岁以下小儿、孕妇禁用。

甲苯咪唑

甲苯咪唑（mebendazole）杀虫机制、疗效和不良反应同阿苯达唑。由于首过消除明显，仅用于钩虫、蛔虫、蛲虫、鞭虫和绦虫等肠道内寄生虫病的治疗。

左旋咪唑

左旋咪唑（levamisole）为广谱抗蠕虫药，对多种线虫均有杀灭作用，其中对驱蛔虫有高效，对钩虫、丝虫等也有一定疗效。抗虫机制为选择性抑制虫体肌肉无氧代谢，导致肌肉麻痹、丧失附着力而排出体外。此外，本药还有免疫调节作用。

不良反应有失眠、头晕、恶心、呕吐及腹痛等。大剂量或长期应用可出现流感样症状、白细胞和血小板减少、视神经炎等。孕妇和活动性肝炎患者禁用。

噻嘧啶

噻嘧啶（pyrantel，驱虫灵）为广谱驱线虫药，能抑制虫体胆碱酯酶，使虫体神经肌肉兴奋性增强，肌张力增高，随后引起虫体痉挛性麻痹而丧失附着力后随粪便排出，对鞭虫和绦虫无效。不良反应较少，主要有胃肠不适，偶见头晕、发热，可致一过性的门冬氨酸转氨酶增高，肝功能不全者禁用。

哌嗪

哌嗪（piperazine，驱蛔灵）为高效驱蛔虫、蛲虫的药物，对其他寄生虫无效。其机制主要是改变虫体肌细胞膜对离子的通透性，引起膜超极化，抑制神经-肌肉传递，导致虫体弛缓性麻痹而随肠蠕动排出。不可与噻嘧啶合用。治疗量时偶见恶心、呕吐、腹泻等消化道反应，敏感者可出现荨麻疹、支气管痉挛。有肝、肾疾病或癫痫病史者禁用。

二、驱绦虫药

寄生在人体的绦虫有猪带绦虫和牛带绦虫两种。吡喹酮是首选药物（见本章第 3 节），其他供选用的药物有甲苯咪唑（见抗线虫药）和氯硝柳胺。

氯硝柳胺

氯硝柳胺（niclosamide，灭绦灵）对各种绦虫均有杀灭作用，尤以对牛肉绦虫的疗效为佳。由于不能杀死虫卵，为防止绦虫死亡节片被消化后输出虫卵逆流入胃继发囊虫病，服药 1～3 小时应服硫酸镁导泻。

本药口服不易吸收，不良反应少，偶见消化道反应。其对虫卵无效，为了防止由于呕吐虫卵逆流入胃及十二指肠，用药前应先服镇吐药如甲氧氯普胺。服药时嘱患者尽量少饮水。如果服药 7 天后大便中无虫卵和节片，应再加服 1 个疗程，治疗 3 个月以上大便检测阴性，方可认为治愈。

常用抗肠蠕虫药的合理选用见表 16-1。

表 16-1 常用抗肠蠕虫药的合理选用

种类	首选药	次选药
蛔虫	甲苯咪唑、阿苯达唑	噻嘧啶、哌嗪、左旋咪唑
蛲虫	甲苯咪唑、阿苯达唑	噻嘧啶、哌嗪
钩虫	甲苯咪唑、阿苯达唑	噻嘧啶
鞭虫	甲苯咪唑	—
囊虫	吡喹酮、阿苯达唑	—
包虫	阿苯达唑	吡喹酮、甲苯咪唑
绦虫	吡喹酮	氯硝柳胺

案例 16-1

患者，男，37 岁。近 1 个月来粪便中可见能伸缩活动的白色虫体，无明显不适症状。平时喜食外卖的肉包、云吞。于疾病防控中心就诊，粪便发现带绦虫卵及节片。诊断为猪带绦虫病。

问题： 应采取何种方案治疗？为什么？用药时有哪些注意事项？

目标检测

A₁/A₂ 型题

1. 主要用于控制疟疾复发和传播的药物是
   A. 奎宁   B. 青蒿素
   C. 氯喹   D. 伯氨喹
   E. 乙胺嘧啶

2. 乙胺嘧啶主要用于
   A. 控制疟疾症状   B. 控制疟疾传播
   C. 控制疟疾复发   D. 病因性预防
   E. 根治间日疟

3. 青蒿素治疗疟疾最大的缺点是
   A. 口服无效   B. 复发率高
   C. 易产生耐药性   D. 不良反应严重
   E. 疗效弱

4. 阿米巴肝脓肿治疗的首选药
   A. 氯喹   B. 甲硝唑
   C. 二氯尼特   D. 吡喹酮
   E. 乙酰胂胺

5. 抗丝虫病的首选药是
   A. 甲硝唑   B. 氯喹
   C. 二氯尼特   D. 吡喹酮
   E. 乙胺嗪

6. 治疗血吸虫病的首选药是
   A. 吡喹酮   B. 甲硝唑
   C. 氯喹   D. 酒石酸锑钾
   E. 乙胺嗪

7. 患者，男，42 岁。临床确诊为间日疟，选用下列哪种方案根治效果最好
   A. 氯喹+奎宁   B. 氯喹+伯氨喹
   C. 青蒿素+伯氨喹   D. 奎宁+乙胺嘧啶
   E. 伯氨喹+乙胺嘧啶

8. 患者，女，37 岁。近日阴道分泌物增多、瘙痒，经查为阴道毛滴虫病。该病的首选药物为
   A. 哌嗪   B. 甲硝唑
   C. 甲苯咪唑   D. 阿苯达唑
   E. 氯硝柳胺

（崔素华）

第**17**章
抗恶性肿瘤药

恶性肿瘤是严重威胁人类健康的常见病、多发病，治疗恶性肿瘤主要采取综合疗法，将手术治疗、放射治疗、化学治疗和免疫治疗等方法结合起来。其中，化学治疗在综合治疗中占有重要地位，可明显改善癌症患者的生存时间和生活质量。随着分子生物学、细胞动力学和免疫学研究的进展，免疫治疗、基因治疗、分化诱导剂、生物反应调节剂、肿瘤疫苗及抗侵袭抗转移药等新的治疗手段和药物在临床的应用，开拓了肿瘤治疗的新途径。

第1节 抗恶性肿瘤药物概述

一、抗恶性肿瘤药物的作用机制及其分类

根据抗肿瘤药物的作用机制，可将其分为以下五类（图17-1）。

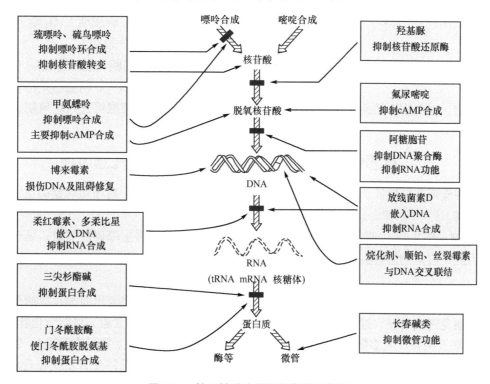

图 17-1 抗恶性肿瘤药物的作用示意图

1. 干扰核酸合成的药物 本类药物分别在不同环节阻止核酸合成，抑制蛋白质合成，影响细胞分裂增殖。根据其对生化过程的影响，又可将其分为以下几类。

（1）二氢叶酸还原酶抑制药（抗叶酸制剂），如甲氨蝶呤等。

（2）阻止嘧啶类核苷酸生成药（抗嘧啶药），如氟尿嘧啶等。

（3）阻止嘌呤类核苷酸生成药（抗嘌呤药），如巯嘌呤等。

（4）抑制 DNA 聚合酶药，如阿糖胞苷等。

（5）抑制核苷酸还原酶药，如羟基脲。

2. 破坏 DNA 结构与功能的药物 如烷化剂、丝裂霉素、博来霉素等。

3. 干扰转录过程、阻止 RNA 合成的药物 如放线菌素 D、柔红霉素、多柔比星等。

4. 影响蛋白质合成的药物

（1）影响纺锤丝形成和功能的药物，如长春碱类、鬼臼毒素类、紫杉醇等。

（2）干扰核糖体功能的药物，如三尖杉酯碱。

（3）影响氨基酸供应的药物，如门冬酰胺酶。

5. 影响体内激素平衡的药物 如肾上腺皮质激素、雌激素、雄激素等。

二、细胞增殖周期动力学

细胞从一次分裂结束到下一次分裂完成的过程称为细胞增殖周期。根据肿瘤细胞生长繁殖特点，可将其分为增殖细胞群和非增殖细胞群（图 17-2）。

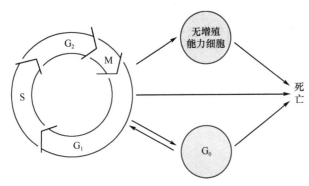

图 17-2 细胞增殖周期示意图

1. 增殖细胞群 指肿瘤细胞中按指数分裂增殖的细胞，对肿瘤的生长和复发起决定性作用。增殖细胞群与全部肿瘤细胞群的比例称为生长比率（growth fraction，GF）。GF 值大，肿瘤增长速度快，对化学治疗药物敏感。按细胞内 DNA 含量变化，细胞增殖周期分为四期：G_1 期（DNA 合成前期）、S 期（DNA 合成期）、G_2 期（DNA 合成后期）、M 期（有丝分裂期）。

2. 非增殖期细胞 包括静止期（G_0 期）细胞和无增殖能力细胞。G_0 期细胞是指有增殖能力但暂不增殖的细胞，对药物不敏感。当增殖细胞群被大量杀灭时，G_0 期细胞可进入增殖期，是肿瘤复发的根源。

三、抗恶性肿瘤药的主要不良反应及用药注意事项

大多数抗肿瘤药选择性低，治疗指数较低，在杀伤肿瘤细胞的同时，对增殖旺盛的正常组织也产生不同程度的损害。

1. 骨髓抑制 可出现白细胞、血小板、红细胞减少，甚至发生再生障碍性贫血，见于大多数抗恶性肿瘤药。因此，应定期检查血常规，如白细胞计数低于 $4 \times 10^9/L$，血小板计数低于 $80 \times 10^9/L$，应停止用药。

2. 消化道反应 常见恶心、呕吐、腹泻等，严重者出现溃疡、消化道出血等。应给予高蛋白、高热量的饮食，避免进食过硬、过热及刺激性食物；严重恶心呕吐影响进食者，可给予止吐药。

3. 损害皮肤及毛发 大多数抗恶性肿瘤药都会引起不同程度的脱发，常于给药后 1～2 周出现，1～2 个月最明显，停药后毛发可再生；损害皮肤，引起红斑、水肿等。应保持患者皮肤及毛发清洁，定期检查皮肤有无瘀点、红斑，定时翻身防止压力性损伤（压疮）产生。

4. 肝肾毒性 多数抗肿瘤药经肝代谢、由肾排泄，可引起肝损害，出现黄疸、肝功能异常等；肾损害可引起血尿、蛋白尿、血尿素氮升高等。应定期检查肝、肾功能，肝、肾功能不全患者应避免使用有肝、肾损害的药物，如环磷酰胺、顺铂等。

5. 免疫抑制 参与免疫功能的细胞增殖、分化较快，易受抗肿瘤药物的攻击，因此，抗肿瘤药对机体免疫功能都有不同程度的抑制，使接受化学治疗的患者易受感染。应注意预防感染，避免和消除引起感染的途径，病房及房内物品也应定期消毒。如有感染，应及时加用抗生素。

6. 其他 多柔比星可致心脏毒性，博来霉素、甲氨蝶呤可致肺纤维化，环磷酰胺可致出血性膀胱炎，顺铂可致神经毒性、耳毒性。

第2节 常用抗恶性肿瘤药

一、干扰核酸合成的药物

本类药物的化学结构与机体正常代谢物质如叶酸、嘌呤、嘧啶等相似，能与其发生特异性结合，干扰核酸的生物合成，从而阻止肿瘤细胞的分裂增殖。主要作用于 S 期细胞。

（一）叶酸拮抗药

甲 氨 蝶 呤

甲氨蝶呤（methotrexate，MTX）又名氨甲蝶呤，化学结构与二氢叶酸相似，与其竞争二氢叶酸还原酶，使四氢叶酸生成障碍，干扰核酸和蛋白质的合成，属周期特异性药物。临床主要用于治疗小儿急性白血病，对绒毛膜上皮癌、消化道癌也有较好疗效。

不良反应较多，常见胃肠道反应、骨髓抑制，长期服用可致肝、肾毒性，有致畸作用。大剂量使用后可肌内注射亚叶酸钙，以保护骨髓正常细胞。

（二）嘌呤拮抗药

巯 嘌 呤

巯嘌呤（mercaptopurine，6-MP）在体内干扰嘌呤代谢，阻碍核酸合成。对 S 期细胞最有效，对其他各期也有效，此外，还有免疫抑制作用。临床主要用于小儿急性淋巴细胞白血病、绒毛膜上皮癌、恶性葡萄胎的治疗。

不良反应主要为胃肠道反应和骨髓抑制，少数患者可见黄疸和肝损害。

（三）嘧啶拮抗药

氟 尿 嘧 啶

氟尿嘧啶（fluorouracil，5-FU）在体内抑制脱氧胸苷酸合成酶，阻止脱氧尿苷酸转变为脱氧胸苷酸，干扰 DNA 合成；也可嵌入 RNA 中，干扰蛋白质合成。对消化道癌如胃癌、结肠癌、食管癌、肝癌、胰腺癌等和乳腺癌疗效较好，也可用于卵巢癌、宫颈癌、膀胱癌等。

不良反应主要是胃肠道反应，重者出现血性腹泻，应立即停药。还可抑制骨髓，导致脱发、共济失调等。

（四）DNA 聚合酶抑制药

阿 糖 胞 苷

阿糖胞苷（cytarabine，Ara-C）口服易破坏，通常注射给药。在体内抑制 DNA 聚合酶的活性而阻止 DNA 合成；也可干扰 DNA 复制，使细胞死亡。主要作用于 S 期细胞，对 G_1/S、S/G_2 期的过渡也有抑制作用。临床主要用于成人急性粒细胞白血病或单核细胞白血病。

不良反应主要是骨髓抑制和胃肠道反应，静脉注射可致静脉炎。

（五）核苷二磷酸还原酶抑制药

羟 基 脲

羟基脲（hydroxycarbamide，HU）通过抑制脱氧核苷酸还原酶而阻止胞苷酸还原为脱氧胞苷酸，抑制 DNA 合成，杀伤 S 期细胞。用药后可使肿瘤细胞集中于 G_1 期，促使肿瘤细胞同步化，然后选用对 G_1 期敏感的药物或进行放射治疗。主要用于慢性粒细胞白血病，疗效显著；对黑色素瘤有暂时缓解作用。

不良反应主要为骨髓抑制，并有轻度胃肠道反应；可致畸，孕妇禁用。

二、破坏 DNA 结构和功能的药物

（一）烷化剂

烷化剂是一类分子中有烷化基团的化合物。其烷化基团能与细胞中的 DNA 或蛋白质分子中的羧基、巯基、氨基及磷酸基等基团发生烷化作用，造成 DNA 结构和功能损害，甚至细胞死亡。烷化剂属周期非特异性药物。

环 磷 酰 胺

环磷酰胺（cyclophosphamide，CTX）在体外无活性，进入体内经肝代谢生成醛磷酰胺，在肿瘤细胞中分解为磷酰胺氮芥，破坏 DNA 结构与功能，抑制肿瘤细胞的生长与繁殖。此外，还有免疫抑制作用。抗瘤谱广，对恶性淋巴瘤疗效好；对多发性骨髓瘤、急性淋巴细胞白血病、卵巢癌、乳腺癌、肺癌及鼻咽癌等也有一定疗效。

不良反应主要为骨髓抑制如白细胞、血小板减少，消化道反应如恶心、呕吐，脱发及出血性膀胱炎。出血性膀胱炎表现为尿频、尿急、血尿及蛋白尿等，多饮水或给予美司钠可减轻或预防。

塞 替 派

塞替派（thiotepa，TSPA）属于周期非特异性药物，其化学结构中有 3 个乙撑亚胺基，能与细胞内 DNA 的碱基结合，抑制瘤细胞分裂。对肿瘤选择性高，抗瘤谱广。对乳腺癌、卵巢癌疗效较好，对膀胱癌、肝癌、宫颈癌、肺癌有一定疗效。

不良反应主要是骨髓抑制，胃肠道反应较轻。

白 消 安

白消安（busulfan，马利兰，myleran）属于周期非特异性药物。其在体内解离后起烷化作用，明显抑制粒细胞的生成。是治疗慢性粒细胞白血病的首选药物。但对慢性粒细胞白血病急性变及急性白血病无效。

主要不良反应为骨髓抑制和消化道反应，长期应用可致肺纤维化、闭经、睾丸萎缩等。

亚 硝 脲 类

亚硝脲类（nitrosourea）有卡莫司汀（carmustine，BCNU，卡氮芥）、洛莫司汀（lomustine，CCNU，环己亚硝脲）和司莫司汀（semustine）。本类药脂溶性高，易透过血脑屏障，其活性代谢产物对增殖细胞各期均有作用，属周期非特异性药物。抗瘤谱广，作用快且强。主要用于治疗中枢神经系统肿瘤如脑瘤，对黑色素瘤及胃肠道瘤等也有效。

不良反应主要为骨髓抑制及消化道反应，偶见肝肾毒性及神经炎。

（二）抗生素类

博 来 霉 素

博来霉素（bleomycin，BLM，争光霉素）能与 DNA 结合，引起 DNA 单链断裂，阻止 DNA 复制。博来霉素为广谱抗肿瘤药，主要用于治疗各种鳞状上皮癌（头颈部癌、口腔癌、食管癌、阴茎癌、宫颈癌等）。

不良反应有发热、脱发等；骨髓抑制轻；大剂量可引起肺炎及肺纤维化。

丝 裂 霉 素

丝裂霉素（mitomycin C，MMC，自力霉素）能与 DNA 双链交叉连接，抑制 DNA 复制，也能使部

分 DNA 断裂。丝裂霉素属周期非特异性药物，抗癌谱广，主要用于胃癌、肺癌、乳腺癌、慢性粒细胞白血病等。

不良反应主要为明显而持久的骨髓抑制，其次为胃肠道反应，偶见肝、肾、心脏损害及间质性肺炎，注射局部刺激性大。

（三）铂类配合物

铂类配合物包括顺铂、卡铂、异丙铂及奥沙利铂，为细胞周期非特异性药物，主要通过破坏 DNA 结构和功能发挥抗肿瘤作用。

顺 铂

顺铂（cisplatin，DDP）为含铂无机络合物，进入机体将氯解离后，可与 DNA 上的碱基鸟嘌呤、腺嘌呤和胞嘧啶形成交叉联结，破坏 DNA 的结构和功能。属细胞周期非特异性药。抗瘤谱广，对睾丸肿瘤疗效显著，对卵巢癌、前列腺癌、膀胱癌、鼻咽癌、肺癌、恶性淋巴瘤均有较好疗效，为联合化学治疗常用药，常与环磷酰胺、长春碱和博来霉素等合用。

不良反应主要有消化道反应、骨髓抑制。大剂量可引起肾脏毒性及听力减退。

卡 铂

卡铂（carboplatin，CBP，碳铂）为第二代铂类抗肿瘤药，作用与顺铂相似。主要用于治疗不能耐受顺铂的睾丸癌、卵巢癌、鼻咽癌等。

不良反应主要是骨髓抑制、胃肠道反应。耳、肾毒性比顺铂低。与顺铂有交叉耐药性。

（四）喜树碱类

喜 树 碱 类

喜树碱（camptothecin，CPT）是从我国特有的植物喜树中提取的一种生物碱。其衍生物有羟喜树碱（OPT）、托扑特肯（TPT）和依林特肯（CPT-Ⅱ）。本类药物能特异性抑制 DNA 拓扑异构酶Ⅰ，干扰 DNA 的复制、转录和修复功能，为细胞周期非特异性药物。对胃癌、绒毛膜上皮癌、恶性葡萄胎、急性及慢性粒细胞白血病等有一定疗效，对膀胱癌、大肠癌及肝癌等也有一定疗效。CPT 毒性较大，可出现尿路刺激症状、消化道反应、骨髓抑制等，其衍生物毒性反应则较轻。

三、干扰转录过程、阻止 RNA 合成的药物

放线菌素 D

放线菌素 D（actinomycin D，更生霉素）能嵌入 DNA 双螺旋链的碱基对中，与 DNA 形成复合物，干扰转录过程，阻止 RNA 合成，属周期非特异性药物。抗瘤谱窄，对绒毛膜上皮癌、恶性葡萄胎疗效较好，对肾母细胞瘤、骨骼肌肉瘤及神经母细胞瘤也有一定疗效。

常见不良反应为骨髓抑制、消化道反应；有局部刺激性，可致疼痛和脉管炎。

多 柔 比 星

多柔比星（doxorubicin，ADM）又名阿霉素，能直接嵌入 DNA 碱基对之间，阻止 RNA 转录和 DNA 复制，从而抑制 DNA 和 RNA 的合成。属于周期非特异性药物，S 期细胞尤其敏感。抗瘤谱广，疗效高，主要用于治疗对其他抗恶性肿瘤药耐药的急性淋巴细胞白血病或粒细胞白血病；也可用于治疗恶性淋巴瘤、乳腺癌、胃癌、肝癌、膀胱癌等。

不良反应主要是骨髓抑制、心脏毒性和消化道反应等。

柔 红 霉 素

柔红霉素（daunorubicin，DNR）抗肿瘤作用及机制、临床用途与多柔比星相似，主要用于治疗对常用抗肿瘤药耐药的淋巴细胞白血病和粒细胞白血病，但缓解期短。

不良反应与多柔比星相似，心脏毒性较大。

四、干扰蛋白质合成的药物

长 春 碱 类

常用药物有长春碱（vinblastine，VLB）和长春新碱（vincristine，VCR），均为夹竹桃科植物长春花中的生物碱。长春碱类主要作用于 M 期细胞，干扰纺锤丝微管蛋白的合成，使其变性，从而抑制有丝分裂，属周期特异性药物。长春碱主要用于治疗急性白血病、恶性淋巴瘤和绒毛膜上皮癌。长春新碱对小儿急性淋巴细胞白血病疗效较好。对恶性淋巴瘤也有效。

长春碱不良反应主要为骨髓抑制、消化道反应和神经毒性。长春新碱对外周神经系统毒性较大，骨髓抑制较轻。

鬼 臼 毒 素 类 衍 生 物

鬼臼毒素能与微管蛋白结合，抑制微管聚合，使细胞的有丝分裂停止。依托泊苷（etoposide，VP-16）和替尼泊苷（teniposide，VM-26）主要作用于 DNA 拓扑异构酶Ⅱ，导致 DNA 结构破坏。抗瘤谱广，对 S 期和 G_1 期细胞有较强的杀伤作用。临床主要用于治疗小细胞肺癌和睾丸肿瘤，也可治疗恶性细胞瘤，对脑瘤亦有效。常与顺铂合用。

不良反应有骨髓抑制及胃肠道反应。

紫 杉 醇

紫杉醇（paclitaxel）是从紫杉和红豆杉中提取的二萜类化合物。能促进微管蛋白聚合并抑制其解聚，从而影响纺锤体的功能，抑制肿瘤细胞的有丝分裂。抗瘤谱广，对卵巢癌、乳腺癌、肺癌、食管癌、大肠癌有一定疗效。

不良反应主要有骨髓抑制、心肌毒性、神经毒性、胃肠道反应等。

L-门冬酰胺酶

L-门冬酰胺酶（L-asparaginase）能水解血清中门冬酰胺，使肿瘤细胞缺乏门冬酰胺的供应，生长受到抑制。临床主要用于治疗急性淋巴细胞白血病。

不良反应主要是消化道反应及精神症状，偶见过敏反应，应做皮试。

五、激 素 类

人体某些肿瘤如乳腺癌、前列腺癌的发生与体内相应激素失调有关。应用某些激素或拮抗剂调整体内激素水平，可抑制肿瘤的生长。本类药物不抑制脊髓，但使用不当也会诱发其他不良反应，应严格掌握适应证。

糖皮质激素

常用糖皮质激素类药物有泼尼松、泼尼松龙等，属于周期非特异性药物。能抑制淋巴组织，促进淋巴细胞溶解。对急性淋巴细胞白血病及恶性淋巴瘤疗效较好，作用快但不持久，易产生耐药性。也可减少慢性淋巴细胞白血病的细胞数目。对其他恶性肿瘤无效，但与其他抗癌药少量短期合用，可减少血液系统并发症及癌肿引起的发热等毒血症反应。但可能因为免疫抑制作用而促进肿瘤扩散或并发感染。

雌 激 素 类

常用药物有己烯雌酚，可对抗雄激素并抑制下丘脑及垂体释放促间质细胞激素，减少雄激素分泌。用于治疗前列腺癌和绝经期乳腺癌有广泛转移者。

雄 激 素 类

常用药物有丙酸睾酮、甲睾酮和氟羟甲酮。本类药物可对抗雌激素并抑制垂体卵泡刺激素的分泌，减少雌激素的分泌，还可对抗催乳素的乳腺刺激作用，从而抑制肿瘤的生长。主要用于治疗晚期乳腺癌，尤其对骨转移者疗效较好。

抗雌激素药

本类药物有他莫昔芬、氯米芬及雷洛昔芬，为人工合成的雌激素竞争性拮抗剂。它们有较强的抗雌激素作用，能阻断雌激素对乳腺癌的促进作用，抑制乳腺癌生长。临床主要用于治疗乳腺癌，绝经前、后均可用，但对绝经后的高龄患者疗效更好。其疗效与雌激素相当，但无雌激素的男性化不良反应。

 案例 17-1

患者，男，52 岁。近 2 个月来反复出现腹部隐痛不适，伴有明显体重减轻。有 2 次黑便史，无明显发热、腹泻及鲜血便病史。入院行胃镜检查提示胃窦部可见直径约 1cm 大小溃疡样改变，质脆，表面有白苔样附着，触之出血。诊断：胃癌。

问题：对该患者应采取以何种方法为主的综合治疗？在行胃癌根治性手术后，可选用哪种抗肿瘤药进行化学治疗？

第 3 节　抗恶性肿瘤药的应用原则

临床常用的抗恶性肿瘤药物选择性差、毒性大，且肿瘤细胞对其容易产生耐药性。为了提高疗效、减少不良反应和延缓耐药性的产生，应根据患者的机体状况及肿瘤的病理类型、侵犯范围和发展趋向，制订合理的联合用药方案。主要原则如下。

1. 根据细胞增殖周期用药　增长缓慢的实体瘤，其 G_0 期细胞较多，可先用周期非特异性药，杀灭增殖期及部分 G_0 期细胞，使瘤体缩小而驱动 G_0 期细胞进入增殖周期，再用周期特异性药杀灭。与此相反，对于增长快速的肿瘤如急性白血病，则先用杀灭 S 期和 M 期的周期特异性药，再用周期非特异性药杀灭其他各期细胞。待 G_0 期细胞进入增殖周期，再重复上述疗程。此种给药方法称序贯疗法。

2. 根据抗肿瘤药的作用机制用药　不同作用机制的药物合用可增强疗效。①序贯阻断：用两种以上药物阻断同一代谢途径的不同环节或阶段，可提高疗效，如羟基脲与阿糖胞苷合用，前者抑制核苷酸还原酶，后者抑制 DNA 聚合酶，从而阻止 DNA 的生物合成。②同时阻断：阻断同一代谢的不同途径，如阿糖胞苷和巯嘌呤，前者抑制 DNA 聚合酶，后者抑制嘌呤核苷酸合成，从而共同抑制 DNA 合成。③互补性阻断：将抑制核苷酸合成的药物与直接损伤生物大分子的药物合用，阻止 DNA 的修复，如多柔比星与环磷酰胺的合用。

3. 根据抗瘤谱用药　消化道腺癌宜用氟尿嘧啶，也可用塞替派、丝裂霉素、环磷酰胺等；肉瘤宜用环磷酰胺、多柔比星等；鳞癌宜用甲氨蝶呤、博来霉素等。

4. 根据抗恶性肿瘤药的毒性用药　毒性不同的药物合用既可增强疗效，又可减少毒性。多数抗肿瘤药物有骨髓抑制作用，而长春新碱、博来霉素等无此不良反应，合用既增强疗效，又降低毒性。

5. 选择合理的给药方法　环磷酰胺、甲氨蝶呤、多柔比星等药物采用大剂量间歇疗法比小剂量连续用药的效果好，因为大剂量间歇疗法既可发挥药物抗肿瘤的最大疗效，又有利于造血系统及免疫功能的修复与补充，减轻抗肿瘤药物的毒性反应，提高机体的抗瘤能力，减少耐药性的产生。

目标检测

A₁/A₂ 型题

1. 大多数抗肿瘤药共有的不良反应是
   A. 致突变　　　　　　B. 心脏反应
   C. 肝损害　　　　　　D. 骨髓抑制
   E. 肾损害

2. 环磷酰胺特有的不良反应是
   A. 胃肠道反应　　　　B. 出血性膀胱炎
   C. 骨髓抑制　　　　　D. 抑制生殖

    E. 肝肾损害

3. 甲氨蝶呤的抗肿瘤作用是
    A. 抑制脱氧胸苷酸合成
    B. 抑制二氢叶酸还原酶
    C. 抑制嘌呤核苷酸的合成
    D. 抑制脱氧胞苷酸合成
    E. 抑制腺苷酸和鸟苷酸合成

4. 小儿急性淋巴细胞白血病用柔红霉素治疗时，应特别注
   意该药的哪个不良反应
    A. 消化道反应　　　B. 肝毒性
    C. 心脏毒性　　　　D. 脱发

    E. 肾毒性

5. 患者，男，9 岁。因持续发热就诊，经检查确诊为急性
   淋巴细胞白血病，可选用下列哪一药物治疗
    A. 阿糖胞苷　　　　B. 氟尿嘧啶
    C. 长春新碱　　　　D. 环磷酰胺
    E. 巯嘌呤

6. 患者，男，69 岁。患恶性淋巴瘤，用环磷酰胺治疗 1 周
   后出现尿频、尿急、血尿，此为环磷酰胺引起的
    A. 血细胞减少　　　B. 血小板减少
    C. 过敏反应　　　　D. 出血性膀胱炎
    E. 肾损害

（崔素华）

第18章 影响免疫功能药物

机体免疫功能异常可导致多种疾病的发生，如风湿病、器官移植排斥反应、恶性肿瘤、免疫缺陷病、感染性疾病等，大多无法根治，但恰当的免疫调节治疗可使大多数患者病情缓解。临床常用的免疫调节剂包括免疫抑制剂和免疫增强剂两大类，因对机体免疫系统的作用缺乏特异性和选择性，滥用可导致严重不良反应，故必须严格掌握适应证和禁忌证。

第1节 免疫抑制剂

免疫抑制剂（immunosuppressant）是指能抑制有关免疫细胞的增殖和功能，降低机体免疫反应的药物。主要用于治疗自身免疫性疾病和防治器官移植后的排斥反应。由于对正常免疫反应也有抑制作用，还易导致机体的抵抗力降低而诱发感染、恶性肿瘤发生率增高及影响生殖系统功能等。

环 孢 素

环孢素（ciclosporin），是从真菌的代谢产物中提取得到的环状多肽，现已能人工合成。

【体内过程】 环孢素口服吸收缓慢且不规则，生物利用度个体差异大，也可静脉注射。在血液中，只有少量药物以游离形式存在，约50%被红细胞摄取，30%与血红蛋白结合，4%～9%结合于淋巴细胞。其主要在肝脏代谢、由胆汁排泄。

【作用】 环孢素能选择性抑制T细胞活化；抑制效应T细胞介导的细胞免疫反应；调节白细胞介素-2、干扰素-γ、肿瘤坏死因子-α等细胞因子的基因转录；增加T细胞内转化生长因子的表达，对白细胞介素-2诱导的T细胞增殖产生强大的抑制作用。

【临床应用】 环孢素是临床上常用的一种免疫抑制剂，目前广泛用于防治异体器官或骨髓移植的排斥反应，如肾移植、干细胞移植、角膜移植等，也用于系统性红斑狼疮、银屑病、类风湿关节炎等自身免疫性疾病的治疗。

【不良反应和注意事项】 环孢素的不良反应发生率较高，其严重程度、持续时间均与剂量、血药浓度相关，多为可逆性。①肾毒性：是最常见及严重的不良反应，可使血清肌酐和尿素氮水平呈剂量依赖性升高；②肝毒性：多见于用药早期，主要为一过性肝损害；③其他：可有食欲缺乏、恶心、呕吐等胃肠道反应，久用后出现多毛、牙龈增生等。继发感染也较为常见，多为病毒感染。

案例 18-1

患者，男，49岁。因肝肉芽肿、肝衰竭行肝移植手术，术后2周出现发热、乏力、嗜睡、食欲缺乏、肝区压痛、腹水增加；胆汁引流可见胆汁变稀薄、色变浅、量减少；血液生化检查见胆红素、转氨酶和碱性磷酸酶升高；外周血和移植肝嗜酸性粒细胞及淋巴细胞增多等反应。诊断：肝移植术后排斥反应。
问题：为防止此种情况再发生，预防性应用环孢素是否正确？为什么？如有不妥，应如何处理？

他 克 莫 司

他克莫司（tacrolimus，FK506）是从链霉菌属中分离出的发酵产物，可口服或静脉注射给药，具有强大的免疫抑制作用。主要用于防治器官移植术后出现的排斥反应，对类风湿关节炎、肾病综合征、系统性红斑狼疮等自身免疫性疾病有一定疗效。不良反应与环孢素相似。

肾上腺皮质激素类

常用泼尼松（prednisone）、泼尼松龙（prednisolone）、地塞米松（dexamethasone）等。肾上腺皮质激素类对免疫反应的多个环节都有抑制作用：可抑制巨噬细胞对抗原的吞噬和处理、阻止淋巴细胞增殖、破坏淋巴细胞、抑制淋巴因子产生、减少抗体生成等。临床主要用于变态反应性疾病、器官移植的排斥反应、自身免疫性疾病的治疗。

吗替麦考酚酯

吗替麦考酚酯（mycophenolate mofetil）是一种真菌抗生素的半合成衍生物，可抑制 T 细胞和 B 细胞的增殖与抗体生成，还可抑制单核-巨噬细胞的增殖、减少细胞黏附分子。氢氧化铝能抑制其吸收，考来烯胺可降低其血药浓度。主要用于肾移植和其他器官移植。

主要不良反应为腹泻，减量或对症治疗可消除，无明显肝、肾毒性。

案例 18-2

患者，女，57 岁。临床诊断为肾移植术后。医生处方如下，请分析是否合理。

他克莫司胶囊 1mg×3 粒

用法：3mg 餐前口服 一日 1 次

吗替麦考酚酯胶囊 250mg×3 粒

用法：750mg 餐前口服 一日 1 次

泼尼松片 5mg×7 片

用法：10mg 餐后口服 一日 1 次

硫唑嘌呤、甲氨蝶呤和巯嘌呤

硫唑嘌呤（azathioprine，AZA）、甲氨蝶呤（methotrexate，MTX）与巯嘌呤（6-mercaptopurine，6-MP）是常用的抗代谢药，其中 AZA 最常用。AZA 通过干扰嘌呤代谢的所有环节，抑制嘌呤核苷酸的生物合成，进而抑制 DNA、RNA 和蛋白质的合成。AZA 因能抑制 T、B 细胞及自然杀伤细胞，故对细胞免疫和体液免疫均有抑制作用。主要用于肾移植的排斥反应和类风湿关节炎、系统性红斑狼疮等自身免疫性疾病的治疗。

主要的不良反应为骨髓抑制，此外尚有其他一些毒性效应，包括胃肠道反应、口腔食管溃疡、皮疹及肝损害等。

环 磷 酰 胺

环磷酰胺（cyclophosphamide，CTX）是一种常用的烷化剂，其免疫抑制作用强而持久，抗炎作用较弱。CTX 主要通过杀伤增殖期淋巴细胞、选择性抑制 B 淋巴细胞，降低自然杀伤细胞的活性，从而抑制初次和再次体液与细胞免疫反应。临床常用于防治器官移植的排斥反应和糖皮质激素不能缓解的自身免疫性疾病。此外，本药也用于恶性肿瘤及流行性出血热的治疗。

不良反应有骨髓抑制、胃肠道反应等。

单 克 隆 抗 体

单克隆抗体（monoclonal antibody）是经过杂交技术制备的一类特殊抗体，作为一种新型免疫抑制剂已广泛应用于临床。常用巴利昔单抗（basiliximab）、达珠单抗（daclizumab）、利妥昔单抗（rituximab）、单克隆抗体-CD3 等。单克隆抗体-CD3 用于肾移植后的急性排斥反应和自身免疫性疾病的治疗。

不良反应主要为寒战、发热、呕吐、呼吸困难等。利妥昔单抗常用于非霍奇金淋巴瘤、慢性淋巴细胞白血病和自身免疫性疾病的治疗。主要表现为与输液相关的不良反应，如腹泻、消化不良等。

案例 18-3

患者，男，35 岁。临床诊断为肾移植术。医生处方如下，请分析是否合理。

0.9%氯化钠注射液　100ml

注射用巴利昔单抗　60mg　静脉滴注　一日 1 次

抗淋巴细胞球蛋白

抗淋巴细胞球蛋白（antilymphocyte globulin，ALG）是采用人的淋巴细胞免疫动物（马、羊、兔等）获得抗淋巴细胞血清后，从动物血清中分离制成的抗人淋巴细胞的免疫球蛋白。主要用于防治器官移植的排斥反应，可与硫唑嘌呤、糖皮质激素等合用预防肾移植排斥反应，提高器官移植的成功率。

常见不良反应有寒战、发热、血小板减少、血栓性静脉炎等。过敏反应发生率高，注射前需做皮试。

来 氟 米 特

来氟米特（leflunomide，LEF）是一种相对低毒的免疫抑制剂。主要阻断嘌呤的合成途径，进而影响 DNA、RNA 的合成。LEF 可抑制活化 T 细胞的功能，阻断活化的 B 细胞增殖，减少抗体生成，不仅具备免疫抑制作用，还具备抗炎症及抗病毒作用。临床用于抗移植排斥反应、类风湿关节炎等自身免疫性疾病等的治疗。

不良反应包括肝损害、皮疹、腹泻等。

雷公藤总苷

雷公藤总苷（tripterygium glycosides，TG）具有较强的抗炎和免疫抑制作用。临床常用于治疗类风湿关节炎、系统性红斑狼疮、肾脏疾病（包括肾炎、肾病综合征）等。

不良反应主要为胃肠道反应，一般可耐受。偶见血小板减少，停药后可恢复。可致月经紊乱及精子活力降低。有严重心血管疾病和老年患者慎用。

第 2 节　免疫增强剂

免疫增强剂（immunostimulant）是指单独或与抗原同时使用时增强机体免疫应答反应的药物。临床主要用于免疫缺陷病、慢性感染及恶性肿瘤的辅助治疗。

左 旋 咪 唑

左旋咪唑（levamisole，LMS）是一种口服有效的免疫增强剂。LMS 可增强细胞免疫功能，使受抑制的巨噬细胞和 T 细胞的功能恢复正常，从而促进免疫功能低下者生成抗体，但对正常免疫功能者的抗体形成几乎无影响。临床主要用于免疫功能低下者恢复免疫功能，提高机体抗病能力；也可用于肿瘤的辅助治疗；还对多种自身免疫性疾病，如类风湿关节炎、系统性红斑狼疮等症状有改善作用。

主要不良反应有恶心、呕吐、腹痛等，少数有发热、头痛、乏力等现象，偶见肝功能异常、白细胞及血小板减少等。由于本药单剂量的免疫药理效应可持续 5～7 天，目前一般采用每周 1 次的给药方案。

 案例 18-4

患儿，男，6 岁。出生后 4 个月起经常发热、腹泻，每月 1～2 次，反复出现上呼吸道感染，如咽喉炎、扁桃体炎、支气管炎，每年患 3～4 次肺炎。经多次检查血液免疫球蛋白，发现其自身免疫系统几乎不能发挥功能。诊断：先天性免疫缺陷病。

问题： 该患儿可用哪些方法治疗？为什么？

白细胞介素-2

白细胞介素-2（interleukin-2，IL-2，T 细胞生长因子）系辅助性 T 细胞产生的细胞因子。主要功能：

①促进 T 细胞的增殖；②促进 B 细胞的抗体分泌；③增强自然杀伤细胞和淋巴因子杀伤细胞的活性，诱导干扰素的产生。临床主要用于恶性肿瘤的生物治疗，对肾细胞癌、霍奇金淋巴瘤、恶性黑色素瘤等，可控制肿瘤发展，减小肿瘤体积及延长患者生存时间。IL-2 亦可与抗艾滋病药物合用治疗艾滋病。不良反应较多，表现为发热、寒战、厌食、肌痛及关节痛等。

干　扰　素

干扰素（interferon，IFN）是免疫系统产生的细胞因子，现已采用 DNA 重组技术生产，主要分为 IFN-α、IFN-β、IFN-γ。IFN 除具有抗病毒、抑制肿瘤细胞增殖作用外，还具有免疫调节作用。IFN 能活化巨噬细胞，表达组织相容性抗原，介导局部炎症反应。临床主要用于病毒性疾病（如流感、腺病毒性角膜炎、慢性乙型肝炎）的预防，也可用于恶性肿瘤的治疗，对成骨肉瘤患者的疗效较好。不良反应主要包括发热、头痛、畏寒等流感性症状，也可出现恶心、呕吐、腹痛、乏力、皮疹、肝功能损害等，偶见白细胞减少、血小板减少。

转　移　因　子

转移因子（transfer factor，TF）是从健康人白细胞中提取的一种多核苷酸和低分子量多肽，可以将供体的细胞免疫信息转移给未致敏受体，使之获得与供体同样的特异和非特异的细胞免疫功能，其作用可持续 6 个月，本品具有免疫佐剂作用。临床用于先天性和获得性细胞免疫缺陷病如胸腺发育不全、免疫性血小板减少性紫癜的治疗，也用于某些难以控制的病毒和真菌感染及恶性肿瘤的辅助治疗。不良反应较少，偶尔可出现皮疹，注射部位产生疼痛。

胸　腺　素

胸腺素（thymosin）是从胸腺分离的一组活性多肽，现已可采用基因工程生物合成。可诱导 T 细胞分化成熟，调节胸腺依赖性免疫应答反应。临床用于治疗胸腺依赖性免疫缺陷性疾病（如艾滋病）、肿瘤、自身免疫性疾病和病毒感染。偶见过敏反应。

卡　介　苗

卡介苗（bacillus Calmette-Guérin，BCG）是牛型结核分枝杆菌的减毒活菌苗，除用于预防结核病外，还具有免疫佐剂作用，为非特异性免疫增强剂。BCG 能增强与其合用的各种抗原的免疫原性，加强诱导免疫应答，刺激多种免疫细胞的活性，提高机体细胞免疫和体液免疫水平。BCG 可用于肿瘤的辅助治疗，如白血病、黑色素瘤和肺癌。不良反应少，如注射部位可见红斑、硬结或溃疡；瘤内注射、胸腔内注射及皮肤划痕均可引起寒战、高热等全身反应。偶见过敏性休克和死亡。

> **链接**
>
> ### 卡介苗的发现
>
> 20 世纪初，法国两位细菌学家卡尔梅特和介朗走在巴黎近郊的马波泰农场的一条小路上，走着走着，他们发现田里的玉米秆儿很矮，穗儿又小，便问旁边的农场主："这些玉米是不是缺乏肥料呢？"农场主说："不是，先生。这玉米引种到这里已经十几代了，可能有些退化了。"卡尔梅特和介朗从玉米的退化联想到，如果把毒性强烈的结核杆菌一代代培养下去，它的毒性是否也会退化呢？用已退化了毒性的结核杆菌注射到人体中，不就可以既不伤害人体，又能使人体产生免疫力了吗？两位科学家足足花了 13 年的时间，终于成功培育了第 230 代被驯服的结核杆菌，作为预防结核杆菌的人工疫苗，又称"卡介苗"。

异　丙　肌　苷

异丙肌苷（isoprinosine）是一种免疫调节药物，具有提高机体免疫功能的作用，也兼有抗病毒作用。临床上用于多种病毒感染性疾病的治疗，如急性病毒性脑炎、带状疱疹、疱疹病毒角膜炎、艾滋病、免疫缺陷病及自身免疫性疾病等；也可以用于肿瘤的辅助治疗。不良反应少，安全范围较大。

免疫核糖核酸

免疫核糖核酸（immunogenic RNA，iRNA）是动物经抗原免疫后从其免疫活性细胞（如脾细胞、淋巴结细胞）中提取的核糖核酸，作用类似于转移因子。临床上主要用于恶性肿瘤的辅助治疗。

目标检测

A₁/A₂型题

1. 不属于免疫增强剂的是
   A. 左旋咪唑   B. 他克莫司
   C. 白细胞介素-2   D. 异丙肌苷
   E. 胸腺素

2. 不属于免疫抑制剂的是
   A. 地塞米松   B. 环孢素
   C. 甲氨蝶呤   D. 来氟米特
   E. 转移因子

3. 兼有抗病毒、抗肿瘤作用的免疫增强剂是
   A. 左旋咪唑   B. 他克莫司
   C. 环孢素   D. 雷公藤总苷
   E. 干扰素

4. 环孢素最主要的不良反应是
   A. 继发性病毒反应   B. 胃肠道反应
   C. 肝、肾毒性   D. 牙龈增生
   E. 过敏反应

5. 器官移植后最常用的免疫抑制剂是
   A. 泼尼松   B. 地塞米松
   C. 环孢素   D. 硫唑嘌呤
   E. 环磷酰胺

6. 主要抑制巨噬细胞对抗原吞噬处理的免疫抑制剂是
   A. 环孢素   B. 左旋咪唑
   C. 泼尼松龙   D. 干扰素
   E. 硫嘌呤

7. 抑制免疫过程多个环节的药物是
   A. 环孢素   B. 肾上腺皮质激素类
   C. 左旋咪唑   D. 他克莫司
   E. 硫唑嘌呤

8. 转移因子的主要适应证是
   A. 免疫力低下   B. 免疫缺陷性疾病
   C. 血小板减少性紫癜   D. 肾移植
   E. 白血病辅助性免疫疗法

9. 患儿，女，12岁。患有类风湿关节炎伴有免疫功能低下，宜选用的药物是
   A. 泼尼松龙   B. 白消安
   C. 硫嘌呤   D. 左旋咪唑
   E. 干扰素

10. 患儿，女，7个月。1个月前受凉后出现咳嗽、近日加重，5天前无明显诱因，头面部、躯干出现许多鲜红色丘疹，皮疹很快波及全身，并形成水疱，病程进行性加重，入院后经检查诊断为先天性胸腺发育不良综合征。治疗该患儿宜选用
    A. 环孢素   B. 胸腺素
    C. 硫嘌呤   D. 抗淋巴细胞球蛋白
    E. 糖皮质激素

11. 患者，男，60岁。因"严重肝衰竭"行肝切除、肝移植手术，术后1周患者出现肝移植手术排斥反应。该患者宜选用
    A. 胸腺素   B. 干扰素
    C. 环孢素+地塞米松   D. 环孢素+干扰素
    E. 左旋咪唑

（朱宁红）

第19章

解 毒 药

解毒药（antidote）是一类能直接对抗毒物或解除毒物反应的药物。急性中毒的处理原则是排除毒物、给予特效解毒药和进行对症治疗。特效解毒药是一类具有高度专一性的药物，在中毒的抢救中占重要地位。

第1节 有机磷酸酯类中毒及其解毒药

有机磷酸酯类（organophosphate）主要用作农业和环境卫生杀虫剂，常用的有敌百虫（dipterex）、乐果（rogor）、马拉硫磷（malathion）、敌敌畏（DDVP）、内吸磷（systox，E1059）和对硫磷（parathion，605）等。

本类药物对人、畜均有毒性，临床用药价值不大，但有毒理学意义。世界卫生组织认为杀虫剂中毒已成为全球性的问题，尤其在发展中国家。

一、有机磷酸酯类中毒机制及中毒症状

（一）中毒机制

有机磷酸酯类可通过消化道、呼吸道、皮肤等多种途径进入机体，与胆碱酯酶牢固结合，形成难以水解的磷酰化胆碱酯酶，使胆碱酯酶失去水解乙酰胆碱的能力，造成乙酰胆碱在体内大量堆积，进而激动胆碱受体，引起一系列胆碱能神经系统功能亢进的中毒症状。若不及时使用胆碱酯酶复活药，磷酰化胆碱酯酶则不容易被解离，胆碱酯酶难以复活，形成酶的"老化"现象。此时，即使再用胆碱酯酶复活药，也不能使胆碱酯酶恢复活性，需等待新生的胆碱酯酶出现，才能恢复水解乙酰胆碱的活性。此过程可能需要几周时间。

（二）中毒表现

1. 急性中毒　轻度中毒以 M 样症状为主，中度中毒同时出现明显的 M 样及 N 样症状，重度中毒时除 M 样和 N 样症状加重外，还有明显的中枢症状。致死的原因主要为呼吸中枢麻痹及循环衰竭。

（1）M 样症状　由乙酰胆碱激动 M 受体所致，表现为恶心、呕吐、腹痛、腹泻、大小便失禁、瞳孔缩小、视物模糊、心动过缓、血压下降、出汗、流涕、呼吸道分泌物增加、肺部湿啰音、胸闷、呼吸困难、发绀等。

（2）N 样症状　由乙酰胆碱激动神经节 N_N 受体和骨骼肌 N_M 受体所致，表现为激动 N_M 受体引起肌肉震颤、抽搐，严重者导致呼吸肌麻痹；激动 N_N 受体引起心动过速、血压升高。

（3）中枢症状　先兴奋后抑制，表现为躁动不安、失眠、谵语、昏迷、窒息、血压下降、呼吸抑制等。

2. 慢性中毒　多发生在生产农药的工人或长期密切接触农药的人员中。突出表现是血浆胆碱酯酶活性持续下降。临床症状有神经衰弱综合征、腹胀，偶见肌束颤动和瞳孔缩小等。主要采取对症治疗和预防措施，如避免与有机磷类长期接触、加强劳动防护等。

二、常用解毒药

有机磷酸酯类急性中毒后首先应立即把患者移出现场，消除毒物，防止继续吸收。经皮肤吸收中毒者，应用温水或肥皂水清洗皮肤。眼部染毒者，可用2%碳酸氢钠溶液或0.9%氯化钠溶液冲洗眼睛数分钟。经口中毒者，应先抽出胃液和毒物，并用微温的2%碳酸氢钠溶液或0.9%氯化钠溶液或0.02%高锰酸钾溶液洗胃，直至洗出液中不含农药味，然后再用硫酸钠导泻。但要注意敌百虫口服中毒时，禁用碱性溶液洗胃，因敌百虫在碱性溶液中可转化为毒性更强的敌敌畏；对硫磷中毒时，禁用高锰酸钾溶液洗胃，否则可使对硫磷氧化成毒性更强的对氧磷。

> **链接**
>
> **有机磷急性中毒的现场处理**
>
> 有机磷急性中毒时，首先应采取的措施是制止毒物继续被吸收，对直接接触中毒者须立即转移中毒现场，脱去受污染的衣物，用肥皂水（禁用乙醇和热水）或0.9%氯化钠溶液洗涤；口服中毒者应迅速彻底洗胃，常用2%～5%碳酸氢钠溶液、稀肥皂水或清水洗胃，反复冲洗至无特殊蒜臭味，无条件洗胃的，可令其饮大量洗胃液，再对其催吐，方法是用筷子或手指刺激舌后根及咽后壁引起剧烈呕吐。

（一）M受体阻断药

阿 托 品

阿托品为治疗急性有机磷酸酯类中毒的特异性、高效能解毒药，能迅速解除M样症状，并能部分对抗中枢症状。阿托品应用的原则为及早、足量、反复给药直至阿托品化，然后改用维持量。阿托品化的指征：瞳孔较前扩大、颜面潮红、皮肤变干、肺部湿啰音显著减少或消失、四肢转暖、由昏迷转为清醒或有轻度躁动不安等。但阿托品不能阻断N_M受体，对肌束颤动无效，也不能使胆碱酯酶复活，故对中度和重度中毒者，必须与胆碱酯酶复活药合用。有机磷中毒患者对阿托品的耐受量比一般患者要大，其用量可不受药典规定的极量限制。

其他M受体阻断药，如东莨菪碱、山莨菪碱等也可使用。

（二）胆碱酯酶复活药

胆碱酯酶复活药是一类能使已被有机磷酸酯类抑制的胆碱酯酶恢复活性的药物，常用药物有氯解磷定和碘解磷定等。

氯 解 磷 定

氯解磷定（pralidoxime chloride）溶解度大，水溶液稳定，使用方便，可静脉给药，也可肌内注射。

【作用】 ①恢复胆碱酯酶的活性：氯解磷定进入机体后，可与磷酰化胆碱酯酶结合使胆碱酯酶游离，恢复水解乙酰胆碱的活性；②直接解毒作用：氯解磷定可直接与游离的有机磷酸酯类结合，形成无毒的磷酰化氯解磷定由肾排出，阻止毒物继续抑制胆碱酯酶活性。

【临床应用】 用于各种急性有机磷中毒，能迅速解除N样症状，消除肌束颤动，但对M样症状效果差，故应与阿托品同时应用。氯解磷定应尽早给药，首剂足量，重复应用，疗程延长至各种中毒症状消失，病情稳定48小时后停药。

【不良反应和注意事项】 肌内注射时局部有轻微疼痛；静脉注射过快可出现头痛、乏力、眩晕、视物模糊、恶心及心动过速等；用量过大可抑制胆碱酯酶活性，导致神经-肌肉传导阻滞，严重者呈癫痫样发作、抽搐，甚至导致呼吸抑制。

碘 解 磷 定

碘解磷定（pralidoxime iodide）作用和临床应用与氯解磷定相似，但作用弱，不良反应多。本品对不同有机磷酸酯类中毒疗效存在差异，如对内吸磷、马拉硫磷和对硫磷中毒疗效较好，对敌百虫、敌敌畏中毒疗效稍差，而对乐果中毒无效。

氯解磷定、碘解磷定禁与碱性药物混合使用，因其在碱性溶液中易水解成有毒的氰化物，故对服用氨茶碱、吗啡、利血平、琥珀胆碱、吩噻嗪等药物的患者禁用。

 **案例 19-1**

患者，女，26 岁。1 小时前因与家人不和，自服农药 1 小瓶，把药瓶打碎扔掉，家人发现后 5 分钟患者腹痛、恶心，并呕吐一次，吐出物有大蒜味，逐渐意识不清，急送医院就诊，来院后出现大小便失禁、出汗多。体格检查：体温 36.5℃，脉搏 60 次/分，呼吸 30 次/分，血压 110/80mmHg，平卧位，神志不清，呼之不应，压眶上有反应，皮肤湿冷，肌肉颤动，巩膜不黄，瞳孔针尖样，对光反射弱，口腔流涎，肺叩清，两肺较多哮鸣音和散在湿啰音。诊断：重度有机磷中毒。

问题： 该患者应选用何药治疗？为什么？用药时应注意哪些问题？

第 2 节　金属和类金属中毒解毒药

金属和类金属主要包括铜、铅、锑、汞、砷等。毒性是由抑制机体内含巯基酶的活性所致。

一、含巯基解毒药

二 巯 丙 醇

二巯丙醇（dimercaprol）分子中含有两个活性巯基，能与金属或类金属结合形成难以解离的无毒络合物由肾排出。主要用于治疗砷、汞和金的急性中毒，也可用于治疗铋、锑、镍、铬等的中毒，对砷中毒疗效较好。本药为一种竞争性解毒药，必须及早、足量和反复给药，中毒后 1～2 小时使用疗效最好。不良反应较多，常见恶心、呕吐、头痛、口腔灼热感，流涕、流涎、多汗、肢端麻木，大剂量给药时可出现心动过速、高血压、抽搐和昏迷。

二 巯 丁 二 钠

二巯丁二钠（sodium dimercaptosuccinate）为我国科学家研发的解毒药。其解毒作用及机制与二巯丙醇相似，但对锑剂的解毒效力比二巯丙醇强 10 倍，且毒性小。其水溶液性质不稳定，应用时配制。临床上用于治疗锑、汞、砷、铅的中毒，也可防治镉、钴、镍中毒。不良反应较轻，可引起口臭、头痛、恶心、乏力、四肢酸痛等，注射速度越快，以上不良反应越重。

二 巯 丙 磺 钠

二巯丙磺钠（sodium dimercaptopropane sulfonate，DMPS）是一种含巯基的络合物，对汞、砷等重金属中毒具有很好的解毒功效。不良反应较少，少数人可出现过敏反应，甚至发生过敏性休克、剥脱性皮炎。

青 霉 胺

青霉胺（penicillamine）为青霉素的水解产物，能络合铜、汞、铅，形成稳定的水溶性产物由尿排出。临床用于铜、汞、铅中毒的解救，对铜中毒疗效较好，亦用于类风湿关节炎、系统性硬化、原发性胆汁性肝硬化及肝豆状核变性等。不良反应多为胃肠道反应、骨髓抑制等。青霉素过敏患者，对本品可能有过敏反应，使用本品前应做青霉素皮试。

二、金属络合物

依地酸钙钠

【作用和临床应用】　依地酸钙钠（calcium disodium edetate）能与多种金属离子形成稳定而可溶的

络合物，随尿液排出体外。本药易与铅、镉、钴、铜等离子形成更为稳定的络合物，尤其是对无机铅中毒解救效果好。主要用于治疗急、慢性铅中毒及镉、钴、铵、铜、锰、镍中毒，对镭、铀等放射性元素对机体的损害亦有一定的防治效果。

【不良反应和注意事项】 部分患者有短暂的头晕、恶心、关节酸痛、腹痛、乏力等，静脉注射过快会引起低钙性抽搐，还会导致肾脏损伤，特别是大剂量用药，会加重肾脏负担，损害肾脏功能，造成急性肾衰竭，因此，用药期间应检查尿常规，如出现蛋白尿、血尿等，应及时停药。

去 铁 胺

去铁胺（deferoxamine，DFO）是特效的铁络合剂，可与三价铁离子络合成无毒物从尿中排出。临床主要用于急性铁中毒，但口服吸收差，必须肌内注射或静脉注射。不良反应较少，肌内注射可引起局部疼痛，静脉注射过快可导致低血压等。

第3节 氰化物中毒及其解毒药

一、氰化物中毒及解毒机制

氰化物是作用迅速的剧毒物质。桃仁、苦杏仁、枇杷核仁等均含有氰苷，水解后产生氢氰酸，大量误食也可致中毒。其中毒机制是经皮肤黏膜接触、胃肠道吸收或呼吸道吸入，氰化物进入体内释放出氰离子（CN^-），进而与线粒体上的细胞色素氧化酶结合，抑制其活性，阻断电子传递链，使细胞组织缺氧。当需氧细胞氧供不足时，无氧呼吸将成为机体主要的产能方式，产生大量乳酸等酸性物质，导致机体代谢性酸中毒。如救治不及时，可很快死亡。

对氰化物中毒者，首先给予高铁血红蛋白形成药，迅速将体内部分血红蛋白氧化成高铁血红蛋白，其中的三价铁离子可与细胞色素氧化酶竞争游离的或已结合的 CN^-，形成氰化高铁血红蛋白，使细胞色素氧化酶复活，达到解毒目的。供硫药硫代硫酸钠中含有活泼的硫原子，硫原子可同体内游离的或已结合的 CN^- 结合，形成稳定性强、无毒的硫氰酸盐，由尿排出而解毒。

二、氰化物中毒解毒药

亚 硝 酸 钠

亚硝酸钠（sodium nitrite）作为氧化剂，能迅速氧化血红蛋白转变为高铁血红蛋白，故可有效解救氰化物中毒。不良反应有恶心、呕吐、头晕、发绀等。静脉注射速度过快时因扩张血管而出现血压骤降。

亚 硝 酸 异 戊 酯

亚硝酸异戊酯（isoamyl nitrite）作用机制与亚硝酸钠相似，临床上用于氰化物中毒的解救，通常须与亚硝酸钠或硫代硫酸钠合用。

硫 代 硫 酸 钠

硫代硫酸钠（sodium thiosulfate）起效慢，结构中具有活泼的硫原子，可释放硫原子与体内游离的或已与高铁血红蛋白结合的 CN^- 结合，生成亲水硫氰酸盐，随尿排出体外。临床上常与亚硝酸钠合用治疗氰化物中毒。此外，本品也可用于砷、汞、铅、铋等中毒。不良反应偶见头晕、乏力、恶心、呕吐等，静脉注射过快可引起血压下降。不宜与亚甲蓝、亚硝酸钠混合同时静脉注射。

亚 甲 蓝

【作用和临床应用】 亚甲蓝（methylene blue）系氧化还原剂，在体内的浓度不同，对血红蛋白作用不同。低浓度时，使高铁血红蛋白还原为血红蛋白；高浓度时，直接使血红蛋白氧化成高铁血红蛋白，而高铁血红蛋白易与 CN^- 结合形成氰化高铁血红蛋白，但数分钟后二者又解离，故仅能暂时抑制 CN^- 对组织中酶的毒性。若要将氰化物从体内消除，则需与硫代硫酸钠合用。临床上，小剂量亚甲蓝用于治疗亚硝酸盐类中毒和某些药物（如磺胺类、伯氨喹等）中毒引起的高铁血红蛋白血症，大剂量用于急性氰化物中毒的解救。

【不良反应和注意事项】 静脉注射剂量过大（＞0.5g）时，可引起恶心、腹痛、头痛、心前区痛、出汗和神志不清等反应。本品禁用于皮下注射，以免引起组织坏死。用药后尿液呈蓝色，排尿时可有尿道口刺痛。禁与强碱性药物、重铬酸钾、还原剂和碘化物配伍使用。禁用于遗传性葡萄糖-6-磷酸脱氢酶缺乏者。慎用于肾功能不全者。

第4节 灭鼠药中毒及其解毒药

灭鼠药的种类很多，发生中毒后，首先要确认中毒鼠药的种类，然后应用解毒药物并对症治疗。

一、抗凝血类灭鼠药中毒解毒药

抗凝血类灭鼠药常用的有溴敌隆、敌鼠钠、杀鼠灵、鼠得克、大隆等，其毒理主要是破坏机体凝血功能及损伤小血管、引起出血等。人误服后，中毒症状多缓慢出现，一般在食后第3天（数小时乃至20天）开始出现恶心、呕吐、食欲减退及精神不振，其后可发生鼻出血、齿龈出血、皮肤紫癜、咯血、便血、尿血等，并可有关节痛、腹痛及低热等。严重者发生休克。患者可有贫血、出血、凝血时间及凝血酶原时间延长。

维生素 K_1（vitamin K_1）是抗凝血类灭鼠药的特效解毒药。它与抗凝血类灭鼠药化学结构相似，可对抗并解除这类药物对凝血酶原活性的抑制，使凝血过程正常。可同时给予足量维生素 C 及糖皮质激素辅助治疗。

二、磷毒鼠药中毒解毒药

磷毒鼠药包括磷化锌和毒鼠磷。

（一）磷化锌中毒及解救

磷化锌作用于神经系统，轻度中毒时可出现头痛、头晕、乏力、恶心、呕吐、腹痛、腹泻、胸闷、咳嗽、心动过缓等；中度中毒时，除上述症状外，可有意识障碍、抽搐、呼吸困难、轻度心肌损害、心电图 ST 段降低、T 波低平、传导阻滞；重度中毒时，尚有昏迷、惊厥、肺水肿、呼吸衰竭、明显的心肌损害及肝损害等。

磷化锌口服中毒者应立即催吐、洗胃。洗胃用 0.5%硫酸铜溶液，每次 200～500ml 口服，使磷转变为无毒磷化铜沉淀，直至洗出液无磷臭味为止。再用 0.3%过氧化氢溶液或 0.05%高锰酸钾溶液持续洗胃，直至洗出液澄清。然后口服硫酸钠 15～30g 导泻。禁用油类泻药。禁食鸡蛋、牛奶、动植物油类，因磷能溶于脂肪而被吸收。呼吸困难、休克、急性肾衰竭及肺水肿时，应及时对症治疗。

（二）毒鼠磷中毒及解救

毒鼠磷可抑制胆碱酯酶活性，使突触处乙酰胆碱过量积聚，胆碱能神经节后纤维支配的效应器出现一系列改变，如平滑肌兴奋、腺体分泌增加、瞳孔缩小、骨骼肌兴奋等中毒症状。

毒鼠磷是有机磷化合物，其中毒症状主要由抑制胆碱酯酶所致，故解救基本上与有机磷酸酯类农药中毒相同，主要应用阿托品及胆碱酯酶复活药。

三、其他灭鼠药中毒解毒药

（一）有机氟灭鼠药中毒解毒药

有机氟灭鼠药是一种烈性剧毒杀鼠药，包括氟乙酸钠、氟乙酰胺、甘氟等。中毒主要表现为中枢神经系统及心脏受累。由于毒性强，无特效解毒药，很容易引起人、畜中毒死亡，国家已明令禁用。其中毒解救药主要为乙酰胺（acetamide），其解毒机制可能是由于本品的化学结构和氟乙酰胺相似，能竞争某些酶（如酰胺酶），使体内不产生氟乙酸，从而消除氟乙酸对机体三羧酸循环的毒性作用。灭鼠药种类不同，乙酰胺解救效果不同，对氟乙酰胺、甘氟中毒的救治效果较好，能延长氟乙酰胺中毒的潜伏期、解除氟乙酰胺中毒症状而挽救患者的生命。

（二）毒鼠强中毒解毒药

毒鼠强（tetramine）的毒性比氰化钾强 100 倍，为国家禁止使用的灭鼠药。人口服的致死量约为 12mg。本药是一种 γ-氨基丁酸（GABA）的拮抗物，与神经元 GABA 受体发生不可逆转的结合，影响氯通道功能，从而对中枢神经系统，尤其是脑干产生兴奋作用。其中毒解救措施：①首先应清除胃内毒物，可采取催吐、洗胃、灌肠、导泻等方法。②对症处理，抗惊厥药苯巴比妥的疗效较地西泮好；呕吐、腹痛时可用山莨菪碱；心率慢于 40 次/分时，考虑体外临时起搏器；发生阿-斯综合征时进行人工起搏等。③中毒较重者采用药用炭血液灌流。④应用特异性解毒药二巯丙磺钠。

（三）亚砷酸、灭鼠优、安妥中毒解救药

亚砷酸中毒可选用二巯丙醇或二巯丙磺钠解救；灭鼠优中毒选用烟酰胺和胰岛素；安妥中毒选用硫代硫酸钠。

第5节 蛇毒中毒解毒药

毒蛇咬伤是我国南部农村、山区和沿海一带的常见病。蛇毒是毒蛇所分泌的有毒物质，主要有神经毒、心脏毒、血液毒等。人被毒蛇咬伤后，蛇毒可侵入人体而引起一系列中毒症状，可表现为肢体肿胀、肌肉瘫痪、呼吸麻痹、房室传导阻滞甚至心力衰竭、出血、失血性休克等。若抢救不及时，可出现伤口部位组织坏死，甚至可因呼吸麻痹或休克而死亡。因此，被毒蛇咬伤必须及时治疗，除进行一般处理外，还要用抗蛇毒药进行治疗。抗蛇毒药包括抗蛇毒血清及由中草药配制而成的抗蛇毒药两类。其中，抗蛇毒血清可作为治疗毒蛇咬伤的首选药、特效药，但目前尚未研制出针对不同毒蛇种类的抗蛇毒血清。国内临床常用的抗蛇毒血清主要有 4 种，即抗眼镜蛇毒血清、抗蝮蛇毒血清、抗五步蛇毒血清、抗银环蛇毒血清。常用药物及临床应用见表 19-1。

表 19-1 常用抗蛇毒药种类及临床应用

药物	临床应用
抗五步蛇毒血清	主要用于五步蛇咬伤
抗眼镜蛇毒血清	主要用于眼镜蛇咬伤
抗蝮蛇毒血清	主要用于蝮蛇咬伤
抗银环蛇毒血清	主要用于银环蛇咬伤
多价抗蛇毒血清	用于蛇种不明的毒蛇咬伤
南通蛇药	用于毒蛇、毒虫咬伤
群生蛇药	用于蝮蛇、五步蛇、眼镜蛇等咬伤
群用蛇药	治疗眼镜蛇咬伤效果很好，对银环蛇、蝮蛇、海蛇、五步蛇、龟壳花蛇、竹叶青等咬伤亦有效
上海蛇药	用于治疗蝮蛇、竹叶青等咬伤

目标检测

A₁/A₂ 型题

1. 有机磷酸酯类急性中毒时不应出现下列哪种症状
   - A. 瞳孔扩大
   - B. 心率减慢
   - C. 恶心、呕吐
   - D. 肌肉震颤
   - E. 流涎

2. 有机磷酸酯类中毒处理原则不包括
   - A. 足量应用阿托品
   - B. 尽早使用胆碱酯酶复活药
   - C. 对症治疗
   - D. 若误服敌百虫，最好用 2%NaHCO₃ 洗胃
   - E. 及时吸氧，使用升压药

3. 单用解磷定解救有机磷酸酯类中毒的缺点是
   - A. 不能消除肌肉震颤
   - B. 不能复活胆碱酯酶
   - C. 不能直接对抗 M 样中毒症状
   - D. 不能消除腹痛
   - E. 不能抑制呼吸道分泌大量黏液

4. 以下不是金属中毒解毒药是
   - A. 青霉胺
   - B. 依地酸钙钠
   - C. 二巯丙醇
   - D. 去铁胺
   - E. 碘解磷定

5. 氰化物中毒的特效解毒药是
   - A. 二巯丙醇
   - B. 依地酸钙钠
   - C. 亚硝酸钠
   - D. 青霉胺
   - E. 二巯丁二钠

6. 抗凝血类灭鼠药中毒的特效解毒药是
   - A. 阿托品
   - B. 乙酰胺
   - C. 维生素 C
   - D. 维生素 D
   - E. 维生素 K₁

7. 中和蛇毒的首选特效解毒药是
   - A. 糖皮质激素类药物
   - B. 利尿药
   - C. 南通蛇药
   - D. 抗蛇毒血清
   - E. 群生蛇药

8. 患者，女，5 岁。误服敌敌畏 40ml，30 分钟后来急诊室，经洗胃、胆碱酯酶复活药及抗胆碱能药物治疗后，患者出现颜面潮红，瞳孔散大，心率 160 次/分，肺部湿啰音显著减少，并有尿潴留，此时最适宜的治疗是
   - A. 导尿
   - B. 阿托品维持量
   - C. 大量抗生素
   - D. 暂停阿托品观察
   - E. 氯解磷定加量

9. 患者，女，45 岁。在风雨中喷洒农药，回到家中自觉头昏恶心、呕吐、出汗、流涎，来诊体检：神志清楚，血压 143/90mmHg，心肺无异常，轻度肌束震颤，胆碱酯酶活性 50%。在对该患者的处理上哪项是错误的
   - A. 肥皂水冲洗全身
   - B. 更换全部衣服
   - C. 静脉注射阿托品
   - D. 静脉滴注解磷定
   - E. 大量应用抗生素

10. 患者，男，32 岁。蓄电池厂工作，已连续加班 2 周，突然出现腹绞痛、恶心、呕吐、头晕，被送入医院急诊科，体检：嗜睡，血压 130/80mmHg，呼吸有金属味，齿龈缘黏膜内可见点状颗粒沉积形成一条细线，腹肌稍紧，脐周及下腹部压痛。患者急救用药是
    - A. 依地酸钙钠
    - B. 亚甲蓝
    - C. 硫代硫酸钠
    - D. 阿托品
    - E. 亚硝酸钠

（朱宁红）

第20章
药源性疾病与合理用药

第1节 药源性疾病

药源性疾病（drug-induced disease，DID）是指由药物诱发的疾病，是预防、诊断、治疗或调节生理功能过程中出现的与用药有关的人体功能异常或组织损伤所引起的一系列临床症状，是药物不良反应的后果。

一、药源性疾病的诊断及处理

（一）诊断

药源性疾病是在应用药物治疗基础上发生的，由于具有继发性的特点，诊断更为复杂和困难，正确诊断是处理好药源性疾病的基础。

1. 追溯用药史 包括现用药史、既往用药史、药物过敏史和家族史，了解是否有过类似反应，这是诊断药源性疾病不可缺少的过程。

2. 确定用药时间、用药剂量和临床症状发生的关系 药源性疾病发生于用药后，其出现时间因药而异，如青霉素致过敏性休克在用药后几秒钟出现，而药源性肝炎则大约在用药后1个月出现。通常根据药物的特点和患者症状，确认发病的相关时间段。一些药源性疾病的严重程度与药物剂量有关，也可根据症状轻重与用药剂量增减的规律判断致病药物。

3. 排除药物以外其他因素可能造成的假象 只有排除原发病、并发症、继发症、患者的营养状况及环境等因素的影响后，才能确诊药源性疾病。

4. 必要的实验室检查 各种生化检验结果、病理组织学检查结果、药物监测结果等资料可为药源性疾病的诊断提供依据。

5. 停药后是否减轻 根据用药顺序确定最可疑的致病药物，遵医嘱停用最可疑药物或引起相互作用的药物，根据停药后症状的变化情况，确诊是否为药源性疾病。

6. 致病药物的确定 联合用药时还须从多种用药中找到致病药物。可根据药物特殊的临床病理类型确定，如氯丙嗪引起的肝细胞胆管型肝病，血清转氨酶值升高不明显，但碱性磷酸酶值显著升高，胆固醇水平呈现增高。

（二）处理

1. 及时停药，去除病因 及时停药不仅能终止药物对机体继续损害，而且有助于确定引起药源性疾病的药物。当发生可疑药源性疾病时，如果不能判定哪种药物是致病因子，可结合具体情况，逐个停药、停用所有药品或改用其他治疗方案。停药后，如果临床症状减轻或缓解，常可提示疾病可能为药源性。

2. 加快排泄，延缓吸收 多数药源性疾病有自限性特点，一般在药物停用后，药物自体内消除，症状即可缓解，无需特殊处理。但症状严重时，需要进行对症治疗，尤其对于剂量相关的药源性疾病，可以通过采取催吐、洗胃、导泻、灌肠、碱化或酸化尿液、人工透析等手段加快排泄，延缓和减少药物的吸收。

3. 及时拮抗，积极处置 如果已经确定引起药源性疾病的药物，则可选用特异性拮抗剂。若是药物变态反应，应向患者告知避免再次应用，防止再度发生。

案例 20-1

患者，女，27岁。因体检发现谷丙转氨酶（GPT，又称丙氨酸转氨酶，ALT）442U/L（正常值 0～40U/L）2天就诊。患者有高血压病史1年余，近半年一直口服缬沙坦胶囊，80mg，1次/日。血压控制在 130/70mmHg 左右。无其他肝病史。体检未发现阳性体征。嘱停用缬沙坦，改用其他抗高血压药。1个月后检查肝功能为 64U/L，2个月后检查肝功能为 35U/L。

问题： 患者以 ALT 水平升高为表现的肝脏损伤属于药源性疾病吗？通过该案例你对缬沙坦的临床用药有何启发？

二、常见药源性疾病

1. **药源性呼吸系统疾病**　由药物引起的对患者呼吸系统的损害，其不仅使原发疾病的治疗更加困难，同时对患者呼吸系统功能造成损害，最终导致病情加重，甚至危及生命。常见的药源性呼吸系统疾病包括 β 受体激动剂、皮质类固醇、异丙托溴铵等引起的药源性支气管痉挛，呋喃妥因、青霉胺等引起的肺间质纤维化，氢氯噻嗪引起的肺水肿，雌激素引起的肺血管栓塞等。

2. **药源性循环系统疾病**　胺碘酮、莫西沙星可引起心律失常；硝普钠等血管扩张药、普萘洛尔等 β 受体阻断药、硝苯地平等钙通道阻滞药等可引起药源性心绞痛；可的松、氢化可的松等激素类药物，布洛芬、萘普生等非甾体抗炎药，伪麻黄碱等鼻充血减轻剂可引起高血压；酚妥拉明、硝酸甘油可引起低血压。

3. **药源性消化系统疾病**　药物口服后经胃肠道吸收而作用于全身或直接作用于胃肠道局部，可引起药源性消化系统疾病，例如，呋塞米、利血平等导致的消化道溃疡及出血；硫酸亚铁、抗酸药、丙戊酸钠、氨茶碱、抗肿瘤药（如氮芥、氟尿嘧啶、甲氨蝶呤等）等导致的恶心、呕吐。

4. **药源性肝病**　指在用药过程中，药物及其代谢产物对肝脏造成的直接损伤，或诱发机体发生过度免疫反应引起的肝脏损害。多数患者可仅有肝脏酶学指标改变而无明显症状；部分患者表现为非特异性的症状，如食欲减退、恶心、呕吐、易劳累、疲乏等；也有患者表现为特异性肝损伤症状，如黄疸、皮肤瘙痒、肝性脑病等；少数患者可能会有过敏症状和肝外器官损害的临床表现，严重时甚至可能发生肝衰竭。常见致病药物包括非甾体抗炎药（对乙酰氨基酚、双氯酚酸等）、三唑类抗真菌药物（氟康唑、伊曲康唑等）、抗结核药（异烟肼、利福平等）、调节血脂药（阿托伐他汀、非诺贝特等）、抗肿瘤药（环磷酰胺、氟尿嘧啶等）。

5. **药源性肾病**　临床表现无特异性，主要表现为肾毒性反应和过敏反应。临床高达 1/4 的肾衰竭患者病因与药物相关。由药物引起的急性肾小管坏死、急性间质性肾炎，或过敏性休克导致的急性肾衰竭是患者死亡的主要原因。常见致病药物包括氨基糖苷类抗生素（阿米卡星、链霉素等）、抗病毒药（阿昔洛韦等）、非甾体抗炎药（布洛芬、羟基保泰松等）、第一代和第二代头孢菌素类药物、磺胺类、喹诺酮类抗菌药、利尿药等。

6. **药源性血液病**　磺胺类药（磺胺异噁唑、复方磺胺甲噁唑等）、抗肿瘤药（环磷酰胺、甲氨蝶呤等）可引起再生障碍性贫血，抗甲状腺药（甲硫氧嘧啶、丙硫氧嘧啶）、异烟肼可引起粒细胞减少症。

7. **药源性神经精神疾病**　与身体其他部位的药源性疾病不同，常难以界定、区分或判断，容易误诊为基础疾病的并发症或普通脑病等；或与平时因疲劳、紧张或压力大等因素产生的症状相混淆，常被忽视，从而耽误了治疗时机。抗精神病药（氯丙嗪及衍生物、氟哌啶醇等）、左旋多巴可引起锥体外系反应；几乎所有的抗精神病药、抗抑郁药（丙米嗪、马普替林）均可引起癫痫发作；氨基糖苷类、抗疟药（氯喹、奎宁）、水杨酸类、依他尼酸等可引起耳聋等听神经障碍。

8. **其他药源性疾病**　药源性内分泌代谢性疾病，如糖皮质激素、氢氯噻嗪引起的高血糖；磺胺类药、别嘌醇等可引起药源性皮疹；药源性肌肉、骨关节疾病，如辛伐他汀、非诺贝特等导致的横纹肌溶解症，糖皮质激素、甲状腺素、噻唑烷二酮类药物引起的骨质疏松症。

第2节 合理用药

一、药物相互作用

药物相互作用（drug interaction）主要是指患者同时或在一定时间内因先后服用两种或两种以上药物所出现的反应，可使药效增强或副作用减轻，也可使药效减弱或出现不应有的毒副作用，后者是药物相互作用导致药物治疗失败的主要原因。药物相互作用机制比较复杂，与多种因素相关。

药物相互作用可分为3种：①药动学方面的相互作用；②药效学方面的相互作用；③其他类型的相互作用，主要是指体外药物相互作用。

 案例 20-2

刘奶奶，65岁。糖尿病病史3年，平时一直规律服用口服降血糖药格列喹酮片，血糖控制理想。近期，刘奶奶患上尿路感染，邻居吴奶奶曾服用复方磺胺甲噁唑片治疗尿路感染后痊愈，于是将剩下的药给刘奶奶服用。服用抗菌药物后，刘奶奶尿路感染的症状渐渐好转。但是昨日刘奶奶突然感到心慌不适，手脚颤抖，刘奶奶意识到这可能是低血糖的症状，赶紧含了一颗糖，休息一段时间后，刘奶奶的症状逐渐缓解。

问题：刘奶奶为什么会出现低血糖症状？

（一）药动学方面的相互作用

药动学方面的相互作用主要是多种药物联合应用对药物吸收、分布、代谢和排泄过程的影响。

药物的吸收与多种因素有关，包括剂型、药物脂溶性、内脏血流量、胃肠道 pH、胃肠运动和肠道菌群变化等。例如，四环素类抗生素遇 Ca^{2+}、Mg^{2+}、Al^{3+} 等生成难溶性的络合物，影响吸收，故四环素类抗生素不能与某些抗酸药（碳酸钙、氢氧化镁、氢氧化铝等）、铁剂（硫酸亚铁等）合用；长期应用广谱抗生素导致肠道菌群失调，可使维生素 K 合成减少，并减少避孕药的肠肝循环；对氨基水杨酸能引起肠吸收障碍，与利福平合用，可使后者吸收减少，血药浓度降低。

药物相互作用对分布的影响主要是药物血浆蛋白结合率的改变。当药物合用时，它们可在血浆蛋白结合部位发生竞争置换现象，与蛋白结合力较高的药物可将另一种结合力较低的药物从血浆蛋白结合部位置换出来，使后一种药物的游离型增多，药理活性增强。例如，保泰松、阿司匹林、苯妥英钠等都是强力置换剂，与双香豆素合用时可将双香豆素从蛋白结合部位置换出来，使游离型药物增加，可能引起出血。

药物代谢的主要场所是肝脏，肝脏进行生物转化依赖肝药酶。而肝药酶的活性可被某些药物诱导或抑制，分别使其他药物代谢加速或代谢受阻。具有肝药酶诱导作用的药物有巴比妥类、利福平、保泰松、卡马西平、螺内酯等。例如，利福平与唑吡坦合用，可使唑吡坦代谢增加，显著降低了唑吡坦的作用。具有肝药酶抑制作用的药物有氯霉素、西咪替丁、红霉素、异烟肼等，因此，若氯霉素与双香豆素合用，可使得双香豆素的半衰期延长 2～4 倍，双香豆素的抗凝血作用显著增强。

 案例 20-3

患者，女，56岁。3年前因发现血脂升高服用阿托伐他汀钙片，一次 30mg，每日1次。半个月前患者因鼻窦炎开始服用克拉霉素片，一次 0.25g，每日2次。近1周，患者出现乏力，查肝功能 ALT 150U/L，谷草转氨酶（GOT，又称天冬氨酸转氨酶，AST）162U/L。

问题：该患者的用药合理吗？请说明理由。

在药物排泄方面，主要通过影响胆汁排泄、竞争肾小管主动分泌、改变尿液 pH 等产生药物相互作用。两种酸性或碱性药同时使用，将分别竞争酸性或碱性转运系统，妨碍其中一种药向肾小管管腔分泌。例如，青霉素主要以原形从肾排出，其中有 90%通过肾小管分泌到肾小管腔，若同时应用丙磺舒，则竞争性地阻碍青霉素自肾小管的分泌，从而延缓青霉素的排泄，增强青霉素的疗效。弱碱性药物在酸性尿液中经肾脏清除加速，而在碱性尿液中则清除延缓。相反，弱酸性药物经肾脏的清除率，在碱性尿液中比在酸性尿液中高。例如，碳酸氢钠能促进水杨酸类药物的排泄，临床上可用于水杨酸类药物中毒的解救。

（二）药效学方面的相互作用

根据药效学相互作用对药物效应产生的影响，可将其分为协同作用和拮抗作用。

协同作用是指药物联合使用可使药物治疗效果增强。例如，胆绞痛时，联合使用哌替啶和阿托品，哌替啶具有镇痛作用，但可引起胆管括约肌痉挛，提高胆内压，而阿托品可解除胆管痉挛，降低胆内压，两药具有协同作用；有机磷中毒时，联合使用阿托品和氯解磷定，前者主要对乙酰胆碱产生作用，后者主要起到复活胆碱酯酶及减少乙酰胆碱蓄积的作用，二者联合使用可以发挥协同作用。

拮抗作用主要是指药物联合使用而导致药物治疗效果降低或者药物的副作用增强等。例如，利血平耗竭囊泡内的去甲肾上腺素（NA），并抑制 NA 的再摄取，造成血压下降，而麻黄碱促进 NA 释放，造成血压上升，两药合用，导致利血平降压作用消失；联合使用噻嗪类利尿药与地高辛，前者引起低血钾，以致在服用地高辛维持量时有出现心律失常的潜在危险。

（三）体外药物相互作用

体外药物相互作用指药物尚未进入机体之前，药物之间发生化学性或物理性相互作用，使药性发生变化。本类相互作用多发生于液体制剂，在静脉输液中或注射器内即可发生，包括沉淀、结晶、变色及药物与容器的相互作用，导致药物的药效降低或毒性增大。例如，酸性药物盐酸氯丙嗪注射液同碱性药物异戊巴比妥钠注射液混合，能造成两药或两药之一沉淀；维生素 C 注射液在 pH6 以上的环境中易被氧化失效，因此不能与碱性药物配伍使用。

二、特殊人群的合理用药

1. 小儿用药　小儿处于生长发育的黄金时期，机体各组织器官尚未发育完全，各系统对药物的反应性与成人不同。例如，小儿血脑屏障尚未发育完全，多种药物容易通过血脑屏障进入大脑，而引起昏迷、惊厥、脑神经损伤等不良反应；婴幼儿的代谢、排泄途径及速度都与成人有别，使用不当极易引起蓄积中毒。因此，小儿用药时需要格外慎重，应该注意：①明确诊断、综合分析，选择疗效确切、不良反应较小的药物；②给药途径合理，如可将片剂改为糖浆剂，也可根据小儿口味特点，将普通片剂改为具有芳香或果味的咀嚼片；③剂型和包装最好采取儿童喜爱的形式，如将剂型加工为具有动物卡通形象的异形片；④给药剂量要准确，应根据小儿的年龄、体重、体表面积等进行调整；⑤用药后要密切观察，及时防治不良反应，如果出现寒战、头晕、恶心、呕吐、皮疹等身体不适，应立即停药，进行相应处理。

🧰 **案例 20-4**

患儿，男，2 个月 18 天。临床诊断为先天性心脏病术后。医生处方如下，请分析是否合理。

地高辛片　　0.25mg×6

用法：0.03mg　口服　一日 3 次

2. 老年人用药　随着年龄的增长，老年人的生理状况会发生很多变化，各器官功能逐渐衰退，而机体功能的下降导致老年患者在服用药物时吸收、消除的效果和速度均与青壮年有着显著差异，与此同时，许多疾病特别是某些慢性病的发病率也有所上升，常存在一人同时患多种疾病、多药共用的情况，导致老年人发生药物不良反应的概率明显增加。老年人用药时应注意：①避免滥用药物，不宜自作主张，随便联合用药，包括处方药、非处方药、中成药、食品添加剂和各类保健品，以免造成严重后果；②由于老年人个体差异较大，在用药剂量上应严格遵循个体化给药，初始剂量从小剂量开始，逐渐加大到合适剂量，一般采用成年人的 1/2～3/4 剂量；③老年人容易发生忘服、误服、重复服或多服的情况，从而影响治疗效果或产生不良反应，为提高老年人用药的依从性，尽量选择无创途径给药，使用专门的老年人药盒，贴上标签，按早、中、晚用药依次放好，按时提醒并督促老年患者服药。

案例 20-5

患者，女，82 岁。诊断为急性胃肠炎。医生处方如下，请分析是否合理。

庆大霉素注射液　8 万 U×10 支

用法：8 万 U　肌内注射　一日 2 次

诺氟沙星胶囊　0.1g×20 粒

用法：0.2g　口服　一日 3 次

3. 妊娠期妇女用药　妊娠期如用药不当，可能会影响胎儿的生长发育，甚至导致胎儿畸形，发生流产、死胎、新生儿死亡等不良后果。因此，妊娠期合理选择和使用药物尤为重要，应注意：①妊娠期用药必须有明确的适应证，必须用药时，优先选用疗效确切及对孕妇、胎儿安全性高的药物；②尽量降低药物对胎儿的影响程度，从选择对胎儿影响最小的药物和剂量开始治疗；③根据孕周时间，即胎儿所属发育时期考虑用药，可用可不用的药物尽量少用，尤其是在妊娠前 3 个月；④避免不必要的用药及联合用药，尽量单一用药，重视中药、中成药的不良反应；⑤孕期用药应详细记录用药情况，并注意密切监测胎儿状况。

妊娠期用药分级

FDA 根据药物对妊娠期妇女不同程度的致畸危险，对其安全性进行分级，共有 A、B、C、D、X 五类。

A 类：对孕妇、胎儿都安全。应按说明书适量服用。主要是一些维生素及矿物质。

B 类：对孕妇比较安全，对胎儿的危险证据不足或不能证实，如青霉素及多数头孢类药物等。

C 类：仅动物实验显示会造成胎儿畸形或死亡，但无孕妇的研究数据，使用时须谨慎考虑对胎儿的潜在危险。

D 类：仅在孕妇生命受到威胁或患有严重疾病，非用不可时才能使用，包括四环素、一些孕激素及抗癫痫药等。

X 类：明确规定已妊娠或可能妊娠的妇女禁用，如氯霉素、米非司酮等。

4. 哺乳期妇女用药　应考虑能从乳汁排泄的药物可能影响新生儿、婴儿的生理状态，如呼吸情况、神经精神发育等，以及对婴儿的生长发育将产生长期不良影响。因此，哺乳期用药时，哺乳时间应避开血药浓度高峰期。为了减少乳汁中的药物浓度，建议选择半衰期较短的药物。如果母亲所用药物对婴幼儿影响较大，则应暂时停止哺乳，实行人工喂养。一般 5～6 个半衰期后绝大部分药物可从体内清除，可恢复哺乳。

➕ **案例 20-6**

患者，女，23 岁。现处于哺乳期。临床诊断为急性扁桃体炎。医生处方如下，请分析是否合理。

复方磺胺甲噁唑片　　5mg×28 片

用法：10mg　口服　一日 3 次

5. 驾驶员用药　驾驶员用药不当可能会出现注意力不集中、反应迟钝，进而引起驾驶动作不协调、操作不准确等表现，以致发生交通事故，造成生命和财产的损失。驾驶员应慎用产生嗜睡、出现眩晕或幻觉、视物模糊、辨色困难、定向力障碍、多尿多汗的药物，包括抗过敏药，如苯海拉明、氯苯那敏；复方抗感冒药；镇静催眠药，如地西泮；镇咳药，如可待因、右美沙芬；止吐药，如甲氧氯普胺、昂丹司琼；抗高血压药，如硝苯地平、吲达帕胺；平喘药，如麻黄碱、沙丁胺醇；抗心绞痛药，如硝酸甘油、普萘洛尔。

6. 运动员用药　应注意避免兴奋剂等违禁药物的使用，兴奋剂是指能够增强或辅助增强自身体能或控制能力，以达到提高比赛成绩的某些药物或生理物质，是运动员参赛时禁用的药物。兴奋剂主要包括合成类固醇类药物；神经兴奋性药物，如苯丙胺、尼可刹米；β 受体阻断药；利尿药；麻醉性镇静剂，如哌替啶、美沙酮；内源性肽类激素，如胰岛素、促红细胞生成素；血液兴奋剂。

7. 肝功能不全者用药　肝脏是药物代谢的主要器官，肝功能不全时，肝血流量、血浆蛋白含量、肝药酶活性、肝细胞摄取和排泄都会受到直接影响，从而改变药物的体内过程，使药物代谢速度减慢，甚至造成中毒反应。因此，肝功能不全者用药时，需注意：①应全面掌握所用药物的肝脏毒性，避免或减少使用对肝脏毒性大的药物；②初始剂量宜小，做到给药方案个体化；③定期监测肝功能；④正确处理肝功能不全合并其他病症。肝功能不全者慎用的药物包括抗凝血药、糖皮质激素类药物、利尿药等。

8. 肾功能不全者用药　肾脏是药物排泄的主要器官，当肾功能不全时，主要经肾脏排泄的药物消除减慢，不但容易使药物在体内蓄积，而且由于内环境的紊乱，机体对药物的毒性更加敏感，使药物中毒的发生率增加。因此，肾功能不全者用药时，需注意：①应避免或减少使用肾毒性大的药物；②注意药物的相互作用，根据肾功能的情况调整用药剂量和给药间隔时间，制订个体化给药方案；③定期检查肾脏功能。肾功能不全者慎用的药物包括抗微生物药物，如氨基糖苷类、利福平、多黏菌素、万古霉素、氯霉素、第一代头孢菌素；抗肿瘤药，如环磷酰胺、顺铂、甲氨蝶呤；解热镇痛药，如阿司匹林、布洛芬、保泰松等。

三、不良反应的监测

药品不良反应监测是药品上市后监督管理的重要内容，包括不良反应信息的收集、评价及进行干预、控制的过程。

（一）药品不良反应监测的目的与意义

1. 减少药品不良反应的危害　上市新药的不良反应和远期效果往往尚不明确，药品一旦上市，在规模人群中使用就可能出现临床安全问题，只有系统设立药品不良反应监测体系，才能真正做到早期预警，防止药害事件的发生、蔓延、重演，以保护更多人的用药安全和健康利益。

2. 弥补药品上市前研究的不足　药品上市前的临床研究病例数少、试验对象年龄范围窄、用药条件控制较严、研究时间短、研究目的单纯，而不良反应监测的开展完善了药品技术评价的完整性，丰富了药品评价的内容和方法。

3. 促进临床合理用药　药品不良反应监测中的自发报告工作离不开临床医务人员的主动参与。医务人员在第一时间内获得某些药品安全性方面的第一手资料，不仅有助于提高药品不良反应的警惕性和识别能力，同时对其处方用药无疑具有较好反馈和提示作用，注意用药的安全性问题，从而提高合理用药的水平。

4. 促进新药的研制开发　某种不良反应可能会成为新的治疗作用，为新药开发提供新思路。

（二）药品不良反应报告

药品不良反应监测报告实行逐级、定期报告制度。必要时可以越级报告。

药品生产经营企业和医疗预防保健机构必须严格监测本单位生产、经营、使用药品的不良反应发生情况，如果发现有可疑的不良反应，须进行详细记录、调查，并按要求填写不良反应报告表。同时及时向所在省、自治区、直辖市药品不良反应监测专业机构集中报告。

个人发现药品引起的新的或严重的不良反应，可直接向所在省、自治区、直辖市药品不良反应监测中心或药品监督管理局报告。

对新的或严重的药品不良反应病例，需用有效方式快速报告，必要时可以越级报告，最迟不超过15个工作日。

四、合理用药原则

合理用药是指安全、有效、经济、适当地使用药物。在每一位个体患者的药物治疗中，给予适当的药物，以适当的剂量、在适当的时间、经适当的途径，使用适当的疗程，达到适当的治疗目标。滥用和误用药物是引起药源性疾病的主要原因，合理用药是避免大多数药源性疾病的重要措施，做到合理用药，要注意以下几点。

1. 选药要有明确的指征　针对患者具体病情，选择疗效可靠的药物制剂，禁止使用疗效不确切的药物，此外，还要排除禁忌证。

2. 要有目的地联合用药　争取能用最少品种的药物达到最佳治疗目的，联合用药时需要排除药物之间相互作用可能引起的不良反应。

3. 制订最佳治疗方案，实行个体化给药　根据治疗对象的个体差异、生理特点、所选药物的药效学与药动学规律，制订合理的用药方案。

4. 密切关注疗效和不良反应　应用新药要密切关注疗效和不良反应，切忌盲目使用。

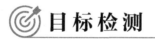 目标检测

A₁/A₂型题

1. 有关药源性疾病的诊断，下列哪项是不正确的
   A. 首先要明确用药时间与临床症状发生的关系
   B. 了解患者的用药史及药物的不良反应史
   C. 排除药物以外的其他人为因素可能造成的假象
   D. 通过手术进行排查
   E. 也可根据症状轻重与用药剂量增减的规律判断致病药物

2. 有关药源性疾病的治疗，下列哪项是不正确的
   A. 若是药物变态反应，应向患者告知避免再次应用，防止再度发生
   B. 及时停药，去除病因
   C. 及时拮抗，积极处置
   D. 加强排泄，延缓吸收
   E. 立即送重症病房抢救

3. 下列哪项叙述是不正确的

   A. 糖皮质激素可引起低血糖
   B. 甲硫氧嘧啶可引起粒细胞减少症
   C. 氨基糖苷类药物具有耳毒性
   D. 异烟肼可引起肝损伤
   E. 硫酸亚铁容易导致恶心、呕吐

4. 不宜与金属离子合用的药物是
   A. 磺胺甲噁唑　　　B. 四环素
   C. 甲氧苄啶　　　　D. 呋喃唑酮
   E. 呋喃妥因

5. 下列关于小儿用药的叙述哪项是错误的
   A. 不能给睡熟、哭吵或挣扎的婴儿喂药，以免引起吸入性肺炎
   B. 最好选择小儿专用剂型
   C. 不可将肠溶片或控释片压碎给药
   D. 儿童正处于生长发育阶段，新陈代谢旺盛，因此可长期大量使用酸碱类药物

E. 雄激素的长期应用常使骨骼闭合过早，影响生长和
发育

6. 哺乳期用药会抑制乳儿甲状腺功能的药物是

    A. 环磷酰胺   B. 环孢素

    C. 柔红霉素   D. 甲氨蝶呤

    E. 丙硫氧嘧啶

7. 下列关于老年人的用药原则，表述不正确的是

    A. 确诊后用药

    B. 严格地遵循个体用药原则，寻求最适宜剂量

    C. 选择适宜的给药方法

    D. 用药品种尽量避免复杂化

    E. 老年人用药剂量越小越好

8. 以下妊娠期用药不正确的是

    A. 慎用保健性药物

    B. 慎用新药或仅有理论评价的药物

    C. 做好用药记录

    D. 避免使用各种药物

    E. 必须用药时，从选择对胎儿影响最小的药物开始

9. 患者，女，73 岁。因治疗脑血栓口服华法林时，剂量应

    A. 较成人剂量酌减   B. 较成人剂量增加

    C. 按体重给药   D. 按成人剂量

    E. 按成人剂量增加 10%

（朱宁红）

实 训 指 导

第一部分 药物的一般知识

一、药物名称及分类

药物的名称可分为通用名、商品名、化学名和别名。

1. 通用名（generic name） 是由中国药典委员会编写的《中国药品通用名称》（China Approved Drug Names，CADN）规定的法定名称，是指同种成分或者相同配方组成的药品在中国境内的通用名称。其具有强制性和约束性，故凡上市流通的药品，其标签、说明书或者包装上必须应用通用名称。通用名的命名应当符合《中国药品通用名称》的规定，且不可用作商标注册，如普萘洛尔（propranolol）。

2. 商品名（proprietary name） 指药厂在生产新药时，向政府相关管理部门申请许可证所应用的专属名称。在一个通用名之下，因生产厂家的不同，可有多个商品名称，如普萘洛尔的商品名是心得安（Inderal），但在学术刊物和著作中不可使用商品名。

3. 化学名（chemical name） 指依据药物的化学组成按系统命名法（IUPAC 命名原则）命名，如普萘洛尔的化学名为 1-异丙氨基-3-(1-萘氧基)-2-丙醇。但因过于烦琐，极少被医护人员采用。

4. 别名（alias name） 指有些药品的习惯称谓。但别名不受使用的约束和法律的保护，如对乙酰氨基酚也称扑热息痛，阿司匹林也称乙酰水杨酸，苯妥英钠也称大仑丁等。

二、药物的制剂与剂型

（一）基本概念

1. 制剂 指依据国家药典和药品管理部门批准的标准，按照临床医疗的需要，把药物按照一定的生产工艺，经过加工而形成的各种剂型。

2. 剂型 指把药物加工制成适合于医疗或预防应用的形式，以便应用、保存及携带。适宜的剂型可使药物发挥良好的疗效，剂型能够改变药物的作用性质，也能够改变药物的作用速度。改变剂型既可影响药物的疗效，也可降低药物的不良反应。

（二）常用剂型

1. 液体制剂 是指以液体形态应用于各种治疗目的的剂型。

（1）溶液剂 一般是指化学药物内服和外用的澄明溶液，以分子或离子状态分散，溶剂大多为水，少数为醇或油，如硝酸甘油溶液等。口服溶液剂一般装于带格的瓶中，瓶签上注明用药的数量、次数等；外用溶液剂需在瓶签上注明"不能内服"字样或采用"外用瓶签"。

（2）注射剂 又称针剂，系指药物制成的供注入体内的无菌或灭菌溶液（包括乳浊液和混悬液）及供临用前配成溶液或混悬液的无菌粉末或浓溶液。常封装于玻璃安瓿中；容积大的注射剂封装于玻璃瓶或塑料瓶内，如葡萄糖注射液。

（3）乳剂 指互不相溶的两相液体，其中一相以小液滴状态分散于另一相液体中形成的非均匀分散的液体制剂。乳剂有水包油型（多供内服）、油包水型（多供外用）、复乳和纳米乳等类型等。

（4）混悬剂 是指难溶性固体药物，以 0.5～50μm 大小微粒分散在溶剂中所制成的非均相分散系的液体药剂。混悬剂在口服、外用、注射、滴眼、气雾及控释等制剂中均有应用。

（5）合剂　指含有一种或一种以上的可溶性药物或不溶性固体药物的澄明液或混悬液。合剂主要以水为溶剂，必要时也可以加适量乙醇。混悬液合剂瓶签上须注明"服时摇匀"字样。

（6）糖浆剂　是含有药物、药材提取物或者芳香物质的近饱和浓度的口服浓蔗糖水溶液。

（7）洗剂　指含原料药物的溶液、乳状液、混悬液，供清洗无破损皮肤或腔道用的液体制剂。专供外用，如炉甘石洗剂。

（8）酊剂　指原料药物用规定浓度的乙醇提取或溶解而制成的澄清液体制剂，亦可用流浸膏稀释制成，如碘酊。

（9）其他　如流浸膏、醋剂、凝胶剂、搽剂、气雾剂、滴耳剂、滴眼剂、浸剂等。

2. 固体制剂

（1）片剂　是指药物与适宜的辅料均匀混合，通过制剂技术压制而成的圆片或异形片的固体制剂。以供口服为主，也可供外用或植入。若味道欠佳或为有刺激性的药物，在制成片剂后可包裹糖衣或薄膜衣；若为对胃有刺激性或遇胃酸易被破坏，或需在肠内释放的药物，在制成片剂后应包裹肠溶衣。此外，还有泡腾片、微囊片、包衣片、缓释片、咀嚼片、植入片、纸型片、口含片、舌下含片等。

（2）胶囊剂　是指将药物填装于空胶囊或密封于软质囊材中而制成的制剂，可分为硬胶囊、软胶囊。硬胶囊剂是将定量的药物加适合的辅料制成均匀的粉末或颗粒，充填在空心胶囊中制成，如头孢氨苄胶囊；软胶囊剂又称胶丸；是将一定量的液体密封于球形或椭圆形的软质囊材中制成，如维生素胶丸。根据释放特性不同还有肠溶胶囊、控制胶囊等类型。肠溶胶囊剂的囊壳不易被胃酸破坏，但能在肠液中崩解而释出有效成分。

（3）散剂　是指药物与适宜的辅料经粉碎、均匀混合制成的干燥粉末状制剂，分为口服散剂和局部用散剂。如冰硼散、消化散等。但易潮解的药物不宜制成散剂。

（4）颗粒剂　又称冲剂，指药物与适宜的辅料制成的具有一定粒度的干燥颗粒状制剂，分可溶颗粒剂、混悬颗粒剂及泡腾颗粒剂等，口服时用开水或者温开水冲服，如感冒冲剂。

（5）膜剂　也称薄片剂，指药物与适宜的成膜材料经加工制成的膜状制剂，可供口服或皮肤黏膜外用，如克霉唑口腔药膜。

（6）海绵剂　是用亲水性胶体溶液经加工制成的海绵状灭菌制剂，如海绵明胶、淀粉海绵等。海绵剂有多孔、质软、有弹性、吸水性能强等特点。常用原料有碳水化合物及蛋白质，有的还加入某些必要的药物。临床常用于局部止血，其多孔可促进血栓形成，为外科常用的辅助止血剂。

3. 软体剂型　由药物与适宜基质混匀制成。常用于局部而呈现局部作用，有的也可透过皮肤吸收而发挥全身作用。

（1）软膏剂　是指药物与软膏基质混合制成的一种容易涂布于皮肤、黏膜或创面的具有适当稠度的半固体外用制剂，如氧化锌软膏。专供眼科使用的细腻灭菌软膏，称为眼膏剂，如红霉素软膏。

（2）栓剂　是药物与适宜基质混匀制成的专供腔道给药的制剂，有适宜的硬度和韧性，熔点靠近体温，塞入腔道后可迅速软化或熔化，逐渐释出药物而产生局部作用，或被吸收而产生全身作用，如甘油明胶栓塞入肛门有缓泻的作用。

（3）硬膏剂　是药物与基质混匀后，涂布于纸、布或其他薄片上的硬质膏药，遇到体温则软化黏敷在皮肤上，如伤湿止痛膏。

（4）糊剂　是大量粉状药物与脂肪性或水溶性基质混匀制成的制剂，如复方锌糊。

4. 气雾剂　指药物与适宜的抛射剂（如液化气体或压缩空气）装在耐压密封容器中制成的制剂。当阀门打开时，借气化的抛射剂压力将药液呈雾状定量或非定量地喷射出。气雾剂吸入后，药物达肺深处，显效迅速，如异丙肾上腺素气雾剂。皮肤黏膜的气雾剂多能在皮肤黏膜表面形成一层薄膜，可保护创面、局部麻醉、消毒、镇痛、消肿、抗炎；给空间消毒用气雾剂多用于杀虫及室内空气消毒。

5. 新型制剂

（1）微囊剂　是利用天然或合成的高分子物质将固体或者液体药物包裹于囊心，使其成为半透明封闭的微小胶囊。优点为释放缓慢、药效延长，封闭性可提高药物稳定性及降低胃肠道副作用等。

（2）长效剂　通过制成溶解度小的盐或酯、与高分子化合物合成难溶性复盐及控制颗粒大小等方法降低溶出速度，或通过包衣、乳化、微囊化等方法降低扩散速度，达到延长药物作用时长的目的。

（3）控释剂　指药物可在设定的时间内自动以设定的速度释放，使血药浓度长时间恒定维持在有效浓度范围内的制剂。控释剂可以制成供口服、透皮吸收及腔道使用的不同剂型，如片剂、胶囊剂、植入剂、注射剂等。

（4）缓释剂　指用药后可在较长的时间内持续释放药物来达到延长药效目的的制剂。

（5）定向制剂　为一类能选择性地分布于靶器官及靶组织的高新技术制剂，多用作抗瘤药物的载体。经各种给药途径将药物导向靶区，而对全身其他部位则无明显影响，可显著提高药物的选择性，减少药物剂量，提高疗效，降低毒副作用。该类制剂包括静脉用复合乳剂、毫微胶囊、微球剂、脂质体、磁性微球剂、单克隆抗体等。其靶向方式主要以提高对靶细胞的亲和力、淋巴系统定向、磁性定位和酶对前体药物的作用等方式来实现。

三、药品的标识

（一）药品的批准文号、批号和有效期

1. 批准文号　供医疗使用的药品必须要有国家药品行政管理部门所批准生产的文号，此为药品生产、上市、使用的依据。现在的统一格式是"国药准（试）字+1 位字母+8 位数字"：①"准"代表国家批准正式生产的药品，"试"代表国家批准试生产的药品。②1 位字母：H 代表化学药品，Z 代表中药，B 代表保健药品，S 代表生物制品，J 代表进口分装药品，F 代表药用辅料，T 代表体外化学诊断试剂。③8 位数字：第 1、2 位表示批准文号来源，第 3、4 位代表批准某药生产的公元年号后两位数字，第 5~8 位数字是顺序号。

2. 批号　代表药品生产日期的一种编号，也代表这批药品是同一次投料、同一生产工艺生产的产品。多用生产日期表示，在国内多采用 6 位数表示，第 1、2 位表示年份，第 3、4 位表示月份，第 5、6 位表示日期，如 091207 代表 2009 年 12 月 7 日生产。若 091207-3，后面的"-3"，通常表示厂内当日第 3 批产品。

3. 有效期　指药品在规定贮藏条件下质量达到符合规定要求的期限。有效期按年、月、日的顺序标注，年份用四位数字表示，月、日用两位数表示。其具体标注格式为"有效期至××××年××月"或者"有效期至×××年××月××日"；也可以用数字和其他符号表示为"有效期至××××.××"或者"有效期至××/××/××"等。《中华人民共和国药品管理法》（以下简称《药品管理法》）中规定，未标明或者更改有效期的药品、超过有效期的药品都属于劣药。

预防用生物制品有效期的标注按照原国家食品药品监督管理总局批准的注册标准执行，治疗用生物制品有效期的标注自分装日期计算，其他药品有效期的标注自生产日期计算。有效期若标注到日，应当为起算日期对应年月日的前一天，若标注到月，应当为起算月份对应年月的前一月。

（二）药品的标签说明书

药品包装应当按照规定印有或者贴有标签并附有说明书。标签或者说明书应当注明药品的通用名称、成分、规格、上市许可持有人及其地址、生产企业及其地址、批准文号、产品批号、生产日期、有效期、适应证或者功能主治、用法、用量、禁忌、不良反应和注意事项。标签、说明书中的文字应当清晰，生产日期、有效期等事项应当显著标注，容易辨识。发运中药材应当有包装，在每件包装上，应当注明品名、产地、日期、供货单位，并附有质量合格的标志。

药品包装未按照规定印有、贴有标签或者附有说明书，标签、说明书未按照规定注明相关信息或者印有规定标志的，除依法应当按照假药、劣药处罚的外，责令改正，给予警告；情节严重的，吊销药品注册证书。

（三）药品的标识

药品的标识见实训图1。

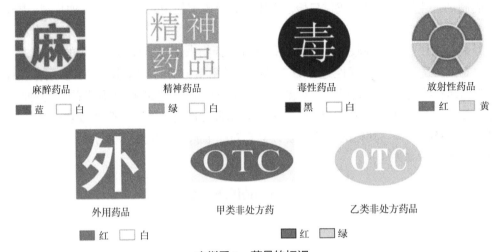

实训图1 药品的标识

四、药品管理基本知识

（一）药典和药品管理法

《中华人民共和国药典》简称《中国药典》，英文缩写 ChP，依据《药品管理法》组织制定和颁布实施。《中国药典》和《国家药品监督管理局国家药品标准》为国家药品标准，是药品研制、生产、经营、使用和监督管理等均应遵循的法定依据。

《中国药典》2020年版为最新版，分四部，一部收载中药2711种，二部收载化学药2712种，三部收载生物制品153种，四部收载通用技术要求361个，该版药典进一步完善了药典标准体系的建设，新增品种319种，修订3177种，共收载品种5911种。

为了加强药品管理，保证药品质量，保障公众用药安全和合法权益，保护和促进公众健康，1984年9月20日第六届全国人民代表大会常务委员会第七次会议通过了《药品管理法》。现行版为2019年8月经第二次修订，于2019年12月1日起施行。

《药品管理法》规定，药品应当符合国家药品标准。经国务院药品监督管理部门核准的药品质量标准高于国家药品标准的，按照经核准的药品质量标准执行；没有国家药品标准的，应当符合经核准的药品质量标准。国务院药品监督管理部门颁布的《中华人民共和国药典》和药品标准为国家药品标准。国务院药品监督管理部门设置或者指定的药品检验机构负责标定国家药品标准品、对照品。药品生产企业应当对药品进行质量检验。不符合国家药品标准的，不得出厂。

（二）处方药与非处方药

依据药品的药理性质、临床应用范围及安全性等特性，将药品分处方药和非处方药。处方药（prescription-only medicine，POM）指必须凭借执业医师或执业助理医师处方才能购买、调配及使用的药品；非处方药（over-the-counter drug，OTC）指经国家药品监督管理部门按照一定原则遴选认定，不需要凭执业医师或执业助理医师处方，消费者便可自行判断、购买及使用的药品。我国将实施药品分类管理作为实行医疗制度改革、促进药政管理与国际模式接轨的重要措施。

（三）国家基本药物

《国家基本药物目录管理办法》于 2015 年 2 月 13 日发布，国家基本药物是指适应基本医疗卫生需求，剂型适宜，价格合理，能够保障供应，公众可公平获得的药品。国家基本药物目录中的药品包括化学药品、生物制品、中成药和中药饮片。国家基本药物遴选应当按照防治必需、安全有效、价格合理、使用方便、中西药并重、基本保障、临床首选和基层能够配备的原则，结合我国用药特点，参照国际经验，合理确定品种（剂型）和数量。

五、普通药品和特殊管理药品

药品按特殊性可分为普通药品和特殊管理的药品。《药品管理法》第一百一十二条规定，国务院对麻醉药品、精神药品、医疗用毒性药品、放射性药品、药品类易制毒化学品等有其他特殊管理规定的，依照其规定。

1. 普通药品　是指毒性较小、不良反应较少、安全范围较大的药品，如葡萄糖、阿司匹林等。任何药品凡无必要或过多使用，都是不安全的。

2. 特殊管理的药品　是指对生产、经营、使用有其特殊要求，购销、储运过程中需实施非常规的方式方法进行特殊管理，否则可能导致人体损害和社会危害的药品。

（1）麻醉药品　是指连续使用后易产生生理依赖性、能成瘾的药品。例如阿片类、可卡因、合成麻醉药等，以及国家药品监督管理局指定的其他能成瘾的药品、药用原植物及其制剂。

（2）精神药品　是指直接作用于中枢神经系统，能使其兴奋或抑制，连续使用能产生依赖性的药品。根据人体产生依赖性的难易程度，分为两类。第一类精神药品如氯胺酮、三唑仑、司可巴比妥、哌醋甲酯等；第二类精神药品如地西泮、艾司唑仑、苯巴比妥、去甲伪麻黄碱、咖啡因等。第一类精神药品的作用比第二类更强，更易产生依赖性。

（3）医疗用毒性药品　指毒性强烈、治疗剂量与中毒剂量相近，使用不当会导致中毒或死亡的药品，如去乙酰毛花苷丙、阿托品、毛果芸香碱等。医疗单位供应和调配毒性药品，凭医生签名的正式处方。每次处方剂量不得超过二日极量。调配处方时，必须认真负责，剂量准确，按医嘱注明要求，并由配方人员及具有药师以上技术职称的复核人员签名盖章后方可发出。如发现处方有疑问时，须经原处方医生重新审定后再行调配。处方一次有效，取药后处方保存二年备查。

（4）放射性药品　指用于临床诊断或者治疗的放射性核素制剂或者其标记药物，包括放射性核素、原料药、药盒及制剂。医疗单位设置核医学科、室（同位素室），必须配备与其医疗任务相适应的并经核医学技术培训的技术人员。非核医学专业技术人员未经培训，不得从事放射性药品使用工作。医疗单位使用放射性药品，必须符合国家放射性同位素安全和防护的规定。所在地的省、自治区、直辖市药品监督管理部门，应当根据医疗单位核医疗技术人员的水平、设备条件，核发相应等级的"放射性药品使用许可证"，无许可证的医疗单位不得临床使用放射性药品。

除了上述的麻醉药品、精神药品、医疗用毒性药品、放射性药品需要特殊管理外，国家对戒毒药品、药品类易制毒化学品、蛋白同化制剂、肽类激素、疫苗以及含麻黄碱、地芬诺酯、可待因的复方制剂等也实施严格管理。

（张　骋）

第二部分　处方和医嘱的一般知识

一、处　　方

处方是医生根据患者的病情需要开写给药房要求配方和发药并作为患者用药凭证的医疗文书。处方直接关系到患者健康，所以必须严肃、认真地开写处方和调配处方，以确保患者用药安全有效。处方还具有法律意义，一旦出现用药差错事故，处方可作为法律凭证，追究法律责任。

（一）处方的内容

1. 前记　包括医疗机构名称、费别、患者姓名、性别、年龄、门诊号或住院病历号、科别或病区和床位号、临床诊断、开具日期等。可添列特殊要求的项目。

麻醉药品及第一类精神药品处方还需包括患者的身份证明号、代办人姓名、代办人身份证明号。

2. 正文　以 Rp 或 R 标示，分列药品名称、剂型、规格、数量、用法用量。

3. 后记　医师签名或加盖专用签章，药品金额及审核、调配，核对、发药药师签名或加盖专用签章。

（二）处方颜色

1. 普通处方的印刷用纸为白色。

2. 急诊处方的印刷用纸为淡黄色，且右上角标注"急诊"。

3. 儿科处方的印刷用纸为淡绿色，且右上角标注"儿科"。

4. 麻醉药品及第一类精神药品处方的印刷用纸为淡红色，且右上角标注"麻、精一"。

5. 第二类精神药品处方的印刷用纸为白色，且右上角标注"精二"。

（三）处方的开写规则及注意事项

1. 处方须在专用处方笺上用钢笔或圆珠笔书写，并要求字迹清楚、剂量准确、内容完整，且一般不能涂改，若要涂改，须经医生在涂改处签字，以示负责。

2. 每张处方仅限一名患者的用药。

3. 处方中每一种药占一行，制剂规格、数量写于药名后面，用药方法写于药名下面。开具药物较多时，应按照药物所起作用的主次顺序书写。

4. 西药及中成药可分别开具处方，也可开具一张处方，中药饮片则应当单独开具处方。

5. 处方中药物剂量常采用药典所规定的常用量，一般不应当超过极量，若因病情需要超过极量，医生需在剂量旁签字或加"!"以示负责。

6. 处方中药物剂量及数量一律使用阿拉伯数字表示，并需采用法定计量单位。重量以克（g）、毫克（mg）、微克（μg）、纳克（ng）为计量单位；容量以升（L）、毫升（ml）为计量单位；国际单位（IU）、单位（U）；中药饮片以克（g）为计量单位。

7. 处方中药物总量一般以 3 日为宜，以 7 日为限。但慢性病或特殊情况可适当增加。麻醉药品及毒性药品不得超过 1 日的量。第一类精神药品每处方不得超过 3 日的常用量，第二类精神药品每处方不得超过 7 日常用量。有些地区规定开具麻醉药品一定要用红色处方，以示区别，并引起注意。

8. 在急需用药时，应用急诊处方笺，若用了普通处方笺，应在其左上角标明"急"或"cito"字样，以便让药剂人员优先发药。

二、医 嘱

医嘱是医生拟订的、由护理人员执行的治疗计划。医嘱的内容包括医嘱的日期、时间、护理级别、护理常规、体位、饮食种类、药物的名称、剂量和用法、各种检查和治疗、医生及护士签名。医嘱可分为长期医嘱、临时医嘱、备用医嘱及停止医嘱。在此仅介绍医嘱中药物开写基本格式。

1. 开写格式

药名　剂型　每次剂量　给药次数　给药途径　时间　部位等

2. 示例

例1：青霉素钠盐注射剂　80万U　b.i.d.　肌内注射

例2：利福平片剂　每次0.45~0.6g　q.d.　清晨空腹顿服

三、处方、医嘱常用外文缩写词与中文对照表

处方、医嘱常用的外文缩写词与中文对照见实训表1。

实训表1　处方与医嘱常用外文缩写词与中文对照表

缩写词	中文	缩写词	中文	缩写词	中文
q.d.	每日一次	p.o.	口服	tab.	片剂
b.i.d.	每日二次	i.d.	皮内注射	cap.	胶囊剂
t.i.d.	每日三次	s.c.	皮下注射	inj.	注射剂
q.i.d.	每日四次	i.m.	肌内注射	sol.	溶液剂
qm	每晨	i.v.	静脉注射	syr.	糖浆剂
qn	每晚	iv.gtt	静脉滴注	tr.	酊剂
q.h.	每小时	i.p.	腹腔注射	ung.	软膏剂
q6h.	每6小时	pr.dos	顿服	amp.	安瓿
q2d.	每2日1次	pr	直肠给药	aa.	各，各个
a.c.	饭前	u. ext	外用	Co	复方的
p.c.	饭后	Ast	皮试	U	单位
a.m.	上午	stat.	立即	IU	国际单位
p.m.	下午	Cito!	急速地	s.o.s.	必要时（一次）
a.d.	睡前	Lent!	慢慢地	p.r.n.	必要时（可重复）

（张　骋）

第三部分　药理学实训

实训1　药物的基本作用

【目的】　了解药物的兴奋作用和抑制作用、局部作用和吸收作用。

【材料】　大头针、实验动物电子体重秤1台、5ml注射器1支、10ml注射器1支、5%盐酸普鲁卡因溶液、2.5%硫喷妥钠溶液、家兔1只。

【方法】　取家兔1只，称重，观察其正常活动（四肢站立、行走姿势等）后，用大头针刺激其后肢，检查有无痛觉反射。然后使家兔呈自然状俯卧式，在一侧坐骨神经周围（尾部坐骨嵴与股骨头间一凹陷处）肌内注射5%盐酸普鲁卡因溶液1ml/kg（100mg/kg），观察同侧后肢有无运动和感觉障碍，2~3分钟后，再肌内注射5%盐酸普鲁卡因溶液1ml/kg。待出现中毒症状（惊厥）时，立即耳缘静脉注射

2.5%硫喷妥钠溶液 0.5ml/kg 直到肌肉松弛。

【结果】

给药前后	四肢站立和行走	痛觉反射	惊厥
给药前			
给药后			
第一次注射盐酸普鲁卡因溶液后			
第二次注射盐酸普鲁卡因溶液后			
静脉注射硫喷妥钠溶液			

【注意事项】

1. 测试痛觉反射应针刺后肢踝关节处，轻重适中。
2. 注射硫喷妥钠时速度要慢，过快可引起呼吸抑制而死亡。

（徐　红）

实训 2　给药剂量对药物作用的影响

【目的】　观察药物剂量对药物作用的影响。

【材料】　大烧杯 2 个、实验动物电子体重秤 1 台、1ml 注射器 2 支、0.2%苯甲酸钠咖啡因（简称安钠咖）注射液、2%安钠咖注射液、小鼠 2 只。

【方法】　取小鼠 2 只，称重，编号后分别放入大烧杯中，观察两小鼠的正常活动。分别腹腔注射：甲小鼠给予 0.2%安钠咖注射液 0.2ml/10g；乙小鼠给予 2%安钠咖注射液 0.2ml/10g，观察有无兴奋、竖尾、惊厥甚至死亡等现象，记录发生的时间，并比较两鼠有何不同。

【结果】

鼠号	体重	药物及剂量	用药后反应及发生时间
甲			
乙			

注：也可用 2%水合氯醛溶液 0.05ml/10g、0.15ml/10g 分别腹腔注射。

（徐　红）

实训 3　给药途径对药物作用的影响

【目的】　观察不同给药途径对药物作用的影响。

【材料】　大烧杯 2 个、实验动物电子体重秤 1 台、1ml 注射器 2 支、小鼠灌胃器 1 个、10%硫酸镁注射液、小鼠 2 只。

【方法】　取小鼠 2 只，称重并编号，分别放于大烧杯内，观察正常活动后，以 10%硫酸镁注射液 0.2ml/10g 分别给药：甲小鼠灌胃，乙小鼠肌内注射。观察两小鼠的反应有何不同。

【结果】

鼠号	体重	给药前情况	药物及剂量	给药途径	用药后反应
甲				灌胃	
乙				肌内注射	

（徐　红）

实训4　肝功能对药物作用的影响

【目的】　观察肝功能对药物作用的影响。

【材料】　实验动物电子体重秤1台、兔开口器1个、5ml注射器1支、导尿管1根、3%异戊巴妥钠溶液、四氯化碳、家兔2只。

【方法】　取家兔2只，称重并编号。家兔于实验前24小时给予四氯化碳1.5～2.0ml/kg灌胃，以破坏部分肝细胞，造成肝功能损伤。然后甲、乙两兔分别由耳静脉注射3%异戊巴妥钠溶液1ml/kg，记录给药时间并观察家兔的活动情况，记录翻正反射消失和恢复的时间，比较两兔的差异。

【结果】

兔号	体重（kg）	实验前用药	3%异戊巴妥钠溶液	翻正反射消失和恢复时间
甲				
乙				

（徐　红）

实训5　传出神经药物对兔瞳孔的影响

【目的】　观察毛果芸香碱、毒扁豆碱、阿托品和去氧肾上腺素对兔瞳孔的影响。分析药物的作用机制并联系临床应用。

【材料】　兔固定箱、手电筒、测瞳尺、1%硝酸毛果芸香碱溶液、0.5%水杨酸毒扁豆碱溶液、1%硫酸阿托品溶液、1%盐酸去氧肾上腺素溶液、家兔2只。

【方法】　取家兔2只，编号，于适度的光照下，用测瞳尺测量两眼瞳孔的大小（mm），并用手电筒光检测对光反射。然后按下表向家兔的结膜囊内滴药2滴，滴药10分钟后，在同前的光照下，再测两兔左、右眼的瞳孔大小和对光反射。

兔号	左眼	右眼
甲	1%硫酸阿托品溶液	1%硝酸毛果芸香碱溶液
乙	1%盐酸去氧肾上腺素溶液	0.5%水杨酸毒扁豆碱溶液

如滴毛果芸香碱及毒扁豆碱的眼瞳孔已经缩小，在这两眼的结膜囊内再滴入1%硫酸阿托品溶液2滴，10分钟后检查瞳孔大小和对光反射又有何变化。

【结果】

兔号	眼睛	药物	瞳孔大小（mm）		对光反射	
			给药前	给药后	给药前	给药后
甲	左	阿托品				
	右	毛果芸香碱				
		再滴阿托品				
乙	左	去氧肾上腺素				
	右	毒扁豆碱				
		再滴阿托品				

【注意事项】

1. 测量瞳孔时不能刺激角膜，光照强度及角度应前后一致，否则将影响结果。

2. 观察对光反射时只能用闪射灯光。

3. 滴眼时，将下眼睑拉成杯状，并压迫鼻泪管，以防药液流入鼻泪管及鼻腔，滴眼后待 1 分钟再将手松开。

（徐　红）

实训 6　传出神经系统药物对兔血压的影响

【目的】

1. 观察传出神经系统药物对兔动脉血压的影响及药物间的相互作用。

2. 分析实验结果，联系传出神经系统药物的作用及临床应用。

【材料】

1. 动物　家兔。

2. 药品　3%戊巴比妥钠溶液、500U/ml 肝素、0.9%氯化钠溶液、0.01%盐酸肾上腺素溶液、0.01%重酒石酸去甲肾上腺素溶液、0.01%盐酸异丙肾上腺素溶液、1%甲磺酸酚妥拉明溶液、1%硝酸毛果芸香碱溶液、1%硫酸阿托品溶液、1%盐酸普萘洛尔溶液。

3. 器材　BL-420 生物机能实验系统、压力换能器、动物手术台、手术器械 1 套、动脉插管、气管插管、动脉夹、注射器、输液器、纱布、丝线、实验动物电子体重秤。

【方法】

1. 麻醉及固定动物　取家兔 1 只，称重，耳缘静脉注射 3%戊巴比妥钠溶液 30mg/kg，麻醉后将家兔以后仰卧位固定于手术台。

2. 手术

（1）气管插管　剪去颈部的毛，沿颈正中线做 5~7cm 的切口，用止血钳逐层分离，分理出气管并做一 T 形切口，向心方向插入气管插管，结扎固定。

（2）动脉插管　在气管外侧分离出颈总动脉，将远心端结扎，近心端用动脉夹夹住，在结扎处和动脉夹之间剪一"V"形切口，向心方向插入与压力换能器连接好并充满肝素溶液的动脉插管，结扎固定。

3. 将压力换能器连接于 BL-420 生物机能实验系统，调节好参数，缓慢放开动脉夹，描记正常血压。

4. 给药　建立耳缘静脉给药通道，依次给予下列药物。注意每次给药后注入 3ml 0.9%氯化钠溶液，以冲洗管内残留药物，待血压平稳后再给予下一药物。

第一组：观察拟肾上腺素药对血压的作用。

（1）0.01%盐酸肾上腺素溶液 0.1ml/kg。

（2）0.01%重酒石酸去甲肾上腺素溶液 0.1ml/kg。

（3）0.01%盐酸异丙肾上腺素溶液 0.1ml/kg。

第二组：观察拟胆碱药和 M 受体阻断药对血压的作用及相互作用。

（1）1%硝酸毛果芸香碱溶液 0.1ml/kg。

（2）1%硫酸阿托品溶液 0.1ml/kg。

（3）1%硝酸毛果芸香碱溶液 0.1ml/kg。

第三组：观察 α 受体阻断药对血压的作用及与拟肾上腺素药的相互作用。

（1）1%甲磺酸酚妥拉明溶液 1ml/kg。

（2）0.01%盐酸肾上腺素溶液 0.1ml/kg。

（3）0.01%重酒石酸去甲肾上腺素溶液 0.1ml/kg。

第四组：观察 β 受体阻断药对血压的作用及与拟肾上腺素药的相互作用。

（1）1%盐酸普萘洛尔溶液 1ml/kg。

（2）0.01%盐酸肾上腺素溶液 0.1ml/kg。

（3）0.01%重酒石酸去甲肾上腺素溶液 0.1ml/kg。

（4）0.01%盐酸异丙肾上腺素溶液 0.1ml/kg。

【结果】 打印血压变化曲线，并分析其变化原因。

（徐 红）

实训 7 普鲁卡因和丁卡因的毒性比较

【目的】 比较普鲁卡因与丁卡因的毒性。

【材料】 实验动物电子体重秤 1 台、1ml 注射器 2 支及针头 2 个、鼠笼或烧杯 2 个、1%普鲁卡因溶液、1%丁卡因溶液、小鼠 2 只。

【方法】 取 2 只体重相近的小鼠，称重、编号并观察正常活动后，甲小鼠腹腔注射 1%普鲁卡因溶液 0.1ml/20g，乙小鼠腹腔注射 1%丁卡因溶液 0.1ml/20g，观察两鼠用药后的反应有何不同。

【结果】

鼠号	药物	惊厥程度	发生惊厥时间
甲			
乙			

（徐 红）

实训 8 普鲁卡因的椎管麻醉作用

【目的】 观察普鲁卡因的椎管麻醉作用。

【材料】 实验动物电子体重秤 1 台、剪刀 1 把、1ml 注射器 1 支、七号针 1 支、2%普鲁卡因溶液、2%碘酊溶液、75%乙醇溶液、家兔 1 只。

【方法】

1. 取家兔 1 只，称重，观察并记录其正常活动，用针刺其后肢测试有无痛觉反应，用剪刀剪去其腰骶部约 20m^2 内的兔毛，再用 2%碘酊溶液和 75%乙醇溶液进行消毒。

2. 让兔自然俯卧，将兔头夹在腋下，用手拖起兔的臀部，将兔与实验者的手及前臂固定于胸前，让兔的臀部尽量向腹侧靠近，使其脊柱凸起。

3. 在兔背部髂骨嵴连线中点稍下方摸到第 7 腰椎间隙，即第 7 腰椎与第 1 骶椎之间，用另一只手持针，针头沿第 7 腰椎间隙略向头部方向刺入，当针进到椎管内时，可感到兔后肢跳动一下，此时即可注入 2%普鲁卡因溶液 1ml/kg，观察兔后肢活动情况及对疼痛刺激的反应与用药前有何不同。

【结果】

家兔体重（kg）	药物剂量（ml/kg）	用药前情况	用药后情况

（徐 红）

实训 9 苯巴比妥的抗惊厥作用

【目的】

1. 观察苯巴比妥的抗惊厥作用。

2. 了解惊厥模型的制备。

【材料】 1000ml 大烧杯、1ml 注射器、实验动物电子体重秤、1%苯巴比妥钠溶液、5%尼可刹米溶液、0.9%氯化钠溶液、小鼠 2 只。

【方法】

1. 取小鼠 2 只，称重，编码，分别放入大烧杯内观察正常活动。

2. 1 号小鼠腹腔注射 1% 苯巴比妥钠溶液 0.2ml/10g，2 号小鼠腹腔注射 0.9% 氯化钠溶液 0.2ml/10g。

3. 15 分钟后，两小鼠分别腹腔注射 5% 尼可刹米溶液 0.1ml/10g，放入大烧杯中，比较两小鼠有无惊厥发生，记录惊厥发生的时间、程度。

【结果】

鼠号	体重（g）	药物及剂量	惊厥情况
1		1% 苯巴比妥钠溶液（ml）+5% 尼可刹米溶液	
2		0.9% 氯化钠溶液（ml）+5% 尼可刹米溶液	

【注意事项】　注意观察小鼠给药后的反应，如出现竖尾、洗脸、剧烈奔跑、撞击烧杯、跳跃等为惊厥先兆。本实训也可用影视材料或虚拟仿真系统代替。

（徐　红）

实训 10　氯丙嗪的镇静作用

（一）小鼠激怒实验法

【目的】

1. 观察氯丙嗪对小鼠的镇静安定作用。

2. 观察电刺激引起的小鼠激怒反应。

【材料】　药理生理多用仪、1ml 注射器、5 号针头、鼠笼、实验动物电子体重秤、0.08% 盐酸氯丙嗪溶液、0.9% 氯化钠溶液、雄性小鼠 4 只。

【方法】

1. 调试药理生理多用仪　将前面板上的刺激方式拨在"连续 B"档上；"A 频率"拨至 2~4Hz（即持续时间为 1/4~1/2 秒）；"B 时间"拨至 1 秒（即 1 秒输出脉冲 1 次）。把后面板开关钮拨在"激怒"位置处，将导线插入后面板插座内，此导线与刺激激怒盒（导电铜丝盒）相连。

2. 标记分组　选异笼喂养的雄性小鼠 4 只，称重，编码，每两只小鼠为一组，分为甲、乙 2 组。每次取一组小鼠放入刺激激怒盒内。接通多用仪电源，打开电源开关，调节后面板"激怒"开关右下方电位器，由低到高调节电压，直至小鼠出现激怒反应（竖立、两前肢离开铜网、尖叫、对峙、撕咬），此电压为该组鼠出现激怒反应所需的阈电压。

3. 给药　给甲组小鼠腹腔注射 0.08% 盐酸氯丙嗪溶液 0.1ml/10g；乙组小鼠腹腔注射 0.9% 氯化钠溶液 0.1ml/10g。给药 20 分钟后分别以给药前的阈电压刺激小鼠，观察给药前后小鼠对电刺激的反应有何不同。

【结果】

组别	鼠号	体重（g）	药物	剂量（mg/kg）	阈电压（V）	激怒反应	
						给药前	给药后
甲	1		0.08% 盐酸氯丙嗪溶液				
	2		0.08% 盐酸氯丙嗪溶液				
乙	1		0.9% 氯化钠溶液				
	2		0.9% 氯化钠溶液				

【注意事项】

1. 刺激电压应由小到大，过高则致小鼠逃避，过低不会引起激怒反应。

2. 实验过程中应及时清除盒内的尿与粪便，以免造成短路。

3. 选异笼喂养的小鼠，以使激怒反应明显。

（二）小鼠活动计数实验法

【材料】 药理生理实验多用仪、鼠笼、1ml 注射器、5 号针头、0.08%盐酸氯丙嗪溶液、0.9%氯化钠溶液、小鼠 2 只、实验动物电子体重秤。

【方法】

1. 调试多用仪 将面板右面的开关向下拨到计数位上，把动物实验盒的导线插头插入"计数输入"插口。

2. 取活跃小鼠 2 只（20±2g），称重，编号，放入实验盒内测定 10 分钟正常活动次数。

3. 给甲小鼠腹腔注射 0.08%盐酸氯丙嗪溶液 0.1ml/10g，乙小鼠腹腔注射 0.9%氯化钠溶液 0.1ml/10g。在给药后 30 分钟、60 分钟和 90 分钟分别测定每个小鼠的活动次数（每次 10 分钟）。

【实验结果】

鼠号	体重（g）	用药前活动次数	药物	剂量（ml）	用药后活动次数		
					30 分钟	60 分钟	90 分钟
甲			0.08%盐酸氯丙嗪溶液				
乙			0.9%氯化钠溶液				

（武彩霞）

实训 11　氯丙嗪的降温作用

（一）家兔实验法

【目的】

1. 观察氯丙嗪的降温作用，并掌握其降温作用特点。

2. 学习家兔肛温测量的方法。

【材料】 实验动物电子体重秤、肛温计、5ml 注射器、冰袋、2.5%盐酸氯丙嗪溶液、0.9%氯化钠溶液、液状石蜡、家兔 4 只。

【方法】

1. 取家兔 4 只，称重，编号，观察正常活动情况。待家兔安静后，将家兔夹于腋下（兔头位于肘关节后方），左手抬起兔尾，暴露肛门，右手将涂有液状石蜡的肛温计缓慢插入肛门内 4～5cm，放置 3～5 分钟后取出，记录肛温（实验选取体温在 38.5～39.5℃的家兔）。

2. 1 号与 2 号家兔分别耳缘静脉注射 2.5%盐酸氯丙嗪溶液 0.3ml/kg，3 号与 4 号家兔分别肌内注射 0.9%氯化钠溶液 0.3ml/kg，记录给药时间。

3. 将 1 号与 3 号家兔腹部放置冰袋，2 号与 4 号家兔置于室温下，分别于给药后 20 分钟、40 分钟和 60 分钟各测肛温 1 次，观察家兔的体温变化及活动情况。

【结果】

兔号	体重（g）	药物及剂量（ml）	条件	给药前肛温（℃）	给药后肛温（℃）			温差（℃）	精神状态及活动情况
					20 分钟	40 分钟	60 分钟		
1		2.5%盐酸氯丙嗪溶液	冰袋						
2		2.5%盐酸氯丙嗪溶液	室温						
3		0.9%氯化钠溶液	冰袋						
4		0.9%氯化钠溶液	室温						

【注意事项】

1. 测体温时，应避免动物过度躁动，造成体温升高。

2. 测量深度和时间要始终保持一致，每只家兔最好固定一支肛温计。

3. 选取体重相近的家兔。

（二）小鼠实验法

【目的】

1. 观察氯丙嗪对小鼠的体温调节作用及环境对其作用的影响。

2. 学习小鼠肛温的测量方法。

【材料】　实验动物电子体重秤、冰袋、1000ml 烧杯、半导体体温计、1ml 注射器、0.08%氯丙嗪溶液、0.9%氯化钠溶液、液状石蜡、小鼠 4 只。

【方法】

1. 取小鼠 4 只，称重，编号，观察各鼠正常活动及精神状态，测量正常肛温。左手固定小鼠，右手将涂有液状石蜡的半导体体温计插入小鼠肛门内，每只测 2 次，取平均值并记录。

2. 给 1 号和 2 号小鼠腹腔注射 0.08%氯丙嗪溶液 0.1ml/10g；给 3 号和 4 号小鼠腹腔注射等量 0.9%氯化钠溶液，记录给药时间。

3. 将 1 号和 3 号小鼠置于周围放置冰袋的烧杯中，2 号和 4 号小鼠置于室温下烧杯中，记录烧杯内温度，在给药 30 分钟后再测量各鼠肛温 2 次，取平均值，并观察其体温变化及活动情况。

【结果】

鼠号	体重（g）	药物及剂量（ml）	条件	给药前肛温（℃）	给药后肛温（℃）			温差（℃）	精神状态及活动情况
					20分钟	40分钟	60分钟		
1		0.08%氯丙嗪溶液	冰袋						
2		0.08%氯丙嗪溶液	室温						
3		0.9%氯化钠溶液	冰袋						
4		0.9%氯化钠溶液	室温						

【注意事项】　每次测量体温时，温度计插入肛门的深度和时间要相同，以免造成误差。本实训也可用影视材料或虚拟仿真系统代替。

（武彩霞）

实训 12　镇痛药的镇痛作用

【目的】

1. 观察镇痛药的镇痛作用，并联系其临床应用。

2. 学习镇痛实验化学刺激法及筛选镇痛药的实验方法。

（一）化学刺激法

【材料】　实验动物电子体重秤、1ml 注射器、5 号针头、1000ml 烧杯、0.4%盐酸哌替啶溶液、0.2%罗通定溶液、0.8%乙酸（或 1%酒石酸锑钾）溶液、0.9%氯化钠溶液、小鼠 6 只。

【方法】

1. 取小鼠 6 只，称重，编号，将其随机分为 3 组，每组 2 只，观察每组动物正常活动情况。

2. 甲组小鼠腹腔注射 0.4%盐酸哌替啶溶液 0.1ml/10g，乙组小鼠腹腔注射 0.2%罗通定溶液

0.1ml/10g，丙组小鼠腹腔注射 0.9%氯化钠溶液 0.1ml/10g，作为对照。

3. 给药后 30 分钟，3 组小鼠分别腹腔注射 0.8%乙酸溶液 0.1ml/10g，观察 15 分钟内各组出现扭体反应（伸展后肢、腹部收缩内凹，同时躯体扭曲、臀部抬高）的动物数。

4. 实验结束后，汇总各组实验结果，记于下表内，并依照下列公式计算药物镇痛百分率。

【结果】

组别	鼠数	药物及剂量（ml）	扭体反应鼠数	无扭体反应鼠数	镇痛百分率
甲	2	0.4%盐酸哌替啶溶液			
乙	2	0.2%罗通定溶液			
丙	2	0.9%氯化钠溶液			

$$镇痛百分率 = \frac{实验组无扭体反应动物数 - 对照组无扭体反应动物数}{对照组扭体反应动物数} \times 100\%$$

【注意事项】

1. 实验室温度低于 10℃则不易产生扭体反应。

2. 乙酸溶液应临时配制，以免挥发后浓度不准。

3. 药物用量要准确，剂量过大可致呼吸抑制，过小则作用不明显。

4. 如计算镇痛百分率，要综合全部实验结果，否则小鼠数目太少，不具有普遍意义。

（二）热板法

【材料】 恒温水浴箱、热板槽、实验动物电子体重秤、1ml 注射器、秒表、0.2%哌替啶溶液、0.9%氯化钠溶液、雌性小鼠。

【方法】

1. 给恒温水浴箱内加热水，使水面接触热板，调节水温至 55℃。

2. 测定正常痛阈：将小鼠放入恒温水浴箱的热板上，密切观察小鼠反应，以舔后足为痛觉指标，用秒表记录痛阈时间值（从小鼠放入热板槽到出现舔后足的时间）。每只小鼠测痛阈 2 次（间隔 3 分钟），取其均值为正常痛阈（秒）。

3. 取痛阈值 10～30 秒小鼠 2 只，称重，编号。甲小鼠腹腔注射 0.2%哌替啶溶液 0.1ml/10g，乙小鼠腹腔注射 0.9%氯化钠溶液 0.1ml/10g。

4. 给药后每 15 分钟各测痛阈 2 次，取其平均值，共测 4 次。统计全部结果，按下列公式计算痛阈提高百分率。

$$痛阈提高百分率 = \frac{给药后痛阈(秒) - 正常痛阈(秒)}{正常痛阈(秒)} \times 100\%$$

【注意事项】

1. 本实验应选用雌性小鼠，因雄性小鼠遇热时阴囊松弛下垂，与热板接触后影响实验结果。

2. 室温应控制在 13～18℃，此温度小鼠对痛刺激的反应较稳定。

3. 正常痛阈≥30 秒或≤10 秒及喜跳跃的小鼠均应弃用。

4. 测痛阈时若≥60 秒仍无反应，应立即取出小鼠，以免烫伤足趾，且痛阈按 60 秒计。

（武彩霞）

实训 13　尼可刹米对呼吸抑制的解救

【目的】 观察吗啡对呼吸的抑制作用和尼可刹米对呼吸抑制的解救作用，联系其临床应用。

【材料】 实验动物电子体重秤、铁支架、张力换能器、计算机生物信号采集系统、兔解剖台、5ml

注射器、10ml 注射器、5 号针头、剪刀、酒精棉球、干棉球、胶布、静脉夹、1%盐酸吗啡溶液、5%尼可刹米溶液、20%乌拉坦溶液、家兔 1 只。

【方法】

1. 取家兔 1 只，称重，以 20%乌拉坦溶液 5ml/kg 耳缘静脉注射麻醉，背位固定于兔解剖台上。

2. 沿剑突剪开皮肤约 1cm，游离剑突，将膈肌连接于张力换能器上，将换能器连于计算机生物信号采集系统，描记一段正常呼吸曲线。

3. 由耳缘静脉较快地注入 1%盐酸吗啡溶液 1~2ml/kg，观察并记录呼吸频率和幅度的变化。

4. 待出现明显呼吸抑制（呼吸频率明显减慢和幅度显著降低）时，立即由耳缘静脉缓慢注射 5%尼可刹米溶液 1ml/kg，观察并记录呼吸有何变化。

5. 待呼吸抑制缓解后，以稍快的速度追加 5%尼可刹米溶液 0.5ml，观察惊厥是否出现。

本实验也可用 0.4%二甲弗林溶液替代 5%尼可刹米溶液。

【结果】　将所记录呼吸曲线进行选取剪贴，注明正常曲线和所用药物的起始部位，解释呼吸曲线变化与药物作用的关系。

家兔反应	给乌拉坦后	给吗啡后	给尼可刹米后	加推尼可刹米后
呼吸频率（次/分）				
有无惊厥				

【注意事项】　注射吗啡的速度要快，否则呼吸抑制不明显；尼可刹米应事先准备好，当呼吸出现明显抑制时，立即由耳缘静脉注入，解救不及时易致动物死亡。尼可刹米静脉注射的速度要慢，否则易致惊厥。本实训也可用影视材料或虚拟仿真系统代替。

（武彩霞）

实训 14　普萘洛尔的抗缺氧作用

【目的】　观察普萘洛尔提高动物缺氧耐受力的作用，了解用小鼠进行耐缺氧实验的方法。

【材料】　天平、秒表、250ml 广口瓶、1ml 注射器、0.1%盐酸普萘洛尔溶液、0.1%硫酸异丙肾上腺素溶液、0.9%氯化钠溶液、钠石灰、凡士林、小鼠 3 只。

【方法】

1. 取小鼠 3 只，称重，编号。1 号小鼠腹腔注射 0.1%盐酸普萘洛尔溶液 0.2ml/10g（即 0.2mg/10g），2 号小鼠腹腔注射 0.1%硫酸异丙肾上腺素溶液 0.2ml/10g（即 0.2mg/10g），3 号小鼠腹腔注射等量 0.9%氯化钠溶液作对照。

2. 给药 15 分钟后，将小鼠置于装有 20g 钠石灰的 250ml 广口瓶中（每个广口瓶内放 1 只小鼠），瓶口涂适量凡士林后加盖密闭，并记录封盖时间。以呼吸停止为死亡指标，观察并记录小鼠活动变化及存活时间。

【结果】　将实验结果记录于下表，综合全班各组实验结果，根据公式计算：

$$存活时间延长百分率 = \frac{给药组平均存活时间 - 对照组平均存活时间}{对照组平均存活时间} \times 100\%$$

鼠号	体重（g）	药物	剂量（ml）	存入广口瓶内存活时间（分钟）	存活时间延长百分率（%）
1		0.1%盐酸普萘洛尔溶液			
2		0.1%硫酸异丙肾上腺素溶液			
3		0.9%氯化钠溶液			

【注意事项】

1. 广口瓶盖一定要密闭封严，以防漏气，否则影响实验结果。

2. 实验前应检查钠石灰的质量，如变色表明已吸收水和 CO_2，应立即更换。

（曾 慧）

实训15 强心苷对离体蛙心的作用

【目的】 学习斯氏离体蛙心灌注法，观察强心苷对离体蛙心收缩强度、心率和节律的影响，同时注意观察钙离子与强心苷的协同作用。

【材料】

1. 动物 青蛙。

2. 药品 1%氯化钙溶液、0.025%毒毛花苷 K（或 0.02%毛花苷丙）溶液、林格液、低钙林格液（钙含量为林格液的 1/4）。

3. 器材 二道生理记录仪、张力传感器、探针、蛙板、蛙心夹、斯氏蛙心插管、铁支架、双凹夹、试管夹、手术器械（镊子、剪刀等）、烧杯（50ml、5ml）、注射器（1ml）、吸管。

【方法】

1. 离体蛙心标本制备（斯氏法）

（1）取青蛙 1 只，用探针损毁脑及脊髓，仰位固定于蛙板上，开胸充分暴露心脏，剪破心包膜，结扎右主动脉，在左主动脉下穿线打一松结备用。

（2）于左主动脉上剪一"V"形口，插入盛有林格液的斯氏蛙心插管，通过主动脉球转向左后方，同时用镊子轻提动脉球，向插管移动的反方向拉，即可使插管顺利进入心室。见到插管内的液面随着心搏而上下波动后，将松结扎紧固定。

（3）剪断左右主动脉，持插管提起心脏，用线自静脉窦以下把其余血管一并结扎（切勿损伤静脉窦），在结扎处以下剪断血管，制成斯氏离体心脏标本。

（4）用吸管多次吸换插管内林格液，反复冲洗至无色，保留约 1ml 的液量。

2. 给药及记录方法 用系有长线的蛙心夹夹住心尖，线的另一端连接张力传感器，接通二道生理记录仪，适当调节张力，描记正常的心脏搏动曲线（灵敏度 1mV/cm，纸速 0.5mm/s）然后按下列顺序加药，并注意观察心率、振幅和节律的变化。

（1）换低钙林格液，制作心功能不全病理模型。

（2）待心肌收缩明显减弱时，向插管内滴加 0.025%毒毛花苷 K 0.1～0.2ml，观察其强心作用。

（3）作用明显时，再向插管内加入 1%氯化钙溶液 0.1ml。

（4）待作用稳定后，每隔 30 秒向插管内加 0.025%毒毛花苷溶液 K 0.1ml，直至心脏停搏。

【结果】 记录实验结果，并计算心脏搏动曲线各段的振幅、频率和节律。

记录结果	林格液	低钙林格液	治疗量毒毛花苷 K	氯化钙	中毒量毒毛花苷 K
心搏振幅（mm）					
心率（次/分）					
心脏节律					

【注意事项】

1. 换药前后蛙心插管内液体量应保持一致。

2. 强心苷中毒时可出现房室传导阻滞、心脏停搏及期前收缩等。

3. 青蛙对强心苷较敏感，故此实验宜选用青蛙，不宜选用蟾蜍。

（曾 慧）

实训 16　可待因的镇咳作用

【目的】

1. 观察可待因的镇咳作用，分析其作用机制，并联系临床应用。

2. 练习小鼠皮下注射法。

【材料】　大烧杯、实验动物电子体重秤、秒表、1ml 注射器 2 支、普通镊子、0.5%磷酸可待因溶液、27%～29%浓氨水溶液、0.9%氯化钠注射液、小鼠 2 只。

【方法】　取小鼠 2 只，称重，编号，放入倒置的大烧杯内，观察其正常活动。甲小鼠皮下注射 0.5%磷酸可待因溶液 0.1ml/10g；乙小鼠皮下注射 0.9%氯化钠注射液 0.1ml/10g 作对照。将两小鼠放入倒置的大烧杯内，20 分钟后分别投入浸有浓氨水的棉球，刺激引咳，观察并记录两小鼠的咳嗽潜伏期及每分钟咳嗽次数。

【结果】

鼠号	体重（g）	药物	剂量	咳嗽潜伏期（秒）	咳嗽频率（次/分）
甲		0.5%磷酸可待因溶液	0.1ml/10g		
乙		0.9%氯化钠注射液	0.1ml/10g		

【注意事项】

1. 潜伏期指从给浓氨水开始到出现咳嗽的时间。

2. 咳嗽指征为缩胸、张口或可闻及咳嗽声。

（徐　红）

实训 17　呋塞米的利尿作用

【目的】　观察呋塞米的利尿效果，分析其作用机制，并联系临床应用。

【材料】　兔解剖台、实验动物电子体重秤、8 号导尿管、缚带 4 根、100ml 量筒、胶布、液状石蜡、2ml 注射器、1%呋塞米注射液、1%丁卡因溶液、雄性家兔 1 只、解剖台。

【方法】　取临用前喂食过大量青菜的雄性家兔 1 只，称重，将兔背位（仰卧）固定于解剖台上，将灌满水并涂过液状石蜡的 8 号导尿管自尿道插入膀胱（共插入 8～9cm），用胶布将 8 号导尿管与兔体固定，以防滑脱。导尿管口下接一量筒收集尿液，压迫家兔下腹部，使其排空膀胱（直至再没有尿液排出为止）。先观察并记录正常每分钟尿液滴数及半小时尿量；然后，由耳静脉缓慢注射 1%呋塞米溶液 0.5ml/kg，观察尿液变化，待尿液开始增多时，记录每分钟尿液滴数及半小时尿量，与给药前比较。

【结果】

给药前		给药后	
每分钟尿液滴数	半小时内尿量	每分钟尿液滴数	半小时内尿量

【注意事项】

1. 实验前家兔应充分喂食富含水的蔬菜或灌水 30ml。

2. 插入导尿管时动作应轻缓，以免损伤尿道。若尿道口受刺激红肿，可局部涂搽 1%丁卡因溶液（也可先在尿道口涂搽丁长因，后插入导尿管）。

3. 给药前应尽量排空膀胱，以免影响实验结果。

（徐　红）

实训18　镁盐急性中毒及其解救

【目的】　观察硫酸镁急性中毒的症状及钙盐的解救作用。

【材料】　实验动物电子体重秤、干棉球、酒精棉球、测瞳尺、5ml注射器、10ml注射器、10%硫酸镁溶液、5%氯化钙溶液、家兔1只。

【方法】　取家兔1只，称重，观察正常活动及肌张力后，由兔耳缘静脉缓慢注射10%硫酸镁溶液2ml/kg，观察所出现的症状，当家兔行动困难、低头卧倒时，立即由耳缘静脉缓慢注射5%氯化钙溶液4～8ml，直至家兔四肢立起。抢救后可能再次出现麻痹，应再次给予钙剂。

【结果】

给药前后	双侧瞳孔大小（mm）	肌张力情况（正常、下降、恢复）	呼吸频率（次/分）
给药前			
给硫酸镁后			
给氯化钙后			

【注意事项】

1. 静脉注射氯化钙速度不可过快，否则易致惊厥死亡。

2. 肌内注射硫酸镁时，可将药物分成2等份，分别肌内注射于左右后肢外侧部肌内，从而加快吸收速度。

（徐　红）

实训19　药物的体外抗凝血作用

【目的】

1. 观察并比较枸橼酸钠、肝素及双香豆素对凝血过程的影响。

2. 分析各药的抗凝作用机制，联系临床应用。

【材料】　实验动物电子体重秤1台、1ml注射器5支、5ml注射器1支、试管5支、恒温水浴箱、秒表、0.9%氯化钠注射液、4%枸橼酸钠溶液、肝素溶液（1ml：4单位）、0.25%双香豆素混悬液、3%氯化钙溶液、家兔1只。

【方法】

1. 取试管4支，编号，分别加入0.9%氯化钠注射液、4%枸橼酸钠溶液、肝素溶液（1ml：4单位）、0.25%双香豆素混悬液各0.1ml。从家兔心脏穿刺取血4～5ml，迅速向每支试管内加入新鲜兔血0.9ml，充分混匀后，放入37.5℃±0.5℃恒温水浴箱中，启动秒表计时，每隔30秒将试管轻轻倾斜1次，观察血液是否流动，直至出现凝血，记下凝血时间。

2. 过15分钟后，向未凝血的2、3号试管中加入3%氯化钙溶液0.1ml，混匀，再次观察是否出现凝血，并记录其时间。

【结果】

试管号	药物	兔血（ml）	凝血时间（s）	3%氯化钙	凝血时间（s）
1	0.9%氯化钠注射液	0.9		—	—
2	4%枸橼酸钠溶液	0.9			
3	肝素溶液（1ml：4单位）	0.9			
4	0.25%双香豆素混悬液	0.9		—	

【注意事项】

1. 试管须清洁、干燥、管径均匀。

2. 兔心穿刺取血动作要快，以免血液在注射器内凝固。

3. 将兔血加入试管后，用示指按住试管口，上下来回倒两次，使其药物混匀，但不能振荡。由动物取血到将试管置入恒温水浴的时间不能超过 3 分钟。

（徐　红）

实训 20　链霉素的毒性反应及钙剂的对抗作用

【目的】　观察链霉素的毒性反应及钙剂对其毒性反应的对抗作用。

（一）小鼠实验法

【材料】　实验动物电子体重秤、1ml 注射器、4 号或 5 号针头 2 个、大烧杯、7.5% 硫酸链霉素溶液、5% 氯化钙溶液、0.9% 氯化钠溶液、小鼠。

【方法】

1. 取小鼠 2 只，称重，编号，观察并记录其正常体态、呼吸、肌张力等情况。

2. 两小鼠分别腹腔注射 7.5% 硫酸链霉素溶液 0.1ml/10g 体重，观察小鼠上述指标变化。

3. 待中毒症状明显后（四肢无力、呼吸困难等），1 号小鼠腹腔注射 5% 氯化钙溶液（0.1ml/10g），2 号小鼠腹腔注射等体积 0.9% 氯化钠溶液，然后观察两小鼠症状有何变化。

【结果】

鼠号	呼吸、肌张力情况			
	用药前	用链霉素后	用氯化钙后	用 0.9% 氯化钠溶液后
1				
2				

（二）家兔实验法

【材料】　实验动物电子体重秤、10ml 注射器、酒精棉球、25% 硫酸链霉素溶液、5% 氯化钙溶液、0.9% 氯化钠溶液、家兔 2 只。

【方法】

1. 取家兔 2 只，称重，编号，观察并记录正常体态、呼吸、肌张力等情况。

2. 两兔分别耳静脉注射 25% 硫酸链霉素溶液 1.6ml/kg 体重，观察家兔上述指标变化。

3. 待中毒症状明显后（四肢无力、呼吸困难等），1 号兔耳缘静脉注射 5% 氯化钙溶液 1.6ml/kg 体重，2 号兔耳缘静脉注射等量 0.9% 氯化钠溶液，观察两兔反应变化的差别。

【结果】

兔号	呼吸、肌张力情况			
	用药前	用链霉素后	用氯化钙后	用 0.9% 氯化钠溶液后
1				
2				

【注意事项】

1. 中毒过深才抢救动物可能会死亡，所以应仔细观察，中毒症状明显后及时救治。

2. 本实训也可用影视材料或虚拟仿真系统代替。

（徐　红）

实训 21 溶液稀释调配练习

【目的】 掌握浓溶液稀释的计算方法和配制方法,并联系临床进行实际操作。

【材料】 100ml、500ml 量杯各 1 个,玻棒 1 根,95%乙醇溶液,5%苯扎溴铵(新洁尔灭)溶液 10ml,蒸馏水。

【方法】

1. 配制 75%乙醇溶液 100ml。

根据公式:$C_1V_1 = C_2V_2$,求得配制 75%乙醇溶液 100ml 所需 95%乙醇的毫升数。

取 100ml 量杯一个,倒入所需要的 95%乙醇溶液,然后加入适量的蒸馏水至 100ml,搅拌后即得。

2. 稀释 5%苯扎溴铵溶液为 0.1%的溶液 500ml。

根据稀释公式,先求出 5%苯扎溴铵溶液 10ml 要配成 0.1%的溶液 500ml 需加 5%苯扎溴铵溶液的毫升数。然后,取相应体积的 5%苯扎溴铵溶液倒入 500ml 的量杯中,加入蒸馏水至 500ml。

(徐　红)

实训 22 有机磷中毒及解救

【目的】 观察有机磷中毒症状,比较阿托品与解磷定的解救效果。

【材料】 实验动物电子体重秤 1 台、5ml 注射器 1 支、10ml 注射器 2 支、测瞳尺 1 把、酒精棉球、5%美曲膦酯溶液、2.5%碘解磷定注射液、0.1%硫酸阿托品注射液、家兔 3 只。

【方法】 取健康家兔 3 只,分别称重并编号,观察并记录各兔活动情况、唾液分泌、肌紧张度、有无排便(包括粪便形态),测量瞳孔大小、呼吸频率等各项指标。然后分别由耳静脉给各兔均注射 5%美曲膦酯溶液 2ml/kg,观察上述指标变化情况(若给药 20 分钟后无任何中毒症状,可再追加 0.5ml/kg)。待家兔瞳孔明显缩小、呼吸浅而快、唾液大量分泌(流出口外或不断吞咽)、骨骼肌震颤和大小便失禁等中毒症状明显时,甲兔由耳静脉注射 0.1%硫酸阿托品注射液 1ml/kg,乙兔由耳静脉注射 2.5%碘解磷定注射液 2ml/kg,丙兔由耳静脉注射 0.1%硫酸阿托品注射液 1ml/kg 和 2.5%碘解磷定注射液 2ml/kg。随即观察并记录上述各项指标的变化情况。比较药物对各兔的解救效果,分析各药解毒特点和两药合用于解毒的重要性。

【结果】

兔号	给药前后	瞳孔直径(mm)	呼吸频率(次/分)	唾液分泌	有无排大小便	活动情况	有无肌震颤
甲	给药前						
	给 5%美曲膦酯溶液后						
	给 0.1%硫酸阿托品注射液后						
乙	给药前						
	给 5%美曲膦酯注射液后						
	给 2.5%碘解磷定注射液后						
丙	给药前						
	给 5%美曲膦酯溶液后						
	给 0.1%硫酸阿托品注射液后						
	给 2.5%碘解磷定注射液后						

【注意事项】

1. 给阿托品的甲兔在实验即将结束时,再给 2.5%碘解磷定注射液 2ml/kg,以防死亡。

2. 本实训也可用影视材料或虚拟仿真系统代替。

(朱宁红)

参 考 文 献

曹红，邱模昌，2020. 药理学. 3 版. 北京：科学出版社

陈新谦，金有豫，汤光，2018. 新编药物学. 18 版. 北京：人民卫生出版社

国家药典委员会，2020. 中华人民共和国药典（2020 年版）. 北京：中国医药科技出版社

秦红兵，姚伟，2019. 护用药理学. 4 版. 北京：人民卫生出版社

苏冠华，王朝晖，2021. 新编临床用药速查手册. 3 版. 北京：人民卫生出版社

孙元曦，聂志广，2015. 药理学. 2 版. 北京：高等教育出版社

王开贞，李卫平，2019. 药理学. 8 版. 北京：人民卫生出版社

徐红，李志毅，2016. 药理学. 4 版. 北京：科学出版社

徐红，张悦，包辉英，2019. 用药护理. 2 版. 北京：高等教育出版社

杨宝峰，陈建国，2018. 药理学. 9 版. 北京：人民卫生出版社

目标检测参考答案

第1章
1. D　2. A　3. D　4. E　5. C　6. B　7. B　8. A
9. C　10. D　11. C　12. B　13. A　14. D　15. D
16. D　17. B　18. A　19. A　20. A

第2章
1. C　2. D　3. B　4. C　5. C　6. A　7. D　8. A
9. B　10. C　11. C　12. C　13. D　14. A　15. E
16. E　17. B　18. A　19. D

第3章
1. A　2. D　3. C　4. A　5. C

第4章
1. C　2. C　3. A　4. A　5. B　6. E　7. E　8. D
9. E　10. D　11. C　12. D　13. B　14. A　15. A
16. D　17. B　18. A　19. C　20. E　21. C　22. A
23. B　24. D　25. E　26. E　27. B　28. C　29. A
30. C　31. B

第5章
1. C　2. B　3. D　4. B　5. C　6. C　7. C　8. C
9. D　10. D　11. B　12. E　13. C　14. E　15. D
16. D　17. E　18. B　19. D　20. B　21. C　22. D
23. A　24. D

第6章
1. B　2. A　3. B　4. C　5. C　6. A　7. D　8. D
9. A　10. E

第7章
1. D　2. E　3. D　4. A　5. D　6. B　7. A　8. C
9. B　10. D

第8章
1. D　2. D　3. C　4. C

第9章
1. E　2. A　3. A　4. D　5. B　6. D　7. C

第10章
1. B　2. C　3. E　4. C　5. B　6. A　7. E　8. A
9. A

第11章
1. C　2. D　3. D　4. C　5. B

第12章
1. C　2. A　3. A　4. C　5. A　6. E

第13章
1. A　2. E　3. D　4. E　5. B　6. B　7. C　8. B
9. D　10. C　11. D　12. D　13. D　14. A　15. D
16. A

第14章
1. D　2. D　3. C　4. D　5. C　6. A　7. D

第15章
1. C　2. C　3. A　4. C　5. C　6. A　7. B　8. D
9. B　10. C　11. D　12. D　13. B　14. A　15. A
16. E　17. B　18. D　19. D　20. A　21. B　22. E
23. A　24. B　25. D　26. B

第16章
1. D　2. D　3. B　4. B　5. E　6. A　7. B　8. B

第17章
1. D　2. B　3. B　4. C　5. E　6. D

第18章
1. B　2. E　3. E　4. C　5. C　6. C　7. B　8. B
9. D　10. B　11. C

第19章
1. A　2. D　3. C　4. E　5. C　6. E　7. D　8. D
9. E　10. A

第20章
1. D　2. E　3. A　4. B　5. D　6. E　7. E　8. D
9. A